Thieme

Stottern im Kindesalter

Forum Logopädie

Reihe herausgegeben von
Norina Lauer, Juliane Leinweber

Patricia Sandrieser, Peter Schneider

5. Auflage

22 Abbildungen

Georg Thieme Verlag
Stuttgart • New York

Bibliografische Information der Deutschen Nationalbibliothek
Die Deutsche Nationalbibliothek verzeichnet diese Publikation in der Deutschen Nationalbibliografie; detaillierte bibliografische Daten sind im Internet über http://dnb.d-nb.de abrufbar.

Georg Thieme Verlag KG
Oswald-Hesse-Straße 50, 70469 Stuttgart, Germany
www.thieme.com

Printed in Germany

1 Auflage 2000
2 Auflage 2003
3 Auflage 2008
4 Auflage 2015

Zeichnungen: WeYou GmbH, Stuttgart
Covergestaltung: © Thieme Group
Bildnachweis Cover: © Dorit David
Externe Redaktion: Saskia Dittgen, Kloster Lehnin
Zeichnungen: WeYou GmbH, Stuttgart
Satz: L42 GmbH, Berlin
Druck: AZ Druck und Datentechnik GmbH, Kempten

DOI 10.1055/b000000881

ISBN 978-3-13-245486-6 1 2 3 4 5 6

Auch erhältlich als E-Book:
eISBN (PDF) 978-3-13-245487-3
eISBN (epub) 978-3-13-245488-0

MIX
Papier | Fördert gute Waldnutzung
FSC
www.fsc.org
FSC® C008457

Forum Logopädie

Herausgegeben von Norina Lauer und Juliane Leinweber

In dieser Reihe sind folgende Titel bereits erschienen:

Achhammer B, Büttner J, Sallat S, Spreer M: Pragmatische Störungen im Kindes- und Erwachsenenalter
Bauer A, Auer P: Aphasie im Alltag.
Bigenzahn W: Orofaziale Dysfunktionen im Kindesalter, 2. Aufl.
Biniek R: Akute Aphasie. Aachener Aphasie-Bedside-Test, 2. Aufl.
Bongartz R: Kommunikationstherapie mit Aphasikern und Angehörigen. Grundlagen – Methoden – Materialien.
Brockmann M, Bohlender JE: Praktische Stimmdiagnostik. Theoretischer und praktischer Leitfaden.
Bühling S: Logopädische Gruppentherapie bei Kindern und Jugendlichen.
Cholewa J: Spezifische Sprachentwicklungsstörungen. Modellgeleitete Sprachdiagnostik.
Corsten S, Grewe T: Logopädie in der Geriatrie.
Costard S: Störungen der Schriftsprache, 2. Aufl.
Grande M, Hußmann K: Einführung in die Aphasiologie, 3. Aufl.
Huber W, Poeck K, Springer L: Klinik und Rehabilitation der Aphasie – Eine Einführung für Patienten, Angehörige und Therapeuten.
Jaecks P: Restaphasie.
Jahn T: Phonologische Störungen bei Kindern. Diagnostik und Therapie, 2. Aufl.
Knels C: Sprache und Ernährung bei Demenz
Kotten A: Lexikalische Störungen bei Aphasie.
Lauer N: Auditive Verarbeitungsstörungen im Kindesalter, 5. Aufl.
Lauer N, Birner-Janusch B: Sprechapraxie im Kindes- und Erwachsenenalter, 3. Aufl.
Masoud V: Gruppentherapie bei neurologischen Sprachstörungen.
Möller D, Spreen-Rauscher M: Frühe Sprachintervention mit Eltern – Schritte in den Dialog.
Nebel A, Deuschl G: Dysarthrie und Dysphagie bei Morbus Parkinson, 2. Aufl.
Niebuhr-Siebert: Lese- und Schreiberwerb.
Nobis-Bosch R, Rubi-Fessen I, Biniek R, Springer L: Diagnostik und Therapie der akuten Aphasie.
Nonn K: Unterstützte Kommunikation in der Logopädie.
Rittich E, Tormin S, Bock B: Prävention von Stimmstörungen.
Sandrieser P, Schneider P: Stottern im Kindesalter, 5. Aufl.
Scharff Rethfeldt W: Kindliche Mehrsprachigkeit. 2. Aufl. Grundlagen und Praxis der sprachtherapeutischen Intervention.
Schlenck C, Schlenck KJ, Springer L: Die Behandlung des schweren Agrammatismus.
Schnitzler CD: Phonologische Bewusstheit und Schriftspracherwerb.
Schrey-Dern D: Sprachentwicklungsstörungen. Logopädische Diagnostik und Therapieplanung.
Sick U: Poltern, 2. Aufl.
Spital H: Stimmstörungen im Kindesalter.
Stadie N, Hanne S, Lorenz A: Lexikalische und semantische Störungen bei Aphasie.
Wachtlin B, Bohnert A: Kindliche Hörstörungen in der Logopädie.
Weigl I, Reddemann-Tschaikner M: HOT – Ein handlungsorientierter Therapieansatz für Kinder mit Sprachentwicklungsstörungen, 2. Aufl.
Wendlandt W: Sprachstörungen im Kindesalter. Materialien zur Früherkennung und Beratung, 8. Aufl.
Wendlandt W: Stottern im Erwachsenenalter.
Ziegler W, Staiger A, Schölderle T, Vogel M: Dysarthrie bei Erwachsenen und Kindern.

Vorwort der Herausgeberinnen

Der Wissenszuwachs in Theorie und Praxis der Logopädie in den vergangenen 25 Jahren spiegelt sich auch in der vorliegenden Publikation wider, die im Jahre 2001 zum ersten Mal in der Buchreihe Forum Logopädie erschienen ist. Seitdem hat sich das Wissen zum Stottern im Kindesalter stetig weiterentwickelt und hat mittlerweile einen guten Status-Quo erreicht. Bereits in den theoretischen Grundlagen wird immer wieder deutlich gemacht, welche praktische Relevanz die neuen Erkenntnisse haben.

In der vorliegenden 5., überarbeiteten Auflage wurden die theoretischen Grundlagen um aktuelle Evidenzen erweitert und Verknüpfungen zu der seit 2016 bestehenden S 3-AWMF-Leitlinie zu Redeflussstörungen hergestellt. Auch der Bereich der Diagnostik und Therapie wurde um aktuelle Studien erweitert. So sind die Ergebnisse der Versorgungsstudie PMS KIDS in den Therapiebereich eingeflossen. Denn die Therapiekonzepte KIDS, Mini-KIDS und Schul-KIDS, die auf modelltheoretischen Grundlagen basieren, sowie die Arbeit mit Elterngruppen stehen auch in der 5. Auflage wieder im Mittelpunkt der Darstellung. Gleichzeitig werden verschiedene Ansätze zum Fluency-Shaping vorgestellt und deren Vor- und Nachteile eingehend diskutiert. Umfangreiches Therapiematerial wird bereitgestellt und neu sind die Materialien im Schulbereich. Dabei wird die umfassende Erfahrung von Patricia Sandrieser und Peter Schneider – auch im Bereich der In-Vivo-Arbeit – bei der Durchführung und Evaluation ihrer Therapiemethoden abermals in zahlreichen Praxisbeispielen deutlich.

Wir hoffen, dass auch diese Auflage den Diskussionsprozess zwischen den unterschiedlichen Berufsgruppen anregt, die im Bereich des kindlichen Stotterns forschen, therapeutisch arbeiten oder sich in der Selbsthilfe engagieren, und dadurch dazu beiträgt, die Versorgung der Kinder und die Beratung der Eltern weiterhin zu verbessern.

Wir möchten uns sehr herzlich bei Patricia Sandrieser und Peter Schneider bedanken, denen es erneut gelungen ist, theoretisches Wissen, aktuelle Forschung und umfassende Praxiserfahrungen so zu verknüpfen, dass die Erkenntnisse für Therapeutinnen und Therapeuten in der Praxis leicht anwendbar sind.

Regensburg und Göttingen, Februar 2025
Norina Lauer
Juliane Leinweber

Vorwort

„Zum Hellen schwimmen" S. Dorscheid

Als Autorin und Autor der 5. Auflage freuen wir uns, dass das Therapiekonzept KIDS sich als feste Behandlungsoption hier und über den deutschsprachigen Raum hinaus etabliert hat, und dass wir nach sorgfältiger Sichtung der Literatur auf der Grundlage neuer Erkenntnisse feststellen, dass der Grundgedanke, den wir 2001 formuliert haben, nichts an Aktualität verloren hat: den jungen Kindern Strategien vermitteln, die eine Remission begünstigen und parallel daran arbeiten, dass die Kinder, deren Stottern überdauert, sich als kompetente Sprecher und Sprecherinnen verstehen. KIDS vermittelt Sprechtechniken zur Stärkung eines internen Locus of Control und nicht mit dem Ziel, das Stottern besser verbergen zu können. Wenn die Kinder und Jugendlichen durch die Therapie ihre Selbstwirksamkeit in Bezug auf das Stottern erfahren, können sie entscheiden, wann und in welchen Situationen ihnen die Sprechtechniken hilfreich sind

Bestätigt hat sich auch der Nutzen der intensiven Beratung und Beteiligung der Eltern im Ansatz KIDS [62]. Denn wenn sie ausreichend Wissen über das Stottern haben und für ihr Kind einstehen können, sind sie einerseits ein positives Modell für ihre Kinder, andererseits schaffen sie im Rahmen des Möglichen ein akzeptierendes Umfeld.

Wir sehen mit Begeisterung, dass seit der letzten Auflage durch die S3-Leitlinie Redeflussstörungen und durch Forschungsprojekte von Kolleg*innen mehr Klarheit gewonnen wurde. Die große Wirksamkeitsstudie PMS KIDS zur Versorgungsforschung unter Leitung von Frau Prof. Kohmäscher [204] hat die positiven Effekte des Konzepts KIDS für Grundschulkinder bestätigt. Eine weitere große Therapiestudie für stotternde Kindergartenkinder (TreatPaCS) wird aktuell in Belgien von Leclercq et al. [226] durchgeführt. An der Universität Erfurt wird über die Lebensqualität von stotternden Kindern geforscht (Hiltemann u. Neumann, [168]).

Wir wissen in der Logopädie immer besser, was wir tun, und merken, wie gewinnbringend der grenzüberschreitende Austausch mit Kolleg*innen ist, die unter unterschiedlichen Bedingungen arbeiten. Die Auseinandersetzung mit der Arbeitsweise der Züricher Kolleg*innen, die in Schulen arbeiten und die ihre Erfahrungen großzügig mit uns teilen, hat uns geholfen, uns besser darauf einzustellen, dass immer mehr Logopäd*innen in Deutschland mit Kindern arbeiten, ohne den in den Praxen selbstverständlichen Austausch mit den Eltern zu haben. Die Veränderungen in der Pandemie haben uns kreative Lösungen für Online-Angebote finden lassen. Natürlich gibt es noch viel Bedarf, vor allem im Bereich der Versorgungsforschung, aber wir sind überzeugt, dass es sich lohnt, zum „Hellen zu schwimmen" [102] und selbst auch Modell zu sein: eher Problemlösestrategien auszuprobieren, als über das Dunkle zu jammern.

2022 forderten die Selbsthilfeverbände international zum ersten Mal ein „Recht auf Stottern". Ziel der Kampagne ist eine Gesellschaft, die die Andersartigkeit von Stottern akzeptiert und die Ermutigung der Stotternden, zu ihrem Stottern zu stehen und sich nicht auf ein vermeintliches Defizit reduzieren zu lassen.

Wir freuen uns, dass wir schon so viele Jahre lang Kinder und Jugendliche begleiten dürfen, dass uns Eltern ihre Kinder anvertrauen und dass wir im Austausch mit vielen Kolleg*innen die Rückmeldung erhalten, dass es mit dem Konzept KIDS möglich ist, die Therapieprinzipien einzuhalten und dennoch eine in höchstem Maße individualisierte und somit passgenaue Therapie anzubieten.

Wir danken wieder den stotternden Kindern und Jugendlichen, ihren Eltern, unseren Kolleg*innen und den Studierenden. Und wir danken Johanna und Thorsten für ihre Geduld in den Situationen, wenn wir wieder lange in der Arbeit zur Neuauflage versunken sind und Joris und Julika dafür, dass sie uns gezeigt haben, wie wichtig es ist, stotternde Kinder selbstbewusst und aktiv darzustellen.

Koblenz und Vaals, im Februar 2025
Patricia Sandrieser
Peter Schneider

Inhaltsverzeichnis

Anschriften/ORCID iDs

Autor*innen

Dr. phil. Patricia **Sandrieser**
https://orcid.org/0009-0007-6761-0902

Peter **Schneider**
https://orcid.org/0009-0004-4521-8502

Reihenherausgeberinnen

Prof. Dr. Norina **Lauer**
https://orcid.org/0000-0001-8218-0786

Prof. Dr. Juliane **Leinweber**
https://orcid.org/0000-0002-5655-7882

Kapitel 1

Theoretische Grundlagen

1 Theoretische Grundlagen

„Mein Kind stottert. Ist das bis zur Einschulung wieder vorbei?" Mit dieser Frage stellen besorgte Eltern ihr Kind zur Diagnostik vor. Häufig haben sie selbst schon eine Vermutung, warum es stottert, etwa weil es „schneller denkt, als es sprechen kann". Nicht selten sind Eltern verunsichert durch gängige Vorurteile wie: „Das haben alle Kinder, das wächst sich wieder aus." Oder: „Stotternde Kinder sind besonders sensibel. Ihr Stottern entstand durch die zu hohe Anspruchshaltung der Eltern. Jetzt braucht es eine Psychotherapie." Von der Logopädin erwarten sie nun, dass diese eine Diagnose stellt und vor allem möglichst schnell das Stottern beseitigt.

Kindliches Stottern ist im Vergleich zu anderen Störungen des Spracherwerbs sehr gut erforscht. Es kann sicher von normalen Unflüssigkeiten im Sprechen abgegrenzt werden und es gibt eine Vielfalt von praxiserprobten und theoretisch gut begründeten Vorgehensweisen zur Behandlung. So kann in vielen Fällen den stotternden Kindern und ihren Familien von logopädischer Seite kompetent geholfen werden.

1.1 Eingrenzung des Begriffs „Stottern im Kindesalter"

1.1.1 Ätiologie

Kindliches Stottern ist eine Störung des Sprechablaufs, für die eine Disposition vorliegt, d. h., die Veranlagung zu stottern, ist genetisch bedingt [209]. Es wird „heute als zentralnervöse Störung des Sprechens und seiner Planung angesehen, die in der Kindheit hauptsächlich aufgrund einer genetischen Disposition und ggf. ungünstiger Umgebungsfaktoren zustande kommt, neuromorphologische und neurofunktionelle Korrelate hat und zu Störungen von Sprechablauf, Sprechrhythmus, Sprechmotorik, Sprechatmung sowie Artikulation und Phonation führt" ([269], S. 20).

1.1.2 Definition

Guitar und auch Bloodstein & Bernstein Ratner beschreiben Stottern als Sprechablaufstörung, die durch Symptome gekennzeichnet sind, die dem Zuhörer als ungewöhnliche Unflüssigkeiten auffallen ([153], [73], [35]).

Definition

Stottern

Stottern ist charakterisiert durch unfreiwillige Wiederholungen von Lauten und Silben und die unfreiwilligen Dehungen und Blockierungen von Lauten.

Da diese knappe Definition das Stottern nicht deutlich genug von den Unflüssigkeiten im Sprechen von Nichtstotternden abgrenzt, erweitert man sie folgendermaßen:

- Die oben genannten Unflüssigkeiten werden vom Stotternden wahrgenommen und antizipiert.
- Der Stotternde weiß genau, was er sagen möchte, aber er ist in diesem Moment nicht in der Lage, dieses eine Wort flüssig zu sprechen, obwohl er problemlos ein anderes Wort sprechen oder dieses Wort zu einem anderen Zeitpunkt sagen könnte [371].

Stottern ist demnach gekennzeichnet durch die Veränderung des Redeflusses, die durch das vermehrte Auftreten bestimmter Unflüssigkeiten hörbar wird und die in manchen Fällen mit Anstrengung und einer Veränderung der Sprechgeschwindigkeit verbunden sein kann.

1.2 Charakteristika des Stotterns im Kindesalter

1.2.1 Inzidenz

Die Inzidenz gibt an, wie groß der Anteil der Bevölkerung ist, der irgendwann in seinem Leben an dieser Störung neu erkrankt. 5 % aller Kinder haben im Laufe ihrer Entwicklung eine Phase, in der sie stottern. Bei diesen Kindern zeigen mindestens 3 % aller gesprochenen Silben stottertypische Symptome. In diesen Silben treten Laut- und Silbenwiederholungen, Dehnungen von Lauten und Blockierungen auf [11], [446], [371], [239]. Das typische Alter für den Beginn des Stotterns ist das 3.–6. Lebensjahr [36]. Das Durchschnittsalter zu Stotterbeginn liegt bei 2,8 Jahren [154]. Nach dem 12. Lebensjahr ist fast kein Beginn des Stotterns mehr zu erwarten [262], [36], [371], [446].

In einer Langzeitstudie in Newcastle upon Tyne konnte durch die Untersuchung von mehr als 1000 Kindern über 16 Jahre hinweg empirisch belegt werden, dass 5 % aller Kinder irgendwann ein Stotterproblem haben, das länger als 6 Monate anhält [11], [382]. Bis zur letzten Untersuchung im Alter von 16 Jahren hatten 79,1 % der Kinder ihr Stottern überwunden, wobei hier auch Kinder einbezogen wurden, die nur kurze Zeit gestottert haben.

In Dänemark wurden einige Jahre lang fast alle Kinder logopädisch erfasst, die innerhalb von 2 Jahren auf der Insel Bornholm geboren wurden. Wie in der britischen Studie wurde bei 5 % dieser mehr als 1000 Kinder Stottern diagnostiziert, wobei es nach 2 Jahren in 74 % und nach 5 Jahren in 85 % der Fälle zu einer Remission kam [239], [450]. Ungefähr 1 % aller Kinder blieb also stotternd.

Studien zur Inzidenz können methodische Probleme aufweisen, die zu Ungenauigkeiten führen. In der Studie von Mansson werden keine Angaben gemacht, wie viele Kinder eine Therapie wegen ihres Stotterns erhielten [239]. So kann nicht zwischen einer Spontanremission (Remission ohne therapeutische Intervention) und einer Remission im Zusammenhang mit einer Therapie unterschieden werden. In der Studie von Andrews und Harris wurden Kinder nicht erfasst, deren Stotterepisode so kurz war, dass sie nicht in das Intervall zwischen 2 Untersuchungszeitpunkten (6 Monate) fiel [11].

1.2.2 Originäres neurogenes nichtsyndromales Stottern

In der englischsprachigen Literatur spricht man von „developmental stuttering“, also Stottern, das im Verlauf der kindlichen Entwicklung entsteht [233]. Dieses ist klar abzugrenzen von den normalen Unflüssigkeiten, die im Verlauf der Sprachentwicklung auftreten [371], [323]. Die AWMF-Leitlinie zu Redeflussstörungen von 2016 befürwortet, im Deutschen von einem „originären neurogenen nichtsyndromalen Stottern“ zu sprechen [269]. Originär, da es in der Kindheit ohne direkt erkennbare Ursache auftritt, neurogen, da das „developmental stuttering“ mit strukturellen und funktionellen Hirnveränderungen einhergeht und nichtsyndromal, da es ohne Zusammenhang mit einem Syndrom wie etwa Trisomie 21 besteht. In diesem Buch ist mit „Stottern“ immer das originäre neurogene nichtsyndromale Stottern gemeint. Der Begriff Entwicklungsstottern sollte im Deutschen nicht verwendet werden, da er sich auf die widerlegte Annahme bezieht, dass Stottersymptome eine normale Erscheinung in der Sprachentwicklung seien, die mit deren Abschluss von selbst verschwinden würden.

Merke

Die Diagnose „Stottern“ erlaubt noch keine Aussage darüber, ob das Stottern bei einem Kind bestehen bleibt oder ob das Kind sein Stottern überwinden wird.

1.2.3 Prävalenz

Definition

Prävalenz

Die Prävalenz gibt an, wie groß der Anteil der Bevölkerung ist, der zu einem bestimmten Zeitpunkt von einer Störung betroffen ist.

Der Vorteil gegenüber den Studien zur Inzidenz liegt darin, dass es ausreicht, die Datenerhebung einmal durchzuführen und keine Verlaufsbeobachtungen erforderlich sind. Solche Daten sind wichtig, um z. B. den therapeutischen Bedarf für die Gesamtbevölkerung zu ermitteln.

Da die durchgeführten Studien unterschiedliche (Alters-)Gruppen untersucht haben, bleiben die Zahlen uneinheitlich [154]. Nur bei ungefähr 1 % aller Kinder entwickelt sich ein überdauerndes Stottern, das bis ins Erwachsenenalter bestehen bleibt. Das bedeutet, dass 60–80 % der stotternden Kinder das Stottern vollständig überwinden [446], [371], [239], [35].

Eine neue Studie zu Inzidenz und Prävalenz wurde in Australien durchgeführt: Dort wurde telefonisch in einer repräsentativen Auswahl von mehr als 4600 Haushalten nachgefragt, ob stotternde Personen in diesem Haushalt leben. Mit den Betroffenen wurde dann ein Telefoninterview durchgeführt, das aufgezeichnet und nach Stotterereignissen untersucht wurde. Außerdem wurde erfragt, ob jemand in diesem Haushalt früher einmal gestottert hat. Craig et al. ermittelten auf diese Weise eine Prävalenz von 0,72 % in der gesamten Bevölkerung mit einer Inzidenz von 2,1 % Stotternder in der Altersgruppe von 21–50 Jahren [79].

1.2.4 Geschlechtsspezifisches Auftreten

Zu Beginn des Stotterns ist der Anteil von Jungen und Mädchen noch fast gleich groß. Im Verlauf verschieben sich dann die Anteile, weil mehr Mädchen eine Remission haben: Im Jugendalter stottern deutlich mehr Jungen als Mädchen [154].

1.2.5 Zeitfenster für Remissionen

Die meisten Remissionen sind in den ersten beiden Jahren nach Stotterbeginn zu erwarten, aber auch nach jahrelangem Bestehen der Störung kann es noch zur Heilung kommen. Yairi et al. begleiteten Kinder zeitnah zum Stotterbeginn 4 Jahre lang und konnten Remissionen auch noch am Ende der Studie beobachten [450]. Bei den von ihnen untersuchten Kindern konnte außerdem kein Zusammenhang zwischen der Stärke des Stotterns und der Wahrscheinlichkeit einer Remission gefunden werden. Dabei ist wichtig zu beachten, dass die Kinder im Untersuchungszeitraum Therapie erhielten, wenn die Eltern das wünschten.

Nach klinischer Erfahrung schließt sich das Zeitfenster für Remissionen mit der Pubertät. Danach kommt es nur noch in Einzelfällen zur Remission. Diese Besonderheit muss in der Beratung berücksichtigt werden.

1.3 Abgrenzung des Stotterns im Kindesalter

Die Nomenklatur im deutschsprachigen Raum ist sehr uneinheitlich und teilweise irreführend. In der medizinischen und pädagogischen Literatur spricht man von:

- Entwicklungsunflüssigkeiten,
- Entwicklungsstottern,
- beginnendem Stottern,
- physiologischem Stottern

und bezieht mit diesen Begriffen nicht eindeutig Stellung, ob nun wirklich Stottern vorliegt oder ob es sich um normale Unflüssigkeiten handelt. Diese Begriffe sollten daher nicht mehr verwendet werden.

1.3.1 Eindeutige Nomenklatur

Daher scheint es sinnvoll, in der Nomenklatur eindeutig zu unterscheiden zwischen:

- normalen Sprechunflüssigkeiten und
- Stottern.

Auf der Grundlage des aktuellen Wissensstands ist es mit großer Sicherheit möglich, Stottern auch schon bei sehr jungen Kindern anhand der Art ihrer Redeunflüssigkeiten zu diagnostizieren und von normalen Sprechunflüssigkeiten abzugrenzen.

M!

Merke

Da nur bei 5 % aller Kinder stottertypische Unflüssigkeiten in 3 % oder mehr aller Silben auftreten [446], [239], sind Begriffe wie „physiologisch“ oder „entwicklungsbedingt“ im Zusammenhang mit Stottern nicht vertretbar [402].

Begriffe wie „entwicklungsbedingt“ oder „physiologisch“ suggerieren Laien und anderen Fachgruppen, dass Stottern eine übliche Erscheinung im Spracherwerb sei und bei fast allen Kindern auftrete. Ihren Ursprung hat diese Meinung in einer Zeit, als man die verschiedenen Arten von Unflüssigkeiten noch nicht differenzierte und normale Unflüssigkeiten, die bei allen Kindern vorkommen, mit einer Stottersymptomatik gleichsetzte.

1.3.2 Diagnose und Indikation zur Therapie

Die gute empirische Datenlage ermöglicht es Logopäd*innen, die Diagnose zu jedem Zeitpunkt zu stellen. Es besteht damit aber noch nicht zwingend die Indikation für eine therapeutische Intervention. Früher wurde die Diagnose „Stottern" oft sehr willkürlich ab einem bestimmten Alter gestellt, wenn man keine Remission mehr erwartete. Die neueren Erkenntnisse zur Remission erfordern ein differenzierteres Vorgehen in der logopädischen Befunderhebung:

- In einem 1. Schritt muss die Diagnose abgesichert werden.
- Bei Vorliegen von Stottern muss in einem 2. Schritt geklärt werden, ob zum gegenwärtigen Zeitpunkt eine therapeutische Intervention notwendig ist.

1.3.3 Differenzialdiagnostik

Stottern muss von anderen Störungen des Redeflusses abgegrenzt werden, nämlich von:

- Poltern,
- neurogen oder psychogen erworbenem Stottern,
- spasmodischer Dysphonie.

Die Abgrenzung von normalen Unflüssigkeiten, die im Laufe jeder Sprachentwicklung auftreten, wird im Kap. 1.4 vorgestellt. Eine gute Übersicht der zu differenzierenden Redeflussstörungen findet sich in der AWMF-Leitlinie der DGPP, S.18 [269].

Poltern

Definition

Poltern

Nach Daly und Burnett handelt es sich beim Poltern (cluttering) um eine Störung der Sprach- und Sprechverarbeitung, die zu schnellem, unrhythmischem, sporadisch unorganisiertem und häufig unverständlichem Sprechen führt [82]. Akzeleriertes Sprechen tritt beim Poltern nicht immer auf, Störungen der Formulierung jedoch fast immer.

Wie Stottern beginnt Poltern meist im Kindesalter und ist situationsabhängig. Im Gegensatz zu Stotternden verbessert sich aber die Symptomatik bei Polternden kurzfristig, wenn sie:

- sich darauf konzentrieren, flüssiger und langsamer zu sprechen und
- auf ihr hastiges Sprechen aufmerksam gemacht werden.

Stottern und Poltern kann gleichzeitig bei einer Person auftreten [370]. Bei Sick finden sich wertvolle Hinweise zu Theorie und Therapie von Poltern [367], [368].

Neurogen erworbenes Stottern

Definition

Neurogen erworbenes Stottern

Das neurogen erworbene Stottern (neurogenic acquired stuttering) ist im Zusammenhang mit einer neurologischen Störung zu beobachten und kann in jedem Alter auftreten. Stotterähnliche Symptome können in folgenden Fällen auftreten [42], [371], [36], [470]:

- nach Schlaganfällen
- nach Schädel-Hirn-Traumen
- bei neurologischen Erkrankungen wie Multipler Sklerose
- bei zerebralen Tumoren
- nach neurochirurgischen Operationen
- als Nebenwirkung von Medikamenten
- als Folge von Drogenmissbrauch

Merke

Neurogenes Stottern kann transient (vorübergehend) oder persistierend (anhaltend) auftreten.

Hinsichtlich der symptomatischen Unterscheidung zwischen Stottern und neurogenem Stottern herrscht noch Uneinigkeit [225]. Differenzialdiagnostisch lässt es sich aber meist dadurch unterscheiden, dass neurogenes Stottern in jedem Lebensalter auftreten kann und mit einer neurologischen Störung in Verbindung steht. Nach Zückner und Ebel besteht bei neurogenem Stottern „ein vergleichsweise stabiles Symptommuster“. Eine absichtliche Veränderung (Variation) der Sprechweise bewirkt, dass, „wenn überhaupt, nur geringgradige Variationen des Unflüssigkeitsmusters auftreten“ ([470], S. 112). Dehnungen, Wiederholungen und Blockierungen sind nicht wie bei chronisch stotternden Erwachsenen hauptsächlich auf initialen Silben, sondern können auch in mittleren und finalen Silben auftreten [166].

Psychogen erworbenes Stottern

Zusatzinfo

Psychogen erworbenes Stottern im Erwachsenenalter

Es gibt auch Fälle von psychogen erworbenem Stottern (psychogenic acquired stuttering), die fast nur im Erwachsenenalter bekannt sind. Dabei tritt Stottern plötzlich und in Verbindung mit psychodynamischen Prozessen auf. Verursachende psychische Faktoren können Konversionsstörungen als häufigste Form sein, daneben Angstneurosen, Depressionen, Persönlichkeitsstörungen und posttraumatische Neurosen (vgl. [470]).

Nach Baumgartner und Duffy sind Symptomhäufigkeit und -schwere kein Unterscheidungsmerkmal für neurogenes und psychogenes Stottern [22]. Es treten überwiegend Laut- und Silbenwiederholungen auf, aber auch Dehnungen und Blockierungen bzw. gespannte Pausen werden beschrieben. Ankämpfverhalten ist möglich. Bei den meisten Patienten und Patientinnen ist das Unflüssigkeitsmuster sowohl bei Veränderungen der Sprechweise, bei unterschiedlichen Sprechaufgaben (z. B. Lesen, Nachsprechen) als auch in der Spontansprache sehr variabel. Die Sprechgeschwindigkeit variiert bei vielen Betroffenen stark. Das Sprechen kann untypische Charakteristika aufweisen, wie telegrammstilartiges Sprechen, außergewöhnliche Unflüssigkeitsmuster oder verlangsamtes Sprechen.

Spasmodische Dysphonie

Nach Boone wird auch die spasmodische Dysphonie, früher auch spastische Dysphonie genannt (spastic dysphonia), gelegentlich als laryngeales Stottern beschrieben [370].

Die Symptomatologie der spasmodischen Dysphonie ähnelt dem Stottern durch die intermittierenden Unterbrechungen im Sprechen und in der situationsgebundenen Veränderung des Auftretens.

Definition

Spasmodische Dysphonie

Die spasmodische Dysphonie wird zu den **zentralen Stimmstörungen** gerechnet und zählt neurologisch zu den Dystonien. Es handelt sich um eine zentralnervöse Fehlfunktion bei der Kontrolle von Bewegungen. Durch tremorähnliche Bewegungsabläufe und eine Überadduzierung der Stimmlippen kommt es neben einem reduzierten Stimmumfang zur verlängerten Dauer hauchiger Stimmsegmente [42].

Ätiologisch werden die spasmodischen Dystonien unterschieden in:

- primäre laryngeale Dystonien bei unbekannter Ursache und
- sekundäre laryngeale Dystonien infolge Neuroleptika, Schädel-Hirn-Trauma oder Anoxie [42].

Fazit

Bei Stottern handelt es sich um eine Störung, die überwiegend in den ersten Lebensjahren auftritt. 5 % aller Kinder beginnen während der Sprachentwicklung zu stottern. Durch den großen Anteil an Remissionen liegt in der erwachsenen Bevölkerung der Anteil bei ungefähr 1 %. Symptome kindlichen Stotterns sind Dehnungen, Blockierungen und Wiederholungen von Lauten, Silben oder einsilbigen Wörtern. Es ist abzugrenzen von Poltern, neurogenem und psychogenem Stottern sowie gegenüber der spasmodischen Dysphonie.

1.4 Unflüssiges Sprechen und Stottern

Dieses Kapitel beschäftigt sich mit normalen Unflüssigkeiten im flüssigen Sprechen und damit, wie sich Stottern grundlegend davon unterscheidet. Daran anschließend wird die Theorie des flüssigen Sprechens von Starkweather diskutiert, aus der sich wesentliche Schlussfolgerungen für die hier vorgestellten Therapieansätze kindlichen Stotterns ableiten lassen.

1.4.1 Was ist unflüssiges Sprechen?

Alle kompetenten Sprecher*innen sind einen Teil ihrer Sprechzeit unflüssig. Sie machen Pausen und Einschübe, wiederholen ein Wort und korrigieren angefangene Phrasen.

Funktionelle Unflüssigkeiten

Diese Unflüssigkeiten werden meistens weder vom Sprecher noch von der Zuhörerin beachtet. Erwachsene, nicht stotternde Sprecher*innen sind bis zu 20 % ihrer Sprechzeit unflüssig [149], ohne dass sie sich deshalb als unflüssige Sprecher*innen oder Stotternde bezeichnen würden. Offensichtlich achten auch Zuhörer*innen wenig auf Ereignisse, die sich nicht auf den Inhalt des Gesprochenen beziehen. Dies resultiert aus dem **kommunikativ-pragmatischen Nutzen** dieser Unflüssigkeiten: Der Zuhörer erhält durch ihr Auftreten das Signal, dass die Sprecherin ihre Äußerung noch nicht beenden will und den inhaltlichen Fluss unterbricht, um ihn gleich fortzusetzen. Da diese Unflüssigkeiten auch funktionell eingesetzt werden, tragen sie die Bezeichnung funktionelle Unflüssigkeiten. Die Begriffe normale Unflüssigkeiten und funktionelle Unflüssigkeiten werden synonym verwendet.

Es gibt Hinweise darauf, dass Kinder im Laufe der Sprachentwicklung lernen, diese funktionellen Unflüssigkeiten zunehmend für ihre Sprechplanung zu nutzen ([207], [381], S. 79 ff.). Starkweather beobachtete in einem Experiment, dass Zuhörer*innen das Gesprochene bei Nichtstotternden erst dann als auffällig betrachten, wenn mindestens 15 % der gesprochenen Wörter wiederholt werden oder 20 % der Sprechzeit nur aus Pausen besteht [381].

Die Toleranz, Unflüssigkeiten im Sprechen als unauffällig einzustufen, hängt natürlich auch vom Kontext ab, in dem gesprochen wird. Je formaler die Situation ist, z. B. eine vorbereitete Ansprache, ein Interview im Radio, desto eher werden Zuhörer*innen die Unflüssigkeiten im Sprechen wahrnehmen und negativ bewerten.

Abgrenzung zu Stottern

Im Unterschied zu dieser normalen Art des unflüssigen Sprechens werden Stottersymptome auch dann von Zuhörer*innen als auffällig empfunden, wenn sie nur einen kleinen Anteil des Sprechens ausmachen.

> **Merke**
>
> Beim Stottern handelt es sich nicht nur um ein Mehr an Sprechunflüssigkeiten, sondern um eine für die Störung typische Qualität von Sprechunflüssigkeiten, die im Sprechen von nichtstotternden Kindern sehr selten vorkommt.

1.4.2 Arten von Sprechunflüssigkeiten

Unflüssiges Sprechen

Unflüssiges Sprechen ist der Oberbegriff, dem man unterschiedliche Gruppen von Unflüssigkeiten unterordnet. Diese werden in 2 Kategorien eingeteilt:

- Die normalen oder **funktionellen Unflüssigkeiten** sind unauffällig. Zu ihnen zählen Wiederholungen von Wörtern und Satzteilen, Pausen, Satzabbrüche, Satzkorrekturen und Einschübe.
- Die stottertypischen Unflüssigkeiten, die auch als **symptomatische Unflüssigkeiten** bezeichnet werden, sind dadurch gekennzeichnet, dass sie unfreiwillig sind, keinen funktionellen Charakter haben und häufig an Stellen auftauchen, an denen Zuhörer*innen keine Unflüssigkeiten erwarten. Sie umfassen Wiederholungen von Lauten und Silben, auffällige Wortwiederholungen, Dehnungen und Blockierungen.

Stottertypische Unflüssigkeiten

Die Bezeichnung „stottertypische Unflüssigkeiten“ soll nicht zu dem Fehlschluss verleiten, dass diese nur im Sprechen von Stotternden auftreten und bei Nichtstotternden nie zu finden sind. Vereinzelt können sie auch bei Nichtstotternden beobachtet werden, aber so selten, dass die 3-%-Schwelle die meisten Stotternden zuverlässig von den Nichtstotternden trennt. Für die Fälle, in denen die Differenzialdiagnose anhand der zahlenmäßigen Bestimmung der stottertypischen Unflüssigkeiten nicht gelingt, kann der Verlauf und die Qualität der Symptomatik als diagnostisches Kriterium genutzt werden [6], [306].

> **Merke**
>
> Zu den normalen Unflüssigkeiten zählen Wiederholungen von Wörtern und Satzteilen, Pausen, Satzabbrüche, Satzkorrekturen und Einschübe. Stottertypische Unflüssigkeiten sind Wiederholungen von Lauten und Silben, Dehnungen und Blockierungen.

Funktionelle Unflüssigkeiten

Wiederholungen/Repetitionen

Damit sind Wiederholungen von einem Wort oder mehreren Wörtern gemeint. Häufig haben diese Wiederholungen die Funktion, Zeit für die weitere Sprechplanung zu gewinnen, z. B. *„Ich will … ich will … ich will Saft haben.“* Wiederholungen einsilbiger Wörter können sowohl funktionell als auch stottertypisch sein. Stottertypische Einsilberwiederholungen (S. 23) weisen jedoch qualitative Veränderungen auf (siehe unten).

Pausen

Unterschieden werden ungefüllte und gefüllte Pausen:

- **Ungefüllte Pausen** sind eine stumme Unterbrechung des Sprechflusses. Manchmal haben sie die Funktion, den Rhythmus der Satzstruktur zu unterstützen (z. B. zu Phrasenbeginn) oder einen nachfolgenden, inhaltlich wichtigen Begriff zu betonen (*„Und plötzlich – Pause – fiel der ganze Turm mit lautem Krachen um.“*). Da dem Zuhörer/der Zuhörerin ungefüllte Pausen von erwachsenen Sprecher*innen ab einer Dauer von etwa 1 s als unnatürliche Unterbrechung im Sprechfluss auffallen, vermutet Starkweather, dass sie dann normalerweise in gefüllte Pausen übergehen [381]. Entsprechend der Satzstruktur und dem Inhalt erwarten Zuhörer*innen eine bestimmte Dauer von Pausen. Wenn diese Dauer überschritten wird, werten Zuhörer*innen sie als Fehler in der Sprechplanung [386]. Die Konvention in einer Sprachgemeinschaft, eine bestimmte Dauer der ungefüllten Pausen zu tolerieren, scheint zudem von kulturellen Einflüssen und vom Alter des Sprechers oder der Sprecherin abhängig zu sein (sehr jungen Kindern werden längere Pausen zugestanden).
- **Gefüllte Pausen** sind Geräusche und Interjektionen wie *„hmm“*, *„äh“*. Sie dienen dem Zuhörer als Signal, dass die Sprecherin ihre Äußerung noch nicht beendet hat und nicht unterbrochen werden möchte. Der Sprecherin verschaffen sie Zeit, um den weiteren Sprechablauf zu planen und z. B. ein passendes Wort zu suchen oder die syntaktische Struktur des nachfolgenden Satzes festzulegen, z. B.: *„Wir treffen uns, hmm, im Schloss.“*

Funktionelle Dehnungen

Sie werden eingesetzt, um ein Wort zu betonen, und können auch während der gefüllten Pausen auftreten.

Satzabbrüche und -korrekturen

Sie erfolgen im Rahmen der fortwährenden Selbstkontrolle, die Sprecher*innen während des Sprechens üben. Zur inhaltlichen oder syntaktischen Korrektur wird ein begonnener Satz entweder abgebrochen oder verändert weitergeführt, z. B.: *„Dann sind wir – dann haben wir die Reise fortgesetzt.“*

Floskeln und Einschübe

Sie vermitteln auf der Inhaltsebene keine Bedeutung, geben aber Sprecher*innen – ähnlich wie die gefüllten Pausen – die Möglichkeit, Zeit für die weitere Sprechplanung zu gewinnen, ohne unterbrochen zu werden. Gelegentlich haben sie die Funktion, die Aufmerksamkeit der Zuhörer*innen zu gewinnen („*nicht wahr?*“) oder einen Begriff zu ersetzen, bis er benannt werden kann („*Zum Tee gab es diese köstlichen – Sie wissen schon – Törtchen.*“).

> **Merke**
>
> Bei all diesen Unflüssigkeiten wird das Vorhaben, einen Inhalt mitzuteilen, unterbrochen und verzögert, obwohl der Sprechfluss – außer in den ungefüllten Pausen – erhalten bleibt.

1.4.3 Stottertypische Unflüssigkeiten

Stottertypische Unflüssigkeiten sind unfreiwillig, haben keinen funktionellen Charakter und tauchen häufig an Stellen auf, an denen Zuhörer*innen keine Unflüssigkeiten erwarten. Bei Sprecher*innen können sie das **Gefühl von Kontrollverlust** hervorrufen [386]. Die Meinung, dass sich Kinder bis zum Schulalter ihres Sprechens noch nicht bewusst sind, ist widerlegt [80], [178]. Weiterhin steht außer Zweifel, dass Kinder schon früh auf eigene Unflüssigkeiten reagieren können. Dies wird dadurch deutlich, dass bereits 2-Jährige auf ihr Stottern mit Anstrengung und Ankämpfverhalten antworten können [445], [449].

Teilwortwiederholungen

Laut- und Silbenwiederholungen haben keinen informativen Charakter für Zuhörer*innen und bergen keinen beabsichtigten Zeitgewinn für Sprecher*innen. Sie unterscheiden sich quantitativ und qualitativ von den normalen Wiederholungen ganzer Wörter oder Satzteile. Stotterspezifische Wiederholungen betreffen kleinere Segmente, also einzelne **Silben** oder **Laute**. Sie stehen oft zu Beginn einer Phrase, z. B. „*Ka-ka-ka-kannst du mir mal sagen …*“. Die Zerstörung der Wortgestalt in Teilwörter wird von Zuhörer*innen als irritierend empfunden [371].

Quantität und Qualität

Zur **qualitativen** Bestimmung ist es üblich, die Anzahl der Iterationen anzugeben, wobei der Ziellaut oder die Zielsilbe nicht mitgezählt wird, z. B. entspricht „*kö-kö-kö-können*“ 3 Iterationen. Spricht man von der **Quantität** von stottertypischen Wiederholungen, dann ist damit gemeint, wie viele Wörter oder Silben in der Sprechprobe betroffen sind, z. B. 8 Teilwortwiederholungen in 100 Silben. Die stottertypischen Wiederholungen stellen eine Unterbrechung des Sprechtempos oder des Rhythmus dar. Es können zusätzlich Zeichen von Anstrengung hör- oder sichtbar werden, z. B. Anspannung der orofazialen Muskulatur oder Veränderung der Sprechstimmlage.

> **Merke**
>
> Eine Beschreibung von stottertypischen Teilwortwiederholungen beinhaltet:
> - die Angabe, ob es eine Laut- oder Silbenwiederholung war,
> - die Häufigkeit der Wiederholungen in den untersuchten Sprechproben,
> - die dabei beobachtete Anzahl an Iterationen.
>
> Eine präzise Beschreibung lautet z. B.:
> In 100 Silben wurden 4 Silbenwiederholungen mit bis zu 5 Iterationen festgestellt.

Dehnungen

Diese liegen vor, wenn ein Laut länger andauert, als es der erwartbaren Artikulationsdauer entspricht. Dehnungen können bis zu mehreren Sekunden dauern. Sie unterbrechen den Informationsfluss, obwohl der Sprechfluss durch die andauernde Phonation aufrechterhalten bleibt, z. B.: „*Sssssssag doch endlich, Mmmmmama.*“ Da Sprecher*innen normalerweise 5–6 Silben pro Sekunde realisieren, wird durch eine Dehnung der Rhythmus des Gesprochenen verändert und die Sprechgeschwindigkeit verringert. Entsprechend ihrer phonetischen Struktur können Vokale, Frikative und Nasale verlängert werden. Es ist auch möglich, andere Laute wie z. B. /k/ und /p/ zu verlängern. Dadurch verändert sich deren phonetische Struktur und sie werden zu sog. Kontinuanten, also Lauten, deren Luftstrom ununterbrochen fortbesteht.

Blockierungen, Blocks

Hierbei handelt es sich um unfreiwillige Unterbrechungen des Sprechablaufs oder stimmlose Verzögerungen der einsetzenden Phonation. Sie können auf artikulatorischer Ebene stattfinden, auf glottaler Ebene und auf der Ebene der Atemmuskulatur [153]. Diese Ebenen können bei einer Blockierung aber auch gleichzeitig beteiligt sein. Ein gemeinsames Charakteristikum ist die übermäßige Aktivierung von antagonistischer Muskulatur [356]. Bei glottalen Blockierungen schließen sich die Stimmlippen. Damit wird der Luftstrom unterbrochen und die Phonation oder die Vorbereitung zur Phonation wird gestoppt. Der Stimmabsatz ist hart, es kann zu einem „vocal fry" kommen. Bei artikulatorischen Blockierungen kommt es zu einem Stillstand der Artikulationsbewegungen. Blockierungen der Atemmuskulatur äußern sich in der gleichzeitigen Anspannung von in- und exspiratorischen Muskelgruppen, sodass der zum Sprechen benötigte subglottische Druck verloren geht [380].

Weitere Hinweise zu Blockierungen:
- Blockierungen können flüchtig sein oder bis zu mehreren Sekunden andauern. Blockierungen erleben die Patient*innen durch die oft spürbare Anspannung der laryngealen Muskulatur, der Atem- oder Artikulationsmuskulatur als physisch unangenehm.
- Blockierungen sind unhörbar. Von ungefüllten Pausen unterscheiden sich Blockierungen dadurch, dass sie unfreiwillig sind und häufig an für Pausen untypischen Stellen auftreten. Außerdem können manchmal Artikulationsbewegungen beobachtet werden. Bei angestrengten Blockierungen können im Sinne einer Begleitsymptomatik Geräusche hörbar sein.
- Der Kontrollverlust über das Sprechen kann bei Blockierungen sehr deutlich erlebt werden. Versuche, Blockierungen zu überwinden, werden im folgenden Kapitel vorgestellt. Es sei hier schon darauf hingewiesen, dass Stottern nicht durch falsche Atmung entsteht, sondern dass die Unterbrechung des Luftstroms Teil des Symptoms ist. Therapien, die auf eine Veränderung der Atmung abzielen, setzen lediglich an einem Merkmal an, das das Symptom begleitet.

Yairi und Ambrose fassen Dehnungen, Blockierungen und Wiederholungen von Lauten oder Silben unter dem Begriff „unrhythmische Phonation" (disrhythmic phonation) zusammen [450].

Sonderfall: Wiederholung von Einsilbern

Die Wiederholung von kompletten einsilbigen Wörtern stellt einen Sonderfall dar. Sie kann entweder symptomatisch sein oder als funktionelle Unflüssigkeit genutzt werden.

> **Merke** M!
>
> Differenzialdiagnostische Kriterien:
> - kurze Pausen zwischen den Iterationen bzw. zwischen Iteration und Zielwort
> - unrhythmische Iterationen
> - Anstrengung
> - mehr als eine Iteration

Gestotterte Einsilberwiederholungen

Sie fallen durch kurze Pausen und eine unrhythmische Produktion auf. Eine exakte Zeitmessung ist nicht zwingend nötig – selbst ungeübte Zuhörer*innen fällen intuitiv mit großer Übereinstimmung die Entscheidung, ob das Wort absichtlich wiederholt ist oder gestottert wurde [463]. Wenn eine Begleitsymptomatik vorliegt, werden Einsilberwiederholungen als gestottert angesehen. Für die praktische Handhabung und eine mögliche Therapieplanung empfiehlt sich eine qualitative Beschreibung der Einsilberwiederholungen und ggf. eine Begründung, warum sie bei diesem oder dieser Betroffenen als gestottert interpretiert werden.

Anzahl der Iterationen

Yairi schließt aus den Daten von mehr als 200 Kindern, die kurz nach Stotterbeginn untersucht wurden, dass die Anzahl der Iterationen ein weiterer Hinweis darauf ist, ob die Wiederholung stottertypisch ist oder nicht: Bei stotternden Kindern sind mehr als einmalige Wiederholungen üblich [447].

Merke

Erscheinungsformen von Stottersymptomen

Symptome können sich sehr unterschiedlich äußern und sind nicht immer sicher als solche zu identifizieren.

- Eindeutige stottertypische Unflüssigkeiten.
- Komplexe Symptome, erkennbar an stottertypischen Unflüssigkeiten kombiniert mit Coping-Strategien zur Vorbeugung von Stottern; z. B. *„gib den b…, ähm, ich mein' den ähm, gib mal den b-b, das Leder"*.
- Scheinbar funktionelle Unflüssigkeiten als Coping-Strategien zur Vorbeugung weisen auf Kontrollverlust ohne stottertypische Unflüssigkeiten hin, z. B. *„in der Jugendher-ähm-ähm-berge"*. Die stottertypische Unflüssigkeit wurde erfolgreich vermieden. Ob wirklich ein Symptom vorliegt, kann von Zuhörer*innen nur vermutet werden. Sicherheit bietet nur die Nachfrage an den Stotternden.

Komplexe Symptome

Ein Laut oder eine Silbe kann gleichzeitig mehrere Arten von Unflüssigkeiten aufweisen. Zum Beispiel kann vor der Realisierung eines Lautes eine Blockierung auftreten und der Laut selbst dann gedehnt oder wiederholt werden (z. B. „[Blockierung] – *ka-ka-kakannst*"). Bei der quantitativen Bestimmung der Symptome zählt man pro Laut oder Silbe der Sprechprobe generell nur eine Unflüssigkeit. Die Komplexität wird später in der qualitativen Bestimmung berücksichtigt. Hierzu ist es notwendig, die einzelnen Elemente genau zu beschreiben. Dabei kann es schwierig sein, herauszufinden, ob es sich ausschließlich um stottertypische oder um ein Zusammentreffen von funktionellen und stottertypischen Unflüssigkeiten handelt. Im Beispiel *„da-da-da ähh da-da-das"* könnte *„äh"* sowohl eine gefüllte Pause, also eine funktionelle Unflüssigkeit als auch ein Teil der Stottersymptomatik sein. In der Entwicklung des Stotterns kann es nämlich vorkommen, dass funktionelle Unflüssigkeiten eingesetzt werden, um einen Laut oder ein Wort hinauszuzögern, bei dem ein Stottersymptom erwartet wird. Dieses Phänomen wird als **Aufschubverhalten** bezeichnet.

Viele Stotternde erleben, dass sie funktionelle Unflüssigkeiten leichter aussprechen können und setzen sie vor einer stottertypischen Unflüssigkeit ein. Dann spricht man von einem **Starter**, mit dem die Phonation initiiert werden soll. Funktionelle Unflüssigkeiten werden auch in anderen Strategien verwendet, mit dem Stottern umzugehen, z. B. um eine Blockierung zu überwinden oder um einen „Anlauf" zu nehmen, damit man besonders schnell durch die Äußerung kommt, in der Hoffnung, dass das gefürchtete Wort bei diesem Tempo flüssig bleibt ([262], S. 21; [267], S. 20). In diesem Fall ist eine Unterscheidung in „funktionelle" und „stottertypische" Anteile der komplexen Unflüssigkeit schwer. Die gefüllte Pause oder Floskel wird als funktionelle Unflüssigkeit erfasst, aber für die Therapieplanung wird festgehalten, dass es sich um ein Begleitsymptom handeln könnte. In der Diagnostik können Kinder ab dem Vorschulalter auch gezielt danach befragt werden.

Das oben erwähnte Aufschubverhalten ist eine von vielen verschiedenen Möglichkeiten, die Stotternde entwickeln, um das Auftreten oder den Verlauf von Stottern zu beeinflussen. Diese Coping-Strategien (S. 26), also Strategien zur Bewältigung, werden im folgenden Kapitel näher erläutert.

Fazit

Es gibt funktionelle und stottertypische Sprechunflüssigkeiten. Funktionelle Unflüssigkeiten werden zumeist von Zuhörer*innen als unauffällig eingestuft. Blockierungen, Dehnungen und Wiederholungen sind charakteristisch für Stottern. Auf stottertypische Unflüssigkeiten, auch wenn sie von kurzer Dauer sind, können Zuhörer*innen irritiert reagieren und ihr Auftreten als auffällig bewerten. Dabei spielt eine Rolle, dass sie in der Kommunikation keinen praktischen Nutzen haben. Dehnungen und Blockierungen verändern zudem auch den Sprechfluss und haben somit Auswirkungen auf Rhythmus und Sprechgeschwindigkeit. Stottertypische Unflüssigkeiten können beim Sprecher das Gefühl von Kontrollverlust über das Sprechen hervorrufen.

1.5 Stottern

Das vereinzelte Auftreten stottertypischer Unflüssigkeiten ist kein ausreichendes Anzeichen für das Störungsbild Stottern, da die Unflüssigkeiten auch bei nichtstotternden Personen vorkommen können. Entscheidend sind ihre Häufigkeit und ihre Qualität.

1.5.1 Kernsymptome

Merke

Im Zusammenhang mit Stottern werden stottertypische Unflüssigkeiten auch als Kernsymptome (core behavior) bezeichnet. Diese Bezeichnung wurde von Charles Van Riper geprägt [412], [415]. Kernsymptome sind unfreiwillige Wiederholungen von Lauten und Silben sowie unfreiwillige Dehnungen und Blockierungen von Lauten. Qualitative Veränderungen entscheiden darüber, ob auch die Wiederholung einsilbiger Wörter Stotterereignisse sind ([153], S. 88; [450]).

Wie bereits ausführlich dargestellt, unterscheiden sich funktionelle und stottertypische Unflüssigkeiten grundsätzlich. Es gibt bislang keinerlei empirische Hinweise darauf, dass Kernsymptome aus funktionellen Unflüssigkeiten entstehen, die sich zu Stottersymptomen weiterentwickeln.

Die Bezeichnungen „tonisches" Stottern für angespannte Blockierungen und Dehnungen und „klonisches" Stottern für Wiederholungen sind obsolet. Sie stammen aus einer Zeit, in der noch vermutet wurde, dass es sich beim Stottern um ein zerebrales Krampfleiden handele [155], [135], [233], [361] und noch von Stotterspasmen die Rede war [416]. Bereits 1931 verwies Fröschels auf die Gefahr, durch die Begrifflichkeit fälschlicherweise die Assoziation eines Krampfleidens herzustellen [135]. Für die Befunderhebung und die Therapieplanung ist es sinnvoll, Kern- und Begleitsymptome zu ermitteln und ihre Qualität zu erfassen (z. B. „Kernsymptomatik in Form von Lautwiederholungen mit bis zu 7 Iterationen und Begleitsymptomatik in Form von Anstrengung, die durch muskuläre Anspannung im orofazialen Bereich und eine Erhöhung der Stimmlage während der Iterationen deutlich wird").

1.5.2 Begleitsymptomatik/ Coping-Strategie

Definition

Begleitsymptome/Coping-Strategie

Als Begleitsymptome oder neutral: „Coping-Strategie" werden alle Erscheinungen bezeichnet, die zur Kernsymptomatik hinzukommen. Die Begleitsymptomatik weist eine große individuelle Vielfalt auf. Bei ihrer Entstehung sind Lernprozesse beteiligt, häufig entsteht sie unbewusst.

Aus der medizinischen Sichtweise kommend ist der Begriff „Symptom" pathologisierend und damit auch der Begriff Begleitsymptomatik. Für die Bestimmung der Therapieindikation und -planung ist dies zu ungenau. Daher wird im Folgenden eine Unterscheidung zwischen funktionellen und dysfunktionellen Begleitsymptomen vorgenommen und der Begriff Coping-Strategien eingeführt.

1.5.3 Coping-Strategien

Das Wort „Coping“ leitet sich ab vom englischen Verb „to cope with“: mit etwas zurechtkommen. Mit dem Stottern zurechtkommen müssen sowohl das Kind als auch seine Bezugspersonen. Sie haben den **Kontroll- und Zeitverlust** durch Stottern, das **Erleben von Versagen** und die **Reaktionen aus der Umgebung** zu bewältigen.

Die dafür verwendeten Coping-Strategien sind Ausdruck eines intuitiven oder bewusst kreativen Problemlösens. Die Wechselwirkung der Coping-Strategien des Kindes mit denen seiner Bezugspersonen und der Einfluss gesellschaftlicher Vorurteile auf diesen Prozess werden im Kap. 1.12 näher erläutert. Vom Kind werden Coping-Strategien bewusst oder intuitiv unbewusst eingesetzt, um

- den Stottermoment zu überwinden oder ihm vorzubeugen,
- mit der Angst vor Stottermomenten und Zuhörerreaktionen zurechtzukommen,
- Erfahrungen mit Stottern in Kommunikationssituationen zu verarbeiten,
- sich in Kommunikationssituationen so zu verhalten, dass möglichst keine belastenden Erfahrungen gemacht werden,
- mit Reaktionen im Umfeld wie der Besorgnis der Eltern oder der Benachteiligung im mündlichen Unterricht umzugehen.

Definition

Coping-Strategie

Der Begriff Coping-Strategie umfasst zielgerichtete Reaktionen zur Bewältigung von Stottern und den damit verbundenen sozialen Situationen und Erfahrungen. Coping-Strategien können intuitiv oder bewusst erfolgen. Sie können von den Betroffenen als funktionell oder dysfunktionell erfahren werden. Im therapeutischen Prozess wird die tatsächliche Funktionalität evaluiert und ggf. verbessert.

Begleitsymptomatik

Der Begriff Begleitsymptomatik meint wertend alle ungünstigen Begleiterscheinungen und entspricht den dysfunktionellen Coping-Strategien. Im weiteren Verlauf des Buches werden beide Begriffe synonym verwendet.

Funktionelle und dysfunktionelle Coping-Strategien

Coping-Strategien werden im Hinblick auf die Lebensqualität nach den Kriterien „funktionell“ und, langfristig gesehen, „dysfunktionell“ bewertet (► Tab. 1.1). Funktionelle Coping-Strategien führen zu keiner oder einer nur geringen Beeinträchtigung. Das Auftreten von Begleitsymptomatik wird aus therapeutischer Sicht als negativ bewertet, da es körperlich oder emotional belastender sein kann als die reine Kernsymptomatik und die Kommunikation auf der sozialen Ebene wesentlich stärker behindern kann. Für dysfunktionelle Coping-Strategien wird synonym der Begriff „Begleitsymptomatik“ verwendet.

Merke

Das Ziel der Therapie des chronischen Stotterns bedeutet nichts anderes als die Vermittlung funktioneller Coping-Strategien auf den nachfolgend genannten Ebenen und den Abbau von dysfunktionellen Coping-Strategien.

In der therapeutischen Praxis werden überwiegend Kinder mit dysfunktionellen Coping-Strategien oder mit einem hohen Risiko, solche zu entwickeln, vorgestellt. Darüber darf man nicht aus den Augen verlieren, dass viele Kinder, die eine Spontanremission haben, intuitiv funktionelle Coping-Strategien entwickelt hatten – sie haben sich sozusagen selbst geholfen.

Funktionelle Coping-Strategien

Diese können auf folgenden Ebenen beobachtet werden:

- **Emotionen und Einstellungen:** Selbstakzeptanz und geringe negative Emotionalität in Verbindung mit Stottern; große Toleranz gegenüber Zeitdruck und negativen Zuhörerreaktionen.
- **Verhalten/Sozialverhalten:** situationsangemessenes Kommunikationsverhalten; Fähigkeit, Stottern angemessen zu thematisieren und den Kommunikationspartner im Umgang mit Stottern zu unterstützen; Fähigkeit, sich gegenüber negativen Reaktionen zu behaupten.

Tab. 1.1 Beispiele für dysfunktionelle und funktionelle Coping-Strategien des Kindes.

Ziel	Dysfunktionell	Funktionell
Symptom überwinden	Fluchtverhalten, z. B. • Anstrengungs- und Ankämpfverhalten • Mitbewegungen • Atemauffälligkeiten	• stoppen • ohne Anspannung weiterstottern
Symptomen vorbeugen	Vorbeugeverhalten, z. B. • Vermeiden, z. B. von Wörtern oder Situationen • Starter/Aufschub, z. B. Floskeln, Interjektionen, Satzteil-Wiederholungen • Veränderung der Sprechweise, z. B. Singsang, Flüstern, Skandieren	intuitive Verlangsamung der Sprechweise
Unangenehme Emotionen bewältigen	• Tabuisierung • Vermeidung • Bagatellisierung	• thematisieren • offenes Stottern

- **Sprech- und Stotterverhalten:** eine natürliche Sprechweise, d. h. flüssiges Sprechen in angemessenem Rhythmus und ohne große Anstrengung.
- **Sprachliche Ebene:** keine Satzabbrüche, Umformulierungen, Interjektionen etc., um Stottern zu vermeiden.
- **Motorik:** Strategien zur Symptombearbeitung, die sich auf eine Verlangsamung der normalen Artikulationsabläufe unter taktil-kinästhetischer Kontrolle beschränken.

Dysfunktionelle Coping-Strategien

Auf folgenden Ebenen können sich dysfunktionelle Coping-Strategien äußern:

- **Emotionen und Einstellungen:** z. B. psychische Anspannung, Frustration, Sprechangst, Situationsangst, Abwertung der Sprechfähigkeit, Selbstabwertung als Sprecher*in, Versagensangst.
- **Verhalten/Sozialverhalten:** z. B. Vermeiden von Situationen, in denen gesprochen werden muss, Abbruch des Blickkontakts.
- **Sprechverhalten:** z. B. Veränderung der Sprechweise wie Flüstern, langsames Sprechen, Schweigen, veränderte Sprechatmung.
- **sprachliche Ebene:** z. B. Vermeiden gefürchteter Wörter, Satzabbrüche, Einschub von Floskeln, um ein gefürchtetes Wort aufzuschieben, Satzumstellungen.
- **Motorik:** z. B. physische Anspannung, Mitbewegungen wie Grimassieren, Kopf- und Armbewegungen.
- **vegetative Ebene:** z. B. Erröten, Schweißausbruch.

Entwicklung dysfunktioneller Coping-Strategien

Das Auftreten von dysfunktionellen Coping-Strategien, also Begleitsymptomatik, wird aus therapeutischer Sicht als negativ bewertet, da es körperlich oder emotional belastender sein kann als die reine Kernsymptomatik und die Kommunikation auf der sozialen Ebene wesentlich stärker behindern kann. Sie entstanden, weil sie eine Zeit lang vermeintlich oder wirklich geholfen haben, Kernsymptome zu verhindern oder schnell zu beenden. Üblicherweise verlieren sie nach einiger Zeit ihre Funktion, Kernsymptome gut zu bewältigen. Sie bestehen aber häufig automatisiert weiter. Um die gewünschte Kontrollwirkung zu erreichen, werden nun neue Strategien entwickelt oder ausgeprägtere Formen der alten Strategien kommen hinzu. So kann ein immer komplexeres, auffälligeres und belastenderes Stotterverhalten entstehen.

Fluchtverhalten – dysfunktionelles Coping im Symptom

Es dient dazu, ein Symptom zu überwinden und so schnell wie möglich daraus zu fliehen. Oft lässt sich erkennen, dass Kinder regelrecht gegen die Störung im Sprechablauf mit erhöhtem Kraftaufwand ankämpfen, weswegen manche Formen des Fluchtverhaltens auch als „Ankämpfverhalten" oder „Anstrengungsverhalten", z. B. in Form von Mitbewegungen oder erhöhter muskulärer Anspannung, bezeichnet werden. Fluchtverhalten liegt auch vor, wenn Kinder **im Symptom** Atemveränderungen anwenden, um sich daraus zu befreien (inspiratorisches Stottern, Atemvorschub).

Vorbeugeverhalten – dysfunktionelles Coping vor Symptomen

Es wird bereits eingesetzt, *bevor* ein Symptom beginnt, um dieses zu unterdrücken oder zu vermeiden. Zum Vorbeugeverhalten zählen:

- **Veränderungen der Sprechweise** (Flüstern, skandierendes Sprechen, Singsang, inspiratorisches Sprechen etc.), die symptomfreies oder symptomvermindertes Sprechen ermöglichen.
- **Sprachliches Vermeideverhalten** ist dadurch gekennzeichnet, dass gefürchtete Laute oder Wörter durch Umformulieren umgangen werden.
- **Situatives Vermeiden** liegt vor, wenn die Angst vor dem Stottern dazu führt, Sprechsituationen zu vermeiden.
- **Aufschubverhalten** nennt man Versuche, ein gefürchtetes Wort hinauszuzögern, bis das Gefühl entsteht, dass es flüssig gesprochen werden kann. Hierzu werden flüssige Elemente (meist Floskeln, Interjektionen, Wiederholung von Wörtern oder Satzteilen) so lange dem gefürchteten Wort vorangestellt, bis die Gefahr eines Symptoms gebannt scheint.
- **Starter** sollen den Sprechbeginn erleichtern, wenn ein Symptom erwartet wird. Starter können Floskeln und Interjektionen, aber auch die Wiederholung von sprachlichen Elementen sein und sind in diesem Fall nur schwer von Aufschubverhalten zu unterscheiden. Auch Atemvorschub oder ein vertieftes Einatmen vor einem gefürchteten Laut können Starter sein. Auf diese Weise soll das folgende Wort flüssig gesprochen werden können.

Sprachliches Vermeiden, Aufschubverhalten und Starter lassen sich manchmal nur schwer von funktionellen Unflüssigkeiten wie Interjektionen und Floskeln abgrenzen. Einsilber- und Teilwortwiederholungen können Starter- oder Aufschubfunktion haben (z. B. *„Ich bin bin bin bin Peter."*).

Selbst wenn Symptome erfolgreich vermieden werden, können Vorbeugestrategien zu einer unnatürlichen Sprechweise führen und den/die Zuhörer*in irritieren.

Eine erfolgreiche Vermeidung bewirkt kurzfristig eine Erleichterung, da das Bild flüssigen Sprechens vermittelt werden konnte. Langfristig steigt jedoch die Angst vor dem nächsten Symptom, das möglicherweise nicht vermieden kann und somit vor der Aufdeckung. Bei manchen Stotternden kann dadurch die Wahrscheinlichkeit für Stotterereignisse zunehmen.

Im Sinne einer ICF-geleiteten Diagnostik ist es sinnvoll, die eingesetzten Coping-Strategien zusammen mit den Betroffenen zu bewerten. Beispielsweise kann es kulturell bedingt zu Unterschieden zwischen Therapeut*in und Stotterndem in der Bewertung von Vermeidestrategien geben.

1.5.4 Wechselwirkung von Kernsymptomatik und Coping-Strategien

Die Entstehung und der Verlauf des Stotterns ist ein dynamischer Prozess mit großen individuellen Unterschieden [449], [308]. In diesem Prozess beeinflussen sich Kernsymptome, Coping-Strategien und psychische Reaktionen gegenseitig (▶ Abb. 1.1).

Kernsymptome können zur Entwicklung von Coping führen, dieses kann aber auch Kernsymptome auslösen, verstärken oder reduzieren. Zusätzlich können sich auch verschiedene Kernsymptome oder Coping untereinander beeinflussen. Im Folgenden sind einige Beispiele für diese Wechselwirkung aufgeführt:

- Das emotionale Coping „unangenehmes Empfinden von Kontroll- und Zeitverlust während einer Unflüssigkeit" kann dazu führen, dass Ankämpfverhalten entsteht. Dies wird sichtbar in einem Ansteigen von Tonhöhe und/oder Lautstärke während der Unflüssigkeit. Hinsichtlich des flüssigen Sprechens wird also der Parameter „motorische Anstrengung" verändert.

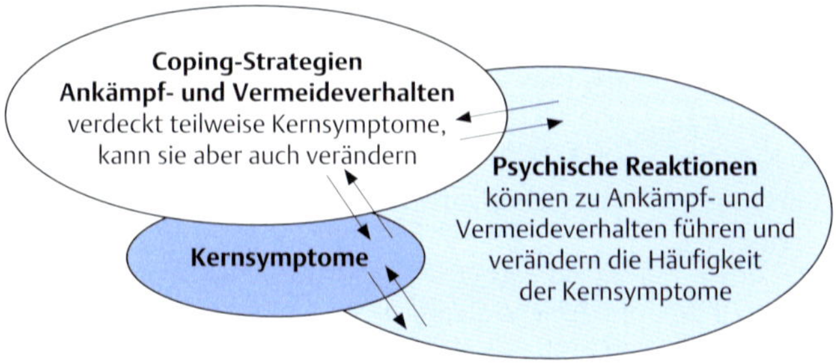

Abb. 1.1 Wechselwirkung von Kernsymptomatik, Coping-Strategien und psychischen Reaktionen.

- Das emotionale Coping „Selbstwirksamkeit“ und das Coping „Sprechtechnik“ können das Ankämpfverhalten in einem Symptom wirksam und schnell beenden und in die spontane Sprechflüssigkeit zurückführen.
- Das Coping „Sprechangst“ kann in einer Situation ein gehäuftes Auftreten von Kernsymptomen auslösen.
- Das Coping „Gelassenheit“ kann in einer Situation die Symptomhäufigkeit reduzieren.
- Das Kernsymptom „Blockierung“ in einer Situation, in der bisher nicht gestottert wurde, kann dazu führen, dass beim nächsten Mal in einer vergleichbaren Situation das Coping „Sprechangst“ auftritt.
- Das Kernsymptom „Blockierung“, das gehäuft einen bestimmten Laut oder ein Wort betrifft, kann zu der Coping-Strategie führen, dass dieser Laut oder dieses Wort als besonders problematisch eingeschätzt und deshalb vermieden wird.

An diesen Beispielen wird deutlich, dass es irreführend ist, Kernsymptome als „Primärsymptome“ des Stotterns und Coping-Strategien bzw. Begleitsymptome als „Sekundärsymptome“ zu bezeichnen. Diese Begriffe suggerieren fälschlich eine einseitige Kausalität und zeitliche Abfolge in der Entwicklung des Stotterns.

Man ging früher noch davon aus, dass „tonisches“ Stottern aus „klonischem“ Stottern entsteht [135]. In diesen Bezeichnungen vermischen sich Beschreibung der Symptomatik und Vermutung über die Entwicklung des Stotterns auf unpräzise Weise. Denn dass angespannte stottertypische Unflüssigkeiten aus ursprünglich lockeren stottertypischen Unflüssigkeiten entstehen, ist eine Annahme, die sich durch empirische Daten nicht bestätigen lässt.

Risikofaktoren, die dysfunktionelle Coping-Strategien begünstigen

Die Entwicklung dysfunktioneller Coping-Strategien wird durch folgende Faktoren begünstigt:

- Ständiger Wechsel von Stotterhäufigkeit und -stärke; stotternde Kinder und ihre Eltern werden dadurch immer wieder in ihren Hoffnungen enttäuscht, dass die Störung vorüber sei.
- Ungünstige emotionale Reaktionen auf das Stottern (z. B. starke Schuldgefühle, Scham).
- Ungünstige Reaktionen der Umgebung auf das Stottern, z. B. Entzug der Aufmerksamkeit auf der Inhaltsebene, Beschämung, Ermahnung zum langsamen Sprechen.
- Mangelnde oder falsche Kenntnisse der Bezugspersonen über das Stottern, da ungünstige Reaktionen auf das Stottern häufig hierin begründet sind.
- Das Temperament des Kindes (z. B. geringe Frustrationstoleranz, Perfektionsanspruch) und die geringe Fähigkeit, Probleme zu lösen.

Erstes Auftreten von Coping und Verlauf

Bei manchen Kindern treten von Anfang an deutliche Blockierungen mit Anspannung sowie Wiederholungen mit vielen Iterationen, die von Mitbewegungen begleitet werden, auf [445], [451], [308]. Alle empirischen Untersuchungen, die sich mit Stottern zu einem frühen Zeitpunkt nach Beginn beschäftigten, konnten nachweisen, dass Begleitsymptome auch schon in den ersten Wochen nach Stotterbeginn möglich sind [6]. Es bestehen große interindividuelle Unterschiede in der Entwicklung von Kern- und Begleitsymptomatik, und zwar sowohl hinsichtlich der Art und Häufigkeit der Symptome als auch hinsichtlich der Abfolge und Geschwindigkeit der Veränderungen der Symptomatik im weiteren Verlauf der Störung. Glücklicherweise gibt es eine große Anzahl von Kindern, die auf ihr Stottern mit keinerlei Begleitsymptomatik reagieren, weswegen diese nur selten zur Diagnostik vorgestellt werden.

Ob anhand der unterschiedlichen Entwicklung von Kern- und Begleitsymptomatik verschiedene Untergruppen von stotternden Kindern mit jeweils typischen Verläufen differenziert werden können, ist noch ungeklärt. Hier sind Längsschnittuntersuchungen erforderlich, um festzustellen, inwieweit die Entwicklungsverläufe des Stotterns therapeutisch beeinflusst werden können und welchen prognostischen Faktor die Qualität der stottertypischen Unflüssigkeiten zu Beginn der Störung hat [462]. Erste Untersuchungen zeigen, dass die Prognose ungünstiger ist, wenn in den ersten 12 Monaten nach Beginn des Stotterns die Stärke der Symptomatik gleich bleibt oder zunimmt [448].

Situationsabhängigkeit des Stotterns

Sie wurde von Yaruss in einer Studie nachgewiesen, in der Sprechproben von Kindern in unterschiedlichen Situationen, z. B. mit unterschiedlich vertrauten Personen, analysiert wurden [452]. Es konnten große Schwankungen festgestellt werden, die individuell stark variierten. Kognitive und emotionale Prozesse, wie z. B. Aufregung, könnten dafür verantwortlich gemacht werden.

Veränderte Einstellung zum Sprechen

Die Situationsabhängigkeit von Stottern kann zu einer Veränderung der Einstellung zum Sprechen führen. Erklärt wird dies mit den Lernmechanismen, die im Verlauf der Entwicklung des Stotterns eine immer größere Rolle spielen können. Durch das Lernen am Modell (z. B. beschämende Zuhörerreaktionen) und durch klassisches und operantes Konditionieren können stotternde Kinder Sprechen zunehmend als unangenehm empfinden. So konnten Stes und Boey mit einem nonverbalen Test zur Einstellung zum Sprechen bei 5- bis 7-Jährigen zeigen, dass die Gruppe der stotternden Kinder eine deutlich negativere Einstellung zum Sprechen hatte als die nichtstotternde Kontrollgruppe [41], [40]. Zu vergleichbaren Ergebnissen kamen Vanryckeghem et al. [417] und Schulze [354].

Fazit

Die Kernsymptome des Stotterns sind Teilwortwiederholungen, Dehnungen und Blockierungen. In Wechselwirkung mit der Kernsymptomatik können sich dysfunktionelle Coping-Strategien (Begleitsymptome) entwickeln. Diese können schon früh nach Stotterbeginn auftreten und belastender und auffälliger werden als die Kernsymptomatik. In der Therapie müssen dysfunktionelle Coping-Strategien abgebaut und funktionelle Coping-Strategien etabliert werden.

Kontrollverlust und Antizipation von Stottern

Viele stotternde Kinder erleben einen Verlust der Kontrolle über das Sprechen und negative Reaktionen der Zuhörer*innen. Dies kann dazu führen, dass solche Situationen als unangenehm empfunden werden und in der Folge als auslösender Stimulus wirken. Dann nehmen die Kinder das unangenehme Stottern vorweg (Antizipation) und reagieren mit Angst, Vermeidung oder vermehrter Anstrengung beim Sprechen [387].

1.6 Theorie des flüssigen und unflüssigen Sprechens

Um Störungen des flüssigen Sprechens beurteilen zu können, ist es nötig, ein Konzept von flüssigem Sprechen zu haben und Kategorien für die verschiedenen Arten der Unflüssigkeiten zu definieren. Der Begriff „Flüssigkeit“ leitet sich vom lateinischen Verb *„fluere“* (fließen) ab. Das Attribut „flüssig“ wird häufig genutzt, um anzugeben, wie kompetent sich eine Person in einer Fremdsprache ausdrücken kann.

1.6.1 Sprachliche Flüssigkeit

Der Begriff der sprachlichen Flüssigkeit [127] ist eng verknüpft mit der Kompetenz von Sprecher*innen, sich in einer Sprache auszudrücken. Dazu gehören:

- die syntaktische Flüssigkeit, also die Fähigkeit korrekte Sätze zu bilden,
- die semantische Flüssigkeit, womit die Verwendung eines reichen Lexikons beschrieben wird, und schließlich
- die pragmatische Flüssigkeit, die angibt, in welchem Maße Sprechende in der Lage sind, sich in einer Vielzahl von sozialen Situationen angemessen verbal zu verständigen.

Merke

M!

Die Sprachflüssigkeit ist bei Stotternden gegeben. Sie wissen, was sie wann sagen wollen.

1.6.2 Sprechnatürlichkeit – Starkweathers Konzept des flüssigen und unflüssigen Sprechens

Sprechflüssigkeit ist das Ziel vieler Therapieansätze. Für die Bestimmung einer natürlichen Sprechflüssigkeit entwickelte Starkweather in den 80er-Jahren ein Modell, das die Forschungsergebnisse aus der Psycholinguistik, der Linguistik und der Stotterforschung berücksichtigt. Er formulierte ein mehrdimensionales Konzept des flüssigen Sprechens, in dem das Auftreten von Unflüssigkeiten nur *einen* Parameter darstellt. Flüssiges Sprechen nur durch die Abwesenheit von Stottern zu definieren, reicht nicht aus.

Definition

Flüssiges Sprechen

Starkweathers Definition lautet: Flüssiges Sprechen (▶ Abb. 1.2) heißt, mit einem normalen Maß an Kontinuität, Geschwindigkeit und Anstrengung zu sprechen ([381], S. 18).

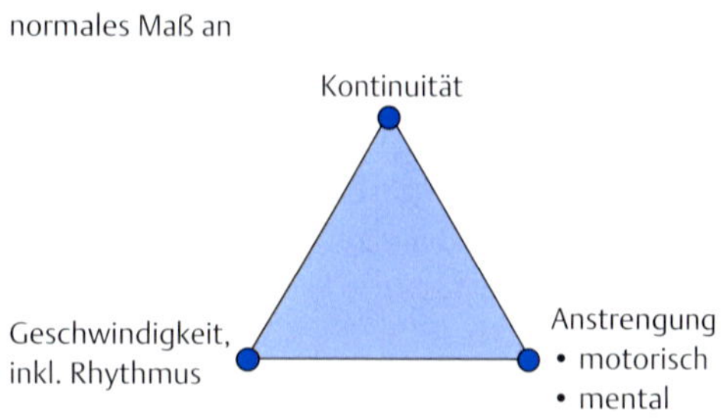

Abb. 1.2 Flüssiges Sprechen (nach Starkweather [381]).

Die in späteren Kapiteln beschriebenen Diagnostik- und Therapieverfahren beziehen sich auf diese Definition.

Anstrengung

Das normale Maß an Anstrengung wertet Starkweather als Primärvariable des flüssigen Sprechens. Positiv formuliert bedeutet dies die Leichtigkeit, mit der Sprecher*innen ihre Äußerungen realisieren. Aus dieser Leichtigkeit resultieren die anderen Parameter, d. h. Geschwindigkeit und Kontinuität. Dabei unterscheidet er die mentale Anstrengung zur Planung der Äußerung und die muskuläre Anstrengung zur Ausführung des Sprechens [382].

Kontinuität

Der zweite Parameter, Kontinuität, ist durch die Aufrechterhaltung des Informationsflusses gegeben. Üblicherweise wird durch den Sprechfluss die Kontinuität gewahrt. In der Tradition, Unflüssigkeiten als Unterbrechung zu empfinden, erscheint es zunächst merkwürdig, dass Starkweather sie zwar als Diskontinuitäten bezeichnet, ihnen aber nur bei auffälligen, vor allem stottertypischen Unflüssigkeiten einen unterbrechenden Charakter zuschreibt. Er betrachtet die **funktionellen Unflüssigkeiten** als Elemente, die zwar den Informationsfluss unterbrechen, gleichzeitig jedoch zu dessen Aufrechterhaltung beitragen. Die Beobachtung, dass Phrasen schneller gesprochen werden können, wenn sie auf gefüllte Pausen folgen, interpretiert Starkweather dahingehend, dass die Pausen für die Planung und Realisierung der nachfolgenden Phrase von Nutzen sind und damit der Aufrechterhaltung des Sprechflusses dienen. Er schreibt, dass die direkte Konsequenz dieser Unflüssigkeiten die zusätzliche Zeit für die Sprechplanung sei [381]. Im Gegensatz dazu haben symptomatische Unflüssigkeiten keinen pragmatischen Nutzen. Sie unterbrechen die Kontinuität und können den Zuhörer irritieren.

Geschwindigkeit

Die Kontinuität ist abhängig von der Geschwindigkeit der Realisation der gesprochenen Silben. Die Sprechgeschwindigkeit nimmt im Laufe der kindlichen Sprachentwicklung zu [207], [94]. Kompetente Sprecher*innen sprechen mit einer Geschwindigkeit von 5–6 Silben pro Sekunde. Dass diese Geschwindigkeit kaum variiert, ist ein Hinweis darauf, dass alle Menschen ständig am Rande ihrer motorischen Kapazität sprechen [381]. Eine Erhöhung dieser Geschwindigkeit ist nur durch eine Verkürzung der Pausen und eine stärkere Koartikulation möglich [381].

Rhythmus

Die Dauer der einzelnen Laute und damit das Betonungsmuster bestimmen den Rhythmus des Gesprochenen. Rhythmus wird von Starkweather als unterstützender Faktor für die Sprechflüssigkeit gewertet. Betonungsmuster und die dadurch bedingte Verkürzung von Silben werden im Laufe der Sprachentwicklung gelernt [295]. Starkweather vermutet, dass der Rhythmus die Ausführung des Gesprochenen erleichtert und dadurch auch indirekt auf den Parameter „Anstrengung" einwirkt, was wiederum die Geschwindigkeit erhöht.

1.6.3 Starkweathers Definition des Stotterns

Stottern ist nach Starkweathers Definition nicht das Gegenteil von flüssigem Sprechen. Alle Menschen sprechen unflüssig und viele Unflüssigkeiten werden nicht als stottertypisch eingestuft.

M!

Merke

Stotternde sind während eines Stotterereignisses nicht in der Lage, mit einem normalen Maß an Kontinuität, Geschwindigkeit und Leichtigkeit zu sprechen. Im Vergleich zu normalen Unflüssigkeiten können stottertypische Unflüssigkeiten neben dem hörbaren Verhalten eine Fülle von kognitiven und emotionalen Reaktionen beinhalten [382]. Zu diesen Reaktionen gehören das Gefühl des Kontrollverlustes und die zusätzliche Sprechanstrengung.

Anstrengung

Das Auftreten von stottertypischen Unflüssigkeiten kann für den Sprecher mit erhöhter physischer und/oder psychischer Anstrengung verbunden sein. Wenn eine stottertypische Unflüssigkeit das Gefühl des Kontrollverlustes hervorruft, kann das zu erhöhter physischer oder mentaler Anstrengung beim Sprechen führen:

- **Physische Anstrengung** zeigt sich als äußerlich sichtbare Anspannung der Muskulatur oder als Ankämpfverhalten und kann gemessen werden.
- **Mentale Anstrengung** ist nicht direkt beobachtbar und steht nicht in direktem Zusammenhang mit dem Schweregrad der Stottersymptomatik; sog. verdeckt Stotternde haben wenig hörbare Auffälligkeiten in ihrem Sprechen und erreichen dies durch ein hohes Maß an mentaler Anstrengung, z. B. durch die Umformulierung gefürchteter Wörter.

Einfluss auf Kontinuität, Geschwindigkeit und Rhythmus

Stottertypische Unflüssigkeiten unterbrechen die Kontinuität des Gesprochenen, da der Sprecher keinen Nutzen aus ihnen zieht und der Zuhörer keine relevanten Informationen erhält. Stottertypische Dehnungen sowie Laut- und Silbenwiederholungen haben Auswirkungen auf die Geschwindigkeit des Gesprochenen. Die vom Zuhörer erwartete Dauer des Lautes wird nicht eingehalten. Ein sprechplanerischer Nutzen fehlt. Alle stottertypischen Unflüssigkeiten können den Rhythmus einer Äußerung stören.

1.6.4 Relevanz für die Therapie des Stotterns

Definition

Flüssiges Sprechen

Flüssiges Sprechen = Geschwindigkeit (inkl. Rhythmus) + Kontinuität + Leichtigkeit.

Diese Definition des flüssigen Sprechens nach Starkweather impliziert, dass eine Therapie des Stotterns, die den Anspruch erhebt, zu flüssigem Sprechen zu führen, alle diese Parameter erfüllen müsste. Unseriöse Therapieangebote profitieren häufig davon, dass Laien die Überwindung des Stotterns im Sinne einer Heilung dadurch gegeben sehen, dass keine Stotterereignisse mehr auftreten.

Diese formulierten Therapieziele erlauben eine ICF-gesteuerte Vorgehensweise, da in der Beratung und Therapieplanung die zu bearbeitenden Bereiche benannt und ihre Veränderung überprüft werden kann.

Wenn z. B. in einer Therapie die gesamte Sprechweise verändert wird, darf die daraus resultierende Sprechflüssigkeit nicht nur anhand der Häufigkeit der **Unflüssigkeiten** bewertet werden. Ein wesentliches Kriterium ist auch das Maß an **mentaler Anstrengung** bei dieser Technik und die **Veränderung der Sprechnatürlichkeit**, z. B. hinsichtlich der Sprechgeschwindigkeit bzw. des Rhythmus.

Merke

Eine verlangsamte Sprechgeschwindigkeit wird im selben Maße als unnatürlich empfunden wie eine hohe Stotterrate [381].

Wenn eine Sprechtechnik flüssiges Sprechen unter Inkaufnahme einer erhöhten mentalen Anstrengung und einer reduzierten Sprechgeschwindigkeit erreicht, ist diese Intervention nur in Bezug auf den Parameter „Kontinuität“ erfolgreich, also nur hinsichtlich *einer* Variable im Gefüge des flüssigen Sprechens.

Praxis

Vor Therapiebeginn muss offengelegt werden, welche Parameter des natürlichen flüssigen Sprechens Priorität haben sollen, damit der Patient entscheiden kann, ob dies mit seinen Zielvorstellungen übereinstimmt.

Fazit

Beim Stottern ist die **sprachliche Flüssigkeit** üblicherweise gegeben – der Stotternde weiß, was er sagen will. Natürlich klingendes, flüssiges Sprechen ist gekennzeichnet durch ein angemessenes Maß an Geschwindigkeit, Kontinuität und Leichtigkeit. Wenn Stottern auftritt, sind eine oder mehrere dieser Variablen beeinträchtigt.

1.7 Entwicklung des flüssigen Sprechens

Die Entwicklung flüssigen Sprechens ist eng mit der sprachlichen, kognitiven und motorischen Entwicklung von Kindern verknüpft. Mit zunehmendem Alter erhöht sich die Sprechgeschwindigkeit, und mit der Automatisierung von Bewegungsabläufen nimmt die Anstrengung ab. Unflüssigkeiten werden zunehmend funktionell eingesetzt und dienen damit der Kontinuität [382]. Mehrere Untersuchungen [207], [89], [163] deuten darauf hin, dass sich die Summe der Unflüssigkeiten mit zunehmendem Alter nicht zwingend verringert. So sinkt zwar die Anzahl der Wiederholungen kontinuierlich, die Einschübe hingegen nehmen zu.

Entsprechend Starkweathers Modell des flüssigen Sprechens kann diese Entwicklung so interpretiert werden, dass Unflüssigkeiten mit zunehmendem Alter zum Vorteil des Sprechers eingesetzt werden [382].

Merke

Ein normal sprechendes Kind entwickelt die Fähigkeit, kompetent funktionelle Unflüssigkeiten zu nutzen.

1.7.1 Entwicklung von Unflüssigkeiten

In der Längsschnittuntersuchung von Kalveram et al. [323] zeigten die Gruppen der stotternden Kinder die gleiche Entwicklung der funktionellen Unflüssigkeiten wie die Gruppe der nichtstotternden Kinder. Der zeitliche Anteil an funktionellen Unflüssigkeiten nimmt im Verlauf der kindlichen Sprachentwicklung zu [323]. Für den deutschsprachigen Raum gibt es kaum empirische Daten über die Entwicklung von Unflüssigkeiten und deren Abhängigkeit von anderen Faktoren in der unauffälligen kindlichen (Sprach-)Entwicklung. Hartmann et al. [162] haben in einer Studie die Sprechunflüssigkeiten von 11 nichtstotternden Kindern im Alter von 2,7–5 Jahren untersucht. Im Abstand von 6 Monaten wurden 2 Spontansprachproben erhoben und hinsichtlich normaler bzw. stottertypischer Unflüssigkeiten analysiert. Es zeigte sich, dass die Summe aller Unflüssigkeiten mit zunehmendem Alter nicht signifikant abnimmt, dass sich aber die Häufigkeit der auftretenden Unflüssigkeiten dahingehend verändert, dass immer weniger stottertypische Unflüssigkeiten auftreten.

Fazit

Bei der Entwicklung flüssigen Sprechens werden funktionelle Unflüssigkeiten zunehmend zum Vorteil des Sprechers und zur Strukturierung der Kommunikation eingesetzt. Genau genommen entwickeln sich normal sprechende Kinder zu Sprecher*innen, die kompetent normale Unflüssigkeiten einsetzen. Die Bedeutung der Entwicklung normaler Unflüssigkeiten beim Auftreten von Stottern ist noch nicht geklärt.

1.8 Beginn und Verlauf des Stotterns

Schon lange sind Forscher*innen und klinisch arbeitende Therapeut*innen auf der Suche nach Kriterien, die eine Voraussage möglich machen, welche der Kinder, die zu stottern beginnen, ein persistierendes Stottern entwickeln werden. Dieses Kapitel beschäftigt sich mit Faktoren, die statistisch nachweisbar einen Einfluss auf den Beginn und den Verlauf von Stottern haben. Dennoch ist eine Vorhersage für ein einzelnes Kind auf der Grundlage des jetzigen Wissensstandes nicht möglich. Das Unvermögen, eine Prognose für ein bestimmtes Kind zu machen, muss den Eltern in der ersten Beratung offengelegt werden. Die Konsequenz ist, dass die Indikation für eine frühe Therapie nicht daraus abzuleiten ist, dass Stottern vorliegt, sondern daraus, ob im Sinn der ICF eine Einschränkung in der Partizipation im Alltag vorliegt.

1.8.1 Praxisrelevanz

Für die Praxis bedeutet dies, dass bisher noch nicht sicher zwischen stotternden Kindern, die zu Normalsprecher*innen werden, und denen, die sich auf überdauerndes Stottern einstellen müssen, unterschieden werden kann. Aber es ist möglich, eine sichere Diagnose zu stellen und über mögliche Risikofaktoren zu informieren.

Merke

Eine angemessene Konsequenz ist es daher, alle stotternden Kinder zu erfassen, sobald aus dem Stottern für sie oder ihre Umgebung ein Problem erwächst, um so früh wie möglich mit einer Beratung oder einer vergleichsweise kurzen Therapie einem negativen Verlauf vorzubeugen und die damit verbundenen hohen Therapiekosten für eine lange therapeutische Versorgung zu vermeiden.

Viele stotternde Kinder brauchen zum Zeitpunkt der Diagnosestellung keine Therapie. In vielen Fällen reicht eine Beratung der Eltern aus, um ihnen Informationen über mögliche Verläufe zu geben und ihre günstigen Reaktionen auf das Stottern zu verstärken und mit ihnen abzusprechen, bei welchen Veränderungen eine Wiedervorstellung notwendig ist. Schlecht oder falsch informierte Eltern haben öfter – und aus therapeutischer Sicht oft auch unnötigerweise – einen Wunsch nach Therapie ihres Kindes als gut informierte Eltern [321] (Kap. 1.14).

1.8.2 Daten zu Beginn und Verlauf

Stottern tritt frühestens in der Phase auf, in der Zweiwortäußerungen gebildet werden [36]. Reilley et al. berichten von einem klassischen Stotterbeginn mit dem Eintritt in die syntaktische Phase [300]. Die früheste Manifestation für kindliches Stottern liegt damit im 2. Lebensjahr. Am wahrscheinlichsten beginnen Kinder im 3.–6. Lebensjahr zu stottern [382], das Durchschnittsalter wird von Guitar mit 2,8 Jahren angegeben [154]. Es gibt keinen typischen Verlauf in der Entwicklung von stottertypischen Unflüssigkeiten zu Beginn der Störung.

Entwicklung

Die Entwicklung von Anzahl und Qualität der stottertypischen Unflüssigkeiten kann interindividuell sehr unterschiedlich sein. Entgegen früherer Annahmen, dass Stottern einen schleichenden Beginn aufweist, gibt es eine sichere Datenlage, dass Stottern in der Hälfte der Fälle innerhalb von 1–3 Tagen beginnt [300], [448]. Bei manchen Kindern nimmt der Schweregrad im weiteren Verlauf kontinuierlich zu, bei vielen entwickelt sich das Stottern schubweise, bei manchen bleibt die Symptomatik stabil. Häufigkeit und Schweregrad der Symptomatik können **phasenweise Schwankungen** unterworfen sein. Dell spricht von einer „Quecksilberstörung" [91]. Eine Reduzierung oder das Verschwinden der Symptomatik bedeutet damit nicht unbedingt die Überwindung des Stotterns. Es kann auch eine Phase mit zunehmender Symptomatik folgen [36], [382].

Situationsabhängiges Auftreten

Die Situationsabhängigkeit wurde von Yaruss [452] in einer Studie nachgewiesen, in der Sprechproben von Kindern in unterschiedlichen Situationen, z. B. mit unterschiedlich vertrauten Personen, analysiert wurden. Es konnten große Schwankungen festgestellt werden, die individuell stark variierten. Das kann bedeuten, dass Kinder in unterschiedlichen Situationen (Kindergarten, zu Hause, unterschiedliche Gesprächspartner*innen, unterschiedliche emotionale Beteiligung, Tageszeit, psychische und/oder physische Verfassung etc.) mit deutlichen Unterschieden in der Symptomhäufigkeit und -schwere reagieren können; d. h., das Stottern kann schwerer oder leichter werden, was Laien häufig sehr irritiert. Dieser Sachverhalt ist in der Beratung, der Diagnostik und der Therapie zu berücksichtigen.

1.8.3 Remission

Remissionsrate

In der Literatur werden Remissionsraten bis zu 80 % angegeben (Überblick in: [35], S. 86–87). Die unterschiedlichen Angaben resultieren daraus, dass von unterschiedlichen Definitionen von Stottern und Remission ausgegangen wird, dass die Stichproben Kinder aus unterschiedlichen Altersgruppen umfassen, dass nicht immer zwischen therapierten und untherapierten Kindern unterschieden wird sowie uneinheitliche Erhebungsmethoden verwendet werden. Aus ethischen Gründen verbietet es sich, eine große Gruppe stotternder Kinder ohne Therapieangebot zu beobachten, um den Anteil der nichtassistierten Remissionen zu erfahren. Übereinstimmend zeigen die Studien geschlechtsspezifische Besonderheiten: Die Remissionsrate ist bei Mädchen wesentlich höher als bei Jungen. Zur Zeit des Stotterbeginns stottern fast so viele Jungen wie Mädchen. Bis zum Erwachsenenalter verschiebt sich das Verhältnis zu Ungunsten der Männer. Die Verteilung wird in der Literatur mit 2,2:1 bis 6,3:1 angegeben ([35], S. 89), wobei die meisten Autor*innen ein Verhältnis von 4:1 angeben.

Zeitraum der Remission

Die Remissionsrate ist in den ersten 3 Jahren am höchsten [448]. Die hohe Remissionsrate erschwert es, den Erfolg einer frühen Behandlung von stotternden Kindern von einer spontanen Remission abzugrenzen.

Wichtige Erkenntnisse brachte eine Langzeitstudie an der Universität von Illinois. Hier wurden 84 stotternde Kinder mindestens 4 Jahre lang beobachtet und untersucht, beginnend kurz nach dem ersten Auftreten des Stotterns [450]. Das Durchschnittsalter der Kinder zu Stotterbeginn betrug 33 Monate. Die Remissionsrate lag hier bei 74 %, wobei die Dauer des Stotterns bis zur vollständigen Remission variierte und sich über den gesamten Beobachtungszeitraum dieser 4 Jahre erstreckte. Die Autor*innen nehmen an, dass auch spätere Remissionen (nach den beobachteten 4 Jahren) im Kindesalter möglich sind. Durch die lange Beobachtung zeigte sich, dass sich Remissionen häufig über einen langen Zeitraum hin erstrecken. Da ein Teil der beobachteten Kinder auch eine Therapie erhielt, über deren Inhalt und Ausmaß in der Studie nichts ausgesagt wird, lässt sich nicht zwischen Remissionen im Zusammenhang mit einer Therapie und Spontanremissionen unterscheiden.

Fazit

Stottern beginnt überwiegend im frühen Kindesalter und in der Hälfte der Fälle innerhalb weniger Tage. Zu Beginn der Störung kann der Schweregrad des Stotterns verschieden ausgeprägt sein. Auch danach sind individuell unterschiedliche Verläufe zu beobachten. Es lässt sich unterscheiden, ob sich die Symptomatik in Phasen verändert und ob es situationsabhängige Schwankungen gibt. Diese Schwankungen können sich zwischen völliger oder annähernder Symptomfreiheit und einer starken Symptomatik bewegen.
Bis zu 80 % der betroffenen Kinder haben eine Remission, also eine Heilung der Störung. Unter den Kindern, die remittieren, sind deutlich mehr Mädchen, sodass im Erwachsenenalter männliche Stotternde im Verhältnis von etwa 4:1 überwiegen. Die Häufigkeit der Remissionen nimmt mit zunehmender Dauer der Störung ab. Nach der Pubertät sind Remissionen sehr selten.

1.9 Ursache der Störung

Wenn man die Ursache des Stotterns reflektiert, muss man die **Ursache** der Störung und den **Auslöser** einzelner Stotterereignisse sorgfältig unterscheiden. Häufig wird irrtümlich der Auslöser der ersten Stotterereignisse eines Kindes mit der Störung gleichgesetzt. Beispielsweise berichten viele Eltern, dass das Kind stottert, weil es in den Kindergarten kam, die Familie umgezogen ist, ein Geschwisterkind geboren wurde, es nach einem Unfall ins Krankenhaus musste.

1.9.1 Genetische Verursachung

Es ist unbestritten, dass genetische Veränderungen wesentliche Ursachen für das Stottern sind [208], [209].

Inzwischen beschäftigt sich die genetische Forschung mit der Frage, welche Gene involviert sind und wie deren Veränderungen die phänotypischen Charakteristika des Stotterns produzieren ([209], S. 3). Kraft stellt in ihren Veröffentlichungen 4 Phasen der genetischen Forschungen eindrucksvoll dar [208], [210]:

Phase 1

Seit den 30er-Jahren des vorigen Jahrhunderts weiß man, dass Stotternde häufiger stotternde Verwandte haben als Nichtstotternde. Wepman schloss damals daraus, dass Stottern eine erbliche Ursache hat und deshalb lediglich die Symptome, nicht aber die Ursache behandelt werden können [209]. Ebenfalls nahm er an, dass nur Fälle, in denen Stottern lediglich in einer der beiden Elternfamilien vorliegt, behandelt werden können, während Stotternde, bei denen Angehörige in beiden elterlichen Familien ebenfalls stotterten, nicht behandelbar wären.

Phase 2

In Zwillingsstudien wurden eineiige Zwillinge, die in 100 % der DNA übereinstimmen, mit zweieiigen Zwillingen verglichen, die, wie andere Geschwister, nur in 50 % der DNA übereinstimmen. Zugrunde lag die Beobachtung, dass bei eineiigen Zwillingen häufiger beide Kinder stotterten als bei zweieiigen [195]. Die Zwillingstudien wurden fortgesetzt bis ins 21. Jahrhundert. Sie weisen methodologisch große Unterschiede auf. Van Bijsterveldt et al. haben Daten zu 10.500 5-jährigen Zwillingskindern anhand von Elternfragebögen erhoben [404]. Sie fanden eine Konkordanz von 31 % für zweieiige und 57 % für eineiige Zwillinge. Ambrose et al. untersuchten Kinder in einer Langzeitstudie direkt und beobachteten, dass Kinder, deren Stottern persistiert, häufiger stotternde Familienmitglieder haben [7].

Phase 3

In Studien zur familiären Häufung wurden Stammbaumanalysen in Familien von Stotternden durchgeführt, um folgende Thesen zur Genetik von Stottern zu überprüfen:

- Es besteht keine genetische Ursache für Stottern.
- Es handelt sich um eine multifaktorielle Entstehung durch das Zusammenwirken von verschiedenen genetischen Faktoren und Umweltfaktoren.
- Veränderungen in einem einzelnen oder nur wenigen Genen sind ursächlich für Stottern, Umweltfaktoren spielen keine Rolle (single major locus gene).
- Stottern kann sowohl durch multifaktorielle als auch durch wenige einzelne Genveränderungen bedingt sein.

Kay konnte zeigen, dass die Inzidenz von Stottern für Personen mit stotternden Familienangehörigen mit 13 % deutlich höher ist als die angenommenen 5 % in der Allgemeinbevölkerung [11]. In der „Yale Family Study" konnte Kidd in einer Studie mit 600 Teilnehmern die Ergebnisse von Kay replizieren [195]. Er postulierte die Theorie, dass die Vererbung des Stotterns durch das Geschlecht beeinflusst ist und dass die genetische Beteiligung bei Frauen höher als bei Männern ist, die vulnerabler sind. Demnach haben Söhne von stotternden Frauen das höchste Risiko, selbst ebenfalls zu stottern, wohingegen Töchter von stotternden Vätern ein deutlich geringeres Wiederholungsrisiko haben.

Ambrose et al. untersuchten 69 Vorschulkinder direkt nach Stotterbeginn vor einer Remission und konnten die Annahme einer genetischen Ursache stützen, da mehr als zwei Drittel der Betroffenen eine positive Familiengeschichte aufwiesen [7]. Dabei waren erstgradig Verwandte deutlich häufiger Stotternde gewesen als zweitgradig Verwandte. Die Daten dieser Studien implizieren, dass innerhalb einer Familie jeweils nur einige wenige Gene bei der Verursachung des Stotterns eine Rolle spielen. Sie unterstützen die These 3 (single major locus gene). Da es sich um eine Langzeitstudie handelte, konnte gezeigt werden, dass es hinsichtlich der Remission einen Geschlechtereffekt gibt, nämlich dass Frauen begünstigt sind und dass auch die Remissionswahrscheinlichkeit vererbt wird. Das Auftreten von Stottern scheint auf ein Hauptgen (major gene) zurückzuführen zu sein. Inwieweit das Stottern persistiert oder remittiert, scheint dagegen durch zusätzlich beteiligte Gene determiniert zu sein. Der mögliche Einfluss von Umweltfaktoren ließ sich durch diese Studien nicht ermitteln.

Phase 4

Aufbauend auf den Ergebnissen der vorangegangenen 3 Phasen der genetischen Forschung wird zurzeit die DNA direkt untersucht. Dabei werden durch vergleichende Analysen innerhalb großer Familien und zwischen verschiedenen Betroffenen mögliche Genorte (loci) identifiziert. Spezifische Kandidatengene auf den Genorten werden dann individuell auf krankheitsverursachende Veränderungen (Mutationen) analysiert. Schließlich ist zu klären, welche Veränderungen die Genaktivität in welcher Weise beeinflussen und welche Mechanismen durch die gestörten Genaktivitäten im Organismus verändert werden. Ein Ergebnis der molekulargenetischen Forschung war, dass Umwelteinflüsse genetische Aktivitäten auslösen oder hemmen können.

Hier kommen die Koppelungsanalyse (linkage-analysis) und die genomweite Assoziationsstudie (genom wide association study, GWAS) zum Einsatz.

- **Kopplungsanalysen** verfolgen die Vererbungspfade von Genen, wie sie von Generation zu Generation verlaufen. Die Kopplungsanalyse ist eine Möglichkeit, die Genorte verursachender Gene aufzufinden. Ziel der Kopplungsanalyse ist es, einen Abschnitt in einem Chromosomenabschnitt zu identifizieren, der bei allen Famili-

enmitgliedern mit überdauerndem Stottern vererbt ist, aber nicht an nichtstotternde Familienmitglieder vererbt wurde.
- In **GWAS** werden nicht nur einzelne Abschnitte des Genoms bezüglich ihrer Assoziation (Kopplung) mit dem Stottern untersucht, sondern das gesamte Genom, also alle Gene, untersucht. Diese Technik ist deshalb geeigneter als Kopplungsanalysen, um verschiedene Gene zu identifizieren, die komplexen Störungen zugeordnet werden (wie z. B. auch bei Autismus, Tourette-Syndrom und spezifischer Sprachentwicklungsstörung). Die GWAS verfolgt nicht Gene durch die Generationen von betroffenen Familienmitgliedern. Sie untersucht vielmehr nichtverwandte Individuen, in diesem Fall überdauernd Stotternde. Sie filtert gemeinsame genetische Variationen in der Gruppe der Stotternden heraus, indem sie einer nicht betroffenen Vergleichspopulation gegenübergestellt werden. Das Ziel der Studie ist also nicht nur, replizierbare Gen-Kandidaten zu identifizieren, die das Risiko eines Individuums zu stottern bestimmen, sondern darüber hinaus die Mechanismen zu untersuchen, die von diesen Genen ausgelöst werden und damit flüssiges Sprechen stören ([209], S. 3–4).

Da zwischen allen Menschen aber genetische Unterschiede bestehen, deren Bedeutung häufig unklar ist und andererseits ganz verschiedene Genveränderungen zur gleichen erkennbaren Symptomatik führen können, ist die Identifikation von Kandidatengenen äußerst aufwendig und gerade bei komplexen Störungen (Sprachentwicklungsstörung, psychische Erkrankung) nur eingeschränkt erfolgreich.

1.9.2 Wechselwirkung von Genetik und äußeren Einflüssen

Schon 2011 wurden mindestens 10 Gen-Kandidaten für Stottern isoliert, die weiter analysiert wurden [208]. 2022 konnten bereits 15 Genorte als bedeutsam für die Entstehung des Stotterns lokalisiert werden [294]. Eine signifikante Rolle für das Entstehen familiären persistierenden Stotterns haben die Gene GNPTAB, GNPTG und NAGPA. Veränderungen in den Genen FOXP2 und CNTNAP2 scheinen dagegen für das persistierende Stottern keine Rolle zu spielen [161].

Kraft weist nachdrücklich darauf hin, dass der Begriff „Vererbung“ nicht zwingend eine Determinierung bedeutet [210]. Neben der Fortführung der Genetikstudien können in den nächsten Jahren auch noch Erkenntnisse bezüglich der Einflüsse der **Epigenetik** (genetische Prägung) erwartet werden. Dies wird deutlich, da nicht von allen eineiigen Zwillingspaaren berichtet wird, dass beide Kinder zu stottern beginnen und weil es eineiige Zwillinge gibt, die beide zu stottern beginnen, aber nur eine oder einer von ihnen ein überdauerndes Stottern behält [125].

Physiologische Veränderungen aufgrund von Genveränderungen

Ein weiterer Forschungszweig beschäftigt sich mit den physiologischen Veränderungen im Organismus, welche durch die Genveränderungen ausgelöst werden und die Vulnerabilität für Stotterereignisse erhöhen. So wird diskutiert, ob eine verzögerte und unvollständige Myelinisierung der weißen Fasern in den für gesprochene Sprache verantwortlichen linkshemisphärischen Arealen die Störungsanfälligkeit bei der Sprechproduktion erhöht ([81] in [282]) oder ob der intrazelluläre Stoffwechsel in den für die Sprachproduktion erforderlichen Arealen verändert ist [134].

Die genetischen Erkenntnisse sind in der Elternberatung relevant, um die Entstehung von Stottern zu erklären. Sie sollten in der Weiterentwicklung von Therapiekonzepten genutzt werden, um die Wechselwirkung von Verhaltensmerkmalen, kognitiven und Umwelteinflüssen mit dem Stottern zu berücksichtigen. Auch wenn die ursächliche Genveränderung inzwischen bekannt ist, gibt es bisher keine spezifische Therapie und keine individuelle Prognose.

1.9.3 Ursachen einzelner Stotterereignisse

Während die genetische Ursache für das Stottern für die Erstberatung wichtig ist, spielt die Frage nach der Verursachung einzelner Stotterereignisse eine zentrale Rolle bei der Therapieplanung und

-durchführung. Die Entstehung einzelner Stotterereignisse kann bisher nur im Modell dargestellt werden und wartet noch auf die empirische Überprüfung.

Das Auftreten von stottertypischen Unflüssigkeiten ist bei stotternden Kindern stark abhängig von der Situation [452]. In Sprechsituationen mit höheren linguistischen Anforderungen oder erhöhtem kommunikativen Druck steigt die Anzahl der Unflüssigkeiten [450].

Therapeutinnen stehen immer wieder vor der Situation, dass Eltern sowie Erzieher*innen und Lehrer*innen mit Unverständnis auf das situationsabhängige Auftreten von Stottern reagieren. Hier ist es wichtig, die Differenzierung zwischen der genetischen Ursache der Störung und vermuteten Auslösern jeweiliger Stotterereignisse vor Augen zu führen.

3-Faktoren-Modell des Stotterns

Das „Packman & Attanasio 3-factors causal model of moments of stuttering" (P&A-Modell 2010) ist ein multifaktorielles Modell zur Entstehung von Stotterereignissen (▸ Abb. 1.3) [285], [283]. Es erweitert das Modell von Anforderungen und Fähigkeiten [383] um die situative Ursache des Stotterereignisses. Es postuliert folgende 3 Faktoren, die an der Entstehung von Stotterereignissen beteiligt sind, d. h., diese Faktoren sind beim Auftreten von Stotterereignissen präsent:

- Packmann und Attanasio gehen davon aus, dass grundsätzlich ein **Defizit in der neurologischen Verarbeitung** von Prozessen gesprochener Sprache vorliegt, das zu instabiler Sprechproduktion und größerer Störanfälligkeit führt. Eine zunehmende Zahl von Befunden stützt die Annahme von spezifischen neuroanatomischen und neuropsychologischen Unterschieden gegenüber Nichtstotternden bei Kindern und Erwachsenen [63]. Cykowski et al. vermuten als zugrunde liegendes Defizit eine unvollständige Myelinisierung der für die neurologische Verarbeitung von gesprochener Sprache zuständigen Fasern [81].
- Des Weiteren benennt Packmann **2 Trigger**, die das instabile System der Sprechproduktion stören und auf diese Weise Stotterereignisse auslösen. Beide Trigger bringen eine erhöhte motorische und kognitive Anforderung mit sich:
  - die Betonung und
  - die linguistische Komplexität in der gesprochenen Sprache.

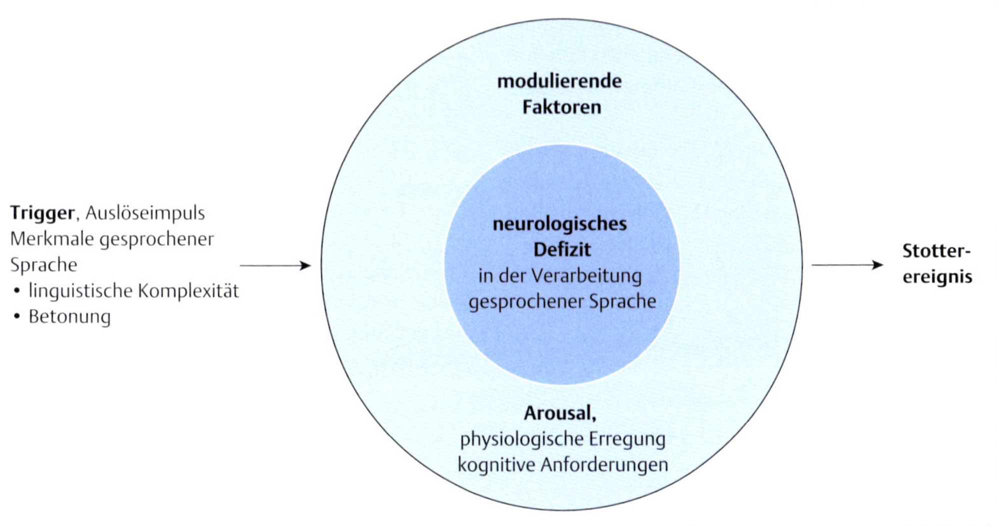

Abb. 1.3 3-Faktoren-Modell. Das 3-Faktoren-Modell zur Entstehung von Stottermomenten ([282], [285]).

- Darüber hinaus verändern **modulierende Faktoren** den Schwellenwert für die Entstehung eines Stotterereignisses. Wird der Schwellenwert durch Trigger, z. B. komplexe linguistische Strukturen und Überbeanspruchung kognitiver Ressourcen durch Dual- oder Multitasking überschritten, kommt es im störanfälligen System zum Stotterereignis [241], [314]. Modulierende Faktoren sind laut Packman intrinsisch und individuell verschieden. Der Hauptfaktor ist ihrer Ansicht nach das physiologische Erregungsniveau des Körpers (arousal). Modulierende Faktoren werden unter anderem beeinflusst durch Erfahrung (z. B. Hänseln), Angst und Furcht vor negativer Bewertung und manchmal durch die Stärke der Symptomatik. Diese können wiederum durch die emotionale Reaktivität und Resilienz beeinflusst werden ([282], S. 228). Die modulierenden Faktoren erklären die inter- und intraindividuelle Variabilität des Stotterns.

Alle 3 Faktoren wirken in diesem Modell zusammen: Sie bilden die **notwendige** und **ausreichende** Bedingung für das Auftreten einzelner Stotterereignisse. Das zugrunde liegende neurologische Defizit ist die notwendige Bedingung zur Erklärung von Stottern, aber keine ausreichende Bedingung zur Erklärung eines einzelnen Stotterereignisses. Daher ist für die Entstehung eines Stotterereignisses ein ungünstiges Zusammentreffen von Triggern und modulierenden Faktoren erforderlich.

Laut Packman [285] besteht die Erklärungskraft des Modells darin,

- dass Stottern von normalen Unflüssigkeiten abgegrenzt werden kann (Differenzialdiagnostik),
- der Beginn und der Verlauf des Stotterns erklärbar wird,
- das Auftreten der Stotterereignisse nachvollziehbar wird,
- Remissionen berücksichtigt werden,
- die Variabilität und Situationsabhängigkeit des Stotterns begründet wird,
- das Modell Ansätze zur Überprüfung bietet.

Bewertung des Modells

Das 3-Faktoren-Modell ist geeignet, die Planung von Diagnostik und Therapie zu unterstützen und kann helfen, Forschungsfragen zu entwickeln. Dabei fordert es konsequent ein hypothesengeleitetes Vorgehen. Therapieansätze und -effekte lassen sich einordnen. Gleichzeitig kann mit dem Modell das therapeutische Vorgehen in der Praxis transparent gemacht werden, indem die individuellen Faktoren, die als Modulatoren wirken, mit den Eltern ermittelt und möglichst empirisch überprüft werden.

Es bleibt abzuwarten, wie die Forschung das Modell und die zugrunde liegenden Annahmen mit Daten unterlegt. Insbesondere die modulierenden Faktoren bedürfen einer Präzisierung, sie sind noch nicht ausreichend operationalisiert und zum Teil noch nicht empirisch überprüft.

Remission

Nach dem Modell kann es zu einer Remission kommen, wenn das neurologische Defizit durch Reifungsprozesse aufgehoben ist. Flüssiges Sprechen könnte aber auch durch eine Kompensation des Defizits erfolgen, die, unbewusst eingesetzt, so ökonomisch und effektiv ist, dass der Sprecher oder die Sprecherin sich nicht mehr als Stotternde identifizieren. Unabhängig davon, welcher der beiden Prozesse im Einzelfall zutrifft, können durch eine frühe Therapie sowohl die Reifungsprozesse als auch günstige neurophysiologisch ökonomische Kompensationsmechanismen unterstützt werden.

Modulatoren

Wenn man das Modell von Packman und Attanasio weiterdenkt, zeigt sich die große Bedeutung, die den Modulatoren zukommt.

M!

Merke

Modulatoren können nicht einfach mit aufrechterhaltenden Faktoren gleichgesetzt werden. Zwar führt die ungünstige Kombination von Triggern und modulierenden Faktoren zu Stotterereignissen, es gibt aber keine Evidenz, dass ein Fortbestehen von ungünstigen Modulatoren zum Bestehenbleiben des Stotterns führt, da das neurologische Defizit offensichtlich bei vielen Kindern durch Reifungsprozesse oder effektive neurophysiologische Kompensation auch ohne Therapie und auch unter ungünstigen Bedingungen überwunden wird. Ebenso wenig kann man sicher sein, dass eine Remission allein durch die Auswirkung günstiger Modulatoren eintreten wird, denn die genetisch bedingte neurologische Grundstörung könnte so stabil sein, dass Modulatoren höchstens den Schweregrad der Symptomatik abmildern und einem belastenden Verlauf des Stotterns vorbeugen können.

Nachfolgend eine Liste der bisher angenommenen Modulatoren:

- konstitutionell/physiologisch:
  - körperlicher Zustand (z. B. Erregung, Müdigkeit)
  - Temperament
  - Sprachentwicklungsstand
  - sprechmotorische Fähigkeiten
- emotional/kognitiv:
  - Erwartungsangst
  - Problemlösefähigkeit
  - Selbstwertgefühl
  - Locus of control
  - pragmatische Kompetenz
  - Bindungssicherheit

Die Verantwortung der Therapeutin liegt darin, ihre Vorgehensweise in der Planung transparent zu machen und mit den Betroffenen abzusprechen. Beispielsweise kann die intensive Beratung des Umfelds mit einer Verringerung der kommunikativen Anforderung an das Kind dazu führen, dass *ein* modulierender Faktor positiv beeinflusst wird. Dadurch kann kurzfristig die Symptomhäufigkeit in bestimmten Situationen verringert werden, was als Nahziel sinnvoll sein kann. Die Arbeit an der sprechmotorischen Grundstörung ist aber unerlässlich, da die direkten Therapiemethoden (Stottermodifikation und Fluency Shaping) Therapieeffekte nachweisen konnten, die größer sind als die zu erwartende Heilungsrate durch Spontanremissionen. Diese Erkenntnis verläuft parallel zu anderen logopädischen Störungsbildern, an denen früher unspezifisch gearbeitet wurde, die heute jedoch gezielt sprachsystematisch behandelt werden und diese Behandlung nur bei Bedarf durch eine Rahmentherapie wie Beratung der Umwelt, eine Verbesserung der kommunikativen Fähigkeiten oder die Erarbeitung von Problemlösestrategien ergänzt wird (vgl. [200]).

Hinsichtlich der Rahmentherapie (hier: „Krankheitsbewältigung“ und „Informationen zum Störungsbild“) kann die Arbeit an den Modulatoren und die Erklärung der vermuteten Wirkungsweise zu einer merklichen Entlastung der Familie führen.

Im Sinne einer ICF-geleiteten Therapieplanung hat die Arbeit an den modulierenden Faktoren dann ihre Berechtigung, wenn sie in Verbindung mit Stottern zu Einschränkungen der Partizipation führen. Es gibt eine Vielzahl von Diagnostikverfahren, um diese zu ermitteln und im Verlauf zu beobachten [459].

Dieser Blickwinkel darf jedoch nicht dazu verleiten, die Intervention nur auf die Beeinflussung modulierender Faktoren durch die Entlastung der Umgebung auszurichten. Therapieansätze, die sich nur auf eine Veränderung der Umwelt stützen und sich nicht unter Einbeziehung des Kindes mit dem Sprechen und dem Stottern beschäftigen, klammern zentrale Bereiche aus.

Die Wechselwirkung zwischen der sprechmotorischen Fähigkeit, flüssig zu sprechen, und dem Einfluss der Modulatoren (z. B. Emotion, Kognition, Temperament), die sich positiv oder negativ auf die Schwelle auswirken, erklärt die Variation, ab der ein Stotterereignis ausgelöst wird. Bei einem größeren neurologischen Defizit wirken Trigger schnell. Kommen dann noch zusätzlich negative Modulatoren hinzu, wird der Schwellenwert für Stotterereignisse im sprechmotorischen System noch einmal gesenkt. Bei positiven Modulatoren

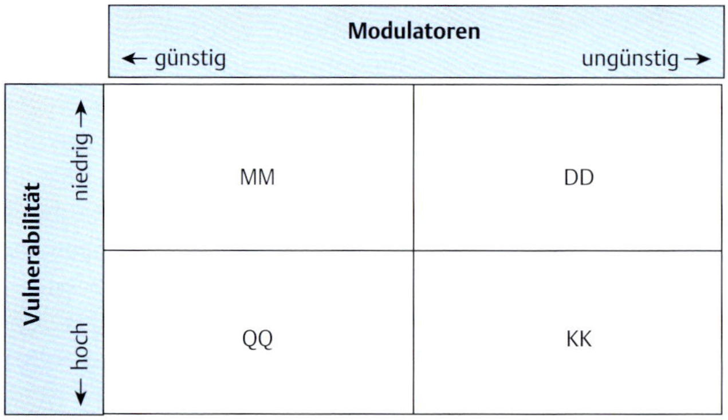

Abb. 1.4 4-Felder-Tafel. Wechselwirkung von Vulnerabilität und Modulatoren am Beispiel von 4 unterschiedlichen Kindern (Kiko Kreisler = KK, Marion Mond = MM, Quirin Quadrat = QQ, Daryn Dreieck = DD).

wird die Schwelle zur Auslösung von Stotterereignissen erhöht. Bei guter sprechmotorischer Fähigkeit und positiven Modulatoren liegt kein oder ein nur sehr leichtes Stottern vor, es entsteht dadurch keine emotionale Belastung, eine Behandlung ist nicht notwendig. Eine relativ geringe neurophysiologische Grundstörung in Verbindung mit ungünstigen Modulatoren zeigt sich beispielsweise als leichtes Stottern mit großem Leidensdruck.

Im Folgenden wird am Beispiel von 4 Kindern gezeigt, wie im 3-Faktoren-Modell die Wechselwirkung von Vulnerabilität und Modulatoren das unterschiedliche Erscheinungsbild des Stotterns erklärt (▶ Abb. 1.4). Zur besseren Veranschaulichung dient eine 4-Felder-Tafel. Im 3-Faktoren-Modell wird die Ausprägung der Vulnerabilität und der Modulatoren jedoch als Kontinuum angenommen, das über die dargestellten 4 Felder hinausreicht:

- **Kiko Kreisler** (**KK**) steht für ein Kind mit einem ausgeprägten Defizit im sprechmotorischen System und damit einer genetisch bedingten niedrigen Schwelle für das Auftreten von Stotterereignissen. Hinzu kommt eine erhebliche Belastung hinsichtlich der Modulatoren, da der Junge sehr irritierbar ist, über wenig Problemlösestrategien verfügt und eine große Erwartungsangst hat, da er schon viele negative Erfahrungen mit seinem Stottern gemacht hat. Bei ihm treten in vielen Situationen schnell Stotterereignisse auf. Therapeutisch ist hier die Unterstützung der Sprechmotorik durch Einführung einer Technik und die parallele Arbeit an den Modulatoren sinnvoll.
- **Marion Mond** (**MM**) hingegen hat ein kleines neurologisches Defizit und entsprechend eine hohe Schwelle für das Auftreten von Stotterereignissen. Da sie bezüglich der Modulatoren wenig belastet ist, indem sie z. B. nicht mit negativen Emotionen auf die Stotterereignisse reagiert und eine angemessene, wohlwollende Erwartung an die eigenen Fähigkeiten hat, treten nur in wenigen Situationen Stotterereignisse auf (z. B. in Phasen, in denen sie neue sprachsystematische Fähigkeiten erwirbt und die Komplexität der Äußerungen zunimmt). Im Rahmen einer Therapie sollte der Schwerpunkt darin liegen, das neurologische Defizit durch die direkte Arbeit zu beeinflussen.
- **Quirin Quadrat** (**QQ**) steht für ein Kind mit großem neurologischem Defizit, aber sehr positiven Modulatoren, sodass viele Stotterereignisse auftreten, die ihn nicht sehr belasten. In der Therapieplanung ist zu erwarten, dass er von der direkten Arbeit am Symptom am meisten profitiert.
- **Daryn Dreieck** (**DD**) steht für ein Kind, das trotz geringer genetischer Belastung in vielen Situationen Stotterereignisse zeigt, da der große ungünstige Einfluss der Modulatoren auch die hohe Schwelle häufig überschreitet. Das könnte z. B. an einer zusätzlichen sprachsystematischen Störung liegen, die die Realisation von wenig komplexen Äußerungen schon zum Problem macht. Neben der Arbeit an diesem Defizit ist davon auszugehen, dass Daryn in der Therapie auch profitiert, wenn ihm direkte Strategien zur Kontrolle von Stotterereignissen vermittelt werden,

um einer Verstärkung der negativen Modulatoren durch ein ausgeprägtes Gefühl des Kontrollverlustes mit dem Aufbau von Erwartungsangst in Sprechsituationen vorzubeugen.

1.9.4 Auslösende Faktoren

Auslösende Faktoren können mit dem Beginn des Stotterns in Verbindung gebracht werden. Eltern betrachten sie deshalb oft als Ursache des Stotterns. Häufig werden Veränderungen des Lebensumfeldes, wie der Beginn des Kindergartens, die Geburt eines Geschwisterkindes, intrafamiliäre Konflikte oder Krankenhausaufenthalte als auslösender Faktor genannt.

Merke

Um Schuldzuweisungen oder Fehlreaktionen vorzubeugen, ist es für die Beratung und die Therapie wichtig, die disponierenden von den langfristig wirkenden Einflussfaktoren und den modulierenden Faktoren zu unterscheiden.

Retrospektive Befragung

Die Erhebung des oder der auslösenden Faktoren wird umso schwieriger, je länger der Beginn des Stotterns zurückliegt. Oft bleibt unklar, ob die retrospektive Befragung zuverlässig ist, da häufig aufgrund des Kausalitätsbedürfnisses von Eltern und Verwandten im Nachhinein Zusammenhänge hergestellt wurden, die nicht den Tatsachen entsprechen müssen.

1.10 Risikofaktoren, die die Remissionswahrscheinlichkeit verringern

Auch wenn die genetische Ursache von Stottern feststeht, beeinflussen verschiedene Faktoren den weiteren Verlauf. Einige Faktoren sind bereits bekannt und lassen sich für die Beratung von Eltern hinsichtlich der Therapieindikation heranziehen. Bei den im Folgenden aufgeführten Faktoren (zitiert nach Lattermann [223]) ist zu berücksichtigen, dass sie eine unvollständige Auswahl darstellen: Sicher gibt es noch klinisch relevante Faktoren, die bisher nicht untersucht wurden, oder es fehlen noch geeignete Verfahren, diese Faktoren zu untersuchen.

1.10.1 Alter des Kindes bei Stotterbeginn

Das Alter eines Kindes zu Beginn des Stotterns hat eine Bedeutung dafür, ob sich das Stottern spontan wieder zurückbildet. Kinder, die früher zu stottern beginnen, haben eine größere Chance für eine Remission [448].

Kinder, die sehr früh zu stottern beginnen und die in ihrer Sprachentwicklung ihrer Altersgruppe voraus sind, entwickeln mit größerer Wahrscheinlichkeit ein persistierendes Stottern, wenn der Abstand zur Altersgruppe bestehen bleibt [9], [44], [158], [223]. Wenn das Stottern noch nach Abschluss der Pubertät fortbesteht, sind Remissionen sehr selten [35].

1.10.2 Geschlecht

Das Risiko für Jungen, Stottern zu entwickeln, liegt bei 6,8 %, die Wahrscheinlichkeit einer Remission besteht für 5,3 % aller Jungen und ein persistierender Verlauf ist in 1,5 % aller Fälle zu erwarten.

Mädchen haben mit 3,2 % ein geringeres Risiko, Stottern zu entwickeln. 2,7 % aller Mädchen haben ein vorübergehendes Stottern mit Remission und nur 0,5 % aller Mädchen einen persistierenden Verlauf. Anders ausgedrückt hat ein Mädchen, das zu stottern begonnen hat, eine 85 %ige Chance, es wieder zu verlieren, während für einen Jungen diese Chance auf 78 % geschätzt wird [448].

Mädchen remittieren durchschnittlich früher, weshalb ein Mädchen, das seit 12 Monaten stottert, eine ungünstigere Prognose hat [448].

1.10.3 Familiäre Disposition

Yairi und Ambrose berichten, dass in ungefähr 65 % der Fälle das Kind remittiert, wenn auch ein Familienangehöriger eine Remission hatte, und mit ebenso 65 % Wahrscheinlichkeit das Stottern eines Kindes persistiert, wenn ein weiteres Familienmitglied persistierend stottert [448]. Die Autoren nennen dieses Phänomen „Familienmuster" (family pattern; [448], S. 348).

1.10.4 Symptomhäufigkeit im Verlauf

Zu Beginn des Stotterns ist der Schweregrad der Symptomatik kein Prädiktor. Als Risikofaktor werten Yairi und Ambrose, wenn die Symptomatik in den ersten 12 Monaten stabil bleibt und wenn sich die Stotterereignisse qualitativ verändern, indem die Dauer der Pausen zwischen den Iterationen zunimmt [448]. Günstig ist es, wenn der Anteil an Blockierungen und Dehnungen abnimmt.

1.10.5 Phonologische Entwicklung

In der Langzeitstudie aus der Gruppe um Yairi wurde die phonologische und die morphosyntaktische Entwicklung der Sprache bei den untersuchten Kindern konsequent miterfasst [428], [287]. Dabei ließen sich hinsichtlich der morphosyntaktischen Entwicklung keine Gruppenunterschiede feststellen, wohl aber in der phonologischen Entwicklung. Kinder, die ein persistierendes Stottern entwickelten, hatten im Vergleich zu den remittierenden Kindern eine langsamere phonologische Entwicklung mit abweichenden Prozessen.

1.10.6 Emotionale Reaktionen des Kindes auf Stottern

Die Wahrscheinlichkeit einer Remission ist geringer, wenn das Kind zum Zeitpunkt der Untersuchung bereits eine negative Einstellung zum Sprechen entwickelt hat oder negative emotionale Reaktionen auf das Stottern zeigt [464]. Generell sind stotternde Kinder nicht schüchterner oder sensibler. Beobachtbare Auffälligkeiten im Selbstbild und in der emotionalen Entwicklung sind offensichtlich nicht die Ursache, sondern eine Folge des Stotterns [37] oder bestehen unabhängig davon.

1.10.7 Temperament

Der Begriff „Temperament“ meint relativ stabile, auf Veranlagung beruhende Eigenschaften einer Person, die sich jedoch durch Lernprozesse beeinflussen lassen.

Zentner und Bates fassen den Begriff „Temperament“ in 5 Komponenten [466]:

- Frustration/Ärger, Frustrationsanfälligkeit: negative affektive Reaktion, wenn die Ausführung von Aufgaben unterbrochen wird oder wenn Verhaltensweisen blockiert werden, um ein Vorhaben zu beginnen oder ein Ziel zu erreichen.
- Gehemmtheit: Angst- oder Stressreaktionen angesichts neuer Situationen.
- Aktivität: Ausmaß körperlicher Bewegung.
- Ausdauer/Aufmerksamkeit: Selbstregulation/Impulskontrolle (effortful control), die Fähigkeit, eine dominante Reaktion zu unterdrücken und/oder eine weniger dominante Reaktion zu aktivieren, zu spielen und Fehler zu entdecken.
- Sensorische Empfindlichkeit: Sensitivität für aversive Stimuli sowie die Fähigkeit, auf nur schwache sensorische Stimuli zu reagieren.

Im 3-Faktoren-Modell (S. 39) wird das Temperament als einer der modulierenden Faktoren, im Dual-Diathesis-Stress-Modell (S. 91) als ein Aspekt der emotionalen Vulnerabilität angesehen.

Auch wenn einige Studien durchgeführt wurden, die Aufschluss darüber geben, inwieweit das Temperament eines Kindes den Verlauf des Stotterns beeinflusst, sind deren Ergebnisse nicht konsistent [105], [107]. Sie weisen jedoch darauf hin, dass sich die Gruppe stotternder Kinder im Mittelwertsvergleich von der Gruppe nichtstotternder Kinder unterscheidet.

Zur Rolle des Temperaments eines Kindes bei der Entwicklung von Stottern lassen sich unterschiedliche Hypothesen aufstellen. Einerseits könnte es zu einer erhöhten Vulnerabilität (Diathese) führen und somit begünstigen, dass Stottermomente ausgelöst werden. Das Temperament könnte in einer Untergruppe auch die Reaktionen auf Stottermomente beeinflussen und somit die Art und Effektivität von intuitiven und therapeutisch erarbeiteten Coping-Strategien. Beide Prozesse würden sich auf die Entwicklung und den Verlauf des Stotterns auswirken.

Der Stand der Grundlagenforschung zum Temperament bei stotternden Kindern erlaubt noch keine Schlüsse auf mögliche Konsequenzen für die Praxis. Dennoch ist es gerechtfertigt, sie im Einzelfall als relevante Bereiche in Diagnostik und Therapie einzubeziehen.

Bei Zentner und Bates findet sich die Temperamentskomponente „Ausdauer und Aufmerksamkeit“ [466]. Diese weist große Ähnlichkeit zu Exekutivfunktionen auf. Damit sind diejenigen kognitiven Fähigkeiten gemeint, die für die Planung und das Monitoring von zielgerichteten Handlungen unabhängig von der Modalität (sprachlich oder nichtsprachlich) erforderlich sind [97]. Es werden 3 Basiskomponenten der Exekutivfunktionen angenommen [255]:

- Unterdrückung (Inhibition), also die Fähigkeit, eine bereits angelegte (präpotente) Reaktion zu unterdrücken
- Arbeitsgedächtnis, das einen Prozess der Aktualisierung einschließt
- Lenkung (shifting), womit die Fähigkeit gemeint ist, zwischen Aufgaben oder mentalen Einstellungen zu wechseln

Grundschulkinder

In ihrer Studie stellten Rocha, Yaruss und Rato fest, dass stotternde Grundschulkinder in nicht auf Sprache bezogenen Aufgaben längere Ausführungszeiten benötigten und mehr Fehler zeigten als nichtstotternde Peers [313]. Dies könnte ein Hinweis sein, dass einige stotternde Grundschulkinder eine geringere Aufmerksamkeitsspanne aufweisen [8] und mehr Zeit benötigen, um sich auf eine Aufgabe einzustellen und um mit deren Ausführung zu beginnen [108], [238]. Möglicherweise haben sie eine größere Sorge, Fehler zu machen [110]. In der erhöhten Anzahl von Fehlversuchen sehen Rocha, Yaruss und Rato [313] einen Hinweis auf erhöhte Impulsivität bzw. geringere Impulskontrolle (inhibitory control) [108], [280]. Die hier zusammengefassten Beobachtungen mehrerer unterschiedlicher Parameter gelten nur für die untersuchten Gruppen. Sie dürfen keinesfalls pauschal auf ein einzelnes stotterndes Kind übertragen werden. Wie diese Parameter mit Stottern zusammenhängen, kann bisher nur vermutet werden. Weitere Forschung zum Temperament und zu Exekutivfunktionen ist nötig, um sichere Aussagen über die Rolle von Veranlagung, Erfahrungslernen und einer möglichen Wechselwirkung der beiden in Bezug auf den Verlauf des Stotterns treffen zu können.

Schulkinder

Stotternde Schulkinder zeigen nach Rocha, Yaruss und Rato eine geringere Aufmerksamkeitsspanne und eine höhere Impulsivität [313]. Im Vergleich zu nichtstotternden Peers waren dort auch die Parameter Ärger/Frustration und Traurigkeit erhöht und die Geschwindigkeit, in der Erregung abgebaut wird (Beruhigung) niedriger. Dies legt nahe, dass stotternde Kinder eine höhere Sensitivität haben und es ihnen schwerer fällt, Emotionen zu regulieren. Ähnliche Beobachtungen zu einem reaktiven Temperament machten auch andere Studien sowohl bei Vorschul- als auch bei Schulkindern [180], [275], [131].

Eine zunehmende Zahl an Studien zeigt, dass das Temperament einiger stotternder Kinder im Vergleich zu nichtstotternden Kindern eine höhere Reaktivität und Sensitivität aufweist, wie Rocha, Yaruss und Rato zusammenfassend feststellen [313]. Walden et al. werten dies dagegen als Hinweis, dass reaktivere und sensitivere Kinder dazu tendieren, stärker auf Unterbrechungen des Redeflusses zu reagieren [422].

Reaktivität und Selbstregulation

Rothbart et al. postulierten 2 Komponenten des Temperaments [317]:

- die **Reaktivität** (reactivity), also die Erregbarkeit der physiologischen und sensorischen Response-Systeme und
- die **Selbstregulation** (effortful control), die dazu dient, die Reaktivität zu modulieren, also sie zu erhöhen oder zu dämpfen.

Kinder sind zu Beginn ihrer Entwicklung stark reaktivitätsgesteuert und entwickeln mit zunehmender Reifung mehr Selbstregulierung. Auffälligkeiten treten erst auf, wenn die individuelle Reaktivität durch die Fähigkeit zur gesteuerten Selbstregulation nicht ausreichend kontrolliert werden kann. Die Eigenschaften des Temperaments sind zwar primär konstitutionell gegeben, können aber durch Reifung, Konditionierung und Erfahrung verändert werden.

In einer Studie von Eggers et al. [107] mit einer Stichprobe von 58 stotternden Vor- und Grundschulkindern und einer entsprechenden Kontrollgruppe füllten die Eltern einen Fragebogen aus (Childrens Behavior Questionnaire – Dutch version, CBQ-D; [406]). Es zeigte sich, dass die Eltern der stotternden Kinder signifikant häufiger Angaben machten, die auf eine erhöhte Reaktivität und geringere Fähigkeiten zur Selbstregulation hinweisen.

Die Ergebnisse der experimentellen Studien stützen die Befunde dieses Fragebogens.

- Im CBQ nannten die Eltern für ihre stotternden Kinder signifikant öfter eine negative Reaktivität (negative reactivity) und eine geringere Fähigkeit zur Selbstregulation (attentional processes, self regulation).
- Gegenüber der nichtstotternden Kontrollgruppe war in den Verhaltensexperimenten die Aufmerksamkeitslenkung signifikant weniger effektiv.
- Dies traf auch auf die Fähigkeit zu, eine intendierte Handlung zu stoppen (inhibitory control). Fehler wurden weniger leicht registriert und bearbeitet. Die geringere Affektkontrolle führte zu einer erhöhten Aufregung (emotional arousal) in Stresssituationen [105].

Die Autor*innen vermuten, dass die im CBQ ermittelte hohe motorische Erregung das Auftreten von Stotterereignissen begünstigt. Die Kombination von starker Vorfreude und negativer Reaktivität könnte zu emotionalen Schwankungen führen, die Stottern triggern. Letztlich erschweren möglicherweise die geringere Fähigkeit, eine begonnene Tätigkeit zu beenden, und die Schwierigkeit, die Aufmerksamkeit einer neuen Aufgabe zuzuwenden, die Bewältigung solcher Situationen.

Diese Befunde sind mit gebührender Vorsicht zu interpretieren, auch wenn die Ergebnisse aus dem Elternfragebogen durch experimentelle Verhaltensmessungen gestützt werden, denn der Einfluss auf den Verlauf von Stottern ist derzeit noch hypothetisch, weshalb Langzeitstudien erforderlich sind.

Konsequenzen für Diagnostik und Therapie

Da mehrere Studien Hinweise darauf geben, dass Stottern und Temperament sich wechselseitig beeinflussen können, sollte diese Komponente in der Anamnese und im Verlauf und bei Bedarf in der Rahmentherapie berücksichtigt werden. Sollte zutreffen, dass infolge einer überdurchschnittlich großen Reaktivität eine häufige hohe motorische Erregung das Auftreten von Stotterereignissen begünstigt, wäre das ein zusätzliches Argument dafür, Kinder gegen diese Auslöser von Stottern zu desensibilisieren. Von einer Überbehütung der Kinder ist abzuraten, hingegen die Fähigkeit zum Problemlösen und zur Selbstregulation zu fördern.

Um festzustellen, ob das Temperament ein therapierelevanter Faktor ist, sollten die Bezugspersonen zu Ablenkbarkeit, Frustrationstoleranz, Ängstlichkeit, Ausdauer, Impulsivität und Sensitivität des Kindes befragt werden. Ergänzend sollte eine Verhaltensbeobachtung während In-vivo-Situationen stattfinden. Bei Bedarf richtet sich die Rahmentherapie darauf aus, durch Erfahrungslernen wiederkehrende Trigger für eine unverhältnismäßig hohe Aufregung zu schwächen, sofern dadurch Stottermomente oder negative emotionale Reaktionen darauf ausgelöst werden (Desensibilisierung/Gegenkonditionierung).

Liegen tatsächlich Eigenschaften vor, die dem Kind häufig als problematisch zurückgemeldet werden und die ihm den Umgang mit dem Stottern erschweren, steht die Vermittlung eines sachlichen und akzeptierenden Umgangs mit den eigenen Eigenschaften an. Wo liegen die Stärken und Schwächen dieser Eigenschaft? Beispielsweise: Meine Stärke: Ich bin wie ein sehr guter Detektiv und kann sehr schnell alles um mich herum wahrnehmen. Deshalb bin ich auch sehr leicht ablenkbar und kann nicht leicht bei einer Sache bleiben. Darum gerate ich manchmal in Stress und mein Stottern wird mehr.

1.10.8 Erziehungsstil und Interaktionsverhalten

Interaktionsverhalten und Erziehungsstil sind nicht für die Entstehung von Stottern verantwortlich (Überblick in [390]). Guitar weist darauf hin, dass die untersuchten Familien stotternder Kinder üblicherweise ohne Kontrollgruppe untersucht wurden und daher nicht nachvollziehbar ist, ob Auffälligkeiten ursächlich im elterlichen Verhalten zu beobachten waren oder ob es sich um eine Folge des Stotterns handeln kann [154]. Man kann annehmen, dass Eltern mit sozial angepassten Verhaltensweisen, normativen Erziehungsmethoden oder hohen Ansprüchen an ihr Kind auch eher an Studien teilnehmen als andere Eltern.

Meyers und Freeman untersuchten nicht nur einseitig das Elternverhalten, sondern auch die Wechselwirkung mit dem Verhalten des Kindes [247], [248], [249]. Sie stellten fest, dass Mütter stotternder Kinder mit ihren Kindern signifikant schneller sprechen als Mütter von normal sprechenden Kindern. Das Besondere an ihrer Studie ist, dass sie nun die Mütter der beiden Gruppen austauschten. Als sie die Mütter der normal sprechenden Kinder mit stotternden Kindern sprechen ließen, stellte sich heraus, dass diese Mütter die gleichen Verhaltensweisen zeigen wie vorher die Mütter der stotternden Kinder. Sie sprachen mit stotternden Kindern schneller als mit nichtstotternden Kindern, was ein Hinweis darauf ist, dass das erhöhte Sprechtempo eine Reaktion des Gesprächspartners auf das Stottern des Kindes ist.

1.10.9 Zeitdruck

Zeitdruck kann durch die Situation bedingt sein, vom Gesprächspartner ausgehen oder vom Kind selbst empfunden oder initiiert werden. Der Begriff „Zeitdruck“ beinhaltet den Einflussfaktor der erhöhten sprechmotorischen Geschwindigkeit und eines erhöhten Arousals, also eines hohen Grades an Aktivierung des zentralen Nervensystems.

1.10.10 Einflussfaktoren

Modulierende Faktoren helfen, die Entstehung eines einzelnen Symptoms zu erklären. Der Begriff „Einflussfaktoren" bezieht sich auf die Entwicklung und den Verlauf des Stotterns, welche sich häufig in Phasen vollziehen. Es ist zu unterscheiden zwischen **Risikofaktoren**, die nachweislich einen negativen Einfluss auf die Remissionswahrscheinlichkeit eines Kindes haben, und **Einflussfaktoren**, die im Gegensatz zu Risikofaktoren nicht nur ungünstig, sondern auch günstig wirken können. Die Zuschreibung der Einflussfaktoren stützt sich oft auf klinische Beobachtung und ist nicht in jedem Fall durch Studien belegt. Das in Kap. 1.9.3 vorgestellte Modell, das eine Erweiterung des 3-Faktoren-Modells darstellt, berücksichtigt, dass in einem bestimmten Sprechmoment mehrere Einflussfaktoren wirken können, die sich entweder gegenseitig aufheben oder in ihrer Wirkung verstärken. Beispielsweise kann auch ein Kind, das wenig irritierbar ist und bislang noch keine Erwartungsängste entwickelt hat, in einer bestimmten Sprechsituation durch das Verhalten des Gesprächspartners häufiger als sonst die Schwelle zum Auftreten von Stotterereignissen überschreiten. Ein Beispiel für die gegenseitige Beeinflussung von Faktoren ist, wenn ein sehr belastetes Kind mit niedriger Schwelle in einer bestimmten Situation durch positive Erlebnisse in vorangegangenen vergleichbaren Situationen nur wenige Stotterereignisse zeigt. Dies ist z. B. auch für stark stotternde Kinder häufig bei der Einführung einer Fremdsprache in der Schule der Fall, wenn durch den extrem niedrigen Einfluss der Trigger (geringe Sprechgeschwindigkeit, fehlende linguistische Komplexität) oft das Gefühl entsteht „In dieser Sprache muss ich nicht stottern", was im Sinne einer sich selbsterfüllenden Prophezeiung eine Zeit lang wirkt. Für die hypothesengeleitete, ICF-basierte Therapieplanung ist es hilfreich, langanhaltende Faktoren wie das Temperament eines Kindes von der aktuellen körperlichen Verfassung (Müdigkeit, Arousal…) zu unterscheiden. So kann mit Eltern differenziert besprochen werden, warum eine Beeinflussung des Stotterns über die Veränderung von Umgebungsfaktoren nur bedingt und oft nicht in allen Situationen möglich ist.

Fazit

Zusammenfassend lässt sich feststellen, dass es keine allgemeinen Merkmale einer stotterspezifischen Umgebung gibt. Für Diagnostik und Therapie bedeutet das, dass Umgebungsfaktoren im Einzelfall relevant sein können, dass es aber unzulässig ist, Eltern und der Umgebung die Verantwortung für die Entwicklung des Stotterns zuzuschreiben.

1.11 Kindliche Entwicklung und Stottern

Stottern entsteht überwiegend im Kindergartenalter, einer Zeit mit schnellen und weitreichenden Entwicklungs- und Reifungsprozessen. Die verschiedenen Bereiche der kindlichen Entwicklung sind eng aufeinander bezogen und beeinflussen sich gegenseitig. Im vorliegenden Kapitel wird beschrieben, wie Stottern in die gesamte kindliche Entwicklung eingebettet ist und welche Beziehungen zwischen verschiedenen Entwicklungsbereichen und Stottern bestehen könnten.

1.11.1 Sensomotorische Entwicklung

Während des kindlichen Wachstums verändern sich fortlaufend und zum Teil schubweise Lage, Größenverhältnisse und biomechanische Eigenschaften der zum Sprechen benötigten Strukturen (vgl. [192]). Das fordert eine ständige Adaptation der sensomotorischen Steuerungsprozesse und feinmotorischen Fähigkeiten für die beim Sprechen erforderlichen Bewegungen. Dies könnte erklären, dass einige Eltern eine Zunahme der Symptomatik ihrer Kinder während mancher Wachstumsschübe beobachten.

Antagonistische Muskelgruppen

Beim Sprechen findet ein hochkompliziertes Zusammenspiel antagonistischer Muskelgruppen statt. Schon auf der Stufe des Lallens sind Sprechbewegungen im Vergleich zu Kau- und Saugbewegungen durch eine enge Koppelung antagonistischer Muskelgruppen charakterisiert [467].

Versteifungstendenz

Beim zielgerichteten Greifen bevorzugen Kleinkinder eine Versteifungsstrategie, d. h. eine gleichzeitige Kontraktion von antagonistischen Muskeln mit erhöhtem Kraftaufwand. Weniger üblich ist die Verlangsamung ohne erhöhten Muskeleinsatz, wie sie im Erwachsenenalter üblich ist [206]. Falls dies auch für Störungen der Sprechmotorik durch Unflüssigkeiten gilt, würde diese Versteifungstendenz das Ankämpfverhalten initiieren. Dadurch ließe sich erklären, dass manche Kinder von Beginn des Stotterns an Blockierungen mit deutlich sichtbarer muskulärer Anstrengung zeigen [258], [445].

Synergismen

Während der Entwicklung der Sprechmotorik werden elementare Bewegungskomponenten in größere Bewegungseinheiten integriert (Synergismen). Durch motorische Lernprozesse können mehrere bereits automatisierte, einfache Synergismen zu komplexeren Synergismen vereinigt werden [467], was kognitive Ressourcen für andere Aktivitäten freisetzt. So ließe sich erklären, dass ein älteres Kind beim Sprechen relativ wenig kognitive Ressourcen für die Sprechmotorik benötigt und sich „nebenbei" auch noch auf sprachsystematische Prozesse und motorische Aktivitäten konzentrieren kann. Für jüngere Kinder trifft das nicht im selben Maße zu. Hier konkurrieren die linguistische Planung und die sprechmotorische Realisierung bei komplexeren Inhalten um kognitive Ressourcen. Dies kann nach dem 3-Faktoren-Modell ein Trigger für Stotterereignisse sein.

Dysfunktionelle Synergismen

Im Laufe der Chronifizierung von Stottern entstehen solche Synergismen aus den motorischen Coping-Strategien, die eine stabile motorische Begleitsymptomatik bilden, welche auffälliger und anstrengender sein kann als die Kernsymptomatik. Solange sich bei Kindern diese Synergismen noch nicht ausgebildet haben, ist es möglich, dass ohne großen Aufwand dysfunktionelle durch funktionelle Coping-Strategien ersetzt werden. Somit besteht die Chance, dass langfristig Synergismen funktioneller Coping-Strategien entstehen für den Fall, dass keine Remission eintritt.

Nach klinischen Beobachtungen können bereits etablierte Synergismen sowohl durch stottertypische Unflüssigkeiten als auch unabhängig von Unflüssigkeiten durch kognitive und emotionale Prozesse (Laut- und Wortängste) ausgelöst werden. Synergismen sind bei überdauerndem Stottern hoch automatisiert und sehr stabil. Sie können vom Stotternden nur nach einem intensiven Training willentlich unterdrückt werden. Dies ist jedoch die Voraussetzung dafür, dass neue therapeutisch vermittelte Techniken an die Stelle der alten dysfunktionellen Synergismen treten können.

Koartikulation

Die zunehmende Fähigkeit zur Koartikulation, d. h. die artikulatorische Vorbereitung des folgenden Lautes während des gerade gebildeten Lautes, trägt zur Erhöhung der Sprechgeschwindigkeit bei [150]. An der Koartikulation wird deutlich, wie sprechmotorische Muster zu größeren Einheiten zusammengefasst werden. Bei stottertypischen Unflüssigkeiten lässt sich häufig beobachten, dass statt des nachfolgenden Vokals ein „Schwa"-ähnlicher Laut gebildet wird (vgl. [392]). Dies kann als Schwierigkeit bei der Koartikulation gewertet werden. Ob dies die Ursache für die Unterbrechung des Redeflusses ist oder eine Reaktion darauf, ist ungeklärt.

Erhöhte Geschwindigkeit von Artikulationsbewegungen

In einer Vielzahl von Untersuchungen (vgl. [196]) wurde belegt, dass stotternde Kinder häufig eine erhöhte Geschwindigkeit von Artikulationsbewegungen in flüssigen und gestotterten Anteilen aufweisen. Conture et al. kommen daher zu dem auch im Volksmund üblichen Schluss, dass stotternde Kinder schneller sprechen, als es ihre Fähigkeiten zulassen [74]. Allerdings konnte von anderer Seite gezeigt werden, dass diese erhöhte Sprechgeschwindigkeit 1 Jahr nach Stotterbeginn nicht mehr nachweisbar ist [197] und dass stotternde Kinder unflüssige Äußerungen nicht schneller sprechen als flüssige Äußerungen [231]. Möglicherweise ist die Verminderung der Sprechgeschwindigkeit ein „Puffer", der das Auftreten von Stottern verhindern kann. Hinweise darauf ergab die Studie von Kloth et al. über Risikokinder, von denen ein Elternteil stotterte [198]. Hier sprachen die Risikokinder, die nicht zu stottern begannen, langsamer als Gleichaltrige. Intuitiv langsameres Sprechen scheint demnach vorbeugend zu wirken. Dies stützt die Annahme des 3-Faktoren-Modells, dass linguistische Komplexität und schnelle Wechsel von Betonung, wie sie bei höherer Sprechgeschwindigkeit gegeben sind, als Trigger für Stottern wirken.

Kinästhetische, taktile und auditive Rückmeldung

Auch wenn sie für die Entwicklung der Sprechmotorik von großer Bedeutung ist, weiß man darüber bisher nur wenig. Eine eher spekulative Hypothese von Van Riper besagt, dass das Kind sein Sprechen zunächst verstärkt auditiv kontrolliere [415]. Später verlasse es sich mehr auf die taktil-kinästhetischen Rückmeldekanäle. In der Übergangsphase komme es zu Interferenzen von auditivem und taktil-kinästhetischem Feedback, was vermehrt Unflüssigkeiten auslöse.

Auch wenn die Bedeutung der taktilen und kinästhetischen Selbstwahrnehmung beim Sprechen theoretisch nicht ausreichend geklärt ist, wird dieser Rückmeldekanal bei chronischem Stottern klinisch erfolgreich genutzt, wie z. B. beim Pullout. Diese Technik von Van Riper ist dazu geeignet, sich aus einer Blockierung zu befreien [411]. Dies ist erwachsenen Patient*innen nur nach einem ausgedehnten Training der taktil-kinästhetischen Wahrnehmung der Artikulationsabläufe, vor allem der Koartikulation, möglich (Servotherapie; [411]). Automatisierte dysfunktionelle Synergismen werden hier durch eine bewusst taktil-kinästhetisch gesteuerte und verlangsamte Artikulation ersetzt.

Der Technik des Pseudostotterns fällt hier, anders als im Einsatz der klassischen Van-Riper-Therapie bei Erwachsenen, bei Kindern eine bedeutende Rolle zu. Sie ermöglicht den Kindern eine verbesserte Kontrolle der artikulationsmotorischen Abläufe und verringert den vermuteten Triggerfaktor der wechselnden Betonung.

Mundmotorik

Riley und Riley beobachteten bei stotternden Kindern Probleme in der Mundmotorik und maßen ihnen ein großes Gewicht im Zusammenhang mit Stottern zu [308]. Wir wissen bisher nicht, inwieweit die Ursache von Stottern auf der sprechmotorischen Ebene zu suchen ist. Zumindest ein Teil der sprechmotorischen Auffälligkeiten beim Stottern sind Reaktionen auf symptomatische Unflüssigkeiten (vgl. Kern- und Begleitsymptomatik). Diese Reaktionen werden im Laufe der Chronifizierung zu automatisierten Synergismen. Hier wird die Notwendigkeit einer Frühtherapie deutlich, denn nur in der Anfangszeit des Stotterns kann die Entstehung dysfunktioneller Synergismen verhindert werden, indem das Kind von Anfang an günstige funktionelle Coping-Strategien erlernt.

Fazit

Das Ankämpfverhalten ist oft eine wenig bewusste intuitive Strategie, sich aus symptomatischen Unflüssigkeiten zu befreien. Die komplexen Bewegungsabläufe bei den dysfunktionellen motorischen Coping-Strategien können zu sehr stabilen Synergismen werden, die auch unabhängig von Stotterereignissen ausgelöst werden können. Die Verbesserung der taktil-kinästhetischen Selbstwahrnehmung des Sprechvorgangs erleichtert es, den Ablauf solcher Synergismen zu unterdrücken oder sie zu verändern.

1.11.2 Kognitive Entwicklung

Der kognitive Entwicklungsstand stellt eine der Grundlagen für die Reaktionsmöglichkeiten und Coping-Strategien eines Kindes auf sein Stottern dar. So können junge Kinder z. B. nur sehr begrenzt einzelne Stotterereignisse registrieren und sind aufgrund eines geringen Wortschatzes noch nicht in der Lage, sie sprachlich zu vermeiden.

Die Intelligenz entspricht bei Stotternden der Normalverteilung. Es gibt keinen Hinweis auf einen Zusammenhang zwischen eingeschränkten kognitiven Fähigkeiten und gehäuft auftretendem Stottern.

Kognitive Reaktionen auf Stottern

Ob Kinder zuerst auf die Eigenwahrnehmung symptomatischer Unflüssigkeiten reagieren oder auf die Fremdwahrnehmung der Reaktionen von Zuhörer*innen, ist unklar. Deutlich wird der Zusammenhang von kognitiven Fähigkeiten und Stottern bei der Entwicklung von Coping-Strategien zur Vorbeugung von Stotterereignissen. So sind metasprachliche und kreativ problemlösende Fähigkeiten die Voraussetzung dafür, dass ein Kind überhaupt sprachliches Vermeideverhalten entwickeln kann (vgl. Kap. 1.5.3).

1.11.3 Sprachentwicklung

Stottern entsteht in der **lingualen Periode** der Sprachentwicklung [42]. Die Zeit, in der die ersten Symptome auftreten, also meistens zwischen dem 3. und 6. Lebensjahr, entspricht der Zeit, in der ein Kind seine sprachlichen und kommunikativen Fähigkeiten entwickelt. Es steht außer Frage, dass die Sprachentwicklung Teil einer umfassenden Entwicklung ist, in der sich sensorische, motorische, kognitive, sozial-emotionale und sprachliche Funktionsbereiche wechselseitig beeinflussen [152]. Einen guten Überblick gibt Watkins in Yairi und Ambrose ([448], S. 235 ff.). Das Ausmaß der Wechselwirkungen zwischen der Sprachentwicklung und Stottern ist aufgrund fehlender Daten bislang noch hypothetisch (vgl. [153], [36]). So gibt es bisher noch wenig Erkenntnisse darüber, ob sprachsystematische Entwicklungen stetig oder in Phasen mit entsprechenden Umbruchzeiten vonstattengehen und ob solche Umbruchzeiten ein erhöhtes Risiko des Stotterbeginns bergen. Auch über die Auswirkung von Defiziten in einem Bereich auf andere Bereiche der Sprachentwicklung ist noch wenig bekannt. Im klinischen Bereich gibt es die Beobachtung, dass nicht behandelte sprachsystematische Fähigkeiten die Zahl der Stotterereignisse erhöhen können (vgl. Kap. 1.10 und Kap. 1.11.3). Dies sollte die Therapieplanung dahingehend beeinflussen, dass vorrangig im Bereich der SES gearbeitet wird, um dann die Arbeit der Stottertherapie auf einem höheren linguistischen Niveau fortführen zu können.

Sprachsystematische Fähigkeiten

Yairi und Ambrose untersuchten die sprachsystematischen Fähigkeiten stotternder Kinder über einen Zeitraum von 4 Jahren [450], [448]. Es zeigte sich, dass sowohl die Gruppe der Kinder, die eine Remission hatten, als auch die Gruppe der Kinder, die ein chronisches Stottern entwickelten, über morphosyntaktische Fähigkeiten verfügten, die nahezu altersgemäß oder sogar noch über der Norm liegend waren. Diese Ergebnisse werden durch die Untersuchung der Ulmer Langzeitstudie bestätigt [157], [156], [316]. Yairi und Ambrose fanden heraus, dass die Mitglieder der Gruppe der später chronisch stotternden Kinder schon zu Beginn der Störung geringere phonologische Fähigkeiten besaßen als die Mitglieder der Gruppe mit einer Remission [450]. Im Zeitraum von 4 Jahren machten zwar beide Gruppen Fortschritte auf der phonologischen Ebene, die Gruppe der chronisch stotternden Kinder allerdings geringere [287].

Die vorangegangenen Beobachtungen lassen einen Zusammenhang zwischen einem Entwicklungsrückstand auf einer sprachsystematischen Ebene und der Entwicklung des Stotterns vermuten. Ein solcher Zusammenhang könnte jedoch auch dann bestehen, wenn einzelne Teilbereiche der Sprachentwicklung weiter entwickelt sind als die anderen.

Asynchrone Sprachentwicklung

Watkins, Yairi und Ambrose stellten in ihrer Langzeitstudie fest, dass die Gruppe der Kinder, die früh zu stottern angefangen hatte, über besonders große linguistische Kompetenzen verfügte, die über der Altersnorm lagen [428]. Sie vermuten, dass eine asynchrone, besonders schnelle Sprachentwicklung zu einer Limitierung auf anderen Gebieten führen könnte, was in diesen Fällen Stottern auslösen würde.

Hall kommt in ihrer Studie zu dem Schluss, dass das Sprechen flüssiger wird, wenn die übrigen Bereiche der Sprachentwicklung synchronisiert ablaufen [159]. Damit ist gemeint, dass keine Bereiche vorliegen, in denen bei einem Kind die Entwicklung wesentlich langsamer oder schneller erfolgt als in den anderen Bereichen.

Diagnostik der Sprachentwicklung

Derzeit bleibt festzuhalten, dass die Diagnosestellung Stottern zwar aufgrund der Analyse der Sprechunflüssigkeiten erfolgen kann, dass aber eine Diagnostik der Sprachentwicklung notwendig ist, um eine fundierte Beratung und ggf. Therapie durchführen zu können.

Merke M!

Stottern ist keine Kontraindikation zur Therapie einer Sprachentwicklungsstörung (SES).

Nippold schlägt vor, sowohl das Stottern als auch die SES zu therapieren und Wechselwirkungen durch Verlaufskontrollen zu beobachten [272].

Linguistische Komplexität

Die Entwicklung der Sprache in den ersten Lebensjahren macht den Säugling zum kompetenten Gegenüber in einem Dialog mit zunehmend unterschiedlichen Gesprächspartner*innen. Entsprechend wachsen die Anforderungen, die an das Kind auf verbaler Ebene gestellt werden, mit zunehmender Sprachentwicklung an.

Natürlich wächst auch im Kind das Bedürfnis, sich verbal mitzuteilen, sein Wissen auf diesem Weg zu erweitern und zunehmend kompetenter in der Ausübung von Sprechakten zu werden und Probleme sprachlich zu lösen. Dann kommt es gehäuft zu „Fehlern“ wie Unflüssigkeiten sowie thematischen und syntaktischen Überarbeitungen, wie folgendes Beispiel verdeutlicht.

Fallbeispiel B

Mirjam (6 Jahre) leitet ein Spiel an und versucht, ein Beispiel zu formulieren, welche Fragen die beiden Untersucher an sie stellen sollen: „*Könnt ihr … mir eine Kokosnuss runt … kö … ä-(Blockierung mit Schwa) … könnt … kannst … kannst … du … uns mal … 'ne Kokos … kannst du uns mal Kokosnüsssse (Dehnung) runterholen?*“ Hier wird deutlich, wie Mirjam ihr Beispiel zunächst aus ihrer eigenen Perspektive geben will, also „eine Person fragt 2 Personen“. Sie erkennt dann während des Sprechens, dass 2 Personen die Frage an eine einzelne Person anders formulieren müssen. Dies stellt eine kognitive und linguistische Herausforderung für sie dar. Dadurch kommt es zu Pausen, Satz- und Wortabbrüchen, zu Satz-, Wort- und Teilwortwiederholungen, einer Dehnung und einer kurzen Blockierung mit dem Schwa-Laut.

An diesem Beispiel zeigt sich auch, wie der Erwerb der metasprachlichen Selbstwahrnehmung in Verbindung mit einem hohen Anspruch an sprachliche und inhaltliche Perfektion die Tendenz erhöht, sich selbst zu unterbrechen und zu korrigieren.

So beobachtete Bernstein Ratner in einer Studie mit etwa 3-jährigen Kindern, dass Stottern überwiegend in Äußerungen mit sprachentwicklungsbedingten Irrtümern auftrat (z. B. fehlendes Verb, falscher Artikel) [31]. Sie vermutet, dass der Beginn des Stotterns in einer Zeit liegt, in der die Sprachproduktion sich von einem lexikalisch orientierten zu einem grammatisch orientierten Produktionssystem verändert.

Pragmatisch-kommunikative Entwicklung

Die linguistische Pragmatik richtet ihr Augenmerk auf die Handlungsaspekte von Äußerungen und die Kontexte, in denen sie auftreten. Sie untersucht Regelhaftigkeiten und Irritationen in der Kommunikation zwischen Menschen. Pragmatik im Verständnis einer „Kunst sprachlichen Handelns" macht deutlich, mit welchen Problemen stotternde Kinder und ihre Gesprächspartner*innen konfrontiert sind:

Umgang mit Kontrollverlust

Das Erleben des Kontrollverlustes im Symptom, der Situationsabhängigkeit und der Unvorhersagbarkeit von Stottern können bewirken, dass Kinder ihr unbekümmertes Kommunikationsverhalten verlieren, sich vor dem nächsten Stotterereignis und den Sprechsituationen, in denen sie auftreten könnten, fürchten und sie ggf. vermeiden. Dass eine isolierte Betrachtung nur eines Gesprächspartners in der Pragmatik nicht ausreicht, zeigt sich, da die Gesprächspartner*innen, vor allem die Eltern und Bezugspersonen in enger Wechselwirkung ähnliche Reaktionen zeigen können.

Pragmatisch irritierender Fehler

Stotterereignisse sind unabsichtlich und werden zunächst als unkontrollierbar erfahren. Im Gegensatz zu funktionellen Unflüssigkeiten irritieren sie, da sie keinen pragmatischen Nutzen haben, unvertraut sind und als Fehler eingeschätzt werden. Für ein Kind und seine Gesprächspartner*innen bedeutet das, dass sie Wege finden müssen, mit dem pragmatisch irritierenden Fehler „Stotterereignis" umzugehen. Dabei können beide Gesprächspartner*innen für Momente auch die Kontrolle über den Kommunikationsprozess verlieren und den anderen ungewollt kränken oder verunsichern.

Blickkontakt

Eine typische Verhaltensweise ist es, in Momenten des Gesichtsverlustes den Blickkontakt abzubrechen, um nicht Zeuge der Beschämung eines anderen zu sein. Dies erklärt die häufige Reaktion sowohl Stotternder als auch ihrer Gesprächspartner*innen, den Blickkontakt während eines Stotterereignisses abzubrechen. Implizit wird damit von beiden bestätigt, dass Stottern etwas Beschämendes ist. In der Stottermodifikation ist es ein Ziel, den Blickkontakt während des Symptoms aufrechtzuerhalten, um damit zu signalisieren, dass Scham und Verlegenheit unangemessen sind.

Repair

Nach dem Konstitutionsmodell der Kommunikation stellen die Gesprächspartner*innen gemeinsam den Sinn ihres Gespräches her [52]. Daher müssen sie kontinuierlich absichern, ob sie das Gleiche meinen (Verständnissicherung). Wenn Fehler auftreten (z. B. durch ein starkes Hintergrundgeräusch oder einen Versprecher) bemühen sich intuitiv beide, den gemeinsamen Sinn wiederherzustellen, zu „reparieren". Dies wird als „Repair" bezeichnet [330].

Die in unserer Kultur entstandenen Repairmechanismen eignen sich gut für die Klärung von Missverständnissen, ihre Anwendung in Bezug auf Stottern kann jedoch schnell eine unbeabsichtigt kränkende Wirkung bekommen. Ob, von wem und wie in einem Gespräch Stotterereignisse „repariert" werden, kann zu einem Gesichtsverlust des Stotternden und des Gesprächspartners führen.

Selbstrepair

Üblicherweise entsteht der geringste Gesichtsverlust dann, wenn der Sprecher seine Fehlleistung selbst entdeckt und sich sofort unauffällig selbst korrigiert, sich somit als kompetenter Sprecher zeigt. Für Stotternde ist das jedoch oft nicht möglich, entweder weil sie das Stotterereignis nicht wahrgenommen haben oder weil der Repair misslingt. Denn aufgrund des Konsistenzeffektes (bei der Wiederholung einer gestotterten Äußerung tritt das Stotterereignis in derselben Silbe wieder auf) besteht die Wahrscheinlichkeit, bei der beabsichtigten flüssigen Wiederholung des gestotterten Wortes an derselben Stelle wieder zu stottern. Dennoch versuchen manche Stotternde, durch z. T. mehrfache Wiederholungen von Wörtern oder Satzteilen eine unflüssige Äußerung selbst zu reparieren.

M!

Merke

Techniken der Stottermodifikation – Direkte Ansätze (S. 132), Symptombearbeitung (S. 179) und Identifikation (S. 254) – sind eine relativ elegante Möglichkeit der selbstinitiierten Selbstreparatur von Stotterereignissen. Doch sie beeinträchtigen punktuell die Sprechnatürlichkeit. Eine leichte kommunikative Irritation bleibt bestehen.

Fremdrepair

Die Reparatur einer Problemquelle durch den Gesprächspartner ist mit Gesichtsverlust verbunden, da es dem Sprecher nicht gelingt, den Repair selbst durchzuführen. Stotternde machen häufig die Erfahrung, dass jemand für sie eine Äußerung zu Ende spricht. Vom Gesprächspartner intuitiv als verständnissicherndes Zuhörersignal gemeint („Ich kann dir folgen, ich verstehe was du sagen willst") können Stotternde das als Bestätigung ihrer Unfähigkeit, flüssig zu sprechen, empfinden. Noch kränkender wird einem stotternden Kind die Kompetenz, sein Sprechen selbst zu steuern abgesprochen, wenn Ratschläge erfolgen wie „Sag das noch mal langsam und ordentlich, sprich langsam, hol erst mal tief Luft und denk nach, was du sagen willst". Dies kann sich beim Kind auf die Entwicklung des Selbstbildes als inkompetenter Sprecher auswirken (Kap. 1.10.6).

M!

Merke

In der Therapie bzw. im Transfer auf den häuslichen Alltag reagieren manche Kinder verärgert darauf, dass man sie auf den Einsatz der Modifikationstechnik hinweist. Für sie ist es eine Wiederholung der altbekannten verletzenden Erfahrung, dass sie beim Sprechen als inkompetent eingeschätzt, als hilfsbedürftig betrachtet werden. Vor allem bei jüngeren Kindern hat es sich bewährt, neben dem Kind eine erwachsene Person in die Technik der Pullouts einzuarbeiten und sie anzuleiten, diesen als Modell anzubieten.

Prepair

Die Anwendung oben genannter Ratschläge, Starter und Aufschubverhalten, aber auch der Einsatz von Techniken des Fluency Shaping können als eine Art vorbereitendes Repair angesehen werden. Hier spricht man vom „Prepair". Solche vorbeugenden Techniken können sich als dysfunktionelle Coping-Strategien erweisen, da sie die Sprechnatürlichkeit beeinträchtigen, was zu Irritationen der Gesprächspartner*innen auf der pragmatischen Ebene führt.

Auf der Metaebene ist eine pragmatisch konstruktive Möglichkeit des Prepair, den Gesprächspartner auf das Stottern vorzubereiten (z. B. Eltern informieren die neue Klassenlehrerin, der Schüler oder der Lehrer informiert die Klasse).

Auch das Vermeideverhalten kann als Prepair angesehen werden. Wenn es unauffällig eingesetzt wird und den Sinn des Gesagten nicht verändert, stört es das Gespräch nicht. Wenn dadurch aber inhaltliche oder formale Veränderungen entstehen, um ein gefürchtetes Wort zu umgehen, kann es sein, dass der Stotternde gegen bestimmte Konversationsmaximen verstößt [151].

Kooperationsprinzip und Vermeideverhalten

Voraussetzung für eine gelingende Kommunikation ist nach dem Sprachphilosophen Grice, dass sich die Gesprächspartner*innen wechselseitig kooperativ verhalten. Er formulierte Maximen, die dieser Kooperation zugrunde liegen [151]. Durch Vermeideverhalten können die Maximen „Relevanz" und „klare geordnete Formulierung" beeinträchtigt sein: Unmotivierte Themenwechsel und unspezifische Referenzbezüge sind typische Probleme, die durch sprachliches Vermeiden entstehen.

Die Gesprächspartner*innen gehen davon aus, dass der jeweils andere sich an diese Maximen hält und schließen aus dem Konversationsverhalten auf die Eigenschaften der Gesprächspartner (z. B. umständlich, unklar). Daher ist es aus pragmatischer Sicht sinnvoll, ein Vermeideverhalten abzubauen, das die Kommunikation beeinträchtigt und zu solchen Schlussfolgerungen verleiten könnte.

Schwierigkeit zu Beginn von Äußerungen

Häufig treten Stotterereignisse am Beginn einer Äußerung auf [267]. Das erschwert die Initiierung von Gesprächen, die Übernahme von Turns und die Initiierung neuer Themen in einem Gespräch und bedeutet für viele Stotternde, sich überwinden zu müssen. Bei Kindern äußert sich das häufig als Verlust der Sprechfreude, der Bereitschaft zur mündlichen Mitarbeit in der Schule etc.

Stottern beeinflusst die pragmatische Entwicklung

Wie oben dargestellt, haben ein stotterndes Kind und seine Bezugspersonen eine Vielzahl von schwierigen Situationen auf der pragmatischen Ebene zu lösen. Dabei kann es sein, dass das Kind sich ungünstige Strategien angeeignet hat wie auffälliges Vermeideverhalten, Aufschub, Starter, Veränderung der Sprechweise oder Rückzug aus Sprechsituationen. Auf diese Weise ist es möglich, dass es auch weniger Erfahrungen in Sprechsituationen sammeln konnte und daher in der Therapie bestimmte pragmatische Fähigkeiten erst erarbeitet werden müssen, z. B. Gesprächseröffnung mit einem unbekannten Kind, Nachfragen bei Unklarheiten, ablehnende oder auffordernde Sprechhandlungen.

Phonetisch-phonologische Entwicklung

Beim Erwerb des phonetischen Inventars und des phonologischen Systems spielen 2 Mechanismen eine Rolle:

- Der erste Mechanismus ist die sprechmotorische Fähigkeit, einzelne Laute zu realisieren. Dies erfordert die Koordination von Atmung, Stimmgebung und Artikulation. Im Laufe der Entwicklung automatisieren sich diese Bewegungsabläufe. Dies ist die Voraussetzung für die schnelle Realisation der einzelnen Phoneme [391].
- Der zweite Mechanismus ist das Regelsystem der Sprache, mit dem erkannt wird, welche Laute differenziert werden müssen und welche Laute kombiniert werden dürfen [152]. Das phonologische System des Deutschen wird während der ersten 5 Lebensjahre in einem hierarchischen Prozess erworben ([132], S. 188). In dieser Zeit bilden sich auch die Fähigkeiten heraus, die für flüssiges Sprechen von Bedeutung sind:
  - Erhöhung der Sprechgeschwindigkeit
  - zunehmende Rhythmisierung des Sprechens
  - Etablierung der auditiven Kontrolle

Beziehung zur phonologischen Entwicklung

Inwieweit die Entwicklung des Stotterns und die Entwicklung des phonetisch-phonologischen Systems in irgendeiner Form voneinander abhängen, kann bisher nicht belegt werden. Rommel et al. beschrieben in ihrer Ulmer Langzeitstudie, dass die untersuchten Kinder typischerweise an den Vokal-Konsonant-Übergängen stotterten [316]. Die Ergebnisse der Langzeitstudie von Yairi et al. legen aber den Verdacht nahe, dass stotternde Kinder häufiger Verspätungen in der phonologischen Entwicklung aufweisen und ihre Entwicklungsprozesse zum Teil auch strukturell abweichend verlaufen [287], [450].

Entwicklung der Prosodie

Kinder beginnen, die prosodischen Merkmale ihrer Muttersprache schon im präverbalen Stadium zu übernehmen. Wenn sie die Betonungsmuster von Silben erwerben, erfordert dies eine differenzierte Abstimmung aller bei der Phonation beteiligten Vorgänge.

Silbenbetonung

Wie sehr eine Silbe betont wird, hängt von ihrer Dauer, der Veränderung der Lautstärke und der Deutlichkeit der Kurve ihres Tonhöhenverlaufs ab. Im Zusammenhang mit dem Erwerb von mehrsilbigen Wörtern und der Produktion von mehrteiligen Äußerungen beginnen Kinder, unbetonte Silben zu verkürzen [4] und sie leiser und mit geringerer Tonhöhenänderung zu sprechen. Betonte Silben dauern länger und die Veränderung der Tonhöhe und ihr Kurvenverlauf sind ausgeprägter. Vokale in betonten Silben sind durch ein deutlicher definiertes Frequenzspektrum gekennzeichnet [295]. Diese Prozesse ermöglichen es dem Kind, die Sprechgeschwindigkeit zu erhöhen und längere Äußerungen zu produzieren. Packman und Attanasio vermuten, dass das Betonungsmuster ein Trigger ist, der das Auftreten der Stotterereignisse begünstigt (S. 39).

Prosodische Entwicklung und Stottern

Zusammenhänge sind im Moment noch spekulativ. Als ein Hinweis kann gewertet werden, dass Stotterereignisse häufiger bei betonten Silben auftreten. Die meisten Kinder beginnen im 3. und 4. Lebensjahr zu stottern. Van der Meulen, Janssen und Os beobachteten, dass gerade in diesem Zeitraum die Übernahme der Betonungsmuster geschieht [407]. In der Untersuchung von Kloth et al. wiesen die Risikokinder, die zu stottern begannen, eine erhöhte Sprechgeschwindigkeit auf [197]. Hartmann et al. konnten in einer Studie mit nichtstotternden knapp 4-Jährigen zeigen, dass neben den normalen Unflüssigkeiten auch eine geringe Anzahl an symptomatischen Unflüssigkeiten auftrat [162]. Sechs Monate später hatte die Anzahl der symptomatischen Unflüssigkeiten abgenommen, die Sprechgeschwindigkeit hatte zugenommen und die Anzahl der normalen Unflüssigkeiten war gleich geblieben. Diese Erkenntnisse stützen das 3-Faktoren-Modell von Packman und Attanasio [283].

Reduzierung der Sprechgeschwindigkeit

Sie ist ein wichtiger Faktor im Rahmen der Remissionen, wenn sie unbewusst als Coping-Strategie eingesetzt wird. Falls ein Zusammenhang zwischen Problemen in der Koordination von Sprechgeschwindigkeit und Betonungsmustern bestehen sollte, entspräche das der landläufig geäußerten Meinung, dass Kinder „schneller denken als sprechen können“. Wobei die Ermahnung „Sprich langsam, denk zuerst nach!“ nicht hilfreich ist, weil sie voraussetzt, dass das Sprechen fortwährend kontrolliert geschieht.

Sprechgeschwindigkeit und linguistische Komplexität stehen im Zusammenhang, da längere Sätze auch schneller gesprochen werden. Im therapeutischen Kontext werden die Trigger „Betonungsmuster" und „linguistische Komplexität" variiert, um die Gefahr von Stotterereignissen zu minimieren und dadurch die Umsetzung des therapeutischen Inhalts zu gewährleisten. Dies wird im Lidcombe-Programm durch das positive Verstärken dieser flüssigen Redeanteile und im Programm KIDS durch die Übung der Technik des Pseudostotterns und der Symptomlösetechnik realisiert.

Verändertes Sprechen

Die klinische Beobachtung, dass stotternde Kinder manchmal über ungewöhnliche Betonungsmuster verfügen, im Singsang oder flüsternd sprechen, ist zum gegenwärtigen Stand der Forschung als Begleitsymptom des Stotterns anzusehen. Vermutlich haben die Kinder bemerkt, dass eine Veränderung des Sprechens das Stottern reduziert und nutzen nun diese Veränderung im Sinne einer Coping-Strategie.

Semantisch-lexikalische Entwicklung

Lexikalische Entwicklung

Die Begriffsbildung beginnt schon im 1. Lebensjahr [396]. Vorläufer sind intentionale Vokalisationen, die dann im Alter von ungefähr 15 Monaten zu den ersten „Wörtern“ führen [289], wobei diese Wörter noch die Funktion von ganzen Sätzen haben [384]. Man geht davon aus, dass ein Kind durchschnittlich 9 neue Wörter am Tag erlernt. Dabei müssen die Kinder neben der phonetischen Differenzierung des Wortes eine semantische Einordnung vornehmen und parallel dazu die syntaktische Struktur erlernen, in der das Wort angewendet wird [396].

Grammatik und Äußerungslänge

Die Erweiterung des Wortschatzes hängt eng mit dem Grammatikerwerb sowie einer Zunahme der Äußerungslänge zusammen und stellt dadurch Anforderungen an ein erhöhtes Sprechtempo und eine zunehmende Rhythmisierung des Gesprochenen – dies sind Variablen des flüssigen Sprechens. Ein Ergebnis der Ulmer Langzeitstudie war, dass Stottern bei Kindern vermehrt in mehrsilbigen Wörtern auftritt, wobei der Informationsgehalt des Wortes keine Rolle spielt [316].

Wortwahl und Wortzugriff

Je größer das Lexikon, desto höher werden die Anforderungen bei Wortwahl und Wortzugriff. Nach klinischen Beobachtungen treten stottertypische Unflüssigkeiten vermehrt auf, wenn ein gesuchtes Wort nicht gleich zur Verfügung steht. Auch normale Unflüssigkeiten sind dann häufiger. Wenn im Verlauf der Diagnostik eines stotternden Kindes Suchverhalten in Form von Einschüben, Pausen oder Umschreibungen festgestellt wird, muss das also nicht immer der Ausdruck eines sprachlichen Vermeideverhaltens sein. Es sollte immer auch daran gedacht werden, dass Probleme im Wortzugriff vorliegen könnten.

Morphologisch-syntaktische Entwicklung

Die Entwicklung von Morphologie und Syntax ist eng miteinander verbunden, da der Erwerb einer Mindestanzahl von 2 syntaktischen Elementen Voraussetzung ist, um überhaupt morphosyntaktische Regeln anwenden zu können.

Der Aufbau des morphosyntaktischen Regelsystems beginnt mit der ersten Kombination zweier Elemente, etwa im Alter von 1,5–2 Jahren. Das Kind lernt, Wortarten zu unterscheiden, Nomen, Verben und Adjektive zu flektieren (z. B. Gebrauch von Genus, Numerus, Kasus oder Tempus), Sätze zu bilden (Aussage-, Frage-, Nebensatz) und die Satzteile (z. B. Subjekt, Prädikat, Objekt) korrekt einzusetzen (vgl. [351], [190]). Im Alter von 4–5 Jahren haben Kinder üblicherweise das Regelsystem ihrer Muttersprache erworben [85].

Mit der syntaktischen und morphologischen Entwicklung steigt die Äußerungslänge beständig an. Dies fordert eine zunehmende Automatisierung des Sprechablaufs. Logan und Conture zeigten, dass stotternde Kinder in Äußerungen mit hoher grammatischer Komplexität vermehrt stottern [230], und Rommel et al. berichten, dass die von ihnen untersuchten Kinder vor allem in längeren Äußerungen stotterten [316].

Metasprachliche Fähigkeiten

Kognitive Prozesse

Studien der Spracherwerbsforschung belegen, dass Kinder bereits im 3. Lebensjahr beginnen, über Sprache nachzudenken. Bezogen auf die semantische Entwicklung werden solche kognitiven Prozesse bei 2-Jährigen deutlich, die ein elementares Verständnis von Begriffshierarchien entwickeln und dieses „Nachdenken-Über“ auch verbalisieren [396]. Das Metaphon-Konzept macht sich die metasprachlichen Fähigkeiten zunutze, indem bei Kindern ab 4 Jahren phonologische Störungen mithilfe der Metaebene therapiert werden [88], [173]. Eine Studie mit belgischen Kindern zeigt, dass bereits 5-jährige stotternde Kinder eine deutlich negativere Einstellung zum Sprechen haben als eine vergleichbare Kontrollgruppe [41]. Die Fähigkeit, metasprachlich zu denken, kann bei der Entwicklung des Stotterns von Bedeutung sein und zum aufrechterhaltenden Faktor werden.

Reaktion des Kindes auf seine Stotterereignisse

Diese kann zu Beginn der Störung z. B. durch einen erstaunten Gesichtsausdruck oder ein Innehalten sichtbar werden. Durch das Stotterereignis kann das Kind bei der thematischen und linguistischen Planung seiner Äußerung gestört werden. Eine verstärkte Aufmerksamkeit für das eigene Sprechen kann entstehen, wenn das Kind im Stotterereignis unangenehme Anspannung und den Verlust der Kontrolle über das Sprechen erlebt. Die Diskrepanz zwischen der beabsichtigten Äußerung und ihrer durch unfreiwillige Unflüssigkeiten gestörten Realisation kann zu einer kurz- oder langfristigen Irritation und zu erhöhter Anstrengung führen. Reaktionen der Umwelt auf die Unflüssigkeiten können dazu führen, dass das Kind sein Sprechen als unzureichend empfindet und mit Anstrengung, Frustration oder Aggression darauf reagiert.

Kritische Selbstaufmerksamkeit

Manche stotternde Kinder überfordern sich, indem sie versuchen, sich selbst beim Sprechen zu beobachten. Die Erfahrung, dass Gesprächspartner auf Unflüssigkeiten hinweisend reagieren, kann bewirken, dass „das Kind in einen Zustand kritischer Selbstaufmerksamkeit versetzt [wird], der an sich schon die Bereitschaft zu stottern erhöht" ([25], S. 304). Diese Prozesse lassen sich mit lerntheoretischen Modellen erklären.

Coping-Strategien

Die Entwicklung von Coping-Strategien wird durch die Entwicklung metasprachlicher Fähigkeiten begünstigt. Sie sind jedoch keine Voraussetzung dafür. Für ein direktes Arbeiten in der Therapie ist es leichter, wenn das Kind seine Stotterereignisse zumindest teilweise im Nachhinein registriert und neue Stotterereignisse gedanklich vorwegnehmen kann (Antizipation von Stotterereignissen, vgl. [126]). Bei wenig bewussten Sprechunflüssigkeiten können dem Kind über das Prinzip des Modelllernens angemessene Coping-Strategien vermittelt werden.

Sprachliche Vermeidestrategien

Entsprechend seiner metasprachlichen Fähigkeiten stehen dem Kind neben dem Schweigen und der Beendigung bzw. Vermeidung der Gesprächssituation zunächst nur Veränderungen der prosodischen Merkmale des Sprechens zur Verfügung, um Symptomen vorzubeugen (Singsang, Flüstern, skandierendes Sprechen, Veränderung der Sprechatmung). Mit zunehmender linguistischer Kompetenz kann es gedankliche Konstruktionen über besonders stotteranfällige Laute und Wörter entwickeln und mit sprachlichen Vermeidestrategien wie Wortersetzungen und Umformulierungen reagieren. Kinder äußern dann beispielsweise, dass ein bestimmter Laut „besonders schwer auszusprechen" sei. Bloodstein bezeichnet die Strategie des Ersetzens von Wörtern und die Beschreibung von „schwierigen" Lauten als typisch für das Schulalter [36].

Auswirkungen von Stottern auf die Sprachentwicklung

Emotionale und kognitive Reaktionen eines Kindes auf sein Stottern können sich als Verlust der Sprechfreude oder als ausgeprägtes Vermeiden von sprachlicher Kommunikation äußern. Dann ist es möglich, dass bei einem Kind eine Störung der Sprachentwicklung auftritt. Auf kommunikativ-pragmatischer Ebene kann Stottern mit begleitendem Vermeideverhalten zu einer Reduzierung des Handlungsspielraums führen. Dazu sind auch Insuffizienzgefühle auf pragmatischer Ebene zu rechnen, die zu einer Veränderung des Verhaltens führen können, z. B. zu clownesken Verhaltensweisen, um sich einer bestimmten sprachlichen Anforderung zu entziehen oder zum völligen Rückzug in bestimmten Gesprächssituationen bis hin zum selektiven Mutismus.

Fazit

Es gibt eine Untergruppe von stotternden Kindern, die Besonderheiten in der Sprachentwicklung aufweist. Es ist denkbar, dass eine verzögerte oder ungewöhnlich schnelle Sprachentwicklung auslösend oder aufrechterhaltend wirkt. Umgekehrt kann auch Stottern die Sprachentwicklung negativ beeinflussen, wenn das Kind eine negative Einstellung zum Sprechen gewinnt.

1.11.4 Mehrsprachigkeit

Wenn ein Kind mehrsprachig aufwächst, ist das nicht als Risikofaktor für Stottern anzusehen. Die Datenlage zur Auftretenshäufigkeit von Stottern bei multilingual im Vergleich zu monolingual aufwachsenden Kindern ist noch zu widersprüchlich, um verallgemeinerbare prognostische Aussagen treffen zu können.

Studien zur Prävalenz

In 2 großen Untersuchungen mit über 4000 bzw. 1000 Kindern wurde in der Gruppe der zweisprachigen Kinder ein größerer Anteil an Stotternden festgestellt [403], [385], [36]. Travis et al. beobachteten 2,8 % im Vergleich zu 1,8 % und Stern 2,16 % im Vergleich zu 1,6 %. Die Beurteilung dieser Daten wird erschwert, da Zweisprachigkeit mit vielen anderen Faktoren einhergehen kann, die einen großen Einfluss auf das Stottern haben können, z. B. der psychosozialen Situation oder der Erwartungshaltung der Umgebung. Au-Yeung et al. ermittelten hingegen mit einer Online-Befragung vergleichbare Prävalenzraten von mono- und multilingualen erwachsenen Stotternden [405]. Die höhere Prävalenz könnte auch auf vermehrt falsch positive Diagnosen zurückzuführen sein, da die Differenzialdiagnostik wesentlich fehleranfälliger ist als bei monolingualen Kindern und die 3 %-Schwelle daher nicht ohne Weiteres angewendet werden kann.

Manifestation in beiden oder einer Sprache

Auch zur Häufigkeitsverteilung der Stotterereignisse in den von einem Kind verwendeten Sprachen gibt es keine allgemeingültigen Feststellungen [405]. Krawczyk und Merouwe schließen aus der verfügbaren Literatur, dass Stottern in der Regel in beiden Sprachen auftritt, wobei oft eine Sprache stärker betroffen ist [212]. Code-Mixing, aber auch Umformulierungen, Satzteilwiederholungen oder Interjektionen können linguistisch bedingt sein, aber auch eine vorbeugende Coping-Strategie. Dies ist nach klinischer Erfahrung schwerer zu unterscheiden als bei monolingual aufwachsenden Kindern und kann oft nur durch Befragung des Kindes abgesichert werden.

Wenn Eltern berichten, dass ihr Kind in einer Sprache mehr stottere, kann das ein Hinweis auf sprachspezifische Auslöser (z. B. das Gefühl, die Sprache nur schlecht zu beherrschen und damit verbundener Versagensangst und Aufregung) und auf Laut- und Wortängste sein. Das Kind könnte aber auch diese Sprache in Situationen sprechen, die verstärkt Stottern auslösen.

Relevanz von Kontextfaktoren

Mehrsprachig aufwachsende Kinder leben in komplexen Umfeldern, die Einfluss darauf haben, wie das Kind und seine Familie mit dem Stottern umgehen. Zu deren Erfassung eignet sich unter anderem die Analyse der „Mehrsprachen-Kontexte“ zur Erfassung der Inputbedingungen von mehrsprachig aufwachsenden Kindern [311]. Erweiternd ist hier die Frage nach der Bewertung des Stotterns in der jeweiligen Kultur und den entsprechenden Reaktionen.

Erwerb weiterer Sprachen

Stotternde Kinder sind vor allem in der Schule mit dem Erwerb einer Fremdsprache konfrontiert.

> **Merke**
>
> Stotternde Kinder haben prinzipiell dieselben Fähigkeiten, weitere Sprachen nach abgeschlossenem Erwerb einer Erstsprache zu erwerben wie ihre nichtstotternden Altersgenossen.

Häufig sprechen sie in der Fremdsprache anfangs sogar flüssiger als in der Erstsprache. Dies könnte auf die verlangsamte und kontrollierte Sprechweise in der neuen Sprache zurückzuführen sein. Wenn die hinzugekommene Sprache automatisiert ist und falls Laut- und Wortängste auftreten, können dieselben Probleme auftreten wie in der Erstsprache. Im freien Gespräch kann die Stotterhäufigkeit erhöht sein, da das sprachliche Vermeideverhalten durch das eingeschränkte Lexikon in der Fremdsprache erschwert ist. Manchen Kindern fällt es schwerer, bei stottertypischen Unflüssigkeiten in einer Fremdsprache Modifikationstechniken einzusetzen. Deren Anwendung muss deshalb in der Fremdsprache überprüft und ggf. spezifisch trainiert werden.

Befunderhebung in beiden Sprachen

Bei Kindern im Mehrspracherwerb, unabhängig davon, ob sukzessiv oder simultan, ist die Differenzialdiagnostik von Sprechunflüssigkeiten schwierig. Linguistische Unsicherheiten, die sich als stille Pausen oder Wiederholungen äußern, werden möglicherweise fälschlich als Stottern identifiziert. Umgekehrt können Stottersymptome wie Blockierungen und Einsilber- oder Teilwortwiederholungen auch als normale Unflüssigkeiten fehlgedeutet werden [393]. Verfahren wie SSI-4 sind aufgrund der unsicheren Differenzierung zwischen normalen und stottertypischen Unflüssigkeiten nur begrenzt aussagekräftig [307]. Das 3 %-Kriterium kann daher nicht angewendet werden. Krawczyk und Merouwe legen nahe, das Kind und die Eltern genau zu befragen und bei der Analyse der Spontansprache die Qualität (Anspannung, unrhythmische Wiederholungen) sowie die emotionalen Reaktionen auf stotterähnliche Unflüssigkeiten stärker zu bewerten als die Häufigkeit von Einsilber- und Teilwortwiederholungen, um stottertypische Unflüssigkeiten von linguistischen Unflüssigkeiten in Verbindungen mit sprachlichen Problemen abzugrenzen [212]. Dysfunktionelle Coping-Strategien und psychische Reaktionen auf die Unflüssigkeiten können als Kriterien gelten. Die Befunderhebung sollte im günstigsten Fall in allen Sprachen des Kindes erfolgen. Sie ist ohne Sprachkenntnisse der Therapeutin möglich, wenn sie die Eltern oder eine andere mit der jeweiligen Sprache vertraute Person einbezieht. Dies geschieht am besten, indem die Therapeutin mit dieser gemeinsam die Videoaufnahme der Spontansprache analysiert und dabei differenziert über stottertypische Unflüssigkeiten informiert.

Beratung

Aufgrund von sprachlichen Schwierigkeiten und kulturellen Unterschieden ist bei der Beratung im mehrsprachigen Kontext unabhängig vom Stottern ein problemlösendes Herangehen erforderlich, um z. B. sprachkundige Personen zu finden oder die Sichtweise auf Stottern in der jeweiligen Kultur zu erkunden. Lattermann und Shenker „empfehlen Eltern stotternder Kinder, grundsätzlich in der Muttersprache zu kommunizieren und nur im Falle begleitender Sprachentwicklungsstörungen eine etwaige Sprachenvielfalt temporär zu reduzieren" ([393], S. 19).

Therapie

Shenker untersuchte 20 zweisprachige Kinder, die in ihrer Muttersprache mit einem direkten Konzept unter Einbeziehung der Eltern therapiert wurden. Sie konnte zeigen, dass positive Therapieerfolge überzufällige Transfereffekte in der nichttherapierten Sprache hatten [366]. Waheed-Khan erzielte mit als Co-Therapeut*innen angeleiteten sprachkundigen Familienmitgliedern Erfolge, wie sie auch bei monolingualen Kindern erreicht wurden [421]. Lattermann und Shenker berichten ebenso von positiven Erfahrungen bei der Einbeziehung von mehrsprachigen Familienmitgliedern [224]. Die Therapeutin vermittelt der Co-Therapeutin die erforderlichen Kenntnisse über das Stottern des Kindes und die Vorgehensweise. Die Co-Therapeutin vermittelt Informationen an die übrigen Bezugspersonen, schätzt die Unflüssigkeiten im Alltag ein, trägt kulturspezifisches Übungsmaterial bei, führt Hausaufgaben durch und unternimmt den Transfer in den Alltag. Eine enge und vertrauensvolle Zusammenarbeit auf der Basis eines Vertrags (S. 161) sind die Voraussetzung für das Vorgehen. Von diesen idealen Therapiebedingungen muss in den meisten Fällen abgewichen werden. Entscheidend ist, dass die Familie eines mehrsprachigen Kindes die Zielsetzung und Vorgehensweise verstanden hat und akzeptiert. Entsprechend sorgfältig ist auf die Verständnissicherung bei der Informationsvermittlung im mehrsprachigen Kontext zu achten. Bei der Vermittlung der Inhalte helfen Broschüren in der jeweiligen Sprache, die von der Bundesvereinigung Stottern & Selbsthilfe e. V. (BVSS) herausgegeben werden.

1.11.5 Emotionale Entwicklung

Emotionen stehen mit Stottern in doppelter Hinsicht in Verbindung. Sie sind ein Faktor, der Unflüssigkeiten begünstigt. Außerdem sind negative Emotionen eine häufige Reaktion auf stottertypische Unflüssigkeiten. Die emotionale Komponente des Stotterns wird von vielen Stotternden und Therapeuten als die größte Belastung angesehen. Man spricht hier oft von **„Störungsbewusstsein"** und **„Leidensdruck"**. Diese Begriffe sind meist nicht sehr eindeutig bestimmt und werden häufig synonym verwendet. Dabei ist die sorgfältige Unterscheidung wichtig. Außerdem ist es notwendig, sich bewusst zu machen, dass der Begriff „Störungsbewusstsein" lediglich die Wahrnehmung beschreibt „anders" zu sein. Ob ein Kind daraus ableitet „gestört" zu sein und einen Leidensdruck zu entwickeln, oder ob es die Andersartigkeit neutral bewertet, ist damit noch nicht gesagt.

> **Merke** M!
>
> Den meisten Kindern ist bewusst, dass sich ihr Sprechen verändert hat und sich von anderen Sprecher*innen unterscheidet (Störungsbewusstsein). Dieses Wissen muss aber nicht zwingend mit Leidensdruck verbunden sein. Deshalb ist eine genauere Analyse der Wechselwirkungen von Stottern mit der emotionalen Entwicklung notwendig.

Der Bereich Emotionen steht in enger Wechselwirkung mit den beiden Bereichen **Kommunikation** und **Beziehung** zwischen Stotterndem und seinem Gesprächspartner.

Emotionen als Auslöser von symptomatischen Unflüssigkeiten

Nach Deter sind Emotionen wie Wut und Angst, aber auch freudige Aufregung, Verhaltensmuster mit motorischen, vegetativen und affektiven Anteilen [95]. Es können psychomotorische Reaktionen (z. B. Tonusveränderung, vorübergehende „psychogene" Lähmung auch der Sprech- oder Atemmuskulatur) und vegetative Reaktionen auftreten (z. B. Verlegenheit löst Erröten und beschleunigten Herzschlag aus).

Wie schnell und intensiv ein Kind emotional reagiert und wie gut es Emotionen regulieren und sich selbst beruhigen kann, ist stark vom Temperament abhängig. Auch wenn es eine konstitutionelle Gegebenheit ist, verändert es sich durch Reifungsprozesse, Erfahrung und Konditionierung und ist somit auch therapeutisch beeinflussbar.

Emotionen können mit ihren vegetativen und motorischen Anteilen als modulierende Faktoren angesehen werden, die die Schwelle für das Auftreten von Stotterereignissen erhöhen oder absenken (vgl. Kap. 1.5.4).

Entwicklung emotionaler Reaktionen auf Stottern

Kinder bringen sich selbst im Zeitraum zwischen 2 und 7 Jahren gehäuft in Situationen, die starke Gefühle auslösen (z. B. in der sog. Trotzphase; vgl. [117]). In diesen entwicklungspsychologischen Phasen differenzieren sich Gefühle aus und das Kind lernt, sie in gesellschaftlich akzeptabler Form auszudrücken. Ebenso werden sekundäre Gefühle und Reaktionen wie Scham und Schuld gelernt. Scham- und Schuldgefühle können bei stotternden Kindern die o. g. vegetativen und motorischen Veränderungen auslösen und so das Auftreten von stottertypischen Unflüssigkeiten begünstigen. Zudem können sie zur angstvollen Erwartung der nächsten Unflüssigkeit und damit zum Vermeideverhalten führen. Dieser Lernprozess wird in (▶ Abb. 1.5) veranschaulicht.

Kommunikation

Wenn Menschen miteinander sprechen, werden gleichzeitig Informationen auf 2 verschiedenen Ebenen übermittelt (vgl. analoge und digitale Kommunikation; [429]):

- auf der **Sachebene** und
- auf der **formalen Ebene**.

Sach- und Formebene

In der Regel achten wir bewusst nur auf die Sachebene (sprachlich, ggf. sprachersetzende Gestik). Die Informationen auf der Formebene werden pa-

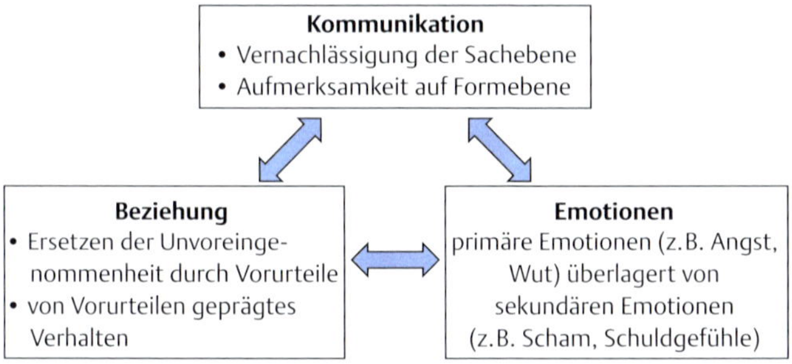

Abb. 1.5 Lernprozess. Wechselwirkung externer und interner Reaktionen auf Stottern.

rallel und meist unbewusst und unkontrolliert gesendet bzw. verarbeitet.

Merke

Im Zusammenhang mit Stottern ist vor allem die Formebene wichtig, da es hier zu unerwarteten Abweichungen kommt.

Beziehungsebene

Für den Verlauf der Kommunikation kommt der Formebene einer Mitteilung große Bedeutung zu. Sie regelt im Wesentlichen die Qualität der Beziehung. Watzlawick et al. sprechen daher auch von der Beziehungsebene [429]. Allgemein lässt sich feststellen:

Merke

Wenn Sachebene und formale Ebene nicht übereinstimmen, gibt die formale Ebene den Ausschlag über die Bedeutung einer Mitteilung in der Beziehung.

Die Formebene wird den Gesprächspartner*innen nur bewusst, wenn sie in besonderer Weise darauf achten. Auf der Seite des Sprechers oder der Sprecherin geschieht das zum einen bei unerwarteten Fehlleistungen, zum anderen bei Gesprächssituationen mit hohem sozialem Risiko, d. h. Situationen mit der Gefahr der Bloßstellung und Beschämung.

Aufmerksamkeit für die Formebene

Zuhörer*innen lenken ihre bewusste Aufmerksamkeit auf die formale Ebene, wenn sie unerwartete Fehler wahrnehmen. Die Aufmerksamkeit für die Formebene lässt nach, wenn eine Gewöhnung an eine andauernde Abweichung (z. B. Sigmatismus) stattgefunden hat und der Hörer der Abweichung keine Bedeutung mehr beimisst. Zuhörer*innen sind besonders bei Sprecher*innen in exponierten Situationen (z. B. Vortrag, sonstige Andersartigkeit) bereit, auf die formale Ebene zu achten.

Stottersymptome sind auf der Formebene unvertraut und somit ein unzulässiger Fehler [386]. Daher wechselt die Aufmerksamkeit von Sprecher*in und Zuhörer*in unwillkürlich von der Sach- zur Formebene.

Beziehung

Der Wechsel von der Sach- auf die Formebene bewirkt, dass der Stotternde und sein Gesprächspartner beginnen, sich mit der Qualität ihrer Beziehung zu beschäftigen. Nun hätten sie die Möglichkeit, einfach danach zu fragen. Das wird jedoch fast nie getan, denn das Thematisieren der Beziehungsebene bei Fehlern ist tabuisiert. Vielmehr entwickelt man Fantasien und Vorurteile über die Beziehung. Verhalten und Beobachtung richten sich in der Folge darauf, sich die Vorurteile zu bestätigen.

Watzlawicks Kommunikationsregel

Aus seiner Regel „Man kann nicht *nicht* kommunizieren" ([429], S. 53) leitet sich ab:

> **Merke**
>
> Man kann nicht nicht auf Stottern reagieren.

Weder dem Stotternden noch dem Zuhörer kann es gelingen, Stottern zu ignorieren. Jedoch können beide sehr verschieden darauf reagieren. Dabei stehen ihnen beziehungsfördernde oder beziehungshemmende Reaktionen zur Verfügung. Weder Sprecher*in noch Hörer*in haben gelernt, wie man in gesellschaftlich akzeptierter Weise damit umgeht. Beide sind in der Regel im ersten Moment hilflos. Stotternde können sich – z. B. durch eine Therapie – im Laufe der Jahre Coping-Strategien unabhängig von ihrer kommunikativen Wirksamkeit zugelegt haben, die ihnen als Sprecher*in Sicherheit verleihen. Unvorbereiteten Hörer*innen fehlt oft die Sicherheit eines vertrauten Verhaltensrepertoires.

> **Merke**
>
> Stotternde können ihren Gesprächspartnern den Umgang mit Stottern erleichtern, indem sie offen ansprechen, dass sie stottern und welches Verhalten sie als Reaktion auf ihr Stottern wünschen.

Zuhörerreaktionen

Zuhörerreaktionen beziehen sich überwiegend auf die Form- bzw. Beziehungsebene. Es treten überwiegend metakommunikative Reaktionen auf:

- **nonverbal:** Abbruch des Blickkontakts, motorische Unruhe etc. oder
- **verbal** und **situativ:** Hilfen am Wort, Thematisieren des Stotterns, Maßnahmen, um weiterem Stottern vorzubeugen, wie Ratschläge, Beschwichtigung von Emotionen, nicht mehr zu Wort kommen lassen, Übernahme von Sprechsituationen etc. und schließlich Abbruch des Gesprächs, Demütigung, Aggressivität, Wut.

Hilfs- und Vorbeugereaktionen

Damit sind Ratschläge gemeint, die das flüssige Sprechen ermöglichen sollen, aber auch das Vollenden von Wörtern oder Sätzen für den Stotternden und Maßnahmen, ihm das Sprechen zu ersparen. Diese Zuhörerreaktionen signalisieren Stotternden, dass sie als unfähig angesehen werden, ihr Sprechen zu kontrollieren und dass der Gesprächspartner sich für den kompetenteren Sprecher hält, der weiß, was zu tun ist. Viele dieser Ratschläge wie „Sprich langsam, hol erst mal tief Luft und sprich dann" können bei Kindern tatsächlich kurzfristig eine flüssigere Sprechweise bewirken. Langfristig führen sie zur Überzeugung, ein inkompetenter Sprecher zu sein.

Wieso verhalten sich Zuhörer*innen so? Zum einen können Hilfs- und Vorbeugereaktionen ein gut gemeinter Versuch der Zuhörer*innen sein, die Kommunikation wieder zurück auf die Sachebene zu bringen. Sie können aber auch in Sorgen und Ängsten um die Stotternden begründet sein. Diese sind nicht unbegründet, denn beispielsweise führen gesellschaftliche Vorurteile wie mangelnde Eignung für das Gymnasium [333] oder geringere Belastbarkeit von Stotternden in unserer Gesellschaft tatsächlich zu schlechteren beruflichen Chancen [232] (vgl. Kap. 1.12.1).

Des Weiteren kann der Wunsch zugrunde liegen, die Situation so schnell wie möglich zu beenden, sei es aus Ungeduld, Schuldgefühlen oder aus Peinlichkeitsempfinden. Mitleid und Schonung unterstellen dem Kind, dass es mit seinem Problem nicht selbst fertig wird. Dies kann für das Kind sehr entmutigend und demütigend wirken, wenn es sich in einer Entwicklungsphase befindet, in der es seine Selbstständigkeit und Unabhängigkeit von Erwachsenen entwickeln will.

Verdrängte Emotionen

Häufig stottern Kinder öfter und angestrengter, wenn sie mit starken Emotionen sprechen. Eine häufig vorbeugende Maßnahme ist es, diese Kinder zu beschwichtigen, ohne sich um das Verständnis für den Grund der Aufregung zu bemühen. Dadurch ist die Gefahr gegeben, dass dem Kind das Gefühl vermittelt wird, dass seine Emotionen nicht adäquat sind und dass es selbst schuld am Stottern ist, weil es sich aufregt.

Peinlichkeitsreaktionen

Sie rühren im Wesentlichen daher, dass Zuhörer*innen Stottern als Bedrohung der eigenen Selbstsicherheit erlebt. Auch sie können die Gesprächssituation nicht kontrollieren und wurden zudem vom Stotternden in diese Situation gebracht. Im aktuellen Sprachgebrauch spricht man vom „Fremdschämen". Das führt zum Impuls, das Stottern zu beenden, die Situation zu verlassen oder gar den Stotternden zu demütigen. Geschehen kann dies offen im Sinne von Hänseln oder verdeckt in Form von Hilfestellungen.

Psychologisierende Etikettierung

Nach Benecken unterstellen Normalsprecher Stotternden in logischer Folge, sie seien weniger gut in der Lage, ihre Emotionen zu kontrollieren [26]. Oder noch problematischer: Stotternde wären bereits bei Alltagsgesprächen psychisch überfordert ([26], S. 129). Es erfolgt eine unzulässige Schlussfolgerung, die zu einer belastenden psychologisierenden Etikettierung von Stotternden führt. Diese Zuschreibung rührt daher, dass viele Nichtstotternde das Gefühl des Kontrollverlustes über ihr Sprechen selbst in wenigen, aber dramatischen oder emotional stark belastenden Situationen erlebt haben, in denen sie sich emotional überfordert fühlten.

Tabuisierung des Stotterns

Sie ist eine besondere Form der Peinlichkeitsreaktion. Um jemanden nicht zu beschämen und damit selbst verunsichert zu werden, spricht man vor ihm das als peinlich bewertete Verhalten „Stottern" nicht an.

Der Therapieansatz von Johnson leitete Eltern, die Stottern bei ihrem Kind vermuteten, dazu an, das Stottern ihres Kindes zu ignorieren [182]. Man wollte so verhindern, dass sich Störungsbewusstsein und überdauerndes Stottern entwickeln. Wenn es nicht gelang, die Sorgen der Eltern abzubauen, wurde die Hilfsreaktion „Ignorieren" zu einem Faktor, der das Kind irritierte und belastete. Denn die Eltern konnten ihre Besorgnis auf der formalen Ebene nicht verheimlichen. Sie zeigten z. B. para- und nonverbale Reaktionen wie den Abbruch des Blickkontakts und ein kurzes Erstarren.

Dadurch entstand die doppeldeutige Botschaft „Das Stottern ist nicht da, aber wir machen uns große Sorgen". Durch den Ausdruck von Besorgnis nur auf der formalen Ebene verunsicherten die Eltern ihr Kind besonders wirksam. Zusätzlich nahmen sie dem Kind die Möglichkeit, von sich aus Stottern zu thematisieren und sich auf diese Weise zu entlasten. Bei den Eltern entstanden unnötige Schuldgefühle, da sie zugeben mussten, dass sie immer noch an die Diagnose „Stottern" bei ihrem Kind glaubten.

> **Merke**
>
> Wird das Stottern im Gespräch von den Eltern oder vom stotternden Kind selbst in einer angemessenen Weise enttabuisiert, entlastet dies die Gesprächspartner und erleichtert so den Wechsel zurück zur Sachebene.

Bagatellisierung des Stotterns

Sie vermittelt dem Kind, dass Stottern keine Probleme mit sich bringt. Erlebt das Kind Stottern als Belastung, steht es vor der Frage, ob es seinen eigenen Gefühlen oder der Bewertung anderer glauben soll.

Ungeduldsreaktionen

Sie sind vor allem vom Kontext, möglicherweise auch vom Temperament der Gesprächspartner*innen bestimmt. Stottern ist mit Zeitverlust verbunden und verlangt vom Zuhörer genauso wie vom Stotternden, abzuwarten.

Akzeptierende Reaktionen

Diese sind als einzige nicht vom Wunsch geleitet, dem Stottern vorzubeugen oder es zu beenden. Sie setzen voraus, dass die Zuhörer*innen zum Abwarten bereit sind und die auffälligen Unflüssigkeiten nicht negativ bewerten und mit ihnen gelassen umgehen können.

Häufige Reaktionsmuster

Auch wenn Zuhörer*innen prinzipiell alle Reaktionsmöglichkeiten haben, lassen sich bei unterschiedlichen Gruppen von Zuhörer*innen häufig ähnliche Reaktionsmuster beobachten.

Eine Studie von Weidner et al. zeigte, dass Kinder gegenüber stotternden Personen positiv eingestellt sind, aber die Störung Stottern negativ bewerten [431]. Dabei wies die Gruppe der Grundschulkinder deutlich negativere Einstellungen gegenüber Stottern auf als die Gruppe der Kindergartenkinder, und dies bei Kindern aus unterschiedlichen Kulturkreisen. Etwa im Alter von 6–8 Jahren verschlechtert sich die Einstellung gegenüber Stottern und bleibt so bis ins Erwachsenenalter [432]. Die Einstellung der Eltern bleibt hingegen unabhängig vom Alter ihrer Kinder stabil.

- **Eltern:** Sie zeigen nach der klinischen Erfahrung des Autors und der Autorin eher Hilfs-, Schonungs- und Ungeduldsreaktionen, häufig auch akzeptierende Reaktionen. Wenn ihr Kind in der Öffentlichkeit stottert, können Peinlichkeitsreaktionen hinzukommen. Vielfach sind die Reaktionen sehr subtil und äußern sich z. B. in Veränderungen des Blickkontakts [221], des Sprechtempos [249] oder des nonverbalen Verhaltens.
- **Kinder und erwachsene Zuhörer*innen:** Je jünger zuhörende Kinder sind, desto eher ist mit akzeptierenden oder Ungeduldsreaktionen zu rechnen. Vermutlich registrieren sehr junge zuhörende Kinder nur auf schweres Stottern. Gleichaltrige Kinder äußern sich negativer und mit mehr allgemeinen Kommentaren gegenüber stotternden Kindern als Eltern [245]. Wenn ältere Kinder stotternde Kinder hören, können auch Peinlichkeitsreaktionen in Form von Demütigung oder Aggression auftreten. Erwachsene, die stotternde Kinder hören, zeigen subtilere Peinlichkeitsreaktionen, sofern sie keine akzeptierenden Reaktionen zeigen, da zumindest Vorschulkindern allgemein ein höherer Grad an Unflüssigkeit zugestanden wird.
- **Therapeut*innen:** Selbstverständlich können auch Therapeut*innen alle Arten von Reaktionen zeigen. Es ist wichtig, sich als Therapeutin über persönliche Reaktionsweisen und zugrunde liegende Motive bewusst zu werden, um nicht unbeabsichtigt zu beschämen oder zu tabuisieren.
- **Reaktion der Stotternden selbst:** Die Reaktionen der Stotternden auf ihr Stottern und auf Zuhörerreaktionen lassen sich systematisch am besten darstellen, wenn man die Wechselwirkungen von Kommunikation und Beziehung mit der emotionalen Entwicklung betrachtet.

Hilfreiche und unerwünschte Zuhörerreaktione

St. Louis entwickelte einen Fragebogen, um Zuhörerreaktionen auf Stottern zu ermitteln, die stotternde Erwachsene als besonders hilfreich erleben [378]. Weidner et al. wendeten ihn auf Kinder und ihre Eltern an [433]. Stotternde Kinder finden hilfreich, wenn Zuhörer*innen Geduld zeigen, normalen Blickkontakt halten und sie einbezogen werden. Besonders wenig hilfreich wurden Auslachen, als Stotterer bezeichnet und ignoriert zu werden, empfunden. Eltern teilen die Ansicht der Kinder bezogen auf positive Reaktionen und ergänzten „wissen, wie man reagiert". Negative Reaktionen aus Sicht der Eltern sind Auslachen, Wörter für das Kind beenden und es bemitleiden. Auch diese Beobachtungen lassen sich in unterschiedlichen Kulturen machen [432]. Erwachsene, Kinder und ihre Eltern zählten Sprachtherapeut*innen zur Gruppe der besten Unterstützer*innen, während Mitschüler*innen zu den am wenigsten hilfreichen zählten. Somit kommt Sprachtherapeut*innen eine besondere Verantwortung zu, Veränderung herbeizuführen, besonders wenn es um die Einstellungen Gleichaltriger geht. Hier zeigt sich, dass auch im deutschsprachigen Raum Schullogopäd*innen nötig sind.

Emotionen

Gefühle wie Verwirrung, Ärger, Hilflosigkeit, Wut oder Traurigkeit sind die ursprünglichen Reaktionen auf Stottern. Man spricht hier von **primären Gefühlen** [227]. Sie sind verständlich, da das Kind erlebt, dass es manchmal unfähig ist, so wie sonst weiterzusprechen. Es reagiert irritiert auf den unerwarteten Kontrollverlust über das Sprechen, möglicherweise unangenehme Spannungszustände, den Zeitverlust durch das Stottern und irritierte Zuhörerreaktionen. Dies alles kränkt den Stolz über das frisch erworbene sprachliche Können.

Primäre und sekundäre Gefühle

Primäre Gefühlsreaktionen

Sie können sich z. B. als Verlust der Sprechfreude und als Ankämpfverhalten äußern. Kinder fragen manchmal auch ihre Eltern, was denn mit ihrem Sprechen geschehen sei.

> **Merke**
>
> Stotternde Kinder sind auf verständnisvolle Reaktionen und eine gute Beziehung zum Zuhörer angewiesen, um diese Gefühle und ihre Ursachen verstehen und bearbeiten zu können.

Stattdessen erfahren stotternde Kinder häufig negative Reaktionen der Zuhörer*innen wie Tabuisierung, offene oder verdeckte Zeichen der Ablehnung und Beschämung oder unangemessene Hilfsreaktionen, möglicherweise auch noch mit der bagatellisierenden Bemerkung, dass Stottern etwas ganz Normales sei. Für das Kind ist u. U. in diesen Momenten nicht sicher, ob zum Zuhörer noch eine gute Beziehung besteht. Es empfindet Angst vor Zurückweisung. So kommt es zu negativen Überzeugungen über seine eigene Person, die Beziehung zum Zuhörer und über Kommunikation, z. B. dass sein Kommunikationsverhalten, sein Stottern, seine primären Gefühlsreaktionen und sein Bedürfnis nach Verständnis und Trost unerwünscht sind. Um wieder eine gute Beziehung herzustellen, könnte das Kind dann versuchen, sein Kommunikationsverhalten zu verändern, sein Stottern zu vermeiden und seine ursprünglichen Gefühle und Bedürfnisse zu verdrängen. Wenn das nicht gelingt, empfindet es die ursprüngliche Angst vor Zurückweisung, die wiederum stabilisierend und verstärkend auf die Angst vor dem Stottern wirkt.

Sekundäre Gefühlsreaktionen

Stotternde Kinder können sekundäre Gefühle und Reaktionen wie Scham oder Schuldgefühle, Ängste, erlernte Hilflosigkeit und übersteigerte emotionale Selbstkontrolle erwerben, die sich mit ihren sehr komplexen Verhaltensmustern, Gedanken, Gefühlen und Körperreaktionen selbst stabilisieren und verstärken können (vgl. „Maschensystem" von Erskine und Zalcman [118]).

Sekundäre Gefühle und Reaktionen auf Stottern sind verständlich. Sie entstehen aus Lernerfahrungen des Kindes mit negativen Reaktionen auf sein Stottern, wie ▶ Abb. 1.6 zeigt. In diesem Zusammenhang sei auf Kap. 1.12.8 verwiesen.

Als weiterführende Literatur bieten sich die Zusammenfassungen zur Lerntheorie unter Berücksichtigung von entwicklungspsychologischen Erkenntnissen von F. Petermann (z. B. im Anhang von Seligmans Buch „Erlernte Hilflosigkeit" [363]) an.

Scham

Scham ist verantwortlich für einen großen Teil der emotionalen Belastung, die von Stottern ausgeht. Sie kann zu Vermeideverhalten bis hin zur Selbstisolation, zu einer generalisierten Selbstabwertung (d. h. nicht nur als Sprecher*in) und zu den meisten sekundären Verhaltensweisen bei Stottern führen. Ein typisches Merkmal eines Schamerlebnisses ist, im Überraschungsmoment die Situation nicht unter Kontrolle zu haben. Kontrollverlust ist ein Merkmal, das Scham und Stottern teilen.

Kontrollüberzeugung

Die Äußerung „es stottert mich, ich selbst habe keinen Einfluss auf meine Symptome" schreibt einer unkontrollierbaren äußeren Instanz die Macht über das Stottern zu.

Rotters Modell des „Locus of control" (Kontrollüberzeugung) lässt sich hier gut anwenden [318]. Wenn jemand angesichts eines Problems überzeugt ist, dass nur von außen Hilfe kommen kann, spricht man von einer **externen Kontrollüberzeugung**. Eine **interne Kontrollüberzeugung** liegt vor, wenn jemand glaubt, ein Problem selbst bewältigen zu können. Sowohl Stottern als auch Scham begünstigen die Entwicklung einer externen Kontrollüberzeugung.

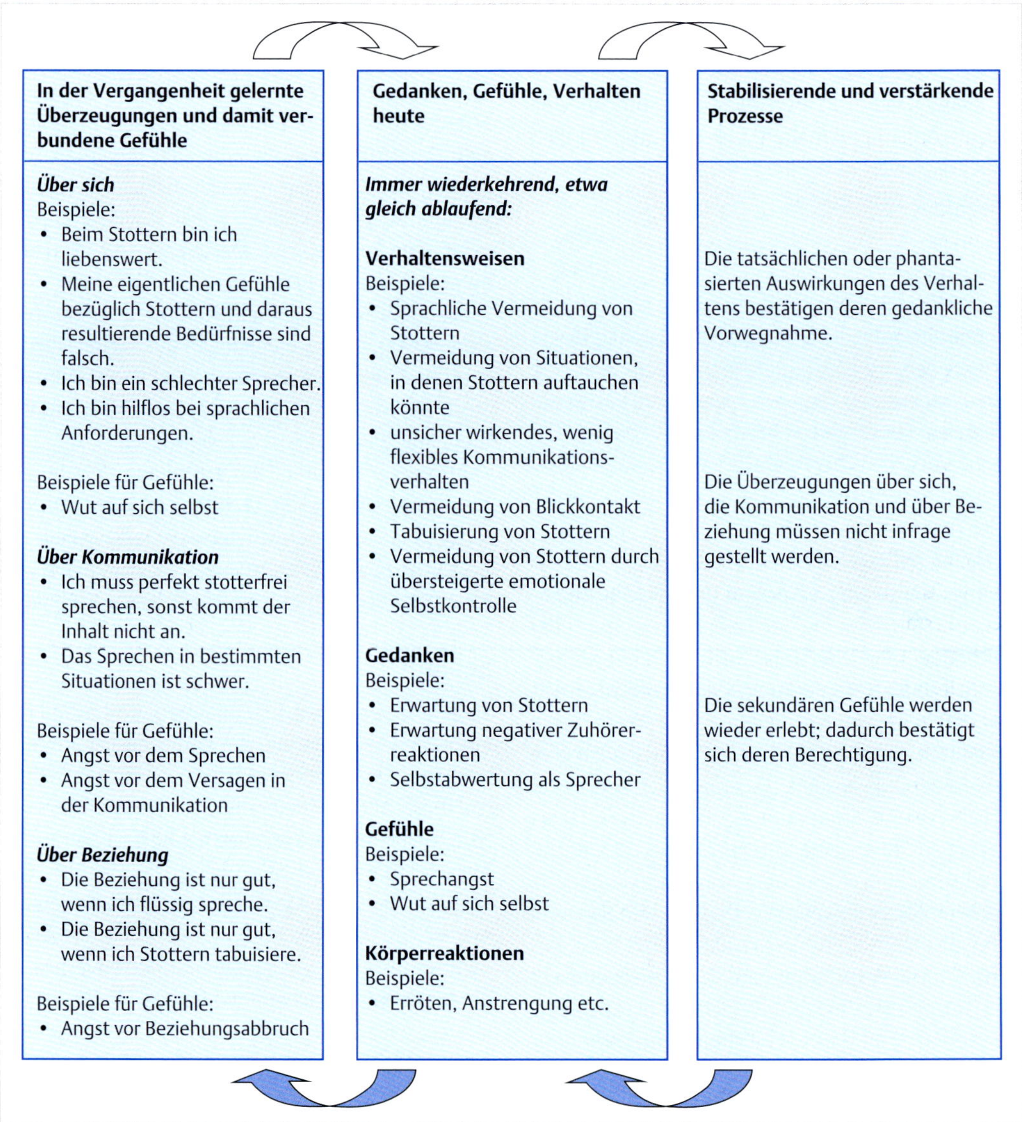

Abb. 1.6 Sekundäre Gefühle und Reaktionen. Beispiele.

Das trifft auch auf wohlgemeinte Ratschläge wie „lass dir Zeit, hol erst mal Luft" zu. Diese wirken tatsächlich für die Dauer der kommenden Äußerung. Das vermittelt dem Kind, dass andere die Kompetenz haben, mit ihrem Ratschlag sein Stottern zu kontrollieren, während es selbst dazu nicht in der Lage ist.

Funktion von Scham

Scham hat eine wichtige soziale Funktion als „Hüterin der menschlichen Würde" [444]. Ihre Botschaft lautet: „Verhalte und zeige dich so, dass andere dich respektieren und wertschätzen können". Die Vorwegnahme unangenehmer Schamgefühle hält Menschen davon ab, leichtfertig ihr Ansehen aufs Spiel zu setzen. Somit kommt der Scham eine wichtige **Schutzfunktion** zu.

Scham ist ein komplexes Geschehen, das sich auf 4 Ebenen äußert. Folgende Liste beruht teilweise auf den Veröffentlichungen von Murphy [260], Lewis [227], Bradshaw [49] und Bennett [28]:

- **emotionale Ebene:** Schamgefühl; starke Angst, Wut, Ärger
- **kognitive Ebene:** Schamgedanken; ein ausgeprägter Wunsch, nicht da zu sein; Einengung der Aufmerksamkeit auf das Versagen; generalisierte Selbsterniedrigung; Fantasien über abwertende Gedanken anderer; Verlust der Fähigkeit, klar reden, handeln oder denken zu können; quälende Erinnerungen an schambesetzte Situationen und/oder deren Verleugnung; gedankliche Vorwegnahme von möglichen schambesetzten Situationen
- **Körperreaktionen:** schmerzhaftes Unbehagen; vegetative Begleiterscheinungen wie Erröten, Schweißausbruch, Zittern, motorische Unruhe oder Erstarrung
- **Verhalten**: Abbruch des Blickkontakts; Verlassen der Situation; keine Bereitschaft, sich währenddessen oder später darüber mitzuteilen (Tabuisierung); Versuche, weitere Beschämung zu vermeiden durch kontrolliertes Verhalten oder Meiden schambesetzter Situationen

Wenn ein stotterndes Kind wiederholt eine massive Beschämung mit Schreck und Angst erlebt und sich dabei ohnmächtig und ausgeliefert fühlt, kann sich dies traumatisierend (S. 184) auswirken.

Lernprozesse von Scham

Scham wird in der Interaktion mit Mitmenschen gelernt. Die Auslöser für Scham (Schamstimulus, Tabu) werden von den Normen, Werten und Tabus einer Kultur, einer Familie oder einer einzelnen Bezugsperson bestimmt. Es sind Normen, über die nicht offen geredet werden darf (Tabuthemen, wie z. B. Sauberkeitserziehung, Geschlechtlichkeit).

Wenn persönliche Eigenarten und Verhaltensweisen gegen die Schamgrenzen von Mitmenschen verstoßen, reagieren diese mit Erniedrigung, Verachtung, Ablehnung oder Ekel.

Folgendes Beispiel zeigt den Lernprozess modellhaft:

Beispiel

Die Lernsituation beinhaltet eine Normübertretung des Kindes: Während Besuch da ist, spielt der 2-jährige Sohn mit seinem Schnupfensekret. Dies ist ein Stimulus für Ekel und Scham bei den Erwachsenen. Sie zeigen dem Kind gegenüber heftige Ablehnung und Erniedrigung (Ekelgesicht; [227]). Das Kind reagiert mit starken Gefühlen von schmerzhaftem Unbehagen, mit Trotz und der Angst, verlassen zu werden. Es schließt aus dem Verhalten der Erwachsenen, dass es sein Recht verwirkt hat, geliebt oder zumindest akzeptiert zu werden, wenn es mit seinem Schnupfensekret spielt. Es beschließt, spätestens nach einigen Wiederholungen, sich dieser schmerzvollen Erfahrung nicht wieder auszusetzen und wird das Spielen mit Nasensekret vermeiden.

Regeln der Scham

Auf diese Weise werden Schamstimuli zusammen mit den unangenehmen Gefühlen und Körperreaktionen und den dazugehörigen selbstabwertenden Gedanken verinnerlicht. Es braucht kein Beschämender mehr dabei zu sein und dennoch tritt Scham auf. Bereits der Gedanke daran, in eine schamauslösende Situation zu geraten, löst Angst aus. Deshalb werden Schamstimuli (Tabus) vorweggenommen und vermieden. Die (vermeintliche) **Schutzwirkung von Tabus** besteht darin, dass sie das Vermeiden schamauslösender Situationen veranlassen und somit emotionaler (Selbst-)Verletzung vorbeugen. Die „Regeln der Scham“ sind gelernt. Es ist keine kontrollierende Person mehr nötig. Beschämung ist daher ein sehr wirksames Erziehungsmittel. Ist Scham erst einmal verinnerlicht, hat sie bis ins Erwachsenenalter überdauernde Wirkung.

Akkumulation von Scham

Kinder können sich schon für ihr Stottern schämen, bevor sie von Mitmenschen mit beschämenden Reaktionen konfrontiert worden sind. Dies kann dann auftreten, wenn Kinder sich selbst ein

Versagen nicht verzeihen können, selbst wenn in ihrer Umgebung sehr tolerant und liebevoll damit umgegangen wird.

Es kann aber auch eine Akkumulation der Scham vorliegen [49]. Durch die individuelle Vulnerabilität eines Kindes sowie durch die Intensität und Häufigkeit von Beschämung entsteht eine unterschiedlich stark ausgeprägte Neigung, auch bisher nicht mit Scham verbundene Stimuli als beschämend zu erleben (Schamhaltung). Ein Erziehungsstil, in dem immer wieder beschämt wird, erhöht das Risiko, dass ein Kind später stärker und schneller mit Scham auf Stottern reagiert und neutrale Reaktionen von Mitmenschen als beschämend bewertet.

Schamregulation

Es gibt unterschiedliche Weisen, mit der Beschämung zurechtzukommen, die sich unter dem Begriff „Schamregulation" zusammenfassen lassen. Es gibt Versuche, den Schaden zu begrenzen, das Ansehen zu retten oder wiederherzustellen und mit den unangenehmen Gefühlen zurechtzukommen. So wünscht man sich etwa in ein Mauseloch oder versucht, die Situation mit einer humorvollen Bemerkung zu entschärfen. Aber auch die Vermeidung möglicherweise schambesetzter Situationen und die nachträgliche Verarbeitung schambesetzter Erfahrungen sind Aspekte der Schamregulierung. Lewis spricht von „Leugnen, Lachen, Bekennen" [227].

Je nach Offenheit des Kindes und seiner Umgebung für einen Austausch, der die Verarbeitung von Beschämung ermöglicht, kann sich eine eher funktionelle oder dysfunktionelle Schamregulation entwickeln [440]. Beeinflusst wird diese Offenheit auch von den Normen und Tabus der jeweiligen Kultur und dem Ausmaß, in dem Beschämung als Erziehungsmittel üblich ist.

Scham in Verbindung mit Stottern

Scham ist eine häufige Reaktion auf die Erfahrungen mit Zuhörerverhalten in unserer Gesellschaft. Scham ist unangemessen. Stottern ist kein Verhalten, dessen man sich schämen muss.

Die Scham überdeckt die ursprünglichen und angemessenen Gefühle wie Wut, Ärger oder Traurigkeit über den misslungenen Sprechversuch sowie das Bedürfnis nach Trost und Verständnis. Stattdessen wendet das Kind die Regeln der Scham auf Stottern an: Stottern darf nicht thematisiert werden, es darf nicht auftreten und es muss möglichst schnell beendet werden. Denn wenn es hörbar wird, selbst wenn darüber nur gesprochen oder daran gedacht wird, muss Scham erlebt werden. Das stotternde Kind und seine Gesprächspartner*innen schützen sich damit vor vermeintlichen oder tatsächlichen seelischen Verletzungen. Doch hierdurch kann ein Circulus vitiosus ausgelöst werden, wenn die Körperreaktionen bei der Erwartungsangst und Erwartungsscham häufiger Stottern auslösen.

Vorwegnahme und Vermeidung

Bereits bei der gedanklichen Vorwegnahme (Antizipation) eines Stotterereignisses können alle 4 Ebenen der Scham aktiviert werden. Auf diese Weise bestätigt sich die Scham selbst bei erfolgreichem Vermeiden von Stottern. Das Vermeideverhalten selbst führt zu Erfahrungen von größerer Auffälligkeit oder geringerer Effektivität in der Kommunikation, was wiederum die Berechtigung von Selbstabwertung und Scham bestätigt und verstärkt. Doch nicht jedes Vermeiden ist Ausdruck von Scham. Manche Stotternde vermeiden durch Umformulierungen, weil sie das ökonomischer finden, als sich „durchzustottern".

Tabuisierung

Tabuisierung bewirkt, dass Ansichten zum Selbstbild als unzulänglicher Sprecher nicht infrage gestellt werden und sich stabilisieren können. Sie erweist sich daher als eine **dysfunktionelle Coping-Strategie**.

Tabuisiert werden das Stottern und damit verbundene negative Erfahrungen sowie Gefühle (Angst, Wut, Sorgen, Verzweiflung) und Gedanken.

Tabuisierung muss jedoch nicht in jedem Fall auf Scham beruhen. Sie kann auch eine Folge von Vorurteilen sein (vgl. Kap. 1.12) und beim Kind die Vorstellung bewirken, dass es normal ist, nicht über Stottern zu sprechen.

Die Tabuisierung von Stottern kann durch Erfahrungen mit **Mobbing** (engl.: bullying) in der Schule verstärkt werden, da Mobbing ebenfalls tabuisiert wird [3].

Intrapsychische und interaktive Regulierungsprozesse

Wieser hat in ausführlichen Interviews mit Stotternden intrapsychische und interaktive Regulierungsprozesse zur Bewältigung beschämender Situationen beschrieben [440]. Die Zuordnung zur funktionellen, dysfunktionellen und ambigen Schamregulation ist von den Verfasser*innen. Mit ambig sind Strategien zur Schamregulation gemeint, die sowohl funktionell als auch dysfunktionell sein können:

Funktionell:
- Akzeptanz von Stottern
- Selbstdistanzierung und Humor
- Zulassen von Scham und anderen mit Stottern verbundenen Gefühlen
- Konfrontation, sich wehren (z. B. bei Benachteiligung), keine Vermeidung von Sprechsituationen
- Sprechen über die Situation mit dem Gesprächspartner bis hin zum „Outing", indem sich der Stotternde freiwillig als Stotternder deklariert, wie z. B. beim „advertising" im SSMP-Konzept (SSMP: Stotterer-Selbstmanagement-Programm) [51].
- Selbsthilfeaktivitäten und Therapie

Dysfunktionell:
- Vermeidung von Stottern durch sprachliches oder situatives Vermeiden
- Vermeidung des Blickkontakts
- Ignorieren und Verdrängen von Stottern und den damit verbundenen Emotionen, Stottern tabuisieren oder bagatellisieren
- Wunsch, von einer externen Macht aus seinem unangenehmen Zustand befreit zu werden (magisches Denken)
- genereller Rückzug, „innere Emigration"
- die Situation über sich ergehen lassen, Rollenzuschreibungen anderer übernehmen, selbst wenn sie nicht auf die eigene Person zutreffen (z. B. die Schüchterne)

Ambig:
- Konzeptbildung zur Integration des Stotterns ins eigene Leben (z. B. Verursachungshypothesen)
- Versuch, sein Sprechen oder in der Situation auftretende Gefühle zu kontrollieren
- Vorsätze zu fassen, sich beim nächsten Mal besser zu verhalten (z. B. flüssiger zu sprechen)
- Versuch, die Situation zu kontrollieren, z. B. Auswahl der Personen, mit denen gesprochen wird, andere bewusst zum Lachen bringen, Klassenclown

Selbstbild „Stotternder"

Die Erfahrung, wegen des Stotterns anders zu sein als die anderen, kann als schmerzhaft abgrenzend erlebt werden. Dann wird häufig aus Angst, auf andere lächerlich oder abstoßend zu wirken, die Aufmerksamkeit in angstvoller Erwartung auf das eigene Sprechen gerichtet. Stottermomente und misslungene Versuche, das Stottern zu kontrollieren, werden wie durch eine Lupe vergrößert wahrgenommen und führen so immer wieder zu einer erbarmungslosen Selbstverurteilung. So kann sich eine negative „Stotteridentität" entwickeln, die geprägt ist von Versagens- und Minderwertigkeitsgefühlen und einer generalisierten Selbstabwertung. „Ich bin ein Stotterer" bedeutet in diesem Fall ein resignierendes und auf einen Aspekt eingeengtes Selbstbild [440].

Übersteigerte emotionale Selbstkontrolle

Nach Benecken wird in unserer Gesellschaft Aufregung, also der körperliche Ausdruck von starken Gefühlen, als eine der häufigsten Ursachen für kindliches Stottern genannt [26]. „Konsequenterweise beantworten viele Eltern das Stottern ihrer Kinder auch mit dem Appell ‚Ganz ruhig', ‚tief durchatmen!' [...]. Die Botschaften der Eltern und die Selbsterfahrung des kleinen – gelegentlich stotternden – Kindes können allzu leicht dazu führen, dass das Kind [...] emotionale Erregung als grundsätzlich problematisch, weil mit korrigierenden, besorgten, ermahnenden, bestrafenden und/ oder besänftigenden Umwelterfahrungen verbunden, erlebt und verarbeitet" ([25], S. 304).

Das Kind schließt daraus folgerichtig: „Zeige keine aufgeregten Gefühle, denn diese Gefühle sind unerwünscht und führen außerdem noch zum Stottern". Später wird in unserer Kultur der Ausdruck starker Gefühle von Gleichaltrigen ohnehin mit Scham belegt und mit „Coolness" verdeckt. Dies ist häufig die Ursache dafür, dass vor allem stotternde Jugendliche nur schwer in der Lage sind, negative Gefühle angemessen zu äußern, bei sich zu erkennen oder zu benennen. Sie haben große Angst, sich damit auseinanderzusetzen, da sie vermehrtes Stottern, eine unkontrollierte Überschwemmung durch negative Gefühle und eine peinliche Bloßstellung befürchten.

Scham in der Stottertherapie

Schon in der Frühtherapie von Stottern sollten Maßnahmen zur Prävention und Bearbeitung von dysfunktionellen Strategien der Schamregulation erfolgen und sowohl das Kind als auch die Menschen in seiner Umgebung einbezogen werden. Die Aufklärung über Stottern und die Richtigstellung von Vorurteilen ist die Grundlage für den Weg, schambesetzte Gefühle und Gedanken bearbeiten zu können.

Jedoch kann eine unsachgemäß durchgeführte Stottertherapie auch Schamgefühle hervorrufen und verstärken. Wenn etwa Sprechtechniken ohne ein geeignetes In-vivo-Training und ohne entsprechende Reflexion in den Alltag transferiert werden sollen, kann es sehr beschämend und demotivierend sein, wenn sich kein Erfolg einstellt. Auch ein Rückfall kann als beschämendes Versagen erlebt werden, wenn eine Therapie nicht adäquat darauf vorbereitet hat.

Das Ansprechen von beschämenden Erlebnissen ohne ein gemeinsames Einverständnis kann erneut beschämen, ebenso die Konfrontation mit dem eigenen Stottern anhand von Videoaufnahmen. Auch überfordernde Sprechsituationen können beschämend wirken. Daher ist grundsätzlich ein gutes Vertrauensverhältnis und eine achtsame Vorgehensweise vonnöten, bei der Transparenz herrscht und der Patient in den Planungsprozess im Sinne einer kontinuierlichen Vertragsarbeit verantwortlich mit einbezogen wird.

Umgebungsfaktoren, die die Entstehung von Scham beim Stottern begünstigen

Nach unseren klinischen Erfahrungen gibt es 2 Kategorien:

- **Nichtstotterspezifische Faktoren** sind hohe Normenkonformität, viele tabuisierte Themenbereiche, wenig Selbstbewusstsein, wenig Akzeptanz für individuelle Unterschiede und wenig Offenheit für (negative) Gefühle.
- **Stotterspezifische Faktoren** sind die am Anfang des Kapitels genannten Peinlichkeits-, Hilfs-, Schonungs- und Ungeduldsreaktionen.

Schuldgefühle

Vor allem aufgrund seiner Schamkomponente ist Stottern prädestiniert dafür, Schuldgefühle in einer Kommunikationssituation hervorzurufen. Der Stotternde kann sich schuldig fühlen, Gesprächspartner in die unangenehme Lage gebracht zu haben, das Stottern mit ansehen oder abwarten zu müssen. Gesprächspartner*innen beschäftigen sich möglicherweise mit ihrer eigenen Schuld, nämlich inwiefern sie selbst das Stottern ausgelöst haben könnten, da sie den Stotternden in einer peinlichen Situation gesehen haben und mit unangemessenen Reaktionen beschämt haben könnten. Eltern können sich zudem für die Entstehung von Stottern verantwortlich und somit schuldig fühlen. Sie machen sich Sorgen, dass ihr Kind mit dem beschämenden „Makel“ Stottern Nachteile in seinem weiteren Leben haben könnte. Auf eine Familie mit einem stotternden Kind bezogen bedeutet das, dass theoretisch alle Familienmitglieder Schuldgefühle empfinden könnten.

Schuldgefühle können sich auf das Stottern aufrechterhaltend auswirken, wenn Kinder versuchen, ihre Eltern möglichst wenig damit zu belasten, oder wenn die Eltern wegen ihrer Schuldgefühle unrealistisch hohe Ansprüche an ihr Erziehungsverhalten stellen.

Eventuelle Entstehungsmythen von Stottern in einer Familie können von Schuldgefühlen entlasten (z. B. Hundebiss) oder Schuldgefühle aufrechterhalten bzw. eingrenzen (z. B. nicht genug Zuwendung wegen der Geburt eines Geschwisterkindes).

Erlernte Hilflosigkeit

Ständige Schonungs- und Hilfsreaktionen (Überfürsorge), aber auch die wiederkehrende Erfahrung eines Kontrollverlustes können zur sog. erlernten Hilflosigkeit eines Kindes führen [363], [364], [291]. Die Kinder erfahren so, dass ihnen die Bewältigung von Schwierigkeiten nicht zugetraut wird. Wenn die überfürsorgliche Person dann einmal nicht da ist, ist Hilflosigkeit bis hin zur Panik berechtigt, denn es fehlt die Erfahrung, alleine wirksam handeln zu können. Das Kind sieht auch kein kindgerechtes Modell, da die Erwachsenen solche Sprechsituationen für sich nicht als belastend einschätzen und ganz anders bewältigen. Auf diese Weise erwartet es von sich, Schwierigkeiten ebenso überlegen lösen zu können wie die Erwachsenen. Dadurch fühlt es sich von vornherein überfordert und verhält sich passiv. Es erlebt nicht, dass es eine Vielzahl von möglichen Verhaltensweisen gibt und dass es „die eine" perfekte Lösung in schwierigen Situationen nicht geben kann. Die Folge ist eine **eingeschränkte Problemlösefähigkeit**.

Ambivalenzen

Jeder Mensch hat unterschiedliche und zum Teil einander widersprechende Emotionen, Einstellungen, Bedürfnisse und Absichten, die je nach Situation und innerer Befindlichkeit in Erscheinung treten [360]. So können 2 oder mehrere sich widersprechende Strebungen entstehen, sog. Ambivalenzen. Dabei ist häufig eine der beiden Bestrebungen deutlicher erkennbar. So trifft man bei stotternden Schulkindern möglicherweise auf die Ambivalenz mit:

- dem deutlich erkennbaren Anteil: „Die Beschäftigung mit Stottern macht mir Angst, daher tabuisiere ich es" und
- dem verborgenen Anteil: „Ich sehne mich danach, dass jemand Verständnis für mein Stottern zeigt und meine Belastung ernst nimmt".

Der innere Konflikt zwischen solchen gegensätzlichen Bestrebungen wird erkennbar, wenn die bisher verborgene Bestrebung die Gelegenheit bekommt, sich zu äußern, z. B. indem jemand tatsächlich verständnisvolles Interesse für Stottern zeigt. Dann kann es sein, dass das Kind zunächst darauf eingeht und sich bereitwillig öffnet, sich jedoch kurz darauf wieder zurückzieht, sobald es die mit der ersten Bestrebung verbundene Angst empfindet. Stotternde können unterschiedliche Ambivalenzen erleben, die sich im Verlaufe einer Therapie verändern können [345].

Lernprozesse der Angst

Ängste als Folge von Stottern stellen für viele Stotternde die größte Belastung dar.

Die neurophysiologischen und biologischen Vorgänge in Angstsituationen sind unter anderem in Seligman beschrieben [363].

An dieser Stelle genügt es, die Arbeitsweise des **limbischen Systems** bei Angst und Stress zu kennen. Wie ein Frühwarnsystem bewertet es schnell und unbewusst Umgebungsreize hinsichtlich ihres Gefahrenpotenzials. Wird eine Gefahr identifiziert, wird unmittelbar eine körperliche Stressantwort ausgelöst, die die physiologische Bereitschaft herstellt, zu kämpfen, zu erstarren oder zu fliehen. Dies alles geschieht, bevor bewusste kognitive Reaktionen erfolgen können (und erschwert Letztere auch).

Gefahrenreize werden von diesem System sehr schnell, möglicherweise in einer einzigen Gefahrensituation implizit gelernt (**klassisches Konditionieren**) und stabil gespeichert, sodass ihre Repräsentation nur schwer oder nicht zu löschen ist. Sie können jedoch durch prinzipiell bewusstseinsfähige Lernvorgänge modifiziert und gehemmt (aber auch verstärkt) werden. Die zugrunde liegende neuronale Basis der Konditionierung bleibt erhalten und kann reaktiviert werden.

Es ist ein langwieriger Lernprozess, gelernte Gefahrenreize und Angstreaktionen zu regulieren. Grundlage dafür ist die häufige Wiederholung der Erfahrung, die Gefahr aktiv bewältigt zu haben. Hier setzen die **Desensibilisierung** und die **kognitive Verhaltenstherapie** an.

Im 3-Faktoren-Modell wirkt die Angst vor der Konfrontation mit den erlernten stotter-, situations- und kommunikationsbezogenen Gefahrenreizen als negativer Modulator; als positiver Modulator wirkt unter anderem die Kontrollüberzeugung, die aus der wiederholten positiven Bewältigung von Gefahrensituationen entstanden ist.

Die Konsequenz für die Therapie ist es, stotternden Kindern prophylaktisch und kurativ Informationen und Fähigkeiten zu vermitteln, die es ihnen erleichtern, Gefahrensituationen zu bewältigen und Kontrollüberzeugungen zu entwickeln.

Resilienz

Definition

Resilienz

Der Begriff „Resilienz“ bezeichnet die individuelle Widerstandsfähigkeit, die dazu führt, dass trotz widriger oder traumatischer Risikofaktoren langfristig eine gesunde Entwicklung möglich ist.

Wie gut die Widerstandsfähigkeit ausgebildet ist, hängt von den verfügbaren protektiven Faktoren ab, die die pathogenen Auswirkungen von Risikofaktoren mindern und so die Entstehung psychischer Störungen im Sinne eines Puffereffektes abmildern oder verhindern [274].

Entwicklungsmodell der Resilienz

Die Entwicklung von Resilienz verläuft in einem kontinuierlichen Prozess aus wiederholten Bewältigungsepisoden mit günstigem bzw. ungünstigem Ausgang [274]. Günstige Bewältigungsergebnisse stärken die protektiven Faktoren eines Kindes und machen eine erfolgreiche Bewältigung der nächsten Episode wahrscheinlicher. Hierbei entwickeln sich kognitive Schemata (z. B. Grundvertrauen, positive Grundeinstellung gegenüber dem Leben, positives Selbstkonzept, hohe Selbstwirksamkeitserwartung, hoher Selbstwert) und Bewältigungsfertigkeiten (z. B. gute Problemlösefertigkeiten, gute Fertigkeiten zur Emotionsregulation und Verhaltenssteuerung), die sich Kinder vor allem im Kontext von positiven Interaktionen mit Bezugspersonen in einer sicheren warmherzigen Beziehung aneignen können. „An der Entwicklung von Resilienz sind adaptive Systeme auf 4 Ebenen beteiligt: personale Kompetenzen des Kindes (Stressverarbeitung, Selbstregulation, Motivation, Lernen), des Familiensystems (Bindung, Interaktion, Erziehung), Ressourcen des sozialen Netzwerkes (Schule, Gleichaltrige) und gesellschaftlich-kulturelle Faktoren (Normen, Werte). Biologische (genetische, endokrine, neurobiologische) Resilienzfaktoren können die Impulskontrolle, Handlungsplanung und Emotionsregulation bei der Stressregulation stärken.“ ([274], S. 255).

In Bezug auf Stottern ist zu vermuten, dass protektive Faktoren sich positiv auf die Bewältigung des Stotterns auswirken, indem sie die Modulatoren im 3-Faktoren-Modell (S. 39) positiv beeinflussen.

Es stellt sich die Frage, welche Faktoren Kinder dabei unterstützen, trotz ihrer Redeflussstörung und den damit verbundenen negativen sozialen Erfahrungen ihre psychische Gesundheit aufrechtzuerhalten. Craig et al. ermittelten in einer Studie mit 200 stotternden Erwachsenen, die sich in Therapie oder in Selbsthilfegruppen befanden, dass die protektiven Faktoren generell denen glichen, die auch bei anderen chronischen Erkrankungen oder belastenden Umweltereignissen wirksam sind [78]. Die Faktoren „Selbstwirksamkeit", „soziale Funktionsfähigkeit" und „soziale Unterstützung" hatten jedoch eine signifikante Bedeutung dafür, welche Probanden Resilienz entwickelt hatten.

Selbstwirksamkeit (Locus of control)

Verschiedene Studien stützen die Hypothese, dass Resilienz wesentlich mit einem Gefühl von hoher Selbstwirksamkeit assoziiert ist [78]. Das Gefühl, über eine hohe Selbstwirksamkeit zu verfügen (interner Locus of control) entsteht aus der wiederholten Erfahrung, selbst problematische Situationen gemeistert zu haben. Ein Gefühl von großer Selbstwirksamkeit verringert die psychopathologischen Reaktionen auf belastende Lebensereignisse [78].

Soziale Funktionsfähigkeit

Die Offenheit gegenüber Anderen und gute soziale und pragmatische Fähigkeiten in der Kommunikation sind wichtige Voraussetzung für die Erfahrung von Selbstwirksamkeit und für die Einbettung in ein soziales Netzwerk.

Soziale Unterstützung

Die positive Eingebundenheit in ein soziales Netzwerk führt zum Gefühl von Zugehörigkeit und erhöht so das Wohlbefinden. Das Vertrauen, in schwierigen Situationen auf effektive Hilfe zählen zu können und die Bereitschaft, sie auch anzunehmen, bewirken eine gute Grundstimmung und stärken die Resilienz [78].

Stottern birgt nach Craig et al. die Gefahr, genau diese 3 protektiven Faktoren zu schwächen [78]: In Kommunikationssituationen, in denen Stottern auftritt, wird häufig ein Verlust der Selbstwirksamkeit erfahren. Das Stottern selbst, aber auch die negativen Reaktionen der Zuhörer*innen werden als wenig kontrollierbar erlebt (externer Locus of control). Angst und Frustration sowie die Vorwegnahme von Peinlichkeit führen zur Vermeidung sozialer Aktivität und zur Zurückweisung sozialer Netzwerke (die sich dann ihrerseits zurückziehen). Immer wieder die Kontrolle über das Sprechen zu verlieren (S. 39), führt zu einem Gefühl der Hilflosigkeit und verringert die Lebensfreude. Dies erhöht das Risiko für psychische Erkrankungen.

Zur Stärkung der Resilienz lassen sich folgende Konsequenzen für die Therapieplanung ableiten:

- Information der Patient*innen über die Bedeutung der protektiven Faktoren Selbstwirksamkeit, soziale Aktivität und soziale Eingebundenheit [78].
- Vermittlung der Erfahrung von Selbstwirksamkeit: in der Kommunikation und im Symptom, Veränderung destruktiver innerer Monologe, Bewertung von Misserfolgen als Lernchance.
- Intensivierung der sozialen Aktivität: Angstabbau durch Desensibilisierung und In-vivo-Therapie, Verbesserung von sozialen Fähigkeiten, Selbstbehauptung und Problemlösen.
- Intensivierung des sozialen Netzwerks: Einbeziehung von Eltern und Familienangehörigen, Freund*innen, Lehrer*innen und Mitschüler*innen, Gruppentherapie, Verbesserung der Akzeptanz für Stottern, Beenden und Verändern negativer Reaktionen auf Stottern.

Hinweise zur generellen Stärkung der Resilienz finden sich in „Das Resilienz-Buch. Wie Eltern ihre Kinder fürs Leben stärken“ [53].

Angststörungen

So gut wie alle Kinder erleben zeitweise Ängste. Von einer Angststörung kann erst gesprochen werden, wenn sie das alltägliche Leben und die Lebensqualität stark beeinträchtigen, sehr belastend sind und/oder Vermeidungsverhalten auslösen [112]. Angststörungen bei Kindern und Jugendlichen äußern sich häufig darin, dass sich die Betroffenen weigern, in die Schule zu gehen. Trennungsängste, soziale Angststörung, Panikstörung oder eine Kombination daraus können zugrunde liegen. Eine weitere, immer zu berücksichtigende Ursache kann aber auch sein, dass das Kind in der Schule gemobbt wird. Nicht alle Kinder äußern ihre Angst offen, etwa „Ich habe Angst, dass die Kinder mich auslachen“ (soziale Angststörung). Bei vielen Kindern äußert sich die Angststörung in Form von körperlichen Beschwerden, vor allem von Bauchschmerzen, aber auch Übelkeit, Kopfschmerzen und Schlafproblemen, was eine genaue Differenzialdiagnostik erfordert.

Angststörungen sind mit kindlichen Depressionen und Essstörungen die häufigste psychische Erkrankung im Kindesalter. Iverach et al. zeigten, dass die Gruppe der stotternden Kinder (7–12 Jahre, 80 % davon in Therapie) gegenüber der nichtstotternden Kontrollgruppe ein 6-fach erhöhtes Risiko für eine soziale Angststörung, ein 7-fach erhöhtes Risiko für eine subklinische generalisierte Angststörung und ein 4-fach erhöhtes Risiko für jegliche Angststörung hat [176]. Aus diesem Zusammenhang lässt sich aber nicht erschließen, was die Ursache und was deren Effekt ist. Stotternde machen aufgrund der Stigmatisierung mit hoher Wahrscheinlichkeit emotional und sozial belastende Erfahrungen, was durchaus eine soziale Angststörung auslösen kann. Die Annahme, dass eine Angststörung Stottern verursacht, ist auf dem bisherigen Wissensstand nicht haltbar. Stottern und eine Disposition zu einer Angststörung können sich gegenseitig verstärken und bedürfen daher auch zweier verschiedener therapeutischer Interventionen.

Aufgrund der häufigen Komorbidität sind Diagnostik und Therapieentscheidungen danach auszurichten. Hinweise zu Screeningverfahren finden sich im Kapitel Diagnostik (S. 97). Die Leitlinien der American Academy of Child and Adolescent Psychiatry befürworten als therapeutisches Vorgehen eine kognitive Verhaltenstherapie, unter Umständen in Verbindung mit Serotoninwiederaufnahmehemmern [425].

Traumatisierende Erfahrungen von Stotternden

Nach klinischen Beobachtungen von Robert Richter (persönlicher Bericht [304]) zeigen manche Schulkinder mit schwerem Stottern Verhaltensweisen, die vermuten lassen, dass sie die beschämenden Erlebnisse in Verbindung mit Stottern nicht bewältigen können.

Die neurophysiologischen und physiologischen Stressprozesse während und nach solchen Situationen können eine Traumatisierung in Gang setzen. Symptomatisch für eine Traumatisierung ist, dass im späteren Verlauf durch geringfügigere und ähnliche Trigger (Auslösereize), wie sie in der traumatisierenden Situation selbst vorhanden waren, die gesamten Stressprozesse wieder ausgelöst werden.

Ob ein Kind in dieser Weise reagiert und inwieweit es in der Lage ist, die Traumatisierung zu verarbeiten, ist nicht nur vom Ausmaß der Beschämung abhängig, sondern auch davon, inwieweit protektive Faktoren (siehe Resilienz) die Verarbeitung erleichtern oder die Beschämung abpuffern. Hierbei ist zu berücksichtigen, dass Kinder eine Beschämung möglicherweise wesentlich dramatischer bewerten, als es aus der Perspektive von Erwachsenen zu erwarten wäre. Falsches oder fehlendes Wissen über Stottern macht das Kind verletzlich und ist ein großer Risikofaktor. Daher wird in der Stottertherapie großer Wert auf Vorbeugung durch Aufklärung über Stottern (Kind, Eltern, Mitschüler*innen, Lehrer*innen) und die Stärkung von sozialen Fähigkeiten, Problem- und Konfliktlöseverhalten gelegt.

Das Vorgehen bei Verdacht auf traumatisierende Erfahrungen ist unter Traumatisierung durch Stottern (S. 184) beschrieben.

Mögliche stotterspezifische Besonderheiten im Verlauf der emotionalen Entwicklung

In unserer Gesellschaft lassen sich häufig 2 Phasen beobachten. Schonungs- und Hilfsreaktionen sowie die Tabuisierung in der 1. Phase tragen dazu bei, dass ein stotterndes Kind ungünstige Voraussetzungen für die 2. Phase mitbringt.

1. Phase: Vorschulzeit

Stottern ohne Ankämpfverhalten von Kleinkindern gehört meist nicht zu den schamauslösenden Normübertretungen. Ihnen werden in Verbindung mit einem allgemeinen „Entwicklungsbonus" mehr und auffälligere Unflüssigkeiten zugestanden [26]. Sobald aber Kinder negative Zuhörerreaktionen erleben, besteht die Gefahr, dass Stottern zum Schamstimulus wird.

2. Phase: Schule

Die Grundschule stellt im Rückblick vieler Stotternder noch einen relativen Schonraum dar. Sprachliche Fähigkeiten haben noch nicht den hohen Stellenwert als Messinstrument für Leistung wie in der weiterführenden Schule.

Traumatisierende beschämende Erfahrungen bis hin zum Mobbing (vgl. auch Kap. 1.12.3) werden meist aus der Unter- und Mittelstufe der weiterführenden Schule berichtet. Während der Pubertät erleben viele Kinder eine grundlegende Identitätskrise. Generalisierte Selbstüberschätzung und Selbstabwertung prägen diese Entwicklungsphase. Schon kleine Äußerlichkeiten können zu extremer Verunsicherung führen. In diesem Zeitraum sind Jugendliche wegen ihres Stotterns besonders verwundbar. Globale Abwertungen und gängige Vorurteile werden verwendet, um die Rangordnung in einer Klasse festzulegen. Diese können sehr verunsichern und begünstigen eine generalisierte Selbstabwertung, starke Ängste vor dem Wiedererleben solcher Situationen, Vermeideverhalten und Tabuisierung.

Da Stottern situationsabhängig auftritt und die Entwicklung des Stotterns Lernprozessen unterworfen ist, wird hier der **Teufelskreis** deutlich, in dem sich ein stotterndes Kind befinden kann: Es erlebt durch sein Stottern Ablehnung, kämpft dadurch stärker gegen das Stottern an oder vermeidet den Kontakt und zieht sich aus ihm zurück. Es initiiert möglicherweise dadurch die Weiterentwicklung der Begleitsymptomatik, die die Vorurteile der anderen Kinder bestärkt. Als Konsequenz daraus kann ein selbstabwertendes Selbstbild resultieren, der weitere Rückzug aus sozialen Kontakten, weniger prosoziales Verhalten, das Verletzen von Regeln [277] und möglicherweise das Nachlassen von schulischen Leistungen zur Folge hat [217].

Merke

In welchem Ausmaß und in welcher Form sich solche Erfahrungen lebenslang auswirken, hängt unter anderem davon ab, welche Vulnerabilität bzw. Resilienz ein Kind mit sich bringt, wie sehr es über die tatsächlichen Hintergründe seiner Störung informiert ist und inwieweit es bei seinen Bezugspersonen Rückhalt bei der Verarbeitung dieser Erfahrungen findet.

Fazit

Emotionen können die Stotterhäufigkeit beeinflussen. Stottern kann auch Auswirkungen auf die emotionale Entwicklung haben. Primäre emotionale Reaktionen auf Stottern sind Gefühle wie Ärger, Verwirrung, Hilflosigkeit, Angst und Traurigkeit. Diese können bei den betroffenen Kindern und auch den Angehörigen beobachtet werden und sollten im therapeutischen Prozess berücksichtigt werden. Die Reaktionen von Gesprächspartner*innen können dazu beitragen, dass diese primären Gefühlsreaktionen von sekundären Gefühlen und Reaktionen überlagert werden. Hierzu zählen Scham und damit verbundene Ängste, Schuldgefühle, erlernte Hilflosigkeit und der Wunsch nach einer übersteigerten emotionalen Selbstkontrolle. Diese sekundären Gefühle und Reaktionen können einen wesentlichen Teil der Belastung durch Stottern darstellen und werden gelernt. Die Vorbeugung bzw. Behandlung sekundärer Gefühle und Reaktionen muss bei Stottern im Kindesalter grundsätzlich Teil der Therapie sein. Dafür muss auch die Umgebung mit einbezogen werden.

1.12 Stottern und Gesellschaft

In unserer Kultur herrscht die Überzeugung, dass sich die Stotternden ändern und in die Welt der Flüssigsprecher*innen eingliedern sollen. Doch immer mehr Stotternde setzen sich dafür ein, dass die Gesellschaft das Recht anerkennt, stotternd zu sprechen [124]. Sie stellen fest, dass Stotternden immer noch zu häufig unterstellt wird, psychische Probleme, ein gestörtes Verhältnis zu ihrer Umwelt oder Verhaltensauffälligkeiten zu haben ([395], S. 149), die als Ursache des Stotterns angesehen werden. Dafür sind Vorurteile und Unwissen über die Ätiologie von Stottern verantwortlich zu machen. In unserer multikulturellen Gesellschaft müssen sich Therapeut*innen auf kulturspezifisch unterschiedliche Kenntnisse und Einstellungen zu Stottern, zu Krankheit, Heilung und der Rolle der Therapeut*innen und an sie gerichtete Erwartungen einstellen. Dies bedeutet, dass sie im Einzelfall den jeweiligen kulturellen Bezugsrahmen erkunden und in ihrer Arbeit berücksichtigen müssen.

Viele Vorurteile entstehen aus dem nachvollziehbaren Versuch nichtstotternder Laien, sich die Ursache des Stotterns zu erklären. Hierbei gehen die Nichtstotternden davon aus, dass ihnen selbst stotterähnliche Unflüssigkeiten nur dann unterlaufen, wenn sie in einer Situation sprechen, die sie verwirrt oder emotional übermäßig belastet. Häufig werden solche Erfahrungen in unzulässiger Weise auf die psychische und kognitive Verfassung von Stotternden übertragen.

1.12.1 Stigmatisierung

Der Begriff Stigmatisierung (Stigma – Schandmal) bezeichnet das soziologische Phänomen eines verallgemeinernden vorurteilsbeladenen Rückschlusses von Einzelmerkmalen einer Person (z. B. Volkszugehörigkeit, sexuelle Orientierung, Erkrankungen, sozialer Status, aber auch Stottern) auf eine minderwertige Gesamtpersönlichkeit. Für die Entstehung einer Stigmatisierung macht Goffman einen häufig wiederholten Gesichtsverlust verantwortlich [148].

Stotternde unterliegen aufgrund der pragmatischen Auffälligkeit des Stotterns einem hohen Risiko einer Stigmatisierung durch Andere, die von den Medien häufig bestätigt wird. Es liegt daher auf der Hand, diagnostisch abzuklären, inwieweit eine Stigmatisierung durch das Umfeld vorliegt. Die Aufklärung des Umfeldes beugt einer Stigmatisierung vor oder kann ihr entgegenwirken.

1.12.2 Familie

Häufig trifft man auf die Theorie, dass Stottern durch eine belastende Familiensituation verursacht wird. Die bisherigen Forschungsergebnisse zeigen jedoch, dass das nicht zutrifft. Für die Entwicklung von Stottern ist das aufgrund einer genetischen Ursache bestehende neurophysiologische Defizit verantwortlich. In seiner Familie macht ein Kind entweder Erfahrungen, die es ihm erleichtern oder erschweren, mit dem Stottern zurechtzukommen. Kinder können in ihrer Familie einen Rückhalt finden, der ihre Resilienz stärkt, sie können aber auch mit Faktoren konfrontiert sein, die die Modulatoren ungünstig beeinflussen. Und selbstverständlich können stotternde Kinder auch beides erleben. Dies kann z. B. die Gestaltung von Alltagsroutinen sein, wie auf psychologischer Ebene die Familiendynamik.

Zur Einordnung solcher Faktoren sei auf das in diesem Buch vorgestellte 3-Faktoren-Modell des Stotterns (S. 39) verwiesen.

Es gibt große Unterschiede, inwieweit das Stottern eines Kindes in einer Familie als Belastung empfunden wird und wie darauf reagiert wird (▸ Abb. 1.7). Risikofaktoren in Form von ungünstigen Reaktionen entstehen oft aufgrund von Besorgnis, Unsicherheit oder falschen Informationen, die die Krisenverarbeitung erschweren. In seltenen Fällen bekommt Stottern innerhalb einer Familie die Funktion, Abhängigkeiten zu stabilisieren (Funktionalisierung). Beide Formen werden im Folgenden beschrieben.

Kommunikationsverhalten in der Umgebung und Stotterhäufigkeit

Es zeigte sich bei stotternden Vorschulkindern kein Zusammenhang zwischen stottertypischen Unflüssigkeiten und den häufigen Fragen von Eltern oder dem deutlich negativeren Verhalten Gleichaltriger [243], [244]. Auch Kloth et al. zeigten, dass der Interaktionsstil der Mütter keinen direkten Einfluss auf das Stottern der untersuchten Kinder hatte [197]. Meyers vermutet daher, dass Stottern bei Vorschulkindern weniger empfindlich für Zuhörerreaktionen ist als bei stotternden Schulkindern [246]. Diese berichten z. B. von Ängsten, mit bestimmten Personen zu sprechen. Situative Faktoren wie das Sprechen mit mehr als einem Zuhörer, Zeitdruck und unvertraute Situationen scheinen sich auf die Sprechflüssigkeit von stotternden Vorschulkindern stärker auszuwirken als der Interaktionsstil des Gesprächspartners (s. auch [273]).

Veränderung des Interaktionsverhaltens der Eltern als Reaktion auf Stottern

Linguistische Anforderungen

Miles und Bernstein Ratner untersuchten, ob Mütter von stotternden Kindern kurz nach Auftreten der Stottersymptomatik Unterschiede im linguisti-

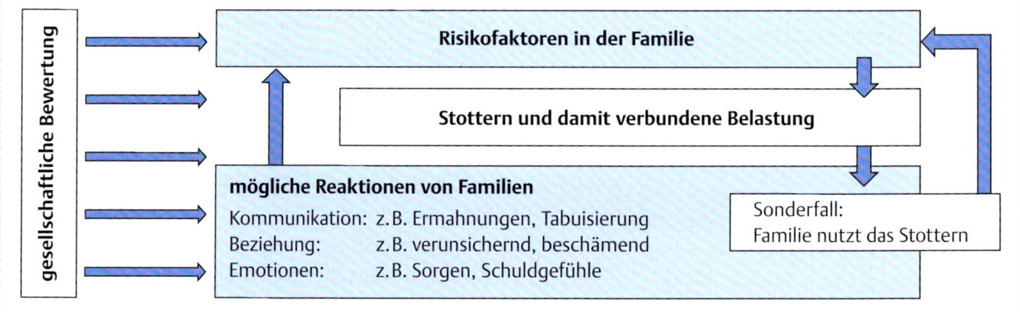

Abb. 1.7 Reaktionen. Ungünstige Reaktionen einer Familie auf Stottern.

schen Anforderungsniveau im Vergleich zu Müttern von nichtstotternden Kindern aufweisen [251]. Die Eltern beider Gruppen unterschieden sich nicht signifikant in dem Ausmaß, in dem sie ihren sprachlichen Input an das gegenwärtige linguistisch-grammatikalische oder lexikalische Leistungsniveau ihrer Kinder anpassten. Daraus kann man ableiten, dass die Mütter stotternder Kinder genauso sensibel für die sprachlichen Fähigkeiten ihrer Kinder sind wie die Mütter der nichtstotternden Kinder.

Sprechgeschwindigkeit

Meyers und Freeman untersuchten nicht nur einseitig das Elternverhalten, sondern auch die Wechselwirkung mit dem Verhalten des Kindes [247], [248], [249]. Sie stellten fest, dass Mütter stotternder Kinder mit den Kindern signifikant schneller sprechen als Mütter von normal sprechenden Kindern. Das besondere an ihrer Studie ist, dass sie nun die Mütter der beiden Gruppen austauschten. Als sie die Mütter der normal sprechenden Kinder mit stotternden Kindern sprechen ließen, stellte sich heraus, dass diese Mütter die gleichen Verhaltensweisen zeigen wie vorher die Mütter der stotternden Kinder. Sie sprechen mit stotternden Kindern schneller als mit nichtstotternden Kindern, was ein Hinweis darauf ist, dass das erhöhte Sprechtempo eine Reaktion des Gesprächspartners auf das Stottern des Kindes ist.

Unterbrechungen

Meyers und Freeman stellten fest, dass flüssig sprechende Kinder von ihren Müttern seltener unterbrochen werden als unflüssig sprechende, was – wie oben beschrieben – auch als eine emotionale Reaktion auf Stottern gedeutet werden kann [247].

Krisenverarbeitung

Reaktionen von Familien sind Ausdruck davon, wie die Familie versucht, das Stottern zu verarbeiten. Dabei hat der Wissensstand über Stottern in der Familie große Bedeutung. Häufig ist dieser geprägt von gesellschaftlichen Vorurteilen und Fehlinformationen, wie z. B., dass Stottern nicht angesprochen werden dürfe, dass man vor dem 6. Lebensjahr Stottern nicht behandeln dürfe oder dass Stottern Ausdruck einer psychischen Störung des Kindes sei, ausgelöst durch das Fehlverhalten der Familie. Erschwert wird die Verarbeitung des Stotterns durch die Fluktuation der Störung. Symptomarme oder -freie Phasen lösen die Hoffnung auf endgültige Heilung aus, während Phasen mit starker Symptomatik zu Enttäuschung, (Selbst-)Vorwürfen, Ärger und Sorgen führen. Je länger die Störung besteht, desto mehr muss sich eine Familie mit der Wahrscheinlichkeit eines Langzeitstotterns auseinandersetzen. In diesem Zusammenhang sei auf die Phasen der Krisenverarbeitung verwiesen, die sich auch auf die Therapie auswirken können [353], [143], [144].

Eine Familie mit einem stotternden Kind muss Wege finden, mit Stottern und den damit verbundenen Gefühlen wie Verunsicherung, Ungeduld, Schuldgefühlen, Scham und ggf. der zeitlichen Belastung durch eine Therapie zurechtzukommen. Je besser dies gelingt, desto weniger besteht das Risiko, dass das Kind negative psychische Reaktionen auf das Stottern entwickelt. Elternbeteiligung, Beratung und Information über die Störung ermöglichen in den meisten Fällen der Familie einen angemessenen Umgang mit dem stotternden Kind.

Ungünstige Umgebungsbedingungen

In Familien stotternder Kinder können unabhängig von den Reaktionen auf Stottern genauso stressende oder ungünstige Alltagsbedingungen (Zeitdruck, hektische Alltagsroutinen, Geschwisterrivalität) bestehen wie in allen anderen Familien. Im Einzelfall kann das die Entwicklung von Resilienz erschweren und negative Modulatoren begünstigen.

Es ist nur in Ausnahmefällen gerechtfertigt, solche Risikofaktoren in die Behandlung einzubeziehen, denn dieses stellt einen starken Eingriff dar und darf nur nach reiflicher Überlegung in begründeten Fällen bei transparenter Zielabsprache erfolgen. Psychotherapeutische Beratungen gehören nicht zum Behandlungsauftrag einer logopädischen Therapie und bedürfen einer gesonderten Qualifikation der Therapeutin *und* eines explizit erteilten Auftrags durch die Familie.

Sonderfall: Funktionalisierung von Stottern

Dieser liegt vor, wenn das Stottern von Familienmitgliedern unbewusst genutzt wird, um eigene psychische Bedürfnisse zu erfüllen und Abhängigkeiten zu stabilisieren. Stottern bekommt dann eine Funktion auf der psychischen Ebene, es wird funktionalisiert. Zum besseren Verständnis folgen sehr vereinfachte Beispiele:

- **Ablösungsprozess eines Kindes von den Eltern:** Stottern kann die Funktion bekommen, eine überfürsorgliche Beziehung aufrechtzuerhalten.
- **Geschwisterkonkurrenz:** Stottern kann die Funktion bekommen, dem stotternden Kind Vorteile (oder Nachteile) zu verschaffen, z. B. durch mehr Redezeit und Aufmerksamkeit, ggf. Therapie.
- **Trennungskonflikt der Eltern:** Die Eltern weisen sich gegenseitig die Schuld am Stottern zu oder verheimlichen ihren Konflikt vor dem Kind, weil sie Schuldgefühle haben, dadurch das Stottern verursacht zu haben.

Die Unterstellung, ein Kind stottere, um in der Familie einen sog. sekundären Krankheitsgewinn (z. B. mehr Zuwendung, mehr Redezeit) zu bekommen, ist nicht plausibel. Die Funktionalisierung bedeutet für das Kind eine emotionale Belastung, die den Schwellenwert für das Auftreten von Stotterereignissen absenkt.

Eine familiäre Funktionalisierung von Stottern kann auch in der logopädischen Therapie deutlich werden. Ein Hinweis kann sein, dass ein Elternteil versucht, die Therapeutin gegen das andere Elternteil auszuspielen. Oder wenn die Belastung der Eltern durch das Stottern sehr hoch scheint und sie sich dennoch kaum für die Therapie oder Elternberatung engagieren oder wenn das Kind überdauernd starke Abneigung oder Angst zeigt, Stottern zu thematisieren oder zu bearbeiten, sollte an die Möglichkeit einer Funktionalisierung gedacht werden.

Fallbeispiel

B

Jan (8 Jahre) ist seit 1½ Jahren in Stottertherapie. Zu Beginn zeigte er in der Therapie gute Fortschritte. Mit großer Motivation ließen er und seine Mutter sich auf die Desensibilisierung, Identifikation und Modifikation ein. Der Vater zeigte sich mit der Therapie einverstanden, nachdem ausführlich seine kritischen Fragen zum Therapieansatz besprochen worden waren. Weitere Gespräche fanden aus terminlichen Gründen nur mit der Mutter statt. Durch die Gespräche mit der Mutter erfuhr die Therapeutin, dass die elterliche Beziehung stark belastet war. Innerhalb des 1. Jahres entwickelte Jan ein lockeres Stottermuster und ein in den meisten Situationen selbstbewussteres Kommunikationsverhalten. Nach etwa 1 Jahr bekam die Therapeutin jedoch das Gefühl, dass die Therapie immer schleppender verlief. Jan kam zwar weiterhin sehr gerne zur Therapie, aber seine Motivation, sich mit Stottern oder dem Transfer von Sprechtechniken zu beschäftigen, hatte stark nachgelassen. Außerdem zeigte er eine starke Begleitsymptomatik und vom Stottern unabhängige Tics. Die Mutter berichtete, dass es momentan nicht möglich sei, zu Hause zu üben, denn Jan würde sehr schnell mit Wutausbrüchen reagieren. Sie eröffnete, dass sie sich in Scheidung befinde. Sie äußerte Vorwürfe an den Vater des Kindes, mit seinem Verhalten Jans Stottern zu verstärken und bat die Therapeutin, doch ein Schreiben zu verfassen, dass deshalb das Besuchsrecht eingeschränkt werden sollte. Die Therapeutin kam dieser Bitte nicht nach. Sie untersuchte mit der Mutter die Auswirkungen der Trennungssituation auf Jans Stottern und erklärte, dass es für Jan sehr belastend sei, wenn das Stottern als Argument in der Auseinandersetzung verwendet würde. In einem Gespräch mit dem Vater entstand der Eindruck, dass beide Eltern einander vergleichbare Vorwürfe machten. Die Eltern beschlossen, eine Kinderpsychotherapie zu beginnen, die auch große Anteile von Elterngesprächen umfasst. Außerdem wurde vereinbart, die Stottertherapie vorerst auszusetzen.

Beide Eltern stimmten einer Kontaktaufnahme von Psychotherapeutin und Logopädin zum Zwecke des Austauschs über die bisherigen Inhalte der Stottertherapie zu. Es wurde außerdem vereinbart, dass sich die Eltern an die Logopädin wenden dürfen, wenn in Absprache mit der Psychotherapeutin die logopädische Behandlung wieder aufgenommen werden soll. Jan sollte zu Hause nicht zum Einsatz von Sprechtechniken ermahnt werden und die Eltern sollten vorerst auch keine Hausaufgaben mit ihm durchführen. Ausschlaggebend für diese Entscheidung war die Entlastung von Jan, den Eltern und der Therapeutin vom Anspruch, das Stottern in dieser Situation „in den Griff zu kriegen".

Die Früherkennung einer Funktionalisierung, z. B. im Rahmen der Vertragsarbeit (S. 161), ist wünschenswert, jedoch häufig schwierig. Eine fachliche Supervision kann hier für die behandelnde Therapeutin hilfreich sein. Eine unerkannte Funktionalisierung kann dazu führen, dass in der logopädischen Therapie keine Fortschritte erzielt werden. Daher sollte die Therapeutin ihre objektiven Beobachtungen an die Eltern, bei älteren Kindern an die Familie zurückmelden, ohne dabei zu interpretieren oder Schuldzuweisungen zu äußern, um dann gemeinsam das weitere Vorgehen zu überlegen. Möglicherweise ist es erforderlich, eine Psychotherapeutin hinzuzuziehen, damit die logopädische Behandlung fortgesetzt oder ausgesetzt werden kann.

Wird parallel oder sukzessive eine psychotherapeutische und eine logopädische Behandlung durchgeführt, ist ein guter Informationsaustausch zwischen den Therapeut*innen wichtig.

1.12.3 Kindergarten und Schule

Kindergarten

Im Kindergartenalter zeigt sich das Stottern bei vielen Kindern zum ersten Mal. Manchmal sind Erzieher*innen die ersten, die es beobachten, und sie sind häufig auch die ersten, die von den besorgten Eltern um Rat gefragt werden, wenn diese den Verdacht haben, ihr Kind habe zu stottern begonnen. In der Aus- und Weiterbildung von Erzieher*innen werden Informationen zu Sprachentwicklung und Sprachförderung vermittelt, aber kaum Inhalte zum Auftreten und zur Entwicklung von Stottern. Auch wenn viele Erzieher*innen intuitiv richtig handeln, würden sie sich sicherer fühlen, wenn sie mehr über Stottern wüssten.

Wenn Erzieher*innen von der Hypothese ausgehen, dass Stottern durch fehlerhaftes Verhalten der Eltern verursacht wird, trägt ihre Beratung zur Verunsicherung der Eltern bei. Im Idealfall verfügen Erzieher*innen selbst über Basiskenntnisse über Stottern und können deshalb angemessen mit dem Kind umgehen und ihre Beobachtungen mit den Eltern des Kindes austauschen.

Merke

Erhält das Kind eine logopädische Therapie, kann ein Austausch zwischen Erzieherin und Therapeutin sinnvoll sein, da die Erzieherin das Kind in vielen unterschiedlichen Gesprächssituationen kennt und wichtige Informationen zum Verlauf oder den Reaktionen anderer Kinder geben kann.

Schule

In der Schule stottern etwa 1 % der Schüler*innen, möglicherweise sogar mehr, da ein Teil der Grundschulkinder noch vor der Remission steht. Davon befindet sich nach Benecken und Spindler in Deutschland nur ein ganz geringer Teil (ca. 2 %, Tendenz fallend) in integrativen Einrichtungen oder Schulen mit dem Förderschwerpunkt Sprache [27]. Die meisten betroffenen Kinder besuchen Regelschulen.

Bisher gibt es sowohl zur Situation von stotternden Schüler*innen an deutschen Regelschulen als auch an Sprachheilschulen kaum Untersuchungen [27]. Auch in der internationalen Literatur wird die Schulsituation selten untersucht. Dabei werten stotternde Schüler*innen, die sich in Therapie befinden, die Schule meist als den Lebensbereich, der sie am stärksten belastet. Auch viele Erwachsene bezeichnen retrospektiv ihre Schulzeit als besonders belastend [440].

Bei der folgenden Darstellung der Schulsituation für stotternde Kinder wird zunächst auf den Unterricht und die Leistungsmessung, im Anschluss daran auf die soziale Situation im Klassenzimmer eingegangen.

Regelschule

Grundsätzlich können stotternde Kinder die Schulform wählen, die sie auch gewählt hätten, wenn sie nicht stottern würden. In den meisten Fällen ist das die Regelschule. Dabei müssen sich Kind und Eltern darauf einstellen, dass nicht immer angemessen mit dem Stottern umgegangen wird, auch wenn vonseiten des Gesetzgebers eine Chancengleichheit postuliert und in den vergangenen Jahren das explizite Recht auf Inklusion festgeschrieben ist. Deshalb sind sie von logopädischer Seite zu unterstützen und zu beraten, damit in der Schule angemessen auf das Stottern reagiert wird.

Chancengleichheit durch Nachteilsausgleich

Artikel 3 Abs. 3 des Grundgesetzes schützt stotternde Menschen vor einer Benachteiligung. Daher haben stotternde Schüler*innen unabhängig von der Feststellung eines sonderpädagogischen Förderbedarfs das Recht auf einen Nachteilsausgleich, vergleichbar mit dem Nachteilsausgleich für Schüler*innen mit einer Lese-Rechtschreib-Schwäche (LRS) [60]. In den verschiedenen Bundesländern gibt es keine einheitliche Regelung, wie dieser zu gewähren ist. Eine Übersicht findet sich auf der Website der Bundesvereinigung Stottern & Selbsthilfe e. V.. Ennuschat und Rux haben in deren Auftrag die aktuelle Rechtslage analysiert und detailliert dargestellt [115].

In den meisten Fällen sind es die Eltern, die Schüler*innen selbst oder behandelnde Therapeut*innen, die die Schule auf den Nachteilsausgleich hinweisen. Hierbei ist es sehr von einzelnen Lehrer*innen bzw. Schulen abhängig, wie offen sie auf diesen Hinweis reagieren.

Ablehnung liegt oft an einem unzureichenden Informationsstand. Gegenwärtig werden nicht einmal im Lehramtsstudium minimale Kenntnisse über Stottern vermittelt. Daher sind Lehrer*innen, die vielfach intuitiv ganz richtig handeln, oft nicht in der Lage, die Situation eines stotternden Schülers wirklich einzuschätzen und den Schüler, seine Eltern bzw. Mitschüler*innen angemessen zu informieren bzw. zu beraten.

Bagatellisierung und Fehleinschätzung

Eine Folge dieser mangelnden Kenntnisse ist, dass Stottern häufig nicht erkannt oder nicht ernst genommen wird („In der Pause konntest du noch ganz normal reden und jetzt kriegst du kein Wort raus, du hast wohl nicht gelernt!"). Wenn stotternde Schüler*innen in der Regelschule nicht als solche erkannt werden oder auf ihre Störung nicht eingegangen wird, ist das unproblematisch für jene, die ohne Leidensdruck stottern und keine Nachteile durch das Stottern erfahren. Probleme entstehen für offen stotternde Schüler*innen, wenn sie aufgrund von Fehleinschätzung oder Bagatellisierung oder aufgrund mangelnder Sachkenntnis der Lehrer*innen nicht erkannt oder mit ihrer Einschränkung nicht ernst genommen werden. Bisher haben Lehrer*innen kaum Möglichkeiten, verdeckt stotternde Schüler*innen ausfindig zu machen, die ein effektives Vermeideverhalten zeigen und ihr Stottern bewusst geheim halten. So können Lehrer*innen zur Schlussfolgerung kommen, noch nie stotternde Schüler*innen unterrichtet zu haben. Hier liegt es in der Verantwortung von Eltern oder behandelnden Therapeut*innen, die Lehrer*innen zu informieren.

Unterrichtsgestaltung

Britische Lehrer*innen und Lehramtsstudent*innen gaben an, im Umgang mit Stottern im Klassenraum unsicher zu sein und wünschten mehr Informationen [465]. Lindenmeyer et al. kamen schon 1994 in Deutschland zu ähnlichen Ergebnissen [228].

Stotternde Schüler*innen profitieren davon, wenn ihre Lehrer*innen über Stottern gut informiert sind und ihren Unterricht so gestalten, dass eine angstfreie Kommunikation mit Stottern möglich ist. Zu wünschen wäre daher, dass Lehrer*innen schon im Studium, zumindest aber in Fortbildungen, das relevante Wissen und einen unterstützenden Umgang mit Stottern in der Schule erwerben.

Grundsätzlich führt der offene Austausch über das Stottern zwischen Lehrer*in und Schüler*in zu einer guten Basis. Der Schüler kann sein Stottern offener zeigen und die Lehrerin entwickelt Verständnis für seine Situation. Besonders wirksam ist eine Unterrichtsstunde zum Thema Stottern (S. 185). Wenn die Mitschüler*innen aufgeklärt sind, besteht für das stotternde Kind nicht mehr die Notwendigkeit, das Stottern möglichst oft zu vermeiden. Soziale Ausgrenzungen in der Klasse nehmen erfahrungsgemäß ab. Die Mitschüler*innen zeigen mehr Verständnis für den Fall, dass Sonderregelungen für den Nachteilsausgleich getroffen wurden.

In einer inklusiven Unterrichtsgestaltung kommen verstärkt Gruppenarbeit und kooperative Arbeitsweisen zum Einsatz. Die Sprechsituationen in diesen Arbeitsformen sind weniger exponiert als im Frontalunterricht vor der ganzen Klasse und entlasten so das Kind [460]. Weitere Möglichkeiten der Unterrichtsgestaltung und des Nachteilsausgleichs siehe ▶ Tab. 1.2. Alle Maßnahmen sind mit Bedacht durchzuführen, damit das stotternde Kind keine unangenehme Sonderrolle in der Klasse bekommt.

Die Auswirkungen von Distanzunterricht auf stotternde Kinder können sehr unterschiedlich sein. Er kann für die mündliche Beteiligung einen geschützteren Rahmen bieten als der Präsenzunterricht, kann aber auch als belastender empfunden werden. Das sprachliche und situative Vermeiden kann begünstigt sein. Grundsätzlich erschwert fehlender Präsenzunterricht den Erwerb sozialer Kompetenzen. Der Rückgang von sozialen Beziehungen, verstärkte Einsamkeit, aber auch starke Belastungen in der Familie durch die Schulschließungen führten während der Pandemie zu Depressionen, psychosozialen, Motivations- und Konzentrationsproblemen bei Schüler*innen [213], [301]. Aggressives Verhalten hat deutlich zugenommen [312]. In einem Präsenzunterricht, in dem mehr auf das Aufholen der Lernrückstände als auf die psychosoziale Entwicklung fokussiert wird, müssen stotternde Kinder mit schwierigeren Bedingungen rechnen. Daher müssen Anamnese und Therapie sowohl den Präsenz- als auch einen möglichen Distanzunterricht berücksichtigen.

Mündliche Leistungsmessung

Aus Unwissenheit sehen viele Lehrer*innen nicht die Schwierigkeiten für stotternde Kinder bei der mündlichen Leistungsmessung. Sie fragen beispielsweise der Reihe nach ab oder stellen ein stotterndes Kind vor der Klasse bloß (vgl. [333]). Ver-

Tab. 1.2 Möglichkeiten der Unterrichtsgestaltung und des Nachteilsausgleichs [59], [398], [459].

Unterrichtsgestaltung	Nachteilsausgleich
• Stottern mit dem Schüler offen thematisieren • Fokus auf den Inhalt der Äußerung legen • Vorbild für die Klasse bzgl. der Akzeptanz des Stotterns sein • Blickkontakt halten • Zeit für Antworten geben • Mobbing vorbeugen • die Klasse über Stottern informieren • Anderssein thematisieren • Sitzordnung überdenken • Gruppenarbeit fördern	• individuelle Absprachen treffen (selbst melden/aufgerufen werden) • nicht alphabetisch/der Reihe nach aufrufen • freiwillige Beiträge möglichst zulassen • lautes Vorlesen unisono mit Partner(n) • Abfragen/Referate unter 4 Augen oder in Kleingruppen • Tonträger oder Video für Abfrage oder Referate • den Inhalt bewerten, nicht die Sprechweise • Zeitzugabe in mündlichen Prüfungen
Nur in sehr seltenen Ausnahmen vorübergehend sinnvoll	

Bei starker Sprechangst mit kompletter Vermeidung mündlicher Mitarbeit
• höhere Gewichtung der schriftlichen gegenüber der mündlichen Note
• schriftliche Ersatzleistungen
  ○ Nachteil für schriftlich schwache Kinder
  ○ Spontaneität der mündlichen Prüfung entfällt
  ○ Bestätigung der Unfähigkeit, eine mündliche Prüfung zu absolvieren	

ständlicherweise reagieren stotternde Kinder in solchen Situationen mit Signalen psychischer Belastung, was wiederum die Vorurteile des Lehrers (psychisch labil) bestätigt. Zu einer ungerechtfertigt schlechten Benotung kann es dadurch kommen, dass ein stotterndes Kind sich aus Furcht zu stottern, nicht mehr am Unterricht beteiligt und bei direkter Nachfrage vielleicht vorgibt, die Antwort nicht zu kennen. Bei Kindern, die sich stotternd am Unterricht beteiligen, kann ein stockender Redefluss zur falschen Annahme führen, dass das Kind Wissensdefizite, Wortfindungsprobleme oder Schwierigkeiten beim Lesen oder im Formulieren von Gedanken habe und somit eine schlechtere Benotung mit sich bringen [228].

Nachteilsausgleich in der Praxis

Vorausgesetzt, ein Schüler hat Nachteile durch sein Stottern, ist ein Nachteilsausgleich zu gewähren. Das trifft auch bei verdecktem Stottern zu. Wenn nicht vonseiten der Schule der Nachteilsausgleich eingeleitet wird, müssen sich der stotternde Schüler oder seine Eltern mit einer ärztlichen und logopädischen Diagnose an den Klassenlehrer wenden. Dies sollte frühzeitig und nicht erst kurz vor Prüfungen geschehen. Hilfreich ist die Hinzuziehung der behandelnden Therapeutin, die die kommunikative Einschränkung durch das Stottern und die daraus entstehenden Nachteile beschreibt und Vorschläge für mögliche Maßnahmen anbietet.

Der Nachteilsausgleich sollte sowohl die Unterrichtsgestaltung als auch die Leistungsmessung betreffen und individuell mit dem Schüler abgesprochen sein. Eine Revision in größeren Abständen ist sinnvoll, um den Eindruck zu vermeiden, der Schüler würde bis zum Ende der Schulzeit auf sein Defizit verweisen, um Leistungen nicht erbringen zu müssen. Üblich ist für die Gewährung des Nachteilsausgleichs durch die Schule neben der gesicherten Diagnose der Nachweis, dass therapeutische Interventionen geplant sind oder durchgeführt werden.

Aktuell besteht an Schulen oft noch eine große Rechtsunsicherheit im Umgang mit dem Nachteilsausgleich, weshalb anzuraten ist, dass die Eltern oder der Schüler entsprechend vorbereitet sind und den Lehrer*innen Informationsmaterial mitbringen wie die Broschüre der BVSS „Meine Rechte als stotternder Schüler“ [60]. Ein Vermerk über den Nachteilsausgleich im Zeugnis ist unzulässig [115]. Die Form des Nachteilsausgleichs und die erforderlichen Schritte zur Beantragung sind in Deutschland länderspezifisch und können bei der BVSS erfragt werden.

Sonderpädagogischer Förderbedarf

2009 wurde in Deutschland die UN-Behindertenrechtskonvention ratifiziert und somit auch die Verpflichtung zur Chancengleichheit für Kinder mit Behinderungen in der Schule. Stotternde Kinder können im Rahmen der Inklusion theoretisch jede Schulform ihrer Wahl besuchen. Die jeweilige Schule sollte sich dabei den Bedürfnissen der Schüler mit Behinderungen anpassen [460]. Das bedeutet, dass Kinder an Regelschulen, bei denen ein sonderpädagogischer Förderbedarf festgestellt wurde, das Recht auf eine sonderpädagogische Förderung an ihrer Schule haben. Aktuell sind jedoch nur wenige Sonderpädagog*innen im Förderschwerpunkt Sprache dazu qualifiziert, eine stotterspezifische Therapie oder Fördermaßnahme anzubieten [398]. Daher ist in den meisten Fällen eine Behandlung außerhalb der Schulzeit erforderlich.

Förderschule

An Förderschulen können kleine Klassen und das Vorhandensein anderer Kinder mit Sprachbehinderungen stotternde Kinder entlasten, vor allem bei zusätzlichen Sprach- und Sprechstörungen, wobei mögliche Nachteile im nichtschulischen Umfeld durch die Sonder- und Schonraumsituation zu diskutieren sind. In vielen Fördereinrichtungen fehlt bisher eine spezifische Therapie des Stotterns.

Sozialer Status im Klassenverband

Blood und Blood stellten fest, dass stotternde Kinder gegenüber nichtstotternden Kindern (22 %) ein signifikant höheres Risiko haben, Mobbing zu erfahren (61 %) [34]. Langevin stellte fest, dass nichtstotternde Schüler gegenüber stotternden Schülern signifikant negativere Einstellungen zeigen als gegenüber nichtstotternden [218]. Der höchste Anteil an negativen Attribuierungen fand sich bei den 9- bis 11-Jährigen, weshalb sie die Aufklärung über Stottern in der 4. Klasse für besonders wichtig hält.

Davis und Howell untersuchten den sozialen Status stotternder Kinder an 16 Schulen, indem sie alle Kinder interviewten und sie baten, die 3 beliebtesten und die 3 unbeliebtesten Kinder in ihrer Klasse zu nennen. Den Kindern wurde gesagt, dass es sich um eine Studie zu Freundschaften in der Schule handeln würde. Sie wussten also nichts über das eigentliche Thema Stottern. Es stellte sich heraus, dass im Vergleich zu den nichtstotternden Kindern die stotternden Kinder 4-mal seltener zu den beliebten Kindern gezählt wurden, aber doppelt so oft zu den unbeliebten. Unter den stotternden Kindern waren außerdem mehr Opfer von Mobbing, sie zählten häufiger zu den hilfesuchenden Kindern und seltener zu den Anführer*innen [84].

Risikoprofil

Für ein Kind, das besonders Gefahr läuft, wegen seines Stotterns gemobbt zu werden, entwerfen Benecken u. Spindler folgendes Risikoprofil ([27], S. 9 f.): „Es ist eher männlich und zwischen 11 und 13 Jahren alt. Es hat keine Freunde in der Klasse bzw. die wenigen Freunde, die es hat, haben einen geringen soziometrischen Status. Der eigene soziometrische Status ist eher schlecht. Dieses Kind und dessen Eltern zeigen bezüglich des Stotterns einen eher defensiv-vermeidenden Interaktionsstil. Neben dem Stottern weist dieses Kind bzw. dessen Familie auch noch weitere Abweichungen von der Norm (z. B. Körpergröße, Gewicht, Intelligenz, Brille, Sozialschicht, Aussehen, Kleidungsgewohnheiten) auf".

Auch die **Gegebenheiten in der Schulklasse** beeinflussen das Risiko des Mobbings. Das sind strukturelle Gegebenheiten, wie z. B. Schul- und Klassengröße, häufige Lehrerwechsel und Unterrichtsausfälle; geringer Kontakt zum Elternhaus.

Gruppendynamische Prozesse

Sie stehen in enger Wechselwirkung mit dem Lehrerverhalten zu Beginn der weiterführenden Schule: Gleichaltrige müssen zu einem neuen Klassenverband zusammenfinden. Das unpersönliche Fachlehrerprinzip trägt dazu bei, dass dieser Prozess immer wieder gestört wird. Es herrscht ein hoher Konkurrenz- und Normierungsdruck unter den Klassenkamerad*innen. Demütigung und Bloßstellung dienen dazu, Anpassung aus Angst zu erzeugen und die soziale Position der einzelnen Kinder zu bestimmen und zu fixieren. Die weiter oben im Risikoprofil beschriebenen Auffälligkeiten bieten Ansatzpunkte, um stotternden Kindern in diesem Prozess einen niedrigen Status zuzuweisen.

Verbesserung der Situation stotternder Schulkinder

Auf verschiedenen Ebenen sind Konsequenzen zu ziehen.

- Konsequenzen für die Schule:
  - Informationen über Stottern und den Nachteilsausgleich als obligatorischer Studieninhalt in der Lehrerbildung und Weiterbildung.
  - Sprachheilpädagog*innen, die an Regelschulen stotternde Kinder und ihre Eltern und Lehrer*innen kompetent unterstützen.
- Konsequenzen für die logopädische Praxis:
  - Therapie im Vorschulalter, um stotternde Kinder und ihre Eltern so weit wie möglich vorbereitend zu stärken.
  - Elternberatung bezüglich der Risiken der Schullaufbahn und der Aufgaben, die auf die Eltern zukommen.
  - Genaue Analyse der Schulsituation mit stotternden Schulkindern und ihren Lehrer*innen.
  - Förderung des Selbstwertgefühls und eines internen Locus of control bei stotternden Schüler*innen.
  - Unterstützung von stotterndem Kind, Eltern und Lehrer*innen bei der Enttabuisierung von Stottern in der Klasse, Unterrichtsstunde zum Thema Stottern.

1.12.4 Darstellung in den Medien

In Büchern, Filmen und Zeitungsartikeln werden Stotternde meist stereotyp als psychisch gestört dargestellt. Benecken hat 1996 die Rolle von Stotternden untersucht und ist zu dem Schluss gekommen, dass das häufigste Stereotyp das des Neurotikers oder Psychopathen ist [25]. Er belegt das anhand einer Vielzahl von Beispielen in Büchern, Filmen, Liedern usw., in denen die stotternden Personen neben ihrem Stottern fast durchweg noch andere Auffälligkeiten zeigen.

Häufig werden psychische Störungen als Ursache des Stotterns angesehen. Diese Darstellungen haben Auswirkungen auf Stotternde, die sich mit dem Bild „des Stotternden“ konfrontiert sehen, aber auch auf Nichtstotternde, die dadurch ein falsches Bild von Stotternden vermittelt bekommen. Folge dieses Stereotyps kann sein, dass Stotternde stigmatisiert und deshalb ausgegrenzt werden bzw. sich selbst ausschließen.

Seit der Untersuchung von Benecken lassen sich Veränderungen in der Darstellung in den Medien beobachten. Stotternde distanzieren sich immer häufiger in Interviews, Dokumentationsfilmen und Talkshows von diesem Bild und gehen offensiv mit ihrer Störung um. Der Film „The Kings Speech“ stellte dem verzerrten Bild des Stotternden, das aus Witzen und Filmen sicher nicht ganz verschwinden wird, ein realistisches Bild gegenüber, das die Belastung durch Stottern ebenso zeigt, wie den Mut, den es bedarf, damit offensiv umzugehen [362]. Beispiele für selbstbewusstes Auftreten Stotternder sind die zahlreichen Aktivitäten der bundesweit tätigen Selbsthilfegruppen (z. B. die Gruppe „FLOW“, die sich speziell mit den Bedürfnissen Jugendlicher und junger Erwachsener, die stottern, beschäftigt), das offene Bekenntnis des US-amerikanischen Präsidenten Joe Biden während seiner Amtszeit zu seinem Stottern und die „Benni“-Comics, in denen ein stotterndes Kind der Protagonist ist [264]. Fachleute, die sich mit Stottern beschäftigen, und Stotternde selbst können als Multiplikatoren in Podiumsdiskussionen, Interviews etc. dazu beitragen, die Diskussion zu versachlichen. Hier ist der von der International Stuttering Association (ISA, s. Kap. Selbsthilfeorganisationen) mit der World Stuttering and Cluttering Organization (WSCO, s. Kap. Vereinigungen für Stottertherapie) gemeinsam ausgerufene Welttag des Stotterns am 22. Oktober eine gute Möglichkeit, Stottern auf verschiedenen Ebenen (Schule, Zeitung, Radio, Internet) zu thematisieren und Vorurteile abzubauen.

1.12.5 Therapeutische Versorgung von Stotternden

Aus medizinischer Sicht ist Stottern eine Störung, die behandelt werden muss, damit sich die Betroffenen in die Welt der Flüssigsprecher*innen eingliedern können. Doch immer mehr Stotternde setzen sich für einen Paradigmenwechsel ein, indem die Gesellschaft das Recht anerkennt, stotternd zu sprechen [124]. Das bedeutet nicht, dass dysfunktionelle Coping-Strategien befürwortet werden, sondern dass Stotternde selbstverständlich stottern dürfen und dabei funktionelle Coping-Strategien einsetzen können, wenn sie das wollen. KIDS und andere Verfahren der Stottermodifikation unterstützen diese Haltung.

In der **Heilmittel-Richtlinie** (HMR; [139]) wird Stottern unter I „Maßnahmen der Stimm-, Sprech- und Sprachtherapie“ bei **Störungen des Redeflusses** aufgeführt.

Zusatzinfo

Die HMR entspricht hier *nicht* dem Stand der Forschung und enthält irreführende bzw. unangemessene Anweisungen für die überweisenden Ärzte und Ärztinnen bezüglich Indikation und Verordnungsmöglichkeiten.

Daher haben manche Vorgaben der HMR weitreichende Folgen, die sowohl für Patient*innen als auch für Kostenträger von Nachteil sein können. Sie tragen zur Verunsicherung von Eltern und zur Aufrechterhaltung von Vorurteilen in der Bevölkerung bei, wie die beiden folgenden Beispiele zeigen:

- „Physiologische Sprechunflüssigkeiten“ dürfen gemäß der HMR ausdrücklich nicht behandelt werden [139].
- Eine Behandlung funktioneller Unflüssigkeiten wird jedoch von niemandem als notwendig angesehen. Die HMR lehnt damit offensichtlich eine Frühtherapie von Stottern bei jüngeren Kindern oder von Stottern, das erst seit Kurzem besteht, ab. Die Notwendigkeit einer Frühtherapie ist jedoch international anerkannt [382].

- Ohne Verweis auf empirische Belege wird die orientierende Bedarfsmenge mit 50 Therapieeinheiten angegeben und die empfohlene Frequenz mit einer Therapieeinheit pro Woche angegeben. Da es nicht mehr möglich ist, mehr als 2 Therapieeinheiten pro Tag zu verordnen, werden die Möglichkeiten der ambulanten Intensivtherapien nicht ausgeschöpft, obwohl die S 3-Leitlinie explizit darauf verweist, Intensivmaßnahmen regulär anzubieten und nicht nur als letzte Maßnahme nach erfolglosen extensiven Therapien zu betrachten [269].

Frühe Diagnostik und Therapie

Erfreulicherweise fordert die AWMF-Leitlinie „Redeflussstörungen" eine frühe Diagnostik und Therapie bei Stottern im Kindesalter [269], [85].

In den Fragenkanon der pädiatrischen Vorsorgeuntersuchungen wurde die Frage, ob Eltern bei ihren Kind Stottern vermuten, zu 2 Untersuchungszeitpunkten aufgenommen: bei der U8 (im Lebensmonat 46–48) und der U9 (60. –64. Lebensmonat) [139].

Eine praktikable Alternative zu einem Siebtest ist, Eltern, Erzieher*innen und anderen Bezugspersonen niedrigschwellig praktikable Instrumente online zur Verfügung zu stellen, um zu erkennen, ob ein Kind zur Diagnostik vorgestellt werden sollte. Dazu gehören im Onlinematerial zum Buch (S. 287) die „Screening Liste Stottern" (S. 104) der „Interaktive Stottertest" auf der Website der IVS [177] und der Redeflusskompass der HfH Zürich [203].

Eltern, die eine Stotterdiagnostik durchführen lassen wollen, stehen dabei häufig vor dem Problem, eine Therapeutin zu finden, die bei jungen Kindern eine entsprechende Diagnostik und Therapie anbietet. Es gibt keine aussagekräftigen Zahlen, ob gegenwärtig genug Fachleute ausreichend qualifiziert sind, Stottern zu diagnostizieren und eine adäquate Therapie anzubieten. Die Qualifikation von Logopäd*innen, Sprachheilpädagog*innen und verwandten Berufsgruppen legt die Befähigung nicht zwingend fest, stotternde Kinder und deren Eltern umfassend betreuen zu können. Ausgehend vom Wissensstand über Stottern und von den Erfolgen, die beispielsweise in Dänemark, Belgien, den Niederlanden und im angloamerikanischen Raum mit direkten, multimodalen Ansätzen erzielt wurden, ist die angemessene Konsequenz, so früh wie möglich eine qualifizierte Diagnostik durchzuführen, wenn die Eltern beunruhigt sind oder das Kind sich irritiert zeigt, und bei Bedarf eine einzelfallorientierte störungsspezifische Therapie einzuleiten.

Therapiesetting

Um die Ziele einer Stottertherapie erreichen zu können, müssen angemessene Rahmenbedingungen hergestellt werden. Dazu gehören Informationen bezüglich stationärer oder ambulanter Therapie, Häufigkeit der Sitzungen, voraussichtlicher Dauer der Therapie, Elternarbeit, Einzel- oder Gruppentherapie und Nachsorge.

Die Organisationsformen von Therapiekonzepten sind nicht beliebig. Sie werden unter anderem von den Kostenträgern festgelegt. In Deutschland wird eine Stottertherapie klassisch ambulant in Einzeltherapie 1- bis 2-mal die Woche angeboten. Daneben existieren ergänzend oder solitär Intensiv- oder Intervallangebote sowie an manchen Orten die Möglichkeit einer stationären Behandlung in Sprachheilzentren oder im Rahmen eines Aufenthalts an einer Schule mit Förderschwerpunkt Sprache.

Ambulante Behandlung

Der Vorteil ambulanter Einrichtungen ist, dass das Kind in seiner sozialen Umgebung bleiben kann und eine kontinuierliche Elternberatung möglich ist, was vor allem bei jüngeren Kindern wichtig ist. Dabei muss gewährleistet sein, dass in Phasen mit hoher Übungsintensität ausreichend Behandlungstermine angeboten werden können. Die Vorteile beider Behandlungsformen können genutzt werden, wenn ein Therapiekonzept wie z. B. „Stokokö" [47] oder die Intensive Intervalltherapie nach Becker und Dörhöfer-Plock [24], Intensivphasen und ambulante Behandlungsphasen vorsieht oder ergänzend zur ambulanten Therapie inhaltlich passende Intensivwochen in den Ferien durchgeführt werden.

Stationäre Behandlung

Eine stationäre Behandlung kann angezeigt sein, wenn in vertretbarer Nähe zum Wohnort des Kindes keine Stottertherapie angeboten wird, wenn die Intensität einer ambulanten Therapie nicht ausreicht oder wenn die familiären oder sozialen Umstände eine ambulante Therapie unmöglich machen. Ein Vorteil einer stationären Therapie ist die große Behandlungsintensität durch die Häufigkeit der Sitzungen. Dazu kommen hervorragende Bedingungen, den Transfer auch im Alltag des stationären Aufenthalts zu kontrollieren. Elternarbeit ist jedoch nur dann in ausreichendem Maße möglich, wenn die Familie in der Nähe der stationären Einrichtung wohnt oder die Einbindung der Eltern (z. B. durch vorbereitende und begleitende Termine oder Online-Angebote) ermöglicht wird. Daher ist die Umsetzung des Gelernten in das alltägliche Umfeld häufig eine große Schwierigkeit. In der alten Umgebung herrschen dieselben aufrechterhaltenden Bedingungen wie zuvor und dazu häufig ein großer Erwartungsdruck, dass das Kind jetzt flüssig sprechen kann. Dadurch wird der Transfer in den Alltag und der Umgang mit neuen Schüben wesentlich erschwert. Deshalb ist es günstig, wenn stationäre Einrichtungen eng mit ambulanten Therapeut*innen vor Ort zusammenarbeiten. Adressen stationärer Therapieangebote können bei der Bundesvereinigung Stottern & Selbsthilfe e. V. erfragt werden.

In einer Befragung von betroffenen Erwachsenen konnten Euler et al. zeigen, dass Intensivtherapien subjektiv empfunden eine größere Wirkung zeigten [120]. Im Sinne von Clinical-Reasoning-Prozessen müssen Effekte, die durch die größere Intensität der stationären Angebote im Vergleich zu ambulanter Therapie zustande kommen, in spezifische und unspezifische Effekte getrennt werden. So ist beispielsweise von dem unspezifischen Therapieeffekt auszugehen, dass Intensivtherapien, die üblicherweise als Gruppentherapien angeboten werden, davon profitieren, dass gruppendynamische Prozesse und das Zusammengehörigkeitsgefühl die Therapieerfolge verstärken. Nicht unwichtig ist der Aspekt, dass Intensivtherapien naturgemäß von Therapeut*innen durchgeführt werden, die viel Erfahrung mit einer Stottertherapie besitzen. Ein positiver Effekt könnte in diesem Zusammenhang in der Fachlichkeit der Therapeut*innen begründet sein, welche eventuell unabhängig vom Konzept den Erfolg beeinflusst. Hier sind noch differenziertere Untersuchungen nötig, um die Kriterien zu ermitteln, die zu einem bestmöglichen Angebot für die Betroffenen führen [226].

Auch wenn die Verwendung von Biofeedback in Form von Geräten für Delayed Auditory Feedback (DAF) und Frequency Altered Feedback (FAF) zur Verflüssigung des Sprechens schon lange bekannt ist, spielt das Verfahren in Deutschland nur eine untergeordnete Rolle. Inzwischen gibt es Geräte, die wie ein Hörgerät getragen oder mit einer APP über Kopfhörer angeboten werden, und bei vielen Stotternden das Sprechen vorübergehend verflüssigen [373].

Auch Medien wie Skype werden schon seit einigen Jahren in der Stottertherapie eingesetzt. Gegenwärtig entstehen neue Ansätze, die eine Stottertherapie als reine Online-Therapie im Internet anbieten und weitgehend auf einen direkten Kontakt von Patient*in und Therapeut*in verzichten [409], [397], [186]. Dies wird zwangsläufig zu Diskussionen darüber führen, welche Personengruppen davon profitieren und welche Voraussetzungen eine solche Teletherapie erfüllen muss. Zum gegenwärtigen Zeitpunkt ist nach Meinung der Autor*innen eine Teletherapie nur als ergänzende Maßnahme zu verantworten, da vermeidendes Verhalten nur in In-vivo-Übungen abgebaut werden kann.

Alternative Behandlungsmethoden

Als Folge der Unterversorgung sind obskuren Behandlungsmethoden Tür und Tor geöffnet. Obwohl für Behandlungsmethoden, wie beispielsweise Akupunktur, Hypnose oder Kinesiologie jegliche Erfolgsnachweise fehlen und abgeraten wird, stotternde Kinder damit zu behandeln [269], [13], werden sie weiterhin angeboten (z. B. [394]). Es ist zu befürchten, dass auch die abstrusesten „Therapiemethoden" vom hohen Anteil der Spontanremissionen profitieren. Vermutlich tritt außerdem in einigen Fällen ein unspezifischer Therapieeffekt auf. Dieser kommt dadurch zustande, dass durch die Intervention ein aufrechterhaltender Faktor reduziert wird, nämlich die Unsicherheit der Eltern im Umgang mit dem Stottern.

> **Merke**
>
> Insgesamt gibt es noch zu wenig empirisch abgesicherte Daten über Therapieeffekte. In jedem Fall muss eine seriöse Therapie theoretisch nachvollziehbar begründet werden können. und die Effektivität der Therapie muss prinzipiell nachweisbar sein.

Dazu wird auch Wissen über die Entstehung und Aufrechterhaltung von Stottern benötigt. Erfreulicherweise gibt im deutschsprachigen Raum erste Forschungsprojekte zum Stottern im Kindesalter wie etwa die Studie PMS-KIDS zur Evaluation einer Stottermodifikationstherapie von Grundschulkindern, die ein Beispiel für Versorgungsforschung ist [205].

Spezialisierung

Die Spezialisierung einer Stottertherapeutin erfordert, sich kontinuierlich weiterzubilden. Hierzu gibt es vielfältige seriöse Seminarangebote zu Diagnostik und Therapieverfahren. In Deutschland bietet die Interdisziplinäre Vereinigung Stottertherapie (IVS: www.ivs-online.de, siehe Anhang) eine Zertifizierung für Therapeut*innen mit abgeschlossener Ausbildung nach ihren eigenen Leitlinien an. Zudem führt sie jährlich Werkstattgespräche und in Abständen Stotterkonferenzen durch. Auch die deutschsprachigen Selbsthilfeorganisationen führen Kongresse durch, etwa den jährlichen Kongress „Stottern & Selbsthilfe" der BVSS.

International gibt es einige Kongresse zu Redeflussstörungen, u. a. das EU-Symposium „Fluency and Fluency Disorders" in Antwerpen, die „International Conference on Stuttering" (Italien), der „International Stuttering Association (ISA) World Congress" und die „Oxford Dysfluency Conference".

Die „European Clinical Specialization in Fluency Disorders" (ECSF: www.ecsf.eu) entwickelte im Rahmen eines multinationalen EU-Projekts zur Harmonisierung der Grundausbildung ein Basiscurriculum Redefluss [106]. Es wurden die spezifischen Kompetenzen für Prävention, Diagnostik und Therapie definiert, dazu der Mindestumfang an Fachwissen, grundlegende therapeutische Fähigkeiten und Einstellungen sowie die zusätzlichen Fächer festgelegt, die in der europäischen Grundausbildung zur Logopädin bzw. zum Logopäden wünschenswert sind.

Eine umfassende Weiterbildung bietet der internationale postgraduierte Spezialisierungskurs „European Stuttering Specialization" (ESS, siehe Anhang), dem mittlerweile 17 Partnerinstitutionen in Europa und den USA angehören [123]. Dieser berufsbegleitende Kurs dauert 1 Jahr. Inzwischen haben weltweit etwa 300 Absolvent*innen des Kurses ein offizielles Postgraduierungszertifikat erworben.

> **Merke**
>
> Therapeut*innen, die sich mit der Behandlung des Stotterns beschäftigen, sollten sich verpflichtet fühlen, ihr Wissen neuen Erkenntnissen anzupassen. Langfristig wäre es wünschenswert, eine Spezialisierung anzustreben, um einen hohen Standard bei der therapeutischen Versorgung von stotternden Kindern zu gewährleisten.

1.12.6 Gesellschaftlichen Wandel herbeiführen

Weidner und St. Louis entwarfen eine Vorgehensweise, wie Menschen in einer Gesellschaft erreicht und in einer Weise informiert werden können, dass sie Stotternden vorurteilsfreier begegnen [432].

Dabei berücksichtigen sie, dass Einstellungen

- emotionale (affective = A),
- verhaltensbezogene (behavioral = B) und
- kognitive (cognitive = C)

Komponenten haben, wobei in der Regel das Verhalten von den emotionalen und kognitiven Komponenten beeinflusst wird. Es wird daher von einem ABC-Rahmen der Einstellungen ausgegangen. Voreingenommenheit besteht, wenn an bestimmten Einstellungen unverrückbar festgehalten wird. Auf der emotionalen Ebene spricht Fiske von Vorurteilen, auf der kognitiven von Stereotypen und auf der Verhaltensebene von Diskrimination [129].

Um einen Wandel der gesellschaftlichen Voreingenommenheit zu bewirken, müssen die Maßnahmen vor allem auf die emotionale und kognitive Ebene fokussieren. Verhaltensänderungen werden sich dadurch von selbst einstellen. Der Film „The Kings Speech" veränderte die Einstellungen vieler Zuschauer*innen, weil er auf der emotionalen Ebene die Möglichkeit bot, sich mit dem stotternden Protagonisten und seinen Nöten zu identifizieren [170]. Doch nicht nur Medien verändern die Sicht auf Stotternde und Stottern. Im Rahmen einer Stottertherapie sind Schulbesuche oder Elterngruppen möglich. Schullogopäd*innen in den USA oder in der Schweiz können direkt im schulischen Alltag intervenieren, wenn sich Situationen anbieten, in denen Voreingenommenheit beeinflusst werden kann. Wo keine Schullogopädie besteht, können Bezugspersonen darin gestärkt werden, Zuhörerreaktionen zu verbessern. Um in konkreten Situationen die Voreingenommenheit einer Person in positive Einstellungen zum Stottern zu verwandeln, sollte man sich zunächst darüber klar werden, ob es um die emotionale, kognitive oder verhaltensspezifische Komponente geht (ABC). Erst dann kann eine zielgerichtete Reaktion auf der jeweiligen Ebene erfolgen [432].

Im Hinblick auf den Einfluss, den das Bild der Stotternden in der Gesellschaft auf die individuelle Entwicklung des Stotterns hat, kommt den Therapeut*innen eine Multiplikatorenfunktion zu. Zu den Aufgaben gehört neben der individuellen Therapie auch die Aufklärung über Stottern für Ärzte und Ärztinnen, Erzieher*innen, Lehrer*innen und Eltern. Stotternde selbst müssen angeregt durch die Therapie die Möglichkeit haben, ein positives Selbstbild als Stotternde zu entwickeln und sich selbst so viel Wissen über Stottern anzueignen, dass sie ebenfalls Aufklärungsarbeit leisten können und damit den Abbau von Vorurteilen unterstützen. Im Rahmen der therapeutischen Arbeit kann die Arbeit mit Gruppen von stotternden Kindern hier sehr hilfreich sein.

1.12.7 Selbsthilfe

Eine wichtige Rolle spielt die Bundesvereinigung Stottern & Selbsthilfe (BVSS) mit ihren lokalen Selbsthilfegruppen. Ihre Aktionstage und Aktivitäten auf lokaler und bundesweiter Ebene können den Abbau von Vorurteilen fördern und erleichtern Betroffenen und ihren Familien, ihre Zugehörigkeit zur Gruppe der Stotternden zu akzeptieren. Benecken verweist darauf, dass sich auch die Situation der Homosexuellen durch ihren offensiven Umgang inzwischen deutlich verbessert habe – diese waren laut älteren Untersuchungen neben den psychisch Kranken (zu denen Stotternde stereotyp oft gezählt werden) und geistig Behinderten früher ebenfalls eine Gruppe, die eine große soziale Distanz auslöste [26].

Aufklärungskampagnen, wie die Aktion Stottern und Schule („Mündlich mangelhaft, Stottern sehr gut"), Videos und Publikationen zum Thema Stottern [399], [341], die Aktionen der BVSS im Rahmen der Aktion Grundgesetz von „Aktion Mensch" und Veröffentlichungen, wie der Comic-Reihe „Benni", in der ein stotterndes Kind Protagonist ist [264], [266], ergänzen diese Bestrebungen auf politischer und gesellschaftlicher Ebene. Die politische Entscheidung, Prävention im deutschen Gesundheitswesen zu stärken, unterstützt ebenfalls die Arbeit der BVSS. Aktuell stellt die BVSS unter www.stottern-und-schule.de/ Materialien zur Aufklärung und Selbsthilfe für Schüler*innen, Lehrer*innen und Eltern zur Verfügung.

1.12.8 Stutter more Proudly

Campbell, Constantino und Simpson vergleichen das bisher vorherrschende biomedizinische Modell von Behinderung mit einem sozialen Modell [65], [124]. Die lange vorherrschende biomedizinisch orientierte Sichtweise unterschied gesund von pathologisch, normal von unnormal und leitete daraus ab, was behandlungsbedürftig war. Entsprechend wird Stottern noch heute oft als pathologisch und Sprechflüssigkeit als normal und erwünscht angesehen. Von Stotternden wird erwartet, dass sie Verantwortung dafür übernehmen, ihr Stottern zu heilen oder zumindest „in den Griff zu kriegen", um sich in die Welt der Flüssigsprecher*innen einzugliedern. Entsprechend ist die mündliche Kommunikation unserer Gesellschaft von flüssigen Sprecher*innen gestaltet und Stottern darin nicht vorgesehen. Kommunikationsbarrieren wie sprachgesteuerte Telefoncomputer oder mündliche Prüfungen unter Zeitdruck sind die Folge.

Bezieht man sich jedoch auf das biopsychosoziales Modell von Behinderung [18], wird die körperliche Beeinträchtigung (Blockierungen, Dehnungen, Wiederholungen) von der Behinderung unterschieden, die entsteht, wenn beispielsweise ein stotterndes Kind unter Zeitdruck vor der Klasse eine komplexe sprachliche Aufgabe bewältigen soll und dabei lange angestrengte Blockierungen zeigt. Konsequenterweise richtet ein soziales Modell den Blick auf die Verantwortung der Mitmenschen und der Gesellschaft. Es sind die Normen und Werte einer Gesellschaft von Flüssigsprecher*innen, die zur Behinderung führen. Stottern soll demnach als eine der vielen unterschiedlichen Eigenarten der Menschen angesehen werden und nicht als Problem [372], [71].

Als Konsequenz müssten sich nicht die Stotternden ändern. Vielmehr müsse die Sichtweise der Gesellschaft auf Stottern versachlicht werden. Constantino, selbst Stotternder und Stottertherapeut, formuliert daher als Ziel die Entpathologisierung des Stotterns. Das bedeutet, dass von Stotternden nicht erwartet werden kann, dass sie sich um die Beseitigung ihres Stotterns bemühen, wenn sie selbst ihr Stottern akzeptieren. Constantino sieht die therapeutische Aufgabe darin, Stotternden eine höhere Lebensqualität zu ermöglichen und sie darin zu unterstützen, Stottern zu akzeptieren und selbstbewusst „stolz" zu stottern (Stutter more Proudly), wobei er die Stottermodifikation nutzt. Für die logopädische Praxis bedeutet das, sich bewusst zu machen, dass man in einem pathologisierenden System tätig ist und deshalb offensiv versachlichend die Entpathologisierung vertritt.

Fazit

Stotternde sind nach wie vor einer Fülle von Vorurteilen ausgesetzt, die die Ursache des Stotterns mit psychischen Defiziten erklären. Der weit verbreitete Irrtum, Stotternde seien psychisch labil oder gestört und hätten typische Persönlichkeitsmerkmale, resultiert vermutlich hauptsächlich aus der unzulässigen Übertragung von Erfahrungen nichtstotternder Menschen.

Stotternde Kinder sind in zweierlei Hinsicht durch solche Vorurteile gefährdet: direkt durch Personen wie Eltern, Pädagog*innen, Ärzte und Ärztinnen sowie Gleichaltrige, deren Verhalten von diesen Vorurteilen geprägt sein kann. Im Einzelfall kann das dazu führen, dass eine logopädische Therapie erst viel zu spät begonnen wird. Indirekt sind stotternde Kinder durch das stereotype negative Bild von Stottern und durch veraltete oder unzutreffende Informationen der Medien gefährdet.

Teil der logopädischen Arbeit ist daher die sog. Multiplikatorenfunktion, also die Weitergabe von sachlichen Informationen über das Stottern an die Betroffenen und ihre Familien, aber auch an andere Berufsgruppen und die Medien. In der Therapie sollten Stotternde und ihre Eltern lernen, offensiv mit der Störung umzugehen und ihre Gesprächspartner*innen über den erwünschten Umgang mit ihrem Stottern zu informieren. Voraussetzung dafür ist die Erfahrung, dass es stotternd möglich ist, als kompetente Gesprächspartner aufzutreten und dass es legitim ist, selbstbewusst zum eigenen Stottern zu stehen.

Dies stellt die medizinisch pathologisierende Denkweise infrage, nach der Stotternde sich an die Welt der Flüssigsprecher*innen anpassen sollen. Vielmehr geht die Aufforderung an die Gesellschaft, Stottern zu versachlichen und zu entpathologisieren und als ein selbstverständliches Recht zu akzeptieren.

1.13 Theorien und Modelle der Entstehung von Stottern

In der Vergangenheit hatten mehrere Modelle großen Einfluss auf die Diagnostik und die Behandlung des kindlichen Stotterns. Von diesen historischen Modellen werden 2 ausgewählt, da sie heute noch Einfluss auf die therapeutische Praxis haben. Die in Deutschland noch häufig anzutreffende Praxis, chronisches Stottern erst spät zu behandeln, beruht überwiegend auf der **diagnosogenen Theorie** Wendell Johnsons [182]. Das Modell von **Anforderungen und Fähigkeiten** von Starkweather und Gottwald diente vielen Therapieansätzen als theoretische Grundlage, wobei es so unspezifisch ist, dass es einer gewissen Beliebigkeit der Interventionen Vorschub leistet [383]. Diesen beiden Modellen wird das **Dual-Diathesis-Stress-Modell** gegenübergestellt [423]. Schließlich wird auf das **Packman-Attanasio-Modell** eingegangen, das dem 3-Faktoren-Modell (S. 39) in diesem Buch zugrunde liegt [283], [285]. Es ist eine der Grundlagen, für die in diesem Buch vorgestellten Diagnostikverfahren und Therapieansätze. Eine umfassende Übersicht über Theorien des Stotterns findet sich in Bloodstein und Bernstein Ratner [35], Natke und Alpermann [267] und Sandrieser [325].

1.13.1 Johnsons diagnosogene Theorie

Johnson veröffentlichte 1942 seine diagnosogene Theorie des Stotterns. Er postulierte, dass Stottern dadurch entstehe, dass normale Unflüssigkeiten fälschlicherweise als Stottern bezeichnet würden und das Kind durch die Aufforderung, die Unflüssigkeiten zu vermeiden, erst zum Stotternden werde. 1959 schreibt er in seinem Buch „The onset of stuttering“, dass das Stottern nicht im Mund des Kindes, sondern in den Ohren der Eltern entstehe: „...that the onset of stuttering not only, if at all, in the child's mouth, as it were, but also and perhaps solely, in the parent's ear“ [183].

Grundlage seiner Theorie war das Ergebnis einer Untersuchung, nach der rund ⅓ der nichtstotternden Kinder mehr Unflüssigkeiten hatte als der Durchschnitt der stotternden Kinder. Daraus folgerte er, dass alle Kinder in ihrem Sprechen unflüssig seien.

Das Stottern entstehe, wenn die Eltern mit vermehrter Aufmerksamkeit für Unflüssigkeiten auf diese Diagnose reagierten und das Kind dann versuche, Unflüssigkeiten zu vermeiden. Dieser Versuch müsse scheitern, und das Kind befinde sich in einem Teufelskreis, in dem es mit immer mehr Anstrengung versuche, gegen ganz normale Unflüssigkeiten anzukämpfen. Diese Anstrengung würde zum eigentlichen Problem führen: Das Kind beginne zu stottern.

Schon wenige Jahre nach Johnsons Veröffentlichung wurden die von ihm verwendeten Daten von ihm neu gesichtet. Dabei stellte sich heraus, dass die Gruppe der stotternden Kinder sich sehr wohl in ihren Unflüssigkeiten von der Gruppe der nichtstotternden Kinder unterschied, denn wenn man die einzelnen Arten von Unflüssigkeiten betrachtet, fällt auf, dass stotternde Kinder in ihrem Sprechen signifikant häufiger Silbenwiederholungen, Blockierungen und Dehnungen haben, also Unflüssigkeiten, die als Symptome des Stotterns gelten [36].

Das Drittel der nichtstotternden Kinder mit vielen Wiederholungen fiel vor allem durch funktionelle Unflüssigkeiten auf, welche die Zuhörer*innen nicht als Stottern bewerten. Van Riper belegte in den darauffolgenden Jahren anhand einer Studie, dass Eltern sehr wohl in der Lage sind, zu unterscheiden, welche Arten von Unflüssigkeiten Hinweise auf ein beginnendes Stottern sind [416]. Er betreute Familien, in denen kurz zuvor ein Kind durch seine Unflüssigkeiten aufgefallen war, und stellte fest, dass sich die Eltern durch funktionelle Unflüssigkeiten nicht besorgt zeigten.

Johnsons ursprüngliche Theorie hat, obwohl von ihm selbst revidiert, bis heute Einfluss auf Erklärungsansätze des Stotterns und, was als dramatisch zu bewerten ist, auf die Intervention (z. B. [331], [332]). Die aus Johnsons früher Theorie abgeleitete Intervention bestand in einer reinen Elternberatung, in der die Eltern angehalten werden, so zu tun, als bemerkten sie die Unflüssigkeiten nicht. Neben den Problemen, die sich daraus in der familiären Interaktion ergeben können, findet hier eine Schuldzuschreibung in dem Sinne statt, dass die Eltern zu sehr auf das Stottern achten würden. Es wird völlig negiert, dass auch kleine Kinder selbst schon früh wahrnehmen, wenn ihr Sprechen sich verändert.

1.13.2 Starkweathers Modell von Anforderungen und Fähigkeiten

Starkweather und Gottwald vermuten, dass ein ausgeprägtes oder länger andauerndes Ungleichgewicht zwischen den kindlichen Fähigkeiten und Anforderungen die Auslösung von Stottern begünstige und ein anhaltendes Ungleichgewicht die Aufrechterhaltung des Stotterns fördere [383]. Adams fasst das Modell von Anforderungen und Fähigkeiten prägnant zusammen: „Die Sprechflüssigkeit bricht zusammen, wenn Anforderungen aus der Umgebung oder Anforderungen, die das Kind an sich selbst stellt, die Fähigkeiten des Sprechers übersteigen, auf der kognitiven, linguistischen, motorischen und/oder emotionalen Ebene zu reagieren" ([1], S. 136).

Die Schwäche des Modells von Anforderungen und Kapazitäten liegt in der fehlenden Überprüfbarkeit und der Gefahr, zu allgemein und unspezifisch eingesetzt zu werden. Die Stärke des Modells liegt in seinem multifaktoriellen Ansatz und der Sichtweise, die ganze Person mit ihrer Umgebung zu integrieren. Das Modell Starkweathers wurde von Manning ausführlich diskutiert [237].

1.13.3 Dual-Diathesis-Stress-Modell (DD-S-Modell)

Diathese-Stress-Modelle sind in der Medizin häufig und für unterschiedliche Krankheitsbilder entworfen worden. Ihnen gemeinsam ist, dass eine genetisch und durch Lernprozesse bedingte Vulnerabilität in Wechselwirkung mit Stressoren steht. Der Begriff „Diathese" ist gleichbedeutend mit „Vulnerabilität" oder „Disposition für eine bestimmte Krankheit". Die Wahrscheinlichkeit für das Auftreten von Symptomen ist abhängig vom Ausmaß der Vulnerabilität und nimmt mit der Stärke der Stressoren zu. Conture und Walden entwickelten auf dieser Grundlage das Dual-Diathesis-Stress-Modell des Stotterns (DD-S-Modell) [423]. Der Name leitet sich aus der Annahme ab, dass es 2 vulnerable Bereiche gibt, die für Stottern relevant sind: emotionale Prozesse und Sprechen/Sprache. Stottermomente werden demnach bei einer entsprechenden, nicht immer offenkundigen Veranlagung durch Stressoren aus der Umgebung ausgelöst. Zumindest bei einigen stotternden Kindern spiele dies eine bedeutende Rolle bei der Entstehung, Entwicklung und Aufrechterhaltung des Stotterns.

Auf die emotionale Diathese, wie etwa die emotionale Reaktivität und/oder Regulierung von Emotionen, wirken emotionsspezifische Stressoren. Die sprachliche Diathese, also mehr oder weniger subtile Schwierigkeiten mit der expressiven und/oder rezeptiven Sprache, wird entsprechend dem Grad der Anforderung durch eine spontane Sprach-/Sprechproduktion ausgelöst. Dabei sind die Schwellenwerte, ab denen die Vulnerabilität zum Tragen kommt und Symptome auftreten können individuell sehr unterschiedlich. Weder die Stressoren noch die Diathesen müssen ungewöhnlich oder gar pathologisch sein. Conture und Walden vermuten eine genetische Veranlagung für beide Diathesen. Das Modell trifft Aussagen über beeinflussende Faktoren (Vulnerabilitäten und Stressoren), nicht jedoch über die pathophysiologischen Prozesse eines Stottermomentes. Verschiedene Forschungsprojekte sind dadurch angeregt worden, beispielsweise zur Bedeutung des Temperaments für die emotionale Diathese.

1.13.4 „Packman & Attanasio 3-factors causal model of moments of stuttering" (P&A-Modell)

Dieses multifaktorielle Modell zur Entstehung von Stotterereignissen wurde in diesem Buch bereits unter „Ursachen des Stotterns (S. 39)" ausführlich vorgestellt. Das 3-Faktoren-Modell erweitert das Anforderungen-Fähigkeiten-Modell [383] um die situative Ursache einzelner Stotterereignisse. Es postuliert folgende 3 Faktoren, die an der Entstehung von Stotterereignissen beteiligt sind, d. h. diese Faktoren sind beim Auftreten von Stotterereignissen präsent:

- Grundlegend ist ein **Defizit in der neurologischen Verarbeitung** von Prozessen gesprochener Sprache, das zu instabiler Sprechproduktion und größerer Störanfälligkeit führt. Eine zunehmende Zahl von Befunden stützt diese Annahme [63].

- Zwei **Trigger** stören das instabile System der Sprechproduktion und lösen auf diese Weise Stotterereignisse aus:
  - das Betonungsmuster
  - die linguistische Komplexität in der gesprochenen Sprache
- **Modulierende Faktoren** verändern den Schwellenwert für die Entstehung eines Stotterereignisses. Wird der Schwellenwert durch Trigger, z. B. komplexe linguistische Strukturen, überschritten, kommt es im störanfälligen System zum Stotterereignis. Modulierende Faktoren sind laut Packman intrinsisch und individuell unterschiedlich. Der Hauptfaktor sei ihrer Ansicht nach das physiologische Erregungsniveau (arousal). Die modulierenden Faktoren erklären die inter- und intraindividuelle Variabilität des Stotterns.

Alle 3 Faktoren wirken im P&A-Modell zusammen; sie bilden die notwendige und ausreichende Bedingung für das Auftreten einzelner Stotterereignisse. Das zugrunde liegende neurologische Defizit ist die *notwendige* Bedingung zur Erklärung von Stottern, aber keine *ausreichende* Bedingung zur Erklärung eines einzelnen Stotterereignisses. Daher ist für die Entstehung eines Stotterereignisses ein ungünstiges Zusammentreffen von Triggern und modulierenden Faktoren erforderlich.

Fazit

Die Theorien von Johnson [182] und Starkweather [383] haben Grundsteine für die heutige Sichtweise des Stotterns gelegt und können Teilaspekte dieser Störung erklären.

Als Grundlage für die Planung von Diagnostik und Therapie kindlichen Stotterns eignet sich das 3-Faktoren-Modell von Packman und Attanasio [282], [283], [285], das davon ausgeht, dass genetisch bedingt ein Defizit in der neurophysiologischen Verarbeitung gesprochener Sprache besteht und die beiden Trigger, Betonungsmuster und linguistische Komplexität, diese störanfälligen neurologischen Verarbeitungsprozesse irritieren. Modulatoren können die Auswirkungen der Trigger abmildern oder verstärken.

1.14 Schlussfolgerungen für Prävention und Therapie

Die bisher dargestellten Forschungsergebnisse machen deutlich, dass es sich beim Stottern um ein komplexes Geschehen handelt, das hinsichtlich Entstehung und Verlauf große interindividuelle Unterschiede zeigen kann.

Im vorliegenden Abschnitt wird zunächst die Notwendigkeit von Prävention abgeleitet. Danach werden Schlussfolgerungen gezogen, welche Anforderungen speziell an eine Stottertherapie zu stellen sind und wie Erfolg in der Stottertherapie definiert werden kann.

1.14.1 Prävention von Stottern

Die Weltgesundheitsorganisation WHO hat in der „International Classification of Impairment, Disability and Handicap“ gesundheitliche Probleme in die Kategorien **Störung, Beeinträchtigung und Behinderung** eingeteilt [438]:

- Der Kategorie Störung entsprechen bei Stotternden die unfreiwilligen Unterbrechungen des Sprechablaufs.
- Die Beeinträchtigung bezieht sich auf die daraus entstehenden Schwierigkeiten des Stotternden, flüssig zu sprechen, obwohl er weiß, was er sagen will.
- Die Behinderung umfasst die Nachteile, die der Stotternde erfährt, z. B. bei der Benotung der mündlichen Schulleistungen oder bei der Berufswahl.

Entsprechend der oben genannten Dreiteilung fordert die WHO Präventionsmaßnahmen.

Primäre Prävention

Die primäre Prävention, die Vorbeugung der Störung, ist beim Stottern derzeit nicht möglich, da eine Möglichkeit, die Ursache des Stotterns zu beeinflussen, nicht bekannt ist und die Einflussnahme auf die disponierenden Faktoren sehr begrenzt scheint.

Sekundäre Prävention

Am wichtigsten und erfolgversprechendsten ist derzeit die sekundäre Prävention. Damit ist die frühestmögliche Erkennung der Störung gemeint, mit dem Ziel, nachfolgende Probleme und eine Behinderung zu vermeiden. Das bedeutet, dass Stottern so früh wie möglich diagnostiziert werden soll und verlässliche Kriterien vorhanden sein müssen, um die Entscheidung für oder gegen eine Therapie treffen zu können. Verfahren zur Früherkennung werden unter Diagnostik (S.97) vorgestellt.

Tertiäre Prävention

Die tertiäre Prävention, die Verminderung der Behinderung, bedeutet für chronisch stotternde Kinder, Jugendliche und Erwachsene eine Therapie, in der die dysfunktionellen Coping-Strategien abgebaut und der Umgang mit dem Stottern erleichtert werden.

1.14.2 Stottern in der ICF

In der überarbeiteten Fassung, der „International Classification of Functioning, Disability and Health" (ICF; [439], deutsch: [96]), werden statt Defiziten die **Ressourcen** genannt, über die ein Mensch verfügt, und zwar für folgende Dimensionen:

- Körperstrukturen und -funktionen
- Aktivität und Partizipation
- Kontext, d. h. Einbettung einer Störung in soziokulturelle Umgebungsfaktoren

Individuelle Situation

Nach der ICF soll die Diagnose mit dem Ziel gestellt werden, die derzeitige Situation einer Person zu beschreiben. Es entspricht der mehrdimensionalen Sichtweise des Stotterns, das individuelle Ausmaß der Probleme und die Bedeutung von Umgebungsfaktoren zu berücksichtigen. Hierdurch wird der Tatsache Rechnung getragen, dass 2 Personen mit der gleichen Störung auf der funktionalen Ebene unterschiedlich betroffen sein können und dass 2 Personen mit gleichen funktionalen Einschränkungen nicht zwangsläufig die gleiche zugrunde liegende Störung haben müssen.

Ebene der körperlichen Strukturen/ Funktionen

Beim Stottern liegt nach dieser Klassifikation auf der Ebene der körperlichen Strukturen/Funktionen eine Störung bezüglich Flüssigkeit und Rhythmus gesprochener Sprache (b 330: Funktionen des Redeflusses und Sprechrhythmus) und der Kontrolle über willkürliche Bewegungsfunktionen (b 760: Funktionen der Kontrolle der Willkürbewegungen) vor (s. auch [298]).

Ebene der Aktivität/Partizipation

Auf der Ebene der Aktivität/Partizipation wird angegeben, inwieweit die Möglichkeit zu sprechen (d 330: Sprechen) beeinträchtigt ist, etwa im Gespräch (d 350: Konversation), in Sozialkontakten (d 720: interpersonelle Interaktionen) oder Beziehungen (d 750: informelle soziale Beziehungen; d 760: Familienbeziehungen).

Ebene des Kontextes

Auf der Ebene des Kontextes wird erfasst, inwieweit unterschiedliche institutionelle und gesellschaftliche Bedingungen das Leben mit der Behinderung „Stottern" erleichtern oder erschweren. Beispiele hierfür wären, dass in der russischen oder türkischen Kultur Stottern viel schambesetzter ist als im deutschsprachigen Raum (e 460: gesellschaftliche Einstellungen), was bei der Elternberatung bzw. Behandlung der betreffenden Kinder zu berücksichtigen ist, oder dass an deutschen Regelschulen bisher kein institutionalisierter Ansatz zur Integration stotternder Kinder besteht (e 585: Dienste, Systeme und Handlungsgrundsätze des Bildungs- und Ausbildungswesens).

1.14.3 Konsequenzen für die Ziele einer Stottertherapie im Kindesalter

Die bisherige Therapieforschung zeigt, dass eine Stottertherapie nicht für jeden Patienten Symptomfreiheit versprechen kann. Kinder haben zwar eine größere Chance für eine Remission als Erwachsene, jedoch ist bisher nicht bekannt, was zur

Remission führt. Eine Therapie, die die Realität anerkennt, zielt darauf ab:

- Risikofaktoren, die die Remissionswahrscheinlichkeit beeinflussen, therapeutisch zu bearbeiten,
- der Entwicklung von dysfunktionellen Coping-Strategien vorzubeugen oder sie zu stoppen,
- Strategien für eine angemessene Kommunikation mit dem Stottern zu vermitteln.

Daher sind spezifische Anforderungen an eine Stottertherapie zu richten, auf die im Folgenden eingegangen wird.

Therapie der Stottersymptomatik

Eine Therapie muss auf den Kenntnissen der Entstehung einzelner Stotterereignisse beruhen. Dies bedeutet im Einzelnen:

- Vorbeugung oder Abbau von Ankämpfverhalten, Vermeide- und Aufschubverhalten.
- Erarbeitung einer Sprechweise, die sich an Starkweathers Konzept für flüssiges Sprechen orientiert, d. h. ein möglichst großes Maß an muskulärer und mentaler Leichtigkeit, Kontinuität und Geschwindigkeit.
- Einplanen einer Nachbetreuungsphase, um der beim Stottern möglicherweise wiederauftretenden verstärkten Symptomatik gerecht zu werden.

Therapie von psychischen Reaktionen auf das Stottern

- Vorbeugung oder Abbau von unangemessenen negativen kognitiven und emotionalen Reaktionen auf Stottern.
- Enttabuisierung des Stotterns zur besseren Bewältigung bei Eltern und Kind.
- Unterstützung der Selbstbehauptungsfähigkeit und Problemlösefähigkeit, um einen selbstsicheren und flexiblen Umgang mit Stottern zu ermöglichen.

Therapie von Risikofaktoren

Einer Therapie muss die Analyse von Risiko- und Einflussfaktoren zugrunde liegen, wenn sie günstige Bedingungen für eine Verminderung der Stottersymptomatik oder gar für eine Spontanremission schaffen will. Im Einzelnen bedeutet die Therapie von Risikofaktoren:

- Elternberatung und Einbeziehung der Umgebung für einen günstigen Umgang mit Stottern.
- Einbeziehung der Umgebung zur Ermittlung und ggf. Verminderung von Risikofaktoren.
- Fachkundige Beurteilung des Sprachentwicklungsstandes und ggf. Behandlung von Sprachentwicklungsstörungen.
- Orientierende Beurteilung der kognitiven und emotionalen Fähigkeiten und ggf. Veranlassung der Zusammenarbeit mit Fachleuten zur Diagnostik und Therapie.

M!

Merke

Diese 3 grundlegenden Bereiche der Stottertherapie – Stottersymptome, psychische Reaktionen, Risikofaktoren – bilden die Struktur der Darstellung von Diagnostik und Therapie in diesem Buch.

Kapitel 2

Diagnostik

2 Diagnostik

Durch Daten aus empirischen Untersuchungen ist es heute möglich, in fast allen Fällen durch die Anamnese und eine Analyse der Sprechunflüssigkeiten sicher festzustellen, ob ein Kind zum gegenwärtigen Zeitpunkt stottert [450]. Der 2. Teil dieses Buches vermittelt die Grundlagen der Früherkennung und der Einzelfalldiagnostik von Stottern und stellt eine Auswahl von Diagnostikverfahren vor. Sofern verfügbar, wurden die dazugehörigen Protokollbögen im Anhang beigefügt. Die Diagnostikverfahren decken die 3 Bereiche Stottersymptomatik, psychische Reaktionen auf das Stottern und die Einflussfaktoren, die als Risikofaktoren gewertet werden ab. Ein Befundbeispiel schließt dieses Kapitel ab.

2.1 Prognose

Zur Diagnostik des gegenwärtigen Stotterns wird der Anteil der gestotterten Unflüssigkeiten in einer Sprechprobe bestimmt. Damit kann jedoch keine Angabe gemacht werden, ob ein Kind ein überdauerndes Stottern entwickeln wird. Die Beurteilung der Risikofaktoren und die Abschätzung der Gefahr, ein bleibendes Stotterproblem zu entwickeln, können erst nach einer mehrdimensionalen Diagnostik erfolgen. Da noch zu wenig Daten über Verläufe von Stottern bei Kindern vorliegen und die Bedeutung der Zuordnung zu Untergruppen stotternder Kinder (z. B. Kinder mit Sprachentwicklungsstörungen) nicht geklärt ist, bleibt die Prognose, ob sich ein überdauerndes Stottern entwickeln wird, eine Abwägung von Wahrscheinlichkeiten [464], [223].

Das erlaubt nicht die Schlussfolgerung, dass Kinder, die erst seit Kurzem stottern, nicht logopädisch untersucht werden müssen, da die Bedeutung von früher Elternberatung und ggf. der Einleitung einer frühen Therapie unumstritten ist [382], [240]. Zudem erlaubt die frühe Diagnostik eine theoriegestützte, hypothesengeleitete Entscheidung, ob nach einer einmaligen Beratung weitere Kontrollen nötig sind („wait and see") oder die Indikation für eine Therapie gestellt wird.

2.2 Zweigeteilte Diagnostik

Jede Diagnostik gliedert sich in 2 Teile:

- symptomorientierte Diagnostik, ob Stottern vorliegt
- weiterführende Diagnostik zur Abschätzung der Einfluss- und Risikofaktoren und zur Entscheidung, ob eine Therapie sinnvoll ist

2.3 Konsequenzen einer Fehldiagnose

Jede Diagnostik birgt die Gefahr zweier Fehler:

- Es wird eine **falsch positive** Diagnose gestellt, also bei einem nichtstotternden Kind fälschlicherweise Stottern diagnostiziert. In diesem Fall würden die daraus resultierende Beratung und die ggf. eingeleitete Therapie das Bild der Eltern von ihrem Kind und das Selbstbild des Kindes ungünstig beeinflussen. Zudem würde im Fall einer Entscheidung für eine Therapie ein nicht gerechtfertigter therapeutischer Aufwand entstehen.
- Der 2. Fehler, die **falsch negative** Diagnose, bedeutet, dass bei einem stotternden Kind das Stottern nicht erkannt oder fälschlicherweise als nicht behandlungsbedürftig eingeschätzt wird. In diesem Fall würden die Eltern in der Beratung falsch über ihr Kind und die weitere Vorgehensweise informiert. Zudem würde zu diesem Zeitpunkt eine therapeutische Intervention unterbleiben, obwohl möglicherweise die Indikation dafür gegeben wäre (s. [357]).

2.4 Früherkennung

Eine Früherkennung von Stottern ermöglicht es, Eltern früh zu beraten und bei Bedarf eine frühe Behandlung einzuleiten, der die AWMF-Leitlinie eine höhere Wirksamkeit bescheinigt als einer späten Behandlung [269]. Der für die Früherkennung des Stotterns und die Abschätzung der Behandlungsbedürftigkeit ausschlaggebende Personenkreis ist aufgrund der geringen Auftretenshäufigkeit von Stottern selten auf Stottern spezialisiert. Ein Instrumentarium, das die Gefahr von falsch positiven oder negativen Diagnosen minimiert, wäre wünschenswert. In diesem Buch wird die Screening Liste Stottern (SLS) [309] und deren Online-Version vorgestellt, die Kinderärzt*innen und Erzieher*innen hilft, die Notwendigkeit einer eingehenden Diagnostik zu ermitteln. Die HfH in Zürich ermöglicht online eine Früherkennung mit dem Redeflusskompass für Laien und dem Stotterkompass für Fachpersonen (www.hfh.ch/stottern-frueh-erkennen-chancen-auf-normalen-redefluss-erhoehen) [202]. Darüber hinaus existiert ein Fragebogen für Ärztinnen und Ärzte, der in der pädiatrischen Praxis auf einfache Weise die Einschätzung der Wahrscheinlichkeit eines Stotterns ermöglicht [270].

2.5 Nomenklatur

Um eine nachvollziehbare Diagnose stellen zu können, sind eindeutige Kriterien nötig, die Stottern (originäres neurogenes nichtsyndromales Stottern) definieren. Im Bereich der beobachtbaren Stottersymptomatik sind dies Häufigkeit und Qualität der Stotterereignisse.

2.5.1 Häufigkeit der Stotterereignisse

- Stottern liegt vor, sobald 3 % oder mehr der geäußerten Silben stottertypische Unflüssigkeiten aufweisen.
- Wenn eine Begleitsymptomatik (wie vermeidendes Verhalten) oder psychische Reaktionen vorliegen, kann Stottern auch diagnostiziert werden, wenn weniger als 3 % der analysierten Silben stottertypische Unflüssigkeiten aufweisen.
- Bei Mehrsprachigkeit kann das 3 %-Kriterium zur Fehldiagnose Stottern führen, wenn aufgrund von linguistischen Revisionen vermehrt Einsilber- und Teilwortwiederholungen auftreten. In diesem Fall sind Qualität der Symptome und emotionale Reaktionen das differenzialdiagnostische Kriterium.

2.5.2 Dauer und Qualität der Stotterereignisse

Die Qualität berücksichtigt zum einen die Dauer bzw. Anzahl von Iterationen eines Stottermomentes, zum anderen die beobachtbare Begleitsymptomatik. Bestehen Zweifel, ob eine Unflüssigkeit als gestottert einzuschätzen ist, entscheidet die qualitative Veränderung.

2.5.3 Psychische Reaktionen

Belastete psychische Reaktionen auf Stottern und ihre korrespondierenden Verhaltensweisen sind ein relevantes Kriterium für die Behandlungsbedürftigkeit von Stottern. Sie führen zu einer Behandlungsentscheidung, selbst wenn die Kriterien aus der beobachtbaren Symptomatik keinen Behandlungsbedarf ergeben, wie das bei verdecktem Stottern der Fall sein kann. Andersherum kann eine Entscheidung gegen eine sofortige Behandlung erfolgen, wenn aufgrund der Symptomhäufigkeit eindeutig Stottern vorliegt, aber keine qualitative Veränderung und keine psychischen Reaktionen vorliegen. Dann ist eine Beratung der Bezugspersonen und eine weiterführende Beobachtung („wait and see") indiziert.

2.5.4 Risikofaktoren

Die Analyse der Einflussfaktoren beim Kind und in dessen Umgebung unter der Fragestellung, ob sie als Risikofaktoren zu werten sind, dient zum einen der Entscheidung, ob eine Behandlung indiziert ist, auch wenn die beobachtbare Symptomatik und die psychischen Reaktionen keinen Behandlungsbedarf anzeigen. Zum anderen wird auf dieser Basis die individuelle Therapie geplant.

2.5.5 Dauer der Störung

Die Dauer der Störung lässt eine grobe Einschätzung der Remissionswahrscheinlichkeit zu. Je länger das Stottern besteht, desto geringer ist sie. Dennoch hat es sich nicht bewährt, zwischen beginnendem Stottern (Beginn vor weniger als 12 Monaten) und chronischem Stottern (Beginn vor mehr als 12 Monaten) zu unterscheiden. Diese Unterscheidung ist willkürlich und verleitet dazu, Stottern zu bagatellisieren (beginnendes Stottern) oder zu dramatisieren (chronisches Stottern). Zudem führt der Begriff „chronisch" häufig unzulässigerweise zu der Zuschreibung, dass eine Remission nicht mehr möglich sein wird.

Der Begriff **„überdauerndes bzw. persistierendes Stottern"** wird verwendet, wenn eine Remission äußerst unwahrscheinlich geworden ist. Die Bezeichnung wird ab dem Jugendalter verwendet.

2.5.6 Schweregrad

In Anlehnung an die ICF ist zu unterscheiden:

- der Schweregrad der Stottersymptomatik, definiert durch Häufigkeit, Dauer und Begleitverhalten,
- das subjektive Empfinden des Schweregrades durch die Betroffenen und Angehörigen sowie
- der Schweregrad der Einschränkung in der Lebensqualität (Ausmaß der Behinderung durch Stottern).

2.5.7 Behandlungsbedürftigkeit

Diese ist gegeben, wenn eine Begleitsymptomatik oder psychische Reaktionen vorliegen oder wenn Risikofaktoren bestehen. Diagnostiziertes Stottern, das nicht behandlungsbedürftig ist, liegt im Therapiekonzept KIDS vor, wenn kurze, anstrengungsfreie Kernsymptome ohne Begleitsymptome, ohne psychische Reaktionen und ohne Risikofaktoren bestehen. Die Beratung, die dann erforderlich ist, wird im Kapitel „Erstberatung (S. 142)" dargestellt. In den Konzepten der Lidcombe-Therapie und der Palin-PCI-Therapie kann eine Behandlung auch angeboten werden, wenn keine Begleitsymptome oder psychischen Reaktionen auf das Stottern bestehen. Die Lidcombe-Therapie empfiehlt in diesem Fall aber einen Therapiebeginn frühestens 6 Monate nach Beginn der Störung [269].

Im englischsprachigen Raum wird häufig zwischen normalen Unflüssigkeiten und Stottern eine dritte Kategorie angeführt: das „Borderline-Stottern", womit ein sehr leichtes Stottern ohne Begleitsymptomatik gemeint ist. Offensichtlich soll die Diagnose „Stottern" abgeschwächt werden, auch wenn die Verwendung des Begriffs „Borderline-Stottern" leicht zur unerwünschten Assoziation mit der psychischen Borderline-Erkrankung führen kann. Kohler und Braun kritisieren die geringe Trennschärfe der Kategorie „Borderline-Stottern" und ersetzen sie durch einen undefinierten Übergangsbereich, wodurch eine noch größere Unklarheit entsteht [201].

Die Diagnose „Borderline Stottern" ist unnötig. Stattdessen sollte man wie in der S3- Leitlinie Redeflussstörungen [269] eine uneindeutige Symptomatik von einem nicht behandlungsbedürftigen bzw. behandlungsbedürftigen Stottern unterscheiden und das weitere Vorgehen individuell auf Basis der ICF entwerfen, d. h. unter Berücksichtigung von Symptomatik, Coping-Strategien, personbezogenen und Umweltfaktoren.

Die Einführung der Kategorie „Borderline-Stottern" impliziert in der Regel eine Wiedervorstellung zur Kontrolle des weiteren Verlaufs. Zielführender ist es, Eltern betroffener Kinder im Sinne eines partizipativen Clinical Reasonings über mögliche Verläufe eines nicht behandlungsbedürftigen Stotterns zu informieren und mit ihnen zu besprechen, unter welchen Bedingungen eine Wiedervorstellung sinnvoll ist.

2.5.8 Normale Redeunflüssigkeiten

Diese empfinden Zuhörer*innen aufgrund ihrer Unauffälligkeit (S. 20) nicht als störend. Die betreffenden Kinder werden daher nach Erfahrung der Autorin und des Autors nicht zur Stotterdiagnostik vorgestellt.

2.5.9 Obsolete Begriffe

Die Begriffe „physiologische Unflüssigkeiten", „Entwicklungsunflüssigkeiten", „Entwicklungsstottern" oder „physiologisches Stottern" stellen nicht behandlungsbedürftiges Stottern und normale (funktionelle) Redeunflüssigkeiten unzulässigerweise auf eine Stufe. Sie sollten daher nicht verwendet werden, denn sie suggerieren den falschen Sachverhalt, dass Stottern ein übliches Phänomen der Sprachentwicklung sei. Die Termini „klonisches/tonisches Stottern" wurden geprägt, als ein zerebrales Krampfleiden als Ursache vermutet wurde. Sie sollten daher nicht verwendet werden.

2.6 Ziele und Ablauf der Diagnostik

2.6.1 Ziele

Die logopädische Diagnostik des kindlichen Stotterns hat 2 Ziele:

- Es soll festgestellt werden, ob das vorgestellte Kind ein behandlungsbedürftiges Stottern aufweist.
- Bei dem Kind und seiner Umgebung sollen die psychischen Reaktionen auf das Stottern und möglicherweise aufrechterhaltende Risikofaktoren identifiziert werden.

Damit ist die Grundlage für eine einzelfallorientierte Therapieplanung gegeben.

2.6.2 Ablauf

Um eine Diagnose zu stellen, die Behandlungsbedürftigkeit zu ermitteln und auf dieser Grundlage eine Beratung durchführen zu können, empfiehlt es sich aus ökonomischen und inhaltlichen Gründen, im 1. Schritt die Anamnese zu erheben und eine Diagnostik durchzuführen, um festzustellen, ob Stottern vorliegt.

Wenn sich zeigt, dass kein Stottern vorliegt oder dass das Stottern nicht behandlungsbedürftig ist, muss eine Elternberatung durchgeführt werden, in der die Eltern über das Ergebnis informiert werden und die nötigen Informationen bekommen, bei welchen Veränderungen eine erneute Vorstellung des Kindes erfolgen soll („wait and see").

Liegt behandlungsbedürftiges Stottern vor, wird eine weiterführende detaillierte Diagnostik durchgeführt, in der die Daten erhoben werden, auf denen die Therapieempfehlung bzw. -planung beruht.

2.7 Grundsätze der Diagnostik

Merke

Diagnostik, Beratung und Therapieentscheidung erfordern in der Untersuchungssituation ein hypothesengeleitetes Vorgehen. Damit wird bereits in der Diagnostik die Grundlage für eine Therapieempfehlung und die Therapieplanung gelegt.

Die Dokumentation der erhobenen Ergebnisse sollte alle Bereiche umfassen, die Teil einer therapeutischen Intervention sind und – wenn möglich – in standardisierter Form durchgeführt werden. Dadurch ist es möglich, Veränderungen im Verlauf der Therapie zu erkennen und nachzuweisen und Verlaufskontrollen durchzuführen (Verlaufsdiagnostik) bzw. Therapieeffekte zu dokumentieren (Abschlussdiagnostik). ► Abb. 2.1 zeigt die Diagnostik in einem Flussdiagramm.

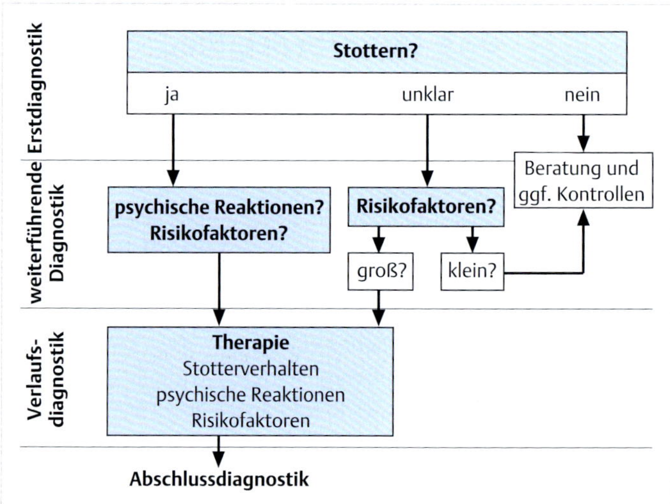

Abb. 2.1 Flussdiagramm Diagnostik.

2.8 Bereiche der Diagnostik

Nach den bisherigen Vorüberlegungen sind folgende 3 Bereiche für eine Stotterdiagnostik relevant (▶ Tab. 2.1):

- Stottersymptomatik
- psychische Reaktionen auf das Stottern
- Risikofaktoren

Diese Dreiteilung der Diagnostik basiert auf der Sichtweise, dass sich die Störung „Stottern" in der Kernsymptomatik äußert, während die beiden anderen Bereiche im Verlauf das Stottern beeinflussen können (▶ Tab. 2.1). Daraus resultiert Folgendes:

- Das Vorliegen von Stottern bzw. seine Behandlungsbedürftigkeit kann in der überwiegenden Zahl der Fälle durch eine Untersuchung des Stotterverhaltens festgestellt werden.
- Eine Diagnostik als Grundlage für die Planung des weiteren Vorgehens (Beratung und/oder Therapie) muss neben dem Sprechablauf die gesamte physische und psychische Entwicklung des Kindes und seine Umwelt einbeziehen.

2.8.1 Bereich Stottersymptomatik

Stottersymptomatik betrifft die zeitweilige Unfähigkeit, kontinuierlich und ohne motorische oder mentale Anstrengung zu sprechen. Untersucht werden Quantität und Qualität der Unflüssigkeiten sowie deren Dauer und Verlauf. Die Begleitsymptomatik (sprachliches oder situatives Vermeiden, Ankämpf- oder Aufschubverhalten) wird in diesem Bereich ebenso erfasst. Die Ergebnisse erlauben eine Einschätzung, ob und mit welchem Schweregrad Stottern vorliegt.

2.8.2 Bereich psychische Reaktionen auf das Stottern

Die Möglichkeiten und Versuche eines Kindes, mit seiner Störung zurechtzukommen, werden hier erfasst, da psychische Reaktionen auf das Stottern modulierende Faktoren sind, die die störungsanfällige **neurologische Verarbeitung** von Prozessen gesprochener Sprache stören bzw. erschweren, aber auch positiv beeinflussen können. Untersucht werden Verhaltensweisen wie Vermeideverhalten oder Tabuisierung. Diese geben Hinweise darauf, wie das Kind kognitiv (z. B. Einstellungen und Gefühle zu sich selbst als Sprecher*in, zum Sprechen und Stottern) und emotional auf sein Stottern reagiert (z. B. Wut, Angst). Die Ergebnisse ermöglichen es, Faktoren aus dem Untersuchungsbereich „Bewältigung der Störung" hinsichtlich ihrer auslösenden oder aufrechterhaltenden Wirkung einzuschätzen.

2.8.3 Bereich Einfluss- und Risikofaktoren

Um die Behandlungsbedürftigkeit einschätzen zu können, ermittelt man die **Einflussfaktoren auf der Seite des Kindes**, also welche Defizite und Stärken es bei relevanten Fähigkeiten für die Kom-

Tab. 2.1 Die 3 Bereiche der Diagnostik von Stottern im Kindesalter.

Bereich	Beurteilungskriterien
Stottersymptomatik	• Quantität der Unflüssigkeiten • Qualität der Unflüssigkeiten • Auftreten und Qualität von Begleitsymptomatik/Coping-Strategien • Dauer und Verlauf des Stotterns
psychische Reaktionen	Einstellungen und Gefühle: • zum Sprechen und Stottern, z. B. Scham, Schuldgefühle, Tabuisierung • zu sich selbst und als Sprecher*in, z. B. Selbstabwertung als Sprecher*in • daraus resultierende Verhaltensweisen, z. B. Vermeideverhalten, Turn-Taking-Verhalten
Einfluss- und Risikofaktoren	• Defizite und Stärken in relevanten Fähigkeiten, z. B. Sprachentwicklung, pragmatische Fähigkeiten • bisheriger Verlauf der Störung • Ressourcen des Kindes • Ressourcen in der Umgebung • Reaktionen auf Stottern (von Kind und Umgebung)

munikation mitbringt, wie z. B. eine umschriebene Sprachentwicklungsstörung einerseits oder große Sprechfreude und gute kommunikativ-pragmatische Fähigkeiten andererseits.

Auf der anderen Seite beobachtet man die **Einflussfaktoren in der Umgebung**, die entweder eine Reaktion auf Stottern sein können (z. B. große Besorgnis mit Verunsicherung der Eltern) oder unabhängig von Stottern bestehen können (z. B. zu hohe Erwartungshaltung oder unterstützende Kommunikationsstrategien der Eltern). Die Ergebnisse dieses Untersuchungsbereichs geben Hinweise auf Risikofaktoren aufseiten des Kindes und seiner Umgebung, aber auch auf positive Einflussfaktoren, die möglicherweise in der Therapie genutzt werden können.

Alle 3 Bereiche beeinflussen sich in komplexer Weise gegenseitig. Beispielsweise kann eine ausgeprägte Symptomatik zu negativen Elternreaktionen führen, die beim Kind Scham und Tabuisierung zur Folge haben können, was wiederum die Symptomatik verstärken kann.

Praxis

Beispiel eines Befundberichts

- Mittelschweres Stottern entsprechend dem SSI-4 für Vorschulkinder (22 Rohpunkte, Perzentile 41–60).
- Das Stottern besteht seit 14 Monaten.
- Quantität und Qualität der Symptomatik: In der Spontansprachprobe traten in der Untersuchungssituation bei 12 % der Silben symptomatische Unflüssigkeiten auf:
  - 3 Blockierungen bis zu 0,5 s Dauer,
  - 9 Laut- und Silbenwiederholungen mit bis zu 5 Iterationen.
- Als dysfunktionelle Coping-Strategien konnten leichte Anspannungen im orofazialen Bereich während der Symptome beobachtet werden.
- Psychische Reaktionen: Die Eltern beschreiben den Verlust der Sprechfreude.
- Risikofaktoren: genetische Disposition, die Besorgnis der Eltern.

Zusammenfassung

Mittelschweres Stottern, im Stuttering Severity Instrument von Riley (SSI-4) mit 22 Rohpunkten; das entspricht einem Perzentilenbereich von 41–60.

In der Spontansprachprobe traten in der Untersuchungssituation bei 12 % der Silben symptomatische Unflüssigkeiten in Form von Blockierungen bis zu 0,5 s Dauer sowie Laut- und Silbenwiederholungen mit bis zu 5 Iterationen auf. Als dysfunktionelle Coping-Strategien konnten leichte Anspannungen im orofazialen Bereich während der Symptome beobachtet werden. Die Eltern beschreiben den Verlust der Sprechfreude.

Eine Therapieindikation ist entsprechend der ICF-Klassifikation durch die Veränderung in der Teilhabe und die oben angegebenen persönlichen und umweltbedingten Faktoren gegeben.

2.9 Ablaufplan der Diagnostik

Die Erstdiagnostik von Stottern im Kindesalter erfolgt in 2 Schritten. Um festzustellen, ob Stottern vorliegt, erhebt man eine Anamnese hinsichtlich der von den Eltern beobachteten Kernsymptome und Coping-Strategien in unterschiedlichen Situationen und analysiert die Spontansprache. Bei ausgeprägtem Stottern mit dysfunktionellen Coping-Strategien lässt sich mit diesen Verfahren die Behandlungsbedürftigkeit in der Regel leicht bestimmen und eine Therapie kann sofort eingeleitet werden. Bei leichtem oder uneindeutigem Stottern bedarf es einer weiterführenden Diagnostik mit einer Abschätzung der Risikofaktoren, um zur Entscheidung zu gelangen, ob eine Therapie oder eine Beratung und ggf. weitere Kontrolltermine notwendig sind.

2.9.1 Erstdiagnostik

- Ziel: Datenerhebung zur Ermittlung der Behandlungsbedürftigkeit
- Inhalt:
  - Kurzanamnese mit Eltern und Kind
  - Erhebung von Sprechproben mit Audio- oder Videoaufzeichnung
  - Spielsituation/Gespräch mit Therapeut*in bzw. je nach Alter und Kontaktbereitschaft Spielsituation/Gespräch mit Eltern und Kind
  - Beobachtungen zum Entwicklungsstand und Kommunikationsverhalten
  - Beobachtung von Reaktionen des Kindes auf Thematisieren und absichtliches Stottern des Untersuchers – RSU (S. 117)
  - Lesen bei Schulkindern, deren Lesefähigkeit dem Beginn der 3. Klasse entspricht
- Fragestellungen:
  - Liegt behandlungsbedürftiges Stottern vor?
  - Wie sind die Eltern zu beraten?
- Anamnese
  - Stottersymptomatik
    - Interpretation der anamnestischen Daten
    - Ermitteln des Schweregrads durch SSI-4
    - Einschätzung der Qualität des Stotterverhaltens – QBS (S. 112)
  - psychische Reaktionen auf Stottern
    - RSU
    - Interpretation der anamnestischen Daten
  - Einfluss- und Risikofaktoren: Interpretation anamnestischer Daten und von Verhaltensbeobachtungen hinsichtlich der Einflussfaktoren wie Sprachentwicklungsstand, pragmatische Fähigkeiten, allgemeiner Entwicklungsstand
- Befund: Stellungnahme zu Diagnose, Behandlungsbedürftigkeit und weiterem Vorgehen. Wenn eindeutig kein oder kein behandlungsbedürftiges Stottern vorliegt, wird an dieser Stelle die Diagnostik beendet. Das weitere Vorgehen wird im Kapitel „Erstberatung" (S. 142) beschrieben.

2.9.2 Therapiebegleitende Diagnostik

Nach der Erstdiagnostik können hypothesengeleitet unterschiedliche Fragestellungen für eine weiterführende Diagnostik auftreten. Diese stellen die Grundlage für eine einzelfall- und verlaufsorientierte Therapieplanung dar. Behandlungsbegleitend können in individueller Reihenfolge verschiedene Verfahren ausgewählt werden:

- Diagnostik des Sprachentwicklungsstandes
- In-vivo-Diagnostik
- Anamnese mit Erzieher*innen und Lehrer*innen
- Einschätzung des motorischen, kognitiven und emotionalen Entwicklungsstands
- Screening auf eine Angststörung mit SCAS (S. 120)

Bei Auffälligkeiten kann es nötig werden, die Zusammenarbeit mit Kinder- und Jugend-Psychotherapeut*innen oder anderen Fachleuten zu suchen.

Das im Folgenden dargestellte Vorgehen in der Diagnostik ist ein Vorschlag, der entsprechend der Struktur und Zielsetzung einer Einrichtung abgewandelt werden kann. So ist es bei entsprechenden personellen Voraussetzungen günstig, vorab in einem Telefongespräch erste Informationen auszutauschen oder vorab Fragebögen zu schicken, die die Eltern ausgefüllt mitbringen sollen.

2.10 Diagnostikverfahren

Bei den hier vorgestellten Diagnostikverfahren wurde berücksichtigt, dass der instrumentelle und zeitliche Aufwand in einem realistischen Verhältnis zur Relevanz für die logopädische Praxis steht. Außerdem wurde darauf geachtet, dass, sofern sinnvoll und verfügbar, die Diagnostikinstrumente den Testgütekriterien Validität, Reliabilität und Objektivität genügen.

Nachfolgend werden die während der Erstdiagnostik und der weiterführenden Diagnostik eingesetzten Verfahren beschrieben. Eine Übersicht findet sich in ▶ Tab. 2.2 (vgl. auch Vortrag von Zang auf der Jahrestagung des dbl in Berlin 2014 [459]). Die Verfahren sind zunächst nach den beiden Fragestellungen der Diagnostik gegliedert:

- Liegt Behandlungsbedarf vor?
- Welche Störungsschwerpunkte müssen in der Behandlung berücksichtigt werden?

Tab. 2.2 Diagnostikverfahren.

Bereich	Verfahren	Fragestellung	Aufwand/ Durchführung	Auswertung
Anamnese	SLS[1]	Liegt diagnostikrelevantes Stottern vor?	*	*
	Anamnese[3]	Liegt Stottern vor? Risikofaktoren für chronischen Verlauf? Differenzialdiagnose anhand von Dauer, Häufigkeit und Art der Symptomatik	***	*/**
Stotter-symptomatik	SSI-4[1]	Schweregrad der Symptomatik?	**	**
	QBS[3]	Qualität der Symptomatik und Funktion von qualitativen Veränderungen?	*	**
	Lesen[2]	Qualität der Symptomatik ohne sprachliches Vermeiden? Negative Einstellungen zum Lesen?	**	*
psychische Reaktionen	RSU[3]	Negative Reaktionen auf Pseudostottern der Untersucherin?	**	*
	Fragebögen[4]	Negative Reaktionen auf Sprechen und Stottern? Besteht ein negatives Selbstbild als Sprecher?	**	*
Einfluss- und Risikofaktoren (Auswahl)	SES-Diagnostik[4]	Liegt eine SES vor? Welcher Zusammenhang besteht zum Stottern??	abhängig vom Verfahren	abhängig vom Verfahren
	Diagnostik pragmatischer Fähigkeiten[4]	Welche pragmatischen Defizite beeinträchtigen die Kommunikation?	abhängig vom Verfahren	abhängig vom Verfahren

[1] standardisiert und normiert
[2] standardisiert
[3] halbstandardisiert
[4] Standardisierung und Normierung abhängig vom gewählten Verfahren
[*] unter 10 min
[**] 10–20 min
[***] 20–30 min
[****] über 30 min

Darüber hinaus sind sie den 3 übergeordneten Bereichen zugeordnet, aus denen sich das therapeutische Vorgehen ableiten lässt:

- Stottersymptomatik
- psychische Reaktionen auf das Stottern
- Einfluss- und Risikofaktoren

2.10.1 Früherkennung

SLS – Screening Liste Stottern

Instrument zur Ermittlung der Abklärungsbedürftigkeit eines Verdachts auf Stottern durch Laien [309]. Deutsche Bearbeitung von Schneider, 2003. Als Online-Version verfügbar unter www.ivs-online.de/inhalt/service/stottertest (s. Kap. 5).

Ziel

Die SLS ermöglicht es Laien, zu erkennen, ob eine logopädische Diagnostik und Beratung indiziert ist.

Methodenbeschreibung

Die SLS ist ein Fragebogen, den die Bezugspersonen ankreuzen. Sie wurde entwickelt, um Kinderärzt*innen ein schnelles und verlässliches Screening-Instrument zur Verfügung zu stellen. Die Fragen erfassen Art, Häufigkeit und Dauer der Symptomatik sowie Reaktionen des Kindes und des Umfeldes auf die Unflüssigkeiten. Die Antworten erhalten unterschiedlich hohe Punktwerte. Der Gesamtpunktwert gibt Auskunft über die Behandlungsbedürftigkeit (Punktwert < 7: keine Diagnostik nötig; > 12: logopädische Stotterdiagnostik erforderlich; 7–12: Wiederholung des Screenings in 3 Monaten).

Durchführungsdauer

5–10 min (Dauer des Ausfüllens durch die Eltern).

Auswertungsdauer

Sofort (Online-Version), 1 Min (Protokollbogen).

Diskussion der Leistungsfähigkeit

Eine flämische Version der SLS, das „Detectie Instrument voor Stotteren“ (DIS; [388]), ist an 700 Kindern normiert und weist eine sehr hohe Übereinstimmung mit dem von Riley [306] entwickelten normierten und standardisierten Stuttering Prediction Instrument (SPI) auf. Die SLS ist ein wertvolles Instrument für alle, die mit der Frage konfrontiert werden, ob eine logopädische Diagnostik notwendig ist, und die entweder nicht über das Fachwissen oder die Zeit verfügen, um diese Frage durch eine Spontansprachprobe zu beantworten, z. B. Kinderärzt*innen und Erzieher*innen. Dementsprechend ist sie kein Instrument für die logopädische Diagnostik, da das Ergebnis genauso gut mit einigen gezielten Fragen an die Eltern erreicht werden kann.

Redeflusskompass

Online-Instrument der interkantonalen Hochschule für Heilpädagogik (HfH) zur Ermittlung der Abklärungsbedürftigkeit eines Verdachts auf Stottern durch Laien, aufrufbar unter www.stotternerkennen.hfh.ch/redeflusskompass.html.

Ziel

Der Redeflusskompass ermöglicht es Laien, zu erkennen, ob eine logopädische Diagnostik und Beratung indiziert ist.

Methodenbeschreibung

Der Redeflusskompass ist ein Online-Fragebogen mit Skalen zur Häufigkeit und Art der Symptomatik, Dauer und Entwicklung der Unflüssigkeiten sowie die Reaktionen darauf. Es erfolgt eine automatische Auswertung mit entsprechender Empfehlung zum weiteren Vorgehen.

Durchführungsdauer

5–10 min (Dauer des Ausfüllens durch die Bezugsperson).

Auswertungsdauer

Sofort.

Diskussion der Leistungsfähigkeit

Sehr gute Sensitivität und gute Spezifität, gute Kriteriumsvalidität.

2.10.2 Logopädische Anamnese

Eine Anamnese mit den Eltern ermöglicht es, schnell und einfach festzustellen, ob ein begründeter Verdacht auf Stottern besteht. Untersuchungen von Sandrieser et al. bestätigen, dass auch ungeschulte Eltern sehr verlässlich beurteilen können, ob ihr Kind stottert [326]. Diesen Sachverhalt machen sich Riley und Riley in ihrer Screening Liste Stottern (S. 104) (SLS) zunutze, indem sie einen kurzen anamnestischen Elternfragebogen für die Kinderarztpraxis entwickelten, mit dem sehr schnell entschieden werden kann, ob ein Kind mit Verdacht auf Stottern weiterer Diagnostik bedarf

[309]. Im Anschluss an die SLS wird die ausführliche Anamnese im Rahmen einer Erstdiagnostik vorgestellt.

Anamnese

Anamnestischer Elternfragebogen und Anamnesebogen [322], [62]; die Download-Adresse der Protokollbögen befindet sich im Anhang (s. Kap. 5).

Ziele

- Klärung des Auftrags der Eltern an die Therapeutin.
- Erfassung der relevanten Daten zur Vorgeschichte und zur derzeitigen Situation.
- Erfassung von Daten, die für die Planung der Diagnostik von Bedeutung sind, z. B. Hinweise auf Defizite, die spezielle Diagnostikverfahren erfordern.

Methodenbeschreibung

Den Eltern wird ein Fragebogen zugeschickt, den sie vor dem ersten Termin ausgefüllt zurücksenden oder zum Diagnostiktermin mitbringen. Während der Erstdiagnostik findet ein gelenktes Anamnesegespräch möglichst mit beiden Eltern und dem Kind statt. Dabei fragt man nicht nur nach den Inhalten des Anamnesebogens, sondern man versucht auch, erste Hypothesen zu belastenden Faktoren zu überprüfen. Wenn man den Eltern die Zusammenhänge vermittelt, die man mit der Befragung überprüfen will, können sie selbst erkennen, welche Informationen für den Therapeuten wichtig sind. Zudem kann man direkt im Erstgespräch wichtige Informationen über das Stottern geben (z. B. über die Situationsabhängigkeit der Störung). Günstige Modelle zur Darstellung solcher Hypothesen sind z. B. das 3-Faktoren-Modell (S. 39) und das Modell von Kern- und Begleitsymptomatik (S. 25). Die Daten werden im Anamnesebogen festgehalten.

Diskussion der Leistungsfähigkeit

Die Anamnese bietet die Möglichkeit, mit einem Verfahren Informationen zum Bereich Stottersymptomatik, zum Bereich psychische Reaktionen auf das Stottern und zum Bereich Risikofaktoren zu gewinnen. Außerdem werden Besonderheiten des Kindes in Erfahrung gebracht, die in der Diagnostik und Therapie zu berücksichtigen sind, z. B. Vorlieben des Kindes oder Hinweise auf eine Entwicklungsverzögerung in bestimmten Bereichen. Bei Angaben, die Hinweise auf relevante Besonderheiten liefern, muss zu späteren Zeitpunkten weiter gefragt werden.

Elternangaben sind wertvoll, aber subjektiv. Eine Anamnese muss daher mit weiteren Untersuchungen des Kindes ergänzt werden.

Mit einer sehr knappen Anamnese lassen sich aufrechterhaltende Risikofaktoren orientierend einschätzen. Die Reliabilität solch einer kurzen Anamnese wird durch die Beobachtungen in der Spontansprache des Kindes erhöht.

Die Gewichtung und Interpretation der Anamnese unterliegt keinem standardisierten Verfahren. Auch bei der Erfragung von Daten, deren Bedeutung für die Befunderhebung empirisch relativ gut abgesichert ist (z. B. Dauer der Störung, genetische Disposition durch stotternde Familienmitglieder), muss abgeschätzt werden, wie zuverlässig die Angaben sind.

> **Merke**
>
> Es hat sich bewährt, die Anamnese direkt vor der Diagnostik durchzuführen und die Eltern während der Diagnostik zusehen zu lassen. Dadurch ist es möglich, sie zu befragen, wie repräsentativ die sprachlichen Leistungen und vor allem die Stottersymptome im Vergleich zu anderen Alltagssituationen waren.

2.10.3 Diagnostikverfahren im Bereich Sprech- und Stotterverhalten

Die Beurteilung der auftretenden Stotterereignisse bildet das Kernstück der Diagnostik. Sie ermöglicht die Aussage, ob ein Kind zum gegenwärtigen Zeitpunkt stottert. Wenn das Kind in der Untersuchungssituation nicht stottert, kann dies auch situationsgebunden sein. Wenn durch die Befragung der Eltern sichergestellt werden kann, dass das

Kind auch in anderen Situationen keine Stottersymptome zeigt und keine schwerwiegenden Risikofaktoren bestehen, kann die Stotterdiagnostik beendet werden.

Die Diagnostik des Sprech- und Stotterverhaltens umfasst die Analyse der Sprechunflüssigkeiten (Häufigkeit und Qualität) und die Beurteilung weiterer Komponenten wie Leichtigkeit, Geschwindigkeit und Kontinuität des Sprechens.

Art und Ausmaß der beobachtbaren Abweichungen geben Aufschluss über die Begleitsymptomatik. Informationen über negative emotionale und kognitive Reaktionen lassen eine Beeinträchtigung der mentalen Leichtigkeit für Sprechsituationen vermuten.

Analyse unflüssigen Sprechens

Transkription eines Videoausschnitts

Bei der Analyse der Sprechunflüssigkeiten werden quantitative und qualitative Aspekte berücksichtigt. Am detailliertesten gelingt dies mit Verfahren, die auf einer Transkription eines Videoausschnitts basieren (vgl. Aachener Analyse unflüssigen Sprechens, AAUS; [350]). Der Arbeitsaufwand rechtfertigt dieses Verfahren am ehesten für Ausbildungszwecke oder wenn nur selten eine Stotterdiagnostik durchgeführt wird und somit die Einarbeitung in die nachfolgend beschriebenen Echtzeit- oder Real-Time-Verfahren unverhältnismäßig aufwendig ist oder wenn zusätzlich die syntaktisch-morphologische Ebene beurteilt werden soll.

Real-Time-Diagnostikverfahren

Eine andere Möglichkeit stellen die sog. Real-Time-Diagnostikverfahren [453], [456] dar. Die Symptome werden parallel zu einer Spielsituation oder zu einer Videoaufnahme gezählt. Hier werden die Stotterereignisse vor allem quantitativ und nur in geringem Maße qualitativ erfasst. Der Zeitaufwand ist deutlich geringer, jedoch setzt das Verfahren ein spezielles Training voraus. Es liegen für den englischsprachigen Raum normierte und standardisierte Verfahren zur quantitativen und qualitativen Beurteilung des Stotterverhaltens vor.

Computergestützte Verfahren

Mittlerweile gibt es erste Versionen von computergestützten Verfahren auch im deutschsprachigen Raum [145]. Unter www.natke-verlag.de/silbenzaehler/index.html findet sich ein kostenloser Silbenzähler, bei dem mit der PC-Tastatur flüssige und unflüssige Silben gezählt werden können. Die automatische Auswertung berechnet unter anderem den Prozentsatz unflüssiger Silben. Das Computerprogramm CSSS, das dem SSI-4 [307] beiliegt, kann darüber hinaus auch noch die gemittelte Dauer der 3 längsten Stottersymptome ermitteln. Es können aber auch handelsübliche Soundbearbeitungsprogramme genutzt werden, um eine quantitative und qualitative Analyse der Unflüssigkeiten und des Sprechens zu unterstützen. Damit kann z. B. die Sprechgeschwindigkeit ermittelt oder festgestellt werden, wie groß der Anteil der symptomatischen Unflüssigkeiten an der gesamten Sprechzeit ist. Da erst seit jüngster Zeit speziell für diesen Bereich konzipierte Untersuchungsverfahren existieren, herrscht noch ein Mangel an Normdaten. Alpermann hat mit der Zeitintervall-Methode eine elegante Möglichkeit entwickelt, Sprechen in den 3 Kategorien zuverlässig zu beurteilen: „flüssig", „gestottert", „mit Sprechtechnik/bearbeitetes Stottern" [5]. Dabei werden Audioaufnahmen des Stotternden in 5-Sekunden-Intervallen beurteilt. Die Dreiteilung ermöglicht neben der bekannten Dichotomie „flüssig-gestottert" auch die Berücksichtigung der Intervalle mit Sprechtechnik, wie sie z. B. nach einer Stottertherapie oft hörbar sind. Bis jetzt sind computergestützte Verfahren noch mit einem erheblichen Kosten- und Zeitaufwand verbunden.

Repräsentative Sprechproben

Jede brauchbare Analyse des Stotterverhaltens setzt die Erhebung von möglichst repräsentativen Sprechproben zur Beurteilung der Redeunflüssigkeiten voraus (s. Kasten Praxis). Bei der üblichen Fluktuation von Häufigkeit und Ausprägungsgrad der Sprechunflüssigkeiten sind unter Umständen mehrere Spontanspracherhebungen in verschiedenen Kontexten nötig.

Praxis

Erhebung einer Sprechprobe

- Umfang von mindestens 300 Silben; je länger die Sprechprobe ist, desto zuverlässiger wird die Auswertung. Eine gute Alternative sind 2 oder 3 verschiedene Ausschnitte von 100–150 Silben. Bei sehr jungen Kindern sind meist nur kürzere Sprechproben möglich.
- Dokumentation der Sprechprobe mit einer Videoaufnahme, weil hier die nonverbale Ebene miterfasst wird.
- Sprechprobe von zu Hause durch die Eltern.
- Interaktionspartner für das Kind können die Therapeutin oder ggf. ein Elternteil sein.
- Mögliche Sprechanlässe: Anamnese mit dem Kind, komplexe Erklärung, z. B. einer Spielregel, Einsatz von kommunikativen Stressoren wie Unterbrechungen und Nachfragen bei vorgeblichen Verständnisproblemen, bei jungen Kindern freies Spiel, Nacherzählen einer Bildergeschichte, bei älteren Kindern zusätzlich noch Lesetext.
- Die Spielmaterialien sollten zur besseren Verständlichkeit der Aufnahme nicht zu viel Lärm machen, Rollenspiele eignen sich nicht.
- Befragung der Eltern, ob das Sprech- und Stotterverhalten in der Untersuchungssituation repräsentativ für das ist, worüber sie sich Sorgen machen.

Silbenweises Vorgehen

Üblicherweise wird in Analyseverfahren silbenweise vorgegangen. Dabei wird für jede Silbe gewertet, ob sie eine symptomatische Unflüssigkeit aufweist. Wenn der Korpus silbenweise bestimmt wird, sind die Stichprobenumfänge verschiedener Altersgruppen leichter zu vergleichen. Wenn in unterschiedlichen Silben eines mehrsilbigen Wortes verschiedene Stottersymptome vorkommen („*Re-re-regenschi-schi-schirm*“ – 2 Symptome), wird außerdem die Bestimmung detaillierter.

Im Folgenden werden verschiedene Verfahren zur quantitativen und qualitativen Analyse des unflüssigen Sprechens vorgestellt.

Real-Time-Diagnostikverfahren

Merke

Real-Time-Diagnostik bedeutet ein normiertes Vorgehen bei der Auswertung von Spontansprache simultan zum Sprechen des Patienten.

Ziel

Zeitökonomische quantitative und qualitative Beurteilung der Redeunflüssigkeiten in der Spontansprache.

Methodenbeschreibung

Die Grundstruktur des Verfahrens, die je nach Zielsetzung und theoretischem Hintergrund zu einem Diagnostikinstrument ausgebaut werden kann [453], besteht darin, dass die geäußerten Silben und Stottersymptome protokolliert werden, während man eine Videoaufnahme oder eine Spielsituation des Kindes mit einer 3. Person beobachtet. Eine mögliche Version der Durchführung: Es werden 3 Sprechproben mit je 100 Silben ausgewertet. Hierfür dient ein Raster von 3 × 100 Silben, in das die geäußerten Silben sowie Dehnungen, Blockierungen und Teilwortwiederholungen für die Stottersymptomatik eingetragen werden. Am Schluss wird die Stotterrate errechnet (Prozentsatz der Summe der Symptome bezogen auf die Gesamtzahl der Silben) und das vorherrschende Stottermuster ermittelt (Prozentsatz der einzelnen Symptomarten, bezogen auf die Gesamtzahl der Symptome).

Diskussion der Leistungsfähigkeit

Das wenig zeitaufwendige und aussagekräftige Verfahren setzt ein spezielles Training des Auswertenden voraus, um Reliabilität zu gewährleisten [453], [456]. Ein Vorteil des Verfahrens ist die leichte Durchführbarkeit im Therapieverlauf, um Veränderungen in der Symptomatik zu dokumentieren. Eine Version der Real-Time-Diagnostik wird im Stuttering Severity Instrument SSI-4 verwendet.

SSI – Stuttering Severity Instrument

Definition

Das SSI-4 ist ein Instrument zur Einschätzung des Schweregrades des Stotterns bei Kindern ab 2;10 Jahren, Jugendlichen und Erwachsenen durch quantitative und qualitative Erfassung der Unflüssigkeiten (deutsche Bearbeitung von P. Schneider) [307]. Darüber hinaus bietet er eine Skala zur Sprechnatürlichkeit sowie einen Selbsteinschätzungsbogen für Erwachsene.

Die Download-Adresse des Protokollbogens (SSI-4 nach Riley [307]) und die Bezugsquelle der aktuellen amerikanischen Version und des Testhandbuches befinden sich im Anhang (s. Kap. 5).

Ziele

- Ermittlung des Schweregrades des Stotterns bei Kindern ab 2;10 Jahren, Jugendlichen und Erwachsenen,
- Quantitative und qualitative Erfassung der Unflüssigkeiten,
- Reliable Dokumentation zur Erfassung von Veränderungen (Therapieverlaufskontrolle),
- Erhebung der Veränderung von Unflüssigkeiten in unterschiedlichen sprachlichen Aufgabenstellungen (Therapieplanung).

Methodenbeschreibung

Quantitative Real-Time-Analyse der symptomatischen Unflüssigkeiten (Teil 1, für Leser oder Nichtleser). Die Dauer der Stotterereignisse (Teil 2, für alle Patienten) und die Qualität eventuell auftretender physischer Begleiterscheinungen (Teil 3, für alle Patienten) werden separat eingeschätzt. Abschließend wird aus den Punktwerten aus den ersten 3 Teilen anhand von Normtabellen der Schweregrad des Stotterns ermittelt (Teil 4, für verschiedene Altersgruppen). Die folgende Methodenbeschreibung ist eine kommentierte Zusammenfassung des Testhandbuches und ersetzt dieses nicht.

Teil 1: Stotterhäufigkeit

Beim Vorgehen zur Ermittlung der Stotterhäufigkeit gibt es 2 Varianten in Abhängigkeit davon, ob eine Leseprobe durchgeführt wird.

Wurde keine Leseprobe erhoben, wird im Protokollbogen nur die linke Tabelle für Nichtleser ausgefüllt. Diese Variante gilt für Nichtleser und für Kinder mit Lesefähigkeiten, die noch nicht dem Niveau am Anfang der 3. Klasse entsprechen oder wenn bei einem Leser kein Lesen durchgeführt wurde. Es sind **mindestens 2 Sprechproben** zu erheben.

Wenn eine Leseprobe erhoben wurde, werden im Protokollbogen für Leser die beiden rechten Tabellen „Lesen“ und „Spontansprache“ ausgefüllt und die ermittelten Rohpunkte summiert.

Erhebung der Sprechproben

Im Therapieraum und fakultativ durch die Eltern zu Hause. Von den Äußerungen des Kindes wird zur weiteren Analyse eine Videoaufnahme (notfalls Audioaufnahme) aufgezeichnet.

Man kann ein freies und/oder ein durch Situationsbilder (im Testhandbuch oder frei wählbar) stimuliertes Gespräch mit dem Kind führen. Weitere Hinweise zur Erhebung der Sprechprobe siehe oben. Der Umfang jeder Sprechprobe sollte möglichst 150 Silben umfassen. Größere Sprechproben oder 2 Sprechproben aus unterschiedlichen Abschnitten einer Sitzung sind jedoch zuverlässiger.

Auswertung

Die Auswertung erfolgt für geübte Untersucher*innen während des Gesprächs, sonst vom Video.

Das erste Wort und der betreffende Zählerstand der ausgewerteten Sprechprobe werden notiert. Ab diesem Ausgangspunkt werden flüssige Silben mit einem Punkt und gestotterte Silben mit einem Strich in den Auszählbogen (s. Kap. 5) eingetragen, bis die gewünschte Silbenzahl erreicht wurde.

Ungeübte Anwender können die Silbenzahl im 1. Arbeitsgang und die Stotterereignisse im 2. Arbeitsgang auszählen. In diesem Fall werden das letzte Wort und der entsprechende Zählerstand der Sprechprobe notiert, um zu gewährleisten, dass für den folgenden Arbeitsgang derselbe Ausschnitt der Sprechprobe zugrunde liegt.

Ein Ba ba ba bagger ist draußen. Ich ähm ich hab a--- auch einen B. bagger.

```
*  /              *   *   *    *   *   *    *   *   /        *   *   /      *
1  2              3   4   5    6   7   8    9  10  11       12  13  14     15
```

Stottereignis 1: Ba ba ba bag
Stottereignis 2: a___auch
Stottereignis 3: B. bag

3 Stottereignisse: 15 Silben = 0,2 × 100 = 20 % gestotterte Silben
Ermittlung des Punktwertes

- Die Zahl der stottertypischen Unflüssigkeiten dividiert durch die Anzahl der Silben multipliziert mit 100 ergibt den Prozentsatz der gestotterten Silben (% SS).
- Diesem Prozentsatz wird ein Punktwert zugeordnet, der aus den Normtabellen abzulesen ist. Er wird in das vorgegebene Feld eingetragen.

Abb. 2.2 SSI-4. Beispiel für die Auswertung der Stotterhäufigkeit.

Einwortäußerungen wie „ja“, „nein“ oder das Nachsprechen eines vom Untersucher vorgegebenen einsilbigen Wortes („rot oder blau?“ „rot!“) werden nicht mitgezählt.

Als stottertypische Unflüssigkeiten gelten Laut- und Silbenwiederholungen, Dehnungen und Blockierungen (▸ Abb. 2.2). Die Anzahl der Iterationen spielt keine Rolle (*Ma-ma-ma-maus* wird als **eine** gestotterte Silbe gewertet).

Die Wiederholung eines einsilbigen Wortes wird nur als stottertypische Unflüssigkeit gewertet, wenn es in auffälliger Weise produziert wurde (verkürzt, gedehnt, mit Anspannung, Stakkato etc.). Ganzwort- und Satzteilwiederholungen sowie Umformulierungen werden entsprechend der üblichen Definition als funktionelle Unflüssigkeiten nicht als stottertypische Unflüssigkeiten gezählt.

Mit dem der Originalversion des Tests beiliegenden Computerprogramm CSSS-2.0 (The Computerized Scoring of the Stuttering Severity) können flüssige und gestotterte Silben vereinfacht gezählt werden. Dieses Programm misst automatisch auch die gemittelte Dauer der 3 längsten stottertypischen Unflüssigkeiten [307].

Eine kostenlose Zählhilfe ist der Online-Silbenzähler auf der Website des Natke Verlages (www.natke-verlag.de/silbenzaehler/index.html).

Häufigkeit bei Nichtlesern

Bei Nichtlesern werden nur Sprechproben aus der Spontansprache erhoben und in Teil 1 ausgewertet. Als Nichtleser gelten alle, bei denen keine Leseprobe durchgeführt wurde.

Häufigkeit bei Lesern

Für Leser werden 2 Sprechproben zur Ermittlung der Stotterhäufigkeit erhoben und ausgewertet: Spontansprache und lautes Lesen. Als Leser gelten Erwachsene und Kinder mit ebenso guten oder besseren Lesefertigkeiten, wie sie dem Niveau zu Beginn der 3. Klasse entsprechen. Wurde bei jemandem, der lesen kann, keine Leseprobe erhoben, darf nur die Tabelle „Nichtleser“ ausgefüllt werden.

Für die Leseprobe wird ein Lesetext entsprechend der Lesefertigkeiten der untersuchten Person verwendet (Download eines Lesetexts für die 3. Klasse: s. Kap. 5.) oder Texte aus altersentsprechenden Schulbüchern, Umfang 150–300 Silben). Weitere Hinweise unter Lesen – Situationsabhängigkeit von Stottern (S. 113).

Auswertung bei Lesern

Es werden mindestens 150 Silben der Konversation und 150 Silben des Lesetextes ausgewertet. Je größer die Sprechprobe der Konversation, desto repräsentativer ist das Untersuchungsergebnis. Der Prozentsatz der gestotterten Silben bezogen auf die Gesamtzahl der geäußerten Silben wird für Lesen und Spontansprache wie oben beschrieben ermittelt. Dem Prozentsatz zu jeder der beiden Aufgaben wird ein Punktwert zwischen 1 und 9 zugeordnet. Dann summiert man die Punktwerte der beiden Aufgaben. Die Summe ist eine Zahl zwischen 0 und 18. Sie wird in das betreffende Feld eingetragen.

Besondere Fragestellungen

Das SSI-4 ist bei eindeutigen Kernsymptomen leicht auszuwerten. Schwierigkeiten ergeben sich, wenn die Kernsymptomatik durch Begleitsymptomatik wie Aufschub, Starter oder Vermeideverhalten kaschiert wird und wenn aufgrund von Schwierigkeiten in der Sprachplanung und Wortfindung gehäuft Wiederholungen von einsilbigen Wörtern und Teilwortwiederholungen auftreten. Die Vorschläge, wie damit umgegangen werden kann, stammen vom Autor der deutschen Übersetzung des Protokollbogens.

▶ **Häufung von Floskeln und Interjektionen.** Zur Zählung von sehr häufigen Interjektionen wie „ähm" oder Floskeln wie „also" oder „sag ich mal" finden sich im Testhandbuch keine Angaben. Gerade wenn diese gehäuft als Starter oder Aufschubverhalten auftreten, scheint es nicht sinnvoll diese als flüssige Silben zu zählen.

Hier schlägt der Autor der deutschen Übersetzung vor, stereotypische Interjektionen und Floskeln mit eindeutiger Funktion als Starter oder Aufschub separat als jeweils eine gestotterte Silbe auszuzählen (unabhängig von der Silbenzahl, z. B. wäre dann der stereotype Starter „ich würd mal sagen" Hinweis auf 1 gestotterte Silbe) und zu den eindeutigen Stotterereignissen hinzuzuzählen. Es entstehen so 2 Punktwerte für die Stotterhäufigkeit, einmal mit und einmal ohne Aufschub und Starter. In der Auswertung können die beiden Werte gegenübergestellt und interpretiert werden.

▶ **Mehrsprachigkeit.** Wortfindungsprobleme können zu vermehrten Teilwort- und Einsilberwiederholungen und zu Phonationsstopps führen, die schwer von stottertypischen Unflüssigkeiten zu unterscheiden sind. In diesem Fall führt der SSI-4 leicht zu einer Fehleinschätzung. Daher sollte in diesem Fall als Symptom gezählt werden, was sich durch Anspannung o. Ä. eindeutig als Stottersymptom identifizieren lässt. Wenn Kinder in der Lage und dazu bereit sind, ihr Sprechen zu reflektieren, kann man sie direkt befragen, welche Unflüssigkeiten gestottert sind, um sie besser von Unflüssigkeiten aufgrund der Mehrsprachigkeit abgrenzen zu können.

Teil 2: Durchschnittliche Dauer der 3 längsten Symptome (für alle Sprechproben)

Die Beurteilung erfolgt anhand der Beobachtungen während der bisher ausgewerteten Sprechproben. Die Dauer der 3 längsten Symptome wird anhand einer Stoppuhr ermittelt. Die 3 Zeiten werden addiert und durch 3 geteilt, um die **durchschnittliche** Dauer zu erhalten. Diese wird auf der vorgegebenen Skala im Testformular durch Einkreisen der betreffenden Zahl markiert und einem Punktwert zwischen 2 und 18 zugeordnet.

Eine Symptomdauer von unter 0,5 Sekunden ist mit einer Stoppuhr schwer zu messen und wird daher eingeschätzt („flüchtig").

Im Programm CSSS-2.0 wird die durchschnittliche Symptomdauer automatisch ermittelt, indem man die Taste für ein Symptom so lange gedrückt hält, wie das Symptom andauert.

Teil 3: Physisches Begleitverhalten (für alle Sprechproben)

Hier wird eingeschätzt, wie sehr die Gesprächspartner durch das Begleitverhalten irritiert werden. Die Beurteilung erfolgt anhand der Beobachtungen während aller bisher beurteilten Sprechproben, nach Möglichkeit von der Videoaufnahme – ansonsten muss die Untersucherin ihre Beobachtungen während der Untersuchung schriftlich festhalten.

Das physische Begleitverhalten wird beurteilt in folgenden 4 Bereichen:

- auffällige Geräusche, die die Kernsymptomatik begleiten
- Grimassieren: Mitbewegungen und Zeichen von Anspannung im Gesichtsbereich
- Kopfbewegungen und Auffälligkeiten im Blickverhalten
- Bewegungen der Extremitäten und des ganzen Körpers

Zu allen 4 Bereichen werden im Untersuchungsbogen Beispiele gegeben. Das beobachtete Begleitverhalten wird entweder im Bogen markiert oder schriftlich ergänzt. Die Ausprägung des motorischen Begleitverhaltens wird auf der Skala im Testformular durch Einkreisen der betreffenden

Ziffern markiert. Dabei wird für jeden der 4 Bereiche der Gesamteindruck gewertet.

Zur Ermittlung des Punktwertes für das motorische Begleitverhalten werden die Punkte aus den 4 Bereichen addiert. Die Summe wird im betreffenden Feld notiert.

Teil 4: Schweregrad des Stotterns (für alle Sprechproben)

Es werden die 3 Punktwerte für die Stotterhäufigkeit, für die Dauer und für das physische Begleitverhalten addiert. Diesem Gesamtpunktwert können in der Tabelle für die Altersgruppe der untersuchten Person die entsprechenden Perzentile und die Beschreibung des Schweregrades zugeordnet werden. Der jeweilige Wert wird in der Normtabelle eingekreist.

Die Perzentile gibt an, wie viele Stotternde in der Normstichprobe der betreffenden Altersgruppe einen leichteren oder gleichen Schweregrad aufwiesen. Da die Normstichproben relativ klein sind, werden Perzentilbereiche angegeben.

Sprechnatürlichkeit

Die Sprechnatürlichkeit wird von der Therapeutin und unabhängig von einer Bezugsperson auf einer 9-Punkte-Skala zwischen den Extremen: „das Sprechen klingt sehr natürlich" und „das Sprechen klingt sehr unnatürlich" eingeschätzt. Der Wert findet keinen Eingang in die Berechnung des Schweregrades.

Durchführungsdauer

Mindestens 20 min.

Auswertungsdauer

Ca. 30 min. Videoaufnahme erforderlich (notfalls Audioaufnahme).

Diskussion der Leistungsfähigkeit

Der SSI ist ein international gebräuchliches Instrument. Der Testteil zur Ermittlung des Schweregrades der hör- und sichtbaren Symptomatik wurde von Riley für den SSI-3 an 72 Vorschulkindern, 139 Schulkindern und 60 Erwachsenen normiert und unverändert in den SSI-4 übernommen. Seinem Testhandbuch sind die Angaben zur Reliabilität und Validität des Tests zu entnehmen. Die Test-Retest-Reliabilität war nur bei trainierten Untersucher*innen ausreichend hoch. Riley empfiehlt Untersucher*innen daher, die eigene Retest-Reliabilität zu ermitteln und bei Bedarf zu trainieren.

Eine Normierung für das Deutsche liegt nicht vor. Da es sich aber nicht um einen sprachgebundenen Test handelt, ist es vertretbar, die amerikanischen Normen zu übernehmen.

Nach sorgfältiger Einarbeitung ermöglicht der Test eine reproduzierbare, standardisierte Diagnostik und die Möglichkeit einer zuverlässigen Therapieverlaufskontrolle.

QBS – Qualitative Beschreibung der Stottersymptomatik

Definition

Verfahren zur Einschätzung der Qualität der symptomatischen Unflüssigkeiten ([335], überarbeitete Fassung: 2024).

Die Download-Adresse für den Protokollbogen befindet sich im Anhang (s. Kap. 5 „Onlinematerial").

Ziele

- Beschreibung der Qualität der Kernsymptome,
- Beschreibung der Coping-Strategien zur Interpretation ihrer Funktionalität,
- Beobachtungen zu psychischen Reaktionen,
- Nachweis von qualitativen und quantitativen Veränderungen der Symptomatik im Therapieverlauf.

Durchführung

Die Sprechproben werden vom Video oder bei direkter Beobachtung während einer Sitzung ausgewertet. Zuerst wird unter „Häufigkeit" eine Strichliste der betroffenen Merkmale geführt. Anschließend wird deren Ausprägung subjektiv auf einer Skala von 1–7 eingeschätzt. Das Verfahren wird im Therapieverlauf wiederholt, um qualitative Veränderungen zu erfassen.

Interpretation

Die Kategorisierung der Merkmale im Protokollbogen lässt in vielen Fällen eine schnelle Interpretation der qualitativen Veränderungen zu. Es sind manchmal auch mehrere Erklärungen für das beobachtete Begleitverhalten möglich.

Durchführungsdauer

Bei therapiebegleitender Beobachtung 10–15 min.

Auswertungsdauer

5 min.

Diskussion der Leistungsfähigkeit

Das Verfahren ist nicht normiert. Es geht davon aus, dass es verschiedene qualitative Veränderungen von Redeunflüssigkeiten gibt und dass sich diese auf bestimmte Defizite im Sprechverhalten oder auf Coping-Strategien als Reaktion auf Stottern zurückführen lassen. Qualitative Veränderungen (z. B. weniger Ankämpfverhalten, Zunahme von Vermeideverhalten) lassen sich im Therapieverlauf mit der QBS gut dokumentieren. Therapieziele und -methoden können davon abgeleitet werden. Es sollten für jede Diagnostik mehrere Sprechproben ausgewertet werden, um der Variabilität der Störung gerecht zu werden.

Lesen – Situationsabhängigkeit von Stottern

Definition

Überprüfung der Auswirkung von Lesen auf das Stottern ([337], überarbeitete Fassung: 2024).

Durchführung bei Kindern ab Ende der 2. Klasse. Ein Lesetext und der dazu gehörende Protokollbogen können unter der Download-Adresse im Anhang heruntergeladen werden (s. Kap. 5).

Besonderheiten der Zielgruppe

Lautes Lesen vor der Klasse hat für die Leistungsbewertung von Grundschulkindern große Bedeutung.

Bei Kindern, die noch nicht sehr lange lesen, tritt die Symptomatik oft seltener und weniger schwer auf als in der Spontansprache. Sie sind noch so mit dem Lesevorgang beschäftigt, dass sie dabei langsam und überartikuliert sprechen und daher weniger stottern. Viele Kinder haben noch keine angstbesetzten Erfahrungen mit Stottern beim Lesen gemacht. Die Erwartungsangst wirkt bei ihnen nicht als Auslöser für Stottern. Manche Kinder, die in der Untersuchungssituation flüssig laut lesen können, können in der Schule trotzdem Probleme damit haben, wenn die Schule als situativer Auslöser wirkt.

Ziele

- Beurteilung des Sprechens und der Symptomatik bei weitgehendem Ausschluss von sprachlichen Vermeidestrategien,
- Beobachtung der Reaktion auf die Anforderung,
- informelle Einschätzung der Lesefähigkeiten,
- Hinweise auf die Einstellung zum Lesen.

Methodenbeschreibung

Man befragt das Kind zu seinen Erfahrungen und zu seiner Einstellung zum lauten Lesen in der Schule. Dann bittet man das Kind, die ersten 30 Silben des Textes laut vorzulesen. Wenn die Lesefähigkeiten altersgemäß sind, soll es den übrigen Text lesen. Im Protokollbogen verzeichnet man unter der Textzeile die Abweichungen vom Text und andere Auffälligkeiten. Nach dem Lesen fragt man nach der Vergleichbarkeit der Stichprobe mit Lesesituationen in der Schule. Wenn sich das Kind entschieden weigern sollte, zu lesen, wird dies respektiert. Dann versucht man, es zu den Hintergründen zu befragen.

Auswertung

Die Auswertung erfolgt im Rahmen des SSI-4 (Auswertungsbogen im Onlinematerial, s. Kap. 5).

Zur Interpretation der Ergebnisse

Wenn die Symptomatik häufiger und schwerer auftritt als in der Spontansprache, könnte dies ein Hinweis darauf sein, dass lautes Lesen angstbesetzter ist, dass Laut- und Wortängste bestehen, dass in der Spontansprache erfolgreich sprachlich vermieden wird oder dass die Sprechweise beim Lesen (z. B. zu hohes Sprechtempo) Stotterereignisse wahrscheinlicher macht.

Diskussion der Leistungsfähigkeit

Siehe SSI-4 (S. 112).

2.10.4 Diagnostikverfahren zum Bereich psychische Reaktionen auf Stottern

Emotionale und kognitive Reaktionen auf die Störung und daraus resultierende Verhaltensweisen wie situatives Vermeideverhalten, Tabuisierung von Stottern, Sprechangst und negative Einstellungen zum Sprechen oder zu sich selbst als Sprecher*in belasten das Kind und erschweren ihm die Partizipation. Auf emotionalen und kognitiven Reaktionen beruht das Ankämpf- und Aufschubverhalten. Diese Begleitsymptome werden jedoch aus praktischen Gründen im Bereich Sprech- und Stotterverhalten erfasst.

Kinder äußern ihre Einstellungen zum Sprechen und zum Stottern oft bereitwilliger, als ihre Eltern vermuten. Meist lässt sich mit Kindern ab etwa 5 Jahren ein Interview zu ihrer Störung durchführen. Sowohl die Antworten als auch das nonverbale Verhalten sind hier aufschlussreich. Neben Elternfragebögen (FF-E, Funktioneller Fragebogen für Eltern [279]) gibt es Fragebögen für Kinder:

- FF-SS (Funktioneller Fragebogen für Schülerinnen und Schüler [278]),
- AKES (Abschätzung kindlicher Erfahrungen bei Stottern [242]),
- FzS (Fragebogen zum Sprechen [76]),
- KiddyCat (Communication Attitude Test for Preschool and Kindergarten Children who Stutter [418]),
- OASES (Overall Assessment of the Speaker's Experience of Stuttering [457]).

Für die Therapieplanung brauchbare Informationen erhält man anhand der Verhaltensbeobachtung von Reaktionen auf das Pseudostottern des Untersuchers. Im folgenden Abschnitt werden Prüfverfahren zu Reaktionen auf Stottern vorgestellt.

Overall Assessment of the Speaker's Experience of Stuttering: Ages 7–12 (OASES-S)

Definition

ICF-basierter Fragebogen zur Ermittlung der Funktionsfähigkeit im Alltag und der Lebensqualität für 7- bis 12-jährige stotternde Kinder zu den Bereichen

- allgemeine Informationen über Stottern
- Verhaltensmuster, emotionale und kognitive Reaktionen auf das Stottern
- Kommunikation in Alltagssituationen
- Einfluss des Stotterns auf die Lebensqualität

Der Fragebogen [455] ist in einer deutschen Version zum Download bei Stuttering Therapy Resources (stutteringtherapyresources.com) verfügbar [119]. Das dazu gehörende Manual ist nur auf Englisch erhältlich [458].

Ziele

- Ausführliche mehrdimensionale Erfassung des Erlebens des Stotterns aus der Perspektive des betroffenen Kindes,
- Dokumentation funktionalen und dysfunktionalen Copings in den Bereichen der Alltagskommunikation, der Reaktionen auf Stottern und der Lebensqualität (Therapieplanung),
- Dokumentation und Kontrolle des Therapieverlaufs auf der Ebene des subjektiven Erlebens.

Durchführung

Abhängig von den Lesefähigkeiten des Kindes werden die 60 Fragen vorgelesen oder das Kind liest sie selbst. In der Studie PMS-KIDS hat es sich vor allem bei Nichtlesern und Leseanfängern bewährt, die Skalen mit Symbolen (Smileys) darzustellen, wodurch sich die Zeit des Ausfüllens deutlich verkürzt [205].

Auswertung

Der Antwortskala des Kindes sind Punktwerte zugeordnet. Daraus wird für jeden der vier Bereiche ein Wert ermittelt, um Hinweise auf Störungsschwerpunkte zu erhalten. Der Schweregrad der empfundenen Beeinträchtigung insgesamt ergibt sich aus der Summe der Werte aller 4 Bereiche.

Durchführungsdauer

Abhängig von der Lesefähigkeit 40 min oder mehr.

Auswertungsdauer

Ca. 5–10 min.

Diskussion der Leistungsfähigkeit

Standardisierter und normierter Fragebogen. Seine Reliabilität und Validität sind belegt.

Nachteilig ist die Länge des OASES-S, vor allem für 7- bis 8-jährige Kinder und bei Sprachschwierigkeiten.

Der OASES wird in der S 3-Leitlinie Redeflussstörungen empfohlen [269].

Fragebogen zum Sprechen (FzS)

Definition

ICF-orientierter Fragebogen von Cook [76] zur Ermittlung der psychosozialen Belastung durch das Stottern für Kinder und Jugendliche im Alter von 8–17 Jahren. Erhältlich bei Prolog (www.prolog-shop.de/).

Der Fragebogen umfasst 27 Items zu den 4 Kategorien

- (A) Einstellungen zum Leben mit Stottern
- (B) Gefühle beim Stottern
- (C) Erleben von Sprechsituationen
- (D) Einfluss des Stotterns

Ziele

- Kurze mehrdimensionale Erfassung des Erlebens des Stotterns aus der Perspektive des betroffenen Kindes,
- Dokumentation funktionalen und dysfunktionalen Copings in den Bereichen der Alltagskommunikation, der Reaktionen auf Stottern und der Lebensqualität (Therapieplanung),
- Dokumentation und Kontrolle des Therapieverlaufs auf der Ebene des subjektiven Erlebens.

Durchführung

Abhängig von den Lesefähigkeiten des Kindes werden die 27 Fragen vorgelesen oder das Kind liest sie selbst.

Auswertung

Der Antwortskala des Kindes sind Punktwerte zugeordnet. Diese werden für jeden Bereich addiert und dann zu einem Gesamtwert summiert. Anhand der Werte können Schweregrad und Störungsschwerpunkte ermittelt werden. Hierzu wurde in Analogie zum SSI-4 die Zuordnung der Rohwerte zu Perzentilen übernommen. Je mehr Punkte ein Kind erreicht, desto stärker ist seine empfundene Einschränkung.

Durchführungsdauer

Abhängig von der Lesefähigkeit 10 min oder mehr.

Auswertungsdauer

Unter 5 min.

Diskussion der Leistungsfähigkeit

Standardisierter und normierter Fragebogen. Seine Reliabilität und Validität sind belegt.

Der FzS wird in der S 3-Leitlinie Redeflussstörungen als kurze Alternative zum OASES-S empfohlen [269].

Funktioneller Fragebogen für Schülerinnen und Schüler (FF-SS) und Eltern (FF-E)

Definition

Funktioneller Fragebogen von Oertle [278], [279] zur Erfassung alltäglicher Konsequenzen des Stotterns und deren Veränderungen durch eine Therapie in den Bereichen Gefühle, Einstellungen und Verhalten.

Die Download-Adresse für die Fragebögen befindet sich im Anhang (s. Kap. 5).

Ziel

Erfassung von Einschränkungen und Ressourcen bzgl. Stottern, Verhaltensweisen, Gefühlen und Einstellungen; deskriptive Erfassung von Therapieeffekten.

Beschreibung des Fragebogens

Schüler- und Elternfragebogen beinhalten jeweils 28 Fragen.
Der FF-SS umfasst 3 Dimensionen:

- Dimension 1: Partizipation, Items 2–11, 20
- Dimension 2: emotionale Reaktionen auf Stottern, Items 12–16
- Dimension 3: Verhalten, Items 17–19, 21–27

Der FF-E umfasst darüber hinaus noch eine Dimension zu den Einstellungen der Eltern:

- Dimension 1: Partizipation des Kindes (Items 2–11)
- Dimension 2: emotionale Reaktionen des Kindes auf Stottern (Items 13, 16)
- Dimension 3: Verhalten des Kindes (Items 17–19 und 21–27)
- Dimension 4: Einstellungen der Eltern (Items 12, 14, 15 und 20)

FF-SS und FF-E: Die Information aus Item 28 kann nicht zur Bewertung des Schweregrades herangezogen werden, liefert aber wichtige Informationen zum Einsatz von Begleitverhalten oder Sprechhilfen.

Durchführung

Der Fragebogen FF-E wird von den Eltern ausgefüllt. Bei ausreichender Lesefähigkeit füllt das Kind den Fragebogen FF-SS alleine aus. Während das Kind den Bogen ausfüllt, sollten die Eltern nicht anwesend sein. Da es sich nicht um einen standardisierten Fragebogen handelt, ist es zulässig, wenn die Therapeutin dem Kind die Fragen vorliest. Hierbei kann sich die Gelegenheit ergeben, im Gespräch konkretere Informationen zu bekommen.

Auswertung

Bisher ist nur eine deskriptive Auswertung möglich. Hierbei ist zu berücksichtigen, dass nicht alle Skalen eine gleiche Polung haben, um einer Antworttendenz beim Ausfüllen des Bogens vorzubeugen.

Für die Items 2–10, 12, 15, 21–25 und 28 ist der Skalenwert 5 die stärkste Ausprägung.

Die Items 1, 11, 13, 14, 16–20, 26 und 27 zeigen die stärkste Einschränkung umgekehrt, d. h. kleinere Wertungen bedeuten eine stärkere Beeinträchtigung. Zur Bewertung muss für diese Items die Skala umgedreht werden. So steht für den Skalenwert 1 der tatsächliche Wert 5, für den Skalenwert 2 eine 4.

Durchführungsdauer

Dauer des Ausfüllens ca. 5–10 min.

Auswertungsdauer

5–15 min.

Diskussion der Leistungsfähigkeit

Dieser funktionelle Fragebogen wurde von Oertle [278], [279] im Rahmen eines Pilotprojektes der BVSS zur Evaluation von Stottertherapien (PEVOS; [93]) entwickelt. Er liefert relevante Informationen für die Therapieplanung, so auch Unterschiede in der Einschätzung des Kindes und der Eltern. Die Fragen sind für Schulkinder gut verständlich formuliert.

Im Pilotprojekt war das Instrument gut geeignet, Therapieeffekte aufzuzeigen [288].

Eine Normierung liegt noch nicht vor, daher lässt sich aus den Rohpunkten für die 3 Dimensionen bzw. des Gesamtscores kein Schweregrad ableiten und bei Vor- und Nachtests auch nicht aufzeigen, ob Effekte eine statistische Signifikanz erreichen. Tendenzen können aber anhand der Summen der Rohpunkte belegt werden. Eine Normierung des Fragebogens wäre wünschenswert.

RSU – Reaktionen auf das Stottern der Untersucherin

Definition

Screeningverfahren zur Ermittlung von Reaktionen des Kindes und des begleitenden Elternteils auf das Stottern der Untersucherin ([337]; überarbeitete Fassung 2024).

Die Download-Adresse für den Protokollbogen befindet sich im Anhang (s. Kap. 5). Es liegen 2 Versionen des RSU vor, die abhängig vom Entwicklungsstand des Kindes und der Akzeptanz der Eltern für das Verfahren durchgeführt werden können: RSU 1 und RSU 2.

Ziele

- Hinweise auf die psychischen Reaktionen auf Stottern aus Verhaltensbeobachtungen und Äußerungen des Kindes,
- Hinweise auf die Fähigkeit des Kindes zur Selbst- und Fremdwahrnehmung von Stottern und zur Einschätzung der Eltern über die Selbstwahrnehmung ihres Kindes,
- Einschätzung der Unterschiede in der Wahrnehmung und Bewertung des Stotterns durch das Kind und die Eltern,
- Einschätzung etwaiger Mechanismen der Tabuisierung in der Familie.

RSU 1

Einsatz bei allen Kindern ab 3 Jahren.

Ziel

Ermittlung von Verhaltensweisen, die Hinweise geben auf:

- die Fähigkeit zur auditiven Fremdwahrnehmung von Kernsymptomen,
- Art und Ausmaß der psychischen Reaktionen auf Stottern,
- möglicher Unterschied der Selbstwahrnehmung des Kindes zur Einschätzung der Eltern über dessen Selbstwahrnehmung,
- Bereitschaft, fremdes und eigenes Stottern zu thematisieren.

Grundprinzip

Die Untersucherin stottert wiederholt während des Gesprächs oder in der Spielsituation und beobachtet die Reaktionen des Kindes. Die sprachliche Komplexität (Wort-, Satz-, Spontansprachebene) wird dem Sprachentwicklungsniveau der Kinder entsprechend ausgewählt. Ab etwa 3 Jahren soll ein Kind deutlich erkennbar signalisieren, wenn es das Stottern der Untersucherin bemerkt.

Durchführung

Zunächst wird den Eltern das Vorgehen begründet und erklärt. Eine Aufzeichnung mit Video ist günstig, da es schwierig ist, gleichzeitig ein Gespräch zu führen, an das absichtliche Stottern zu denken und die Reaktionen des Kindes zu protokollieren. Das weitere Vorgehen wird auf den Protokollbögen beschrieben (s. Kap. 5).

Wenn das Kind bei korrekter Durchführung negative Reaktionen auf das Stottern der Untersucherin zeigt, ist das kein Fehler der Therapeutin. Vielmehr können durch die genaue Verhaltensbeobachtung der Reaktionen und die Befragung des Kindes Hypothesen zur Einstellung zum Stottern formuliert werden. Es ist wichtig, die negativen Reaktionen dem Kind gegenüber zu verbalisieren (z. B. *„Dich ärgert das, wenn ich A-a-auto sage?"*), um ihm zu signalisieren, dass man die Irritation bemerkt hat. Eine Erläuterung vermittelt dem Kind und seinen Eltern, dass ein offenes Gespräch über Stottern möglich ist und Zuversicht geben kann (*„Viele Kin-*

der finden das anstrengend, wenn die Wörter nicht so rauskommen"). Die Therapeutin kann nachfragen, ob das Kind schon von anderen Personen sanktionierende Bemerkungen gehört hat (*„Manchmal sagen andere Kinder was, wenn Wörter nicht rauskommen wollen oder lachen darüber. Ist dir sowas schon mal passiert?"*). Abschließend kann sie kurz aufzeigen, dass das Kind sich nicht damit abfinden muss (*„Dann ist es gut, mal zur Logopädin zu gehen, die den Kindern und ihren Eltern zeigen könnte, wie es nicht mehr so anstrengend sein muss"*).

Wenn Kinder die Untersuchung verweigern, wird abgebrochen, da bereits die Verweigerung Auskunft gibt über emotionale Reaktionen. Manche Kinder reagieren in der Untersuchungssituation nicht, sprechen aber zu Hause mit ihren Eltern über das Stottern der Untersucherin.

Im Protokollbogen werden Äußerungen und Verhaltensbeobachtungen des Kindes sowie die Berichte der Eltern vermerkt.

Durchführungsdauer

5–10 min.

Auswertungsdauer

5–10 min.

Diskussion der Leistungsfähigkeit

Das RSU 1 ist eine wichtige Grundlage für ein einzelfallorientiertes therapeutisches Vorgehen. Auch wenn Eltern berichten, dass ihr Kind das Stottern bisher nicht registriert habe, zeigen sich im RSU 1 häufig Hinweise, dass es sich schon damit beschäftigt hat. Das Verfahren setzt voraus, dass die Untersucherin lockeres Pseudostottern beherrscht und in selbstverständlicher Weise einsetzen kann. Das RSU 1 ist standardisiert. Es kann im Therapieverlauf bzw. zu Therapieende wiederholt werden.

RSU 2

RSU 2 wurde in Orientierung an Larsson [220] entwickelt. Einsatz etwa ab dem Grundschulalter.

Ziel

Ermittlung von Verhaltensbeobachtungen, die Auskunft geben über:

- Fähigkeit zur Fremd- und Selbstwahrnehmung von Stottern,
- Coping-Strategien,
- Unterschiede in der Wahrnehmung und Bewertung von Symptomen durch das Kind und die Eltern,
- Grad und Mechanismen der Tabuisierung.

Grundprinzip

Das Kind vergleicht seine eigene Symptomatik mit den absichtlichen Symptomen der Untersucherin.

Durchführung

Das RSU 2 wird im Erstkontakt mit dem Kind und einem Elternteil im Rahmen der Anamnese zum Thema Sprechen durchgeführt.

Die Untersucherin zeigt verschiedene Arten, wie Wörter „steckenbleiben" können, und befragt das Kind, ob diese Art auch bei ihm vorkommt. Man beginnt mit dezenten Teilwortwiederholungen oder sehr ungewöhnlichen, lustigen Symptomen, die das Kind nicht zeigt. Nach der Antwort des Kindes wird die Einschätzung des Elternteils erfragt. Falls das Kind nicht kooperativ ist oder falls sich der Elternteil „beschämend" verhält, wird die Untersuchung abgebrochen. In beiden Fällen hat man wichtige Informationen bekommen. Gegebenenfalls kann die Untersuchung zu einem späteren Zeitpunkt mit dem Kind allein durchgeführt werden.

Im Protokollbogen werden die Antworten von Kind und Elternteil sowie die Beobachtungen ihres Verhaltens vermerkt.

Durchführungsdauer

5–10 min.

Auswertungsdauer

Unter 10 min.

Diskussion der Leistungsfähigkeit

Das RSU 2 ist ein standardisiertes Verfahren. Es setzt voraus, dass die Untersucherin lockeres und gelassenes Pseudostottern trainiert und die Angst abgebaut hat, dem Kind mit seinem Stottern zu nahe zu treten. Das RSU 2 kann im Therapieverlauf oder bei Therapieende wiederholt werden.

2.10.5 Diagnostikverfahren zum Bereich Einfluss- und Risikofaktoren

Die Grundlage für die Beurteilung von Einflussfaktoren als Risikofaktoren bzw. Ressourcen stellt das 3-Faktoren-Modell (S. 39) dar. Hier werden diese unter den modulierenden Faktoren erfasst, die die Irritierbarkeit des defizitären neurologischen Systems zur Sprechproduktion positiv oder negativ beeinflussen. Das Modell geht davon aus, dass modulierende Faktoren interne Prozesse sind, die allerdings durch Umgebungsbedingungen und Lernerfahrungen etc. beeinflusst werden. Hier können Wechselwirkungen und sich selbst verstärkende Prozesse die Möglichkeiten eines Kindes, mit seinem Stottern zurechtzukommen, verbessern oder einschränken.

Zunächst werden die Eltern befragt und orientierende Verhaltensbeobachtungen während der Diagnostik durchgeführt. Beobachtungen aus dem Erstkontakt müssen durch Beobachtungen in den Folgesitzungen, durch Angaben aus der Anamnese und bei Bedarf durch die Ergebnisse einer Interaktionsbeobachtung abgesichert werden.

Eine genauere Untersuchung bei betreffenden Fachtherapeut*innen (Psycholog*in, Physiotherapeut*in), soll bei Bedarf eingeleitet werden.

PROFES - Praxisorientierter Fragebogen für Eltern von stotternden Kindern

Definition

Fragebogen von Horst, Heim und Kohmäscher zur Ermittlung von Reaktionen der Eltern auf das Stottern ihres Kindes [171].

Die Download-Adresse für den Fragebogen befindet sich im Anhang (Kap. 5).

Ziel

Erhebung von Informationen als Grundlage für die Planung der Elternberatung.

Durchführungsdauer

Das Ausfüllen dauert für die Eltern ca. 5–10 min.

Auswertungsdauer

5 min.

Diskussion der Leistungsfähigkeit

Der PROFES gibt Auskunft über Emotionen und Einstellungen von Eltern stotternder Kinder zwischen 5;0 und 12;11 Jahren und beinhaltet folgende Subskalen:

- Desensibilisierung
- Reaktionen auf das Stottern
- elterliche und kindliche Lebensqualität
- Einstellung und Wissen

Der PROFES weist eine hohe Inhaltsvalidität auf – alle Fragebogenitems erhielten einen I-CVI > 0,78. Therapieeffekte können deskriptiv ermittelt werden. Der Fragebogen ist bisher nicht normiert.

Sprachsystematische Fähigkeiten

Aus dem 3-Faktoren-Modell geht die große Bedeutung der sprachsystematischen Fähigkeiten eines stotternden Kindes hervor. In der Praxis hat es sich bewährt, nach einer ersten orientierenden Einschätzung gezielt und hypothesengeleitet Untersuchungen der einzelnen sprachsystematischen Ebenen vorzunehmen, wenn der Verdacht besteht, dass hier Defizite vorliegen. Hinsichtlich der Vorgehensweise und der Auswahl von Verfahren sei auf das Buch „Sprachentwicklungsstörungen" von Schrey-Dern [351] oder die Abbildung „Diagnostischer Algorithmus Sprachentwicklungsstörungen" in der AWMF-Leitlinie „Sprachentwicklungsstörungen" [85] hingewiesen.

Pragmatische und kommunikative Fähigkeiten

Eine Untersuchung pragmatischer und kommunikativer Fähigkeiten mit z. B. dem pragmatischen Profil [98] oder der Children's Communication Checklist (CCC) [33], [377]) ist nur erforderlich, wenn bereits bei der freien Beobachtung oder aus der Anamnese Auffälligkeiten festzustellen sind.

Ziele

- Ermittlung von Risikofaktoren hinsichtlich der kommunikativen und pragmatischen Fähigkeiten,
- Ermittlung von Reaktionen auf Stottern, wie z. B. Rückzug oder Überkompensation (z. B. pausenloses Sprechen).

Methodenbeschreibung

Verhaltensbeobachtungen des Kindes während der Kontaktaufnahme (auch schon auf dem Flur), während einer gelenkten und freien Spielsituation (ggf. Videoanalyse), in einer Gesprächssituation und am Stundenende im Kontakt mit den Eltern und der Therapeutin.

Auswertung

Zur Interpretation der Beobachtungen sei auf die Darstellung von Entwicklung und Störungen der kommunikativ-pragmatischen Fähigkeiten im Kindesalter in Kannengieser [185] und Schrey-Dern [351] verwiesen.

Einschätzung der pragmatischen und kommunikativen Fähigkeiten, d. h. der Qualität von verbalem und nonverbalem Ausdruck sowie der Strategien des Kindes hinsichtlich:

- Initiieren, Aufrechterhalten und Beenden von Handlungen oder Gesprächen,
- Reaktionen auf das Verhalten des Gesprächspartners,
- Einstellung auf Bedürfnisse des Gesprächspartners,
- Mitteilungsbedürfnis, Sprechfreude,
- Vermittlung von emotionaler Befindlichkeit.

Diskussion der Leistungsfähigkeit

Die freie Beobachtung gewinnt an Aussagekraft durch wiederholte Beobachtung und durch Daten aus anderen Untersuchungsverfahren.

Fragebögen zur Erkennung von Angststörungen

Bei Verdacht auf eine Angststörung können die Fragebögen SCAS und PAS eingesetzt werden, um zu ermitteln, ob eine psychologische Untersuchung erforderlich ist.

Spence Children's Anxiety Scale (SCAS)

Fragebogen zur Erfassung spezifischer Angststörungen bei Kindern zwischen 8 und 15 Jahren [374]:

- Soziale Phobie
- Panikstörung
- Agoraphobie
- Generalisierte Angststörung
- Zwangsstörung
- Trennungsangst
- Angst vor körperlichen Verletzungen

Der Fragebogen mit 44 Items wird vom Kind selbst beantwortet.

Die psychometrischen Eigenschaften dieses Standardfragebogens wurden in einer Vielzahl von Studien in mehreren Ländern untersucht und positiv bewertet.

Freier Download der deutschen Übersetzung unter www.scaswebsite.com. Automatische Auswertung auf der Website möglich unter www.scaswebsite.com/portfolio/scas-child-scoring-and-interpretation.

Preschool Anxiety Scale (PAS)

Elternfragebogen zur Erfassung spezifischer Angststörungen bei Kindern zwischen 3 und 6 Jahren [375]. 28 Items liefern ein Gesamtmaß der Angst, zusätzlich werden die spezifischen Angststörungen generalisierte Angst, soziale Angst, Zwangsstörungen, Ängste vor körperlichen Verletzungen und Trennungsangst ermittelt.

Die psychometrischen Eigenschaften des Fragebogens für deutsche Kinder werden von Ehrenberg et al. positiv bewertet [109].

Freier Download der deutschen Übersetzung unter www.scaswebsite.com. Normwerte für australische Kinder unter www.scaswebsite.com/portfolio/scas-preschool-norms_and_interpretation.

2.11 Auswertung

Die Auswertung der Untersuchungen führt zur Diagnose, ob Stottern vorliegt, und zur Entscheidung, ob Behandlungsbedarf besteht und welche Therapieschwerpunkte zu berücksichtigen sind. Um diese Aussagen treffen zu können, werden die Untersuchungsergebnisse aus den Bereichen **Stottersymptomatik**, **psychische Reaktionen** und **Einfluss- und Risikofaktoren** in Beziehung gesetzt.

2.11.1 Auswertung des Bereichs Stottersymptomatik

Das hier vorgestellte System entspricht der AWMF-Leitlinie „Pathogenese, Diagnostik und Behandlung von Redeflussstörungen“ [269].

Liegt Stottern vor?

Ob Stottern vorliegt, wird anhand der Häufigkeit und Qualität der symptomatischen Unflüssigkeiten ermittelt. Diagnostiziertes Stottern muss nicht in jedem Fall behandelt werden.

> **Merke** M!
>
> Als Kriterium für Stottern im Kindesalter gilt [450]:
> - Mindestens 3 % der geäußerten Silben weisen Kernsymptome mit oder ohne Begleitsymptomatik auf.
> - Weniger als 3 % Kernsymptome, jedoch mit deutlichen Begleitsymptomen oder gesichertem Vermeideverhalten.

Liegt eine Therapieindikation vor?

Ausschlaggebend für die Behandlungsbedürftigkeit ist vor allem die Qualität der Symptomatik. Dies gilt unabhängig davon, wie lange das Stottern schon besteht. Doch auch bei leichter Kernsymptomatik kann bei entsprechenden psychischen Reaktionen und Risikofaktoren eine Behandlung erforderlich sein, denn eine Therapie ist nach ICF-Kriterien gegeben, wenn das Kind durch seine Störung Einschränkungen in der Partizipation am Alltagsleben oder in der Gesamtentwicklung hat.

Als symptombezogenes Kriterium für behandlungsbedürftiges Stottern im Kindesalter gilt das Vorliegen von dysfunktionellen Coping-Strategien.

Besonders lange, aber anstrengungsfreie Teilwortwiederholungen oder Dehnungen sind ebenso eine Behandlungsindikation. Es soll hier der Entwicklung von dysfunktionellen Coping-Strategien vorgebeugt werden, die bei so langem Kontrollverlust sehr wahrscheinlich ist.

Schweregrad der hörbaren und sichtbaren Stottersymptomatik

Angaben zum Schweregrad der Stottersymptomatik sind nur reliabel und sinnvoll, wenn sie mithilfe eines standardisierten Verfahrens wie dem SSI-4 erhoben wurden. Der Schweregrad der sicht- und hörbaren Symptomatik mit dem SSI-4 allein ist jedoch kein ausreichender Beleg für Behandlungsbedarf. Kinder, die erfolgreich Stottersymptome vermeiden, werden aufgrund einer niedrigen Zahl von Symptomen trotz hohen Leidensdrucks im SSI-4 als „leicht Stotternde“ eingestuft. Andererseits gelten Kinder, die selbstbewusst sind, aber viele sehr leichte, nicht behandlungsbedürftige Kernsymptome produzieren, aufgrund ihrer Symptomhäufigkeit als „mittelschwer Stotternde“ (theoretisch können Perzentilen von 5–40 im SSI-4 auch mit einer nicht behandlungsbedürftigen leichten Kernsymptomatik erreicht werden).

> **Merke** M!
>
> Zusätzlich zur Angabe des Schweregrades der Stottersymptomatik ist immer eine Aussage zur Begleitsymptomatik und zu psychischen Reaktionen zu treffen. Walther konnte in den Untersuchungen zur Normierung des Lebensqualitätsfragebogens „KES” zeigen, dass die Symptomstärke nicht mit dem Grad der Belastung korrelieren muss [426].

Abschätzung des Verlaufs

Unabhängig von der Störungsdauer können im Verlauf erhebliche Schwankungen von Qualität und Häufigkeit der Symptomatik auftreten. Bei

Kindern mit einem plötzlichen Störungsbeginn lässt sich häufig ein Rückgang der Symptomatik nach etwa 2–6 Monaten beobachten [461]. Remissionen sind theoretisch immer möglich, jedoch bei zunehmender Störungsdauer und ausgeprägten Risikofaktoren weniger wahrscheinlich. Nach der Pubertät geht die Wahrscheinlichkeit einer Remission gegen Null.

Merke

M!

Wenn Angaben zu Häufigkeit und Ausprägung der stottertypischen Unflüssigkeiten nur zu einem Zeitpunkt erhoben wurden, lässt sich daraus keine Schlussfolgerung für die Wahrscheinlichkeit einer Remission ziehen. Yairi und Ambrose leiten aus ihren Untersuchungen jedoch ab, dass eine Abnahme der Häufigkeit nach 12 Monaten prognostisch günstiger ist, als ein Stagnieren oder eine Zunahme [448]. Eine Abnahme von 15 % auf 8 % innerhalb von 9 Monaten wird als günstiger angesehen, als wenn zu beiden Zeitpunkten 8 % gemessen worden wären.

Dasselbe gilt für qualitative Veränderungen der stottertypischen Unflüssigkeiten, wenn die Anzahl von Iterationen oder die Dauer von Blockierungen oder Dehnungen über einen längeren Zeitraum abnimmt. Wenn der Anteil von Blockierungen oder Dehnungen jedoch gegenüber den Teilwortwiederholungen nach einigen Monaten zunimmt, wird das als ungünstig gewertet.

2.11.2 Auswertung des Bereichs psychische Reaktionen auf das Stottern

Relation zur Dauer des Stotterns

Je kürzer das Stottern besteht, desto weniger verfestigt sind in der Regel die psychischen Reaktionen, denn desto weniger negative Erfahrungen mit Stottern haben sich einprägen können. Je länger das Stottern andauert, desto eher ist mit stabilen Mustern psychischer Reaktionen und daraus resultierenden Verhaltensweisen zu rechnen. In der Therapie des überdauernden Stotterns ist dieser Bereich besonders schwer veränderbar. Die in Kap. 1.11.5 beschriebenen gelernten Verhaltensweisen, die zu negativen Reaktionen auf das Stottern führen, können sich im Einzelfall aber auch schon innerhalb von Tagen manifestieren [464].

Relation zum Schweregrad des Stotterns

Der Schweregrad psychischer Reaktionen korreliert häufig nicht mit dem Schweregrad der beobachteten Stottersymptomatik. Auch leichtes Stottern kann mit starken psychischen Reaktionen, wie z. B. Selbstabwertung, einhergehen. Aber es kann auch vorkommen, dass sehr stark Stotternde nur geringe psychische Reaktionen zeigen. Die Art und das Ausmaß der psychischen Reaktionen auf das Stottern bei Kindern zu ermitteln, ist nicht immer einfach, auch wenn weiter oben eine Reihe von Diagnostikverfahren beschrieben wurde. Je jünger die Kinder sind, desto mehr ist man auf die Interpretation von Verhaltensbeobachtungen und Beobachtungen der Eltern angewiesen (▶ Tab. 2.3). Bei Jugendlichen werden solche Reaktionen häufig hinter einer Maske von „Coolness“ versteckt.

Bedingungen für die Entwicklung negativer psychischer Reaktionen

Auch wenn keine psychischen Reaktionen auf Stottern beobachtbar sind, ist auf Bedingungen zu achten, die deren Entwicklung begünstigen. Dazu gehören:

- Tabuisierung von Stottern in der Familie,
- negative Reaktionen auf das Stottern aus der Umgebung,
- Funktionalisierung von Stottern in der Familie.

Tab. 2.3 Beispiele für Hinweise auf belastende psychische Reaktionen auf Stottern.

Zeitpunkt	Hinweise
In der Anamnese	• Verlust der Sprechfreude, situatives Vermeiden von Sprechsituationen • sozialer Rückzug, kreisende Gedanken • Äußerungen von Wut oder Frustration in Verbindung mit Symptomen • Bericht von vegetativen Reaktionen (z. B. Bauchschmerzen, Schlafstörung) • Frage des Kindes: „Warum kann ich nicht richtig sprechen?“ • sprachliches Vermeiden • Hinweise auf belastende Situationen mit Stottern in Kindergarten oder Schule, Schulangst
In der Untersuchungssituation	• Wortkargheit, Verstummen, Vermeidung von Blickkontakt • auffällige Reaktionen darauf, dass die Untersucherin Pseudostottern zeigt und Stottern thematisiert (z. B. Albernheit, Ablenkung, Ausweichen, vegetative Reaktionen) • Berichte des Kindes über die Belastung durch Stottern • negative Etikettierung des Stotterns durch das Kind oder die Umgebung

2.11.3 Auswertung des Bereichs Einfluss- und Risikofaktoren

Wie im Theorieteil des Buches deutlich wurde, können Zusammenhänge zwischen Stottern und einer genetischen Disposition hergestellt werden. Faktoren aus dem physiologischen, psychosozialen und linguistischen Bereich können die Vulnerabilität des neurologischen Systems für die Sprechproduktion und somit das Auftreten von Stotterereignissen positiv oder negativ beeinflussen. Sie müssen von den Risikofaktoren unterschieden werden, die einen nachgewiesenen Einfluss auf die **Remissionswahrscheinlichkeit** haben. Das 3-Faktoren-Modell geht von internen Prozessen aus. Hierzu zählen Erfahrungen, Gefühle und Gedanken zum Stottern, Selbstbild und Locus of control, Ansprüche an sich selbst und das Temperament eines Kindes. Umgebungsfaktoren wirken auf diese internen Prozesse ein bzw. verändern sich in Reaktion auf das Verhalten des Kindes.

Risikofaktoren für die Zunahme der Stotterereignisse liegen z. B. vor, wenn zusätzlich zum Stottern:

- eine spezifische Sprachentwicklungsstörung vorliegt,
- ein Kind den Anspruch an sich hat, immer alles richtig zu machen, seine Problemlösestrategien eingeschränkt sind oder es nur über eine geringe Frustrationstoleranz verfügt,
- die Eltern und/oder das Kind sich aufgrund von Fehlinformationen unangemessene Sorgen machen und sich ungünstig verhalten,
- Stottern mit Schuldgefühlen oder Scham verbunden und tabuisiert wird.

Diese Liste enthält nur einige Beispiele von Faktoren, die bei der Beratung und Therapie berücksichtigt werden sollten.

Die Eltern werden informiert, welche Faktoren als grundlegendes Risiko für ein überdauerndes Stottern anzusehen sind und welche Faktoren die Rate der Stotterereignisse in spezifischen Situationen für eine kurze Zeit erhöhen.

2.11.4 Therapieindikation

Häufig schon am Ende der Diagnostiksitzung, spätestens nach der Auswertung der Diagnostik kann die Entscheidung getroffen werden, ob eine Stottertherapie anzuraten ist. Sie ist – unabhängig vom Alter des Kindes oder der Dauer der Störung – indiziert, sobald:

- ein Kind Begleitverhalten zeigt,
- Vermeideverhalten vorliegt,
- ein Kind psychische Belastungsreaktionen zeigt,
- Selbstabwertung als Sprecher und Tabuisierung des Stotterns vorliegen,
- Risikofaktoren bestehen, die als belastend für das Kind und/oder die Eltern eingeschätzt werden oder die zur Aufrechterhaltung des Stotterns beitragen könnten.

Aus ethischen Gründen ist es nicht vertretbar abzuwarten, ob sich das Stottern auch ohne Therapie wieder verliert, wenn oben genannte Kriterien erfüllt sind.

2.11.5 Befunderstellung

Der Befund kann nach der Anamneseerhebung und Durchführung der Untersuchungsverfahren formuliert werden (▶ Tab. 2.4, ▶ Tab. 2.5). Je nach Fragestellung einer logopädischen Diagnostik (Liegt Stottern vor? Liegt eine Therapieindikation vor?) können zu diesem Zeitpunkt noch einzelne Diagnostikverfahren ausstehen. Es folgt ein Befundbeispiel.

Fallbeispiel

B

Befund

Der 5-jährige Ingo wird durch die Verordnung der Kinderärztin zur logopädischen Diagnostik vorgestellt. Sein Stottern besteht bereits seit mehr als 2 Jahren, aber bisher fand keine Therapie statt, da die Eltern nach ärztlichem Rat hofften, dass sich das Stottern „auswachsen" würde. Die Eltern sind zunehmend besorgt, da die Symptomatik wider Erwarten fortbesteht und Ingo sich inzwischen weigert zu telefonieren. Sie befürchten vor allem, dass er Nachteile in der Schule bekommen könnte.

Tab. 2.4 Ausführlicher logopädischer Befund.

Logopädischer Befund	
Name: Ingo W. Geburtsdatum: 20.10.2020 Anschrift / Telefon: Verordnung vom 15.09.2015	Krankenkasse: überweisende Ärztin: Dr. K. Untersucher/in: P. S. Untersuchungsdatum: 20.09.2025 Datum: 20.09.2025
Sehr geehrte Frau Dr. K., anbei erhalten Sie den logopädischen Befund Ihres Patienten Ingo W. Mit freundlichen Grüßen	

Tab. 2.5 Gesamtbeurteilung.

Kriterium	Erläuterungen
Gesamtbeurteilung	Es liegt schweres Stottern mit Begleitsymptomatik (Anstrengungsreaktionen) vor. Die Verständlichkeit wird dadurch zeitweise beeinträchtigt. Die psychischen Reaktionen sind vergleichsweise gering (wenig Vermeideverhalten, Bereitschaft, über Stottern zu sprechen).
Durchgeführte Verfahren	Anamnese, SSI-4, FF-E, RSU, PROFES
Schweregrad	Die in der Untersuchungssituation beobachtete Stottersymptomatik wird nach dem SSI-4 als schwer bewertet (Perzentile 78–88, Normentabelle für Vorschulkinder).
Häufigkeit der Symptome	Bei 10 % der gesprochenen Silben traten Stottersymptome auf.

Tab. 2.5 Fortsetzung

Kriterium	Erläuterungen
Art und Qualität der Kernsymptome	Die Symptomatik bestand überwiegend aus Teilwortwiederholungen (51 %) und Blockierungen (46 %). Vereinzelt lagen komplexe Symptome in Form einer Kombination von Dehnung und lautlosen Blockierung (3 %) vor. Die durchschnittliche Dauer der 3 längsten Symptome betrug 2 s. Während der Symptome ließ sich folgendes Begleitverhalten beobachten: Anstrengungsreaktionen, in Teilwortwiederholungen Ansteigen von Tonhöhe und Lautstärke, in Blockierungen vereinzelt laryngeale Geräusche (Pressen) hörbar. Hochziehen von Mundwinkeln und Augenbrauen.
Psychische Reaktionen auf Stottern	Vorbeugungs- und Vermeidestrategien: Ingo zeigte phasenweise eine sehr verlangsamte, skandierende Sprechweise, mit der er Symptomen vorbeugen kann. Sprachliches Vermeideverhalten schien nicht vorzuliegen, die Sprechfreude war groß. Situatives Vermeiden bestehe nur beim Telefonieren. Tabuisierung: Ingo sprach offen über seine Symptomatik und über negative Erlebnisse mit seinem Stottern. Er wirkte dabei aufgeregt (vegetative Begleiterscheinungen).
Beginn und Verlauf	Beginn des Stotterns mit 3 Jahren, überwiegend Wiederholungen, schwankende Symptomhäufigkeit, seit einem halben Jahr zeigen sich Blockierungen, das Anstrengungsverhalten nimmt zu.
Risikofaktoren	Die genetische Disposition (Vater stottert) und die Vorgeschichte (Sprachentwicklungsverzögerung, phonologische Störung, Behandlung erforderlich) sind als Risikofaktoren zu werten, ebenso die Besorgnis der Eltern. Im sozialen Umfeld (Schule, Freundeskreis, Familie) scheinen keine Risikofaktoren zu bestehen.
Therapieindikation	Die Indikation für eine direkte logopädische Therapie ist gegeben. Ziel ist der Abbau der Begleitsymptomatik und des situativen Vermeidens.

Allgemeine Informationen:
Stottern tritt bei 5 % aller Kinder im Verlauf der Sprachentwicklung auf. Es ist nicht möglich, vorherzusagen, welches Kind eine Remission haben wird. Eine Therapieindikation ist nach ICF gegeben, wenn das Kind durch seine Störung Nachteile in der Partizipation am Alltagsleben oder in der Gesamtentwicklung hat. Die Therapieindikation richtet sich daher nach den Untersuchungsergebnissen. Eine Therapie ist – unabhängig vom Alter und vom Zeitpunkt seit Beginn des Stotterns – dann notwendig, wenn die Kernsymptome des Stotterns (anstrengungsfreie kurze Wiederholungen von Lauten, Silben und Einsilbern; Dehnungen von Lauten; Blockierungen vor oder in einem Wort) mit dysfunktionellen Coping-Strategien (z. B. Anstrengungs- oder Vermeideverhalten) angereichert sind oder das Kind negative psychische Reaktionen auf das Stottern zeigt.

Kapitel 3

Therapie

3 Therapie

Stottertherapie ist und war immer abhängig vom Wissensstand zum Phänomen Stottern und von der Formulierung eines oder mehrerer Therapieziele. Bei sehr jungen Kindern sind die Remissionsraten sehr hoch, weswegen eine Heilung als gewünschtes Ziel formuliert wird. Mit zunehmender Dauer des Stotterns werden Remissionen unwahrscheinlicher und die formulierten Ziele werden heterogener. Die im Folgenden beschriebenen Ansätze und Methoden beruhen auf dem derzeitigen Stand der Forschung und befinden sich wie viele logopädische Konzepte in ständiger Weiterentwicklung. Aus dieser Vielfalt heraus gilt es, diejenigen Ansätze herauszufiltern, die therapeutisch relevant und theoretisch fundiert sind. Ein umfassender Überblick über verschiedene Therapieansätze bei stotternden Kindern findet sich in Guitar [153] und Bloodstein und Bernstein Ratner [35] sowie Natke und Kohmäscher [268].

Guitar teilt Therapieansätze in Kategorien ein, die aus den jeweiligen Therapiezielen abgeleitet werden [154]: Verfahren, die

- dem Betroffenen und seiner Familie helfen, die Gefühle, die mit Stottern einhergehen zu bewältigen,
- die Stotterrate verringern,
- auffällige Begleitsymptome reduzieren,
- negative Gefühle und Einstellungen zum Stottern reduzieren,
- Vermeideverhalten abbauen,
- kommunikative Fähigkeiten verbessern,
- eine Umgebung schaffen, die flüssiges Sprechen erleichtert.

Ausgehend von den Fakten und Überlegungen der ersten beiden Kapitel dieses Buches folgt nun eine allgemeine Einführung in die Therapie von stotternden Kindern.

Der zweite Abschnitt dieses Kapitels ist KIDS gewidmet, einem anwendungsbezogenen Ansatz zur Stottermodifikation in seinen 3 Versionen Mini-KIDS für Kleinkinder ab 2 Jahren, KIDS für Kindergartenkinder und Schul-KIDS für Schulkinder.

3.1 Ziele der Stottertherapie

Das übergeordnete Therapieziel bei Stottern im frühen Kindesalter ist eine **Remission** oder, wenn diese nicht stattfindet, ein optimales Coping mit der Störung.

Ab dem Grundschulalter ist aufgrund der abnehmenden Remissionswahrscheinlichkeit das vorrangige Ziel ein optimales Coping.

Analog zu den Diagnostikbereichen gibt es folgende 3 Therapiebereiche:

- Stottersymptomatik – Redefluss
- psychische Reaktionen
- Risikofaktoren

3.1.1 Stottersymptomatik – Redefluss

Beinahe alle Ansätze in der logopädischen Stottertherapie verfolgen Ziele im Bereich Redefluss. Hierzu formulierten schon Peters und Guitar 3 grundsätzlich verschiedene Zielbereiche [292]:

- **Spontane Sprechflüssigkeit**, d. h. die Sprechflüssigkeit normal Sprechender, bei der Starkweathers Kriterien für flüssiges Sprechen erfüllt sind [381]. Es bestehen angemessene Geschwindigkeit, Kontinuität, mentale und motorische Leichtigkeit.
- **Kontrollierte Sprechflüssigkeit:** Diese flüssige Sprechweise setzt voraus, dass der Stotternde sich selbst ständig beobachtet und beim Auftreten von Unflüssigkeiten oder während des gesamten Sprechens Techniken einsetzt, um die Sprechflüssigkeit beizubehalten. Ziel ist hier ein stotterfreies Sprechen, das auf Kosten von mentaler Leichtigkeit und, je nach Technik, unter Verlust von Kontinuität oder angemessenem Sprechrhythmus erreicht wird. Zuhörer*innen fällt häufig eine unnatürliche Sprechweise auf.
- **Akzeptables Stottern:** Angestrebt wird ein kurzes, anstrengungsfreies Stottern ohne negative Emotionen und Gedanken und ohne Vermeideverhalten. Die Auswirkungen auf die Kriterien Starkweathers können unterschiedlich sein. In jedem Fall sind jedoch Kontinuität und Geschwindigkeit betroffen. Die mentale Leichtigkeit ist während des Stotterereignisses betroffen,

wenn der Stotternde seine Symptome bewusst beeinflussen muss, um die angestrebte motorische Leichtigkeit zu erzielen. Manche Stotternde erreichen spontan eine akzeptable motorische Leichtigkeit in Symptomen.

Merke

Für den hier vorgestellten Ansatz KIDS (S. 146) wird als Ziel die spontane Sprechflüssigkeit angesehen. Wenn diese nicht erreicht werden kann, ist das Ziel ein akzeptables Stottern mit möglichst wenig ungünstigen Coping-Strategien und möglichst wenig belastenden psychischen Reaktionen auf das Stottern.

3.1.2 Psychische Reaktionen

Die psychische Bewältigung von Stottern stellt für viele Kinder ein herausragendes Problem dar. Stotternde Erwachsene haben im Laufe ihrer Kindheit vielfach selbstbeschränkende und selbstabwertende Reaktionen in Verbindung mit ihrem Stottern entwickelt (z. B. Vermeideverhalten, Sprech- und Situationsangst oder Scham, Tabuisierung, siehe auch [440]).

Ziele im Bereich der psychischen Reaktionen sind daher:

- Vorbeugung bzw. Abbau von selbstbeschränkenden bzw. selbstabwertenden Reaktionen.
- Angemessene Bewältigungsprozesse, die eine durch Stottern weitgehend unbeeinträchtigte Entwicklung von Selbstakzeptanz, sozialem Verhalten und Selbstbehauptung ermöglichen. Stottern kann wie andere Störungen auch zu Frustration, Trauer oder Ärger führen. Diese primären psychischen Reaktionen dürfen in der Therapie nicht bagatellisiert werden.

Um diese Ziele zu erreichen, muss die Arbeit in diesem Bereich das Kind, dessen Eltern und seine weitere Umgebung einbeziehen.

Merke

Das Erreichen der Ziele im Bereich psychische Reaktionen wird sichtbar, wenn der Stotternde selbstsicher und flexibel mit seiner Störung umgehen kann und Stottern nicht tabuisiert.

3.1.3 Risikofaktoren

Die Therapieziele im Bereich Risikofaktoren werden in Orientierung am 3-Faktoren-Modell definiert. Dort wird die erhöhte Erregung infolge negativer Kognitionen und Emotionen (z. B. Erwartungsangst) als modulierender Faktor angesehen, der die Vulnerabilität des störanfälligen neurologischen Sprechsystems vergrößert.

Entsprechend ist es ein Ziel, diese negativen Kognitionen und Emotionen abzubauen und das Gefühl eines internen Locus of control zu vermitteln. Hierzu werden Maßnahmen in der direkten Therapie mit dem Kind eingesetzt, aber auch in der Arbeit mit Bezugspersonen. Auf diese Weise vermittelt man dem Kind wiederholt Erfahrungen, die geeignet sind, negativen Emotionen und Kognitionen vorzubeugen oder sie abzubauen.

Die linguistische Komplexität ist im 3-Faktoren-Modell einer der Trigger, die Stotterereignisse auslösen können. Dies bedeutet, dass die Therapie einer Sprachentwicklungsstörung auch in Bezug auf das Stottern zielführend ist. Dies bedeutet jedoch nicht, dass Kinder mit einer besonders weiten Sprachentwicklung ihr Sprachniveau aufgrund des Stotterns vereinfachen sollen.

Dieses mehrdimensionale Vorgehen erfordert ggf. die Zusammenarbeit mit anderen Berufsgruppen. Dabei muss immer berücksichtigt werden, dass empirische Befunde über die Gewichtung der meisten Faktoren noch nicht erbracht wurden. Da Risikofaktoren und die Größe ihrer aufrechterhaltenden Wirkung einer ständigen Entwicklung unterworfen sind, sind für eine individuell geplante Therapie eine therapiebegleitende Verlaufsdiagnostik und eine dynamische Therapieplanung erforderlich. An dieser Stelle wird deutlich, wie wichtig ein hypothesengeleitetes Vorgehen und die kontinuierliche Evaluation im Rahmen der Therapie ist.

3.2 Hauptrichtungen der Stottertherapie

Es werden indirekte und direkte Ansätze in der Stottertherapie mit Kindern unterschieden (▶ Tab. 3.1). Direkte Ansätze bearbeiten das Stottern selbst. Das Kind wird entweder angeleitet, das Stottern oder das Sprechen direkt zu analysieren und zu verändern oder es lernt am Modell. Direkte und indirekte Ansätze können miteinander kombiniert werden.

3.2.1 Indirekte Ansätze

Der Begriff „indirekte Ansätze" wird im Deutschen in 2 unterschiedlichen Bedeutungen verwendet. Entweder wird das Kind selbst nicht behandelt und ausschließlich mit den Bezugspersonen gearbeitet oder es wird mit dem Kind gearbeitet, ohne das Stottern zu thematisieren. Stattdessen werden Risikofaktoren oder die aus dem Stottern resultierende Belastung therapiert. Das kann z. B. bedeuten, dass sprachsystematische Fähigkeiten verbessert werden (indirekte Stottertherapie mit dem Kind) oder dass wie in der Parent Child Interaction Therapy (PCI; [192]) über eine Verbesserung des familiären Kommunikationsverhaltens Bedingungen geschaffen werden, die flüssigeres Sprechen erleichtern (indirekte Arbeit mit den Bezugspersonen).

Der Therapieansatz Palin PCI wurde im Londoner Michael Palin Centre für stotternde Kinder zwischen 3 und 14 Jahren entwickelt [48], [193], [192]. Das Verfahren ist stark beeinflusst durch psychotherapeutische Ansätze wie die Lösungsorientierte Kurzzeittherapie [86], die Kognitive Therapie [23], die Personal Construct Psychology [133], [191] und die Theorie von Familiensystemen nach Epstein und Bishop [116]. Die zugrunde liegende Hypothese für die erste indirekte Phase der PCI ist, dass Eltern intuitiv Strategien einsetzen oder selbst entwickeln können, die sich beobachtbar positiv auf das Sprechen des Kindes auswirken. Dies sind **Interaction Strategies** (der Führung des Kindes im Gespräch folgen, Einsatz von Pausen, Ausgewogenheit von Fragen und Kommentaren) und **Family Strategies** (Aufbau von Vertrauen, Umgang mit relevanten Verhaltensweisen des Kindes, wie z. B. Auslösern von Stottern, Sprecherwechsel und der Umgang mit Gefühlen). In der ersten Phase erkunden und entwickeln die Eltern diese Verhaltensweisen anhand von Videoaufnahmen ihrer Interaktion mit dem Kind im Therapieraum. Sie setzen sich selbst ihre Ziele, erproben das Verhalten zu Hause und reflektieren, erweitern oder modifizieren ihr Vorgehen in den folgenden Sitzungen mit der Therapeutin. Wenn das Stottern leichter wird, remittiert oder nicht mehr behandlungsbedürftig ist, muss das Verhalten noch für einen längeren Zeitraum beibehalten werden (Konsoli-

Tab. 3.1 Vergleich der Therapierichtungen.

Ansatz	Bereich	Verfahren	Zielbereiche
Direkt	Sprechverhalten	Fluency Shaping Förderung flüssigen Sprechens (mit verhaltenstherapeutischen Methoden)	kontrollierte oder spontane Sprechflüssigkeit
	Stotterverhalten	Stottermodifikation	spontane Sprechflüssigkeit oder akzeptables Stottern
Indirekt	Psyche	z. B.: • Spieltherapie • Elternberatung • Desensibilisierung • Selbstbehauptungstraining	spontane Sprechflüssigkeit oder akzeptables Stottern
	Risikofaktoren	z. B.: • SES-Therapie • Elternberatung • Interaktionstherapie	spontane Sprechflüssigkeit oder akzeptables Stottern

dierungsphase). Erst wenn durch den indirekten Ansatz keine ausreichende Veränderung des Stotterns erzielt werden kann, werden dem Kind **Child Strategies** vermittelt. Hier kommen überwiegend direkte Methoden aus dem Fluency Shaping (Verlangsamung der Sprechweise, pausenorientiertes Sprechen) zum Einsatz. Darüber hinaus kann mit dem Kind bei Bedarf an der thematischen Planung (Reduktion der Länge und Komplexität einer Äußerung) und am Turn-Taking gearbeitet werden.

Die positive Wirkung des Ansatzes wurde in verschiedenen Einzelfallstudien gezeigt (z. B.: [319], [253], [252]).

Wenn die Symptomatik eine direkte Arbeit sinnvoll erscheinen lässt und die Eltern weder mit einem Ansatz zur Stottermodifikation noch nach dem Lidcombe-Programm arbeiten möchten, kann eine solcherart indirekte Therapie eine mögliche Alternative sein.

Die Entscheidung für indirekte Ansätze darf nicht mit der Furcht begründet werden, beim Kind dadurch das Stottern zu verstärken oder erst hervorzurufen [181], [331], [332]. Indirekte Ansätze bergen die **Gefahr der Tabuisierung** und können dann eine aufrechterhaltende Wirkung entwickeln. Auch eine besondere Qualifikation der Therapeut*innen für ein indirektes Vorgehen oder unzureichendes Wissen über direkte Verfahren dürfen nicht als Begründung gelten. Johannsen und Schulze bemerken dazu: „Nicht die Therapeutin bestimmt aufgrund ihrer besonderen Kenntnisse oder Fähigkeiten die Inhalte der Therapie, sondern diese ergeben sich aus der die Therapie steuernden Diagnostik" ([179], S. 103). Eine informierte Therapeutin, die gelassen mit dem Thema umgehen kann und den individuellen Entwicklungsstand des Kindes berücksichtigt, kann dem Kind durch eine direkte Therapie nicht schaden.

Merke M!

Auch bei einem indirekten Ansatz muss dem Kind gegenüber verbalisiert werden, warum es in Therapie ist.

3.2.2 Direkte Ansätze

Direkte Ansätze lassen sich unterscheiden in:

- Verfahren zur **Bearbeitung des Stotterns** mit dem Ziel, das Stottern flüssiger zu machen (Stuttering Management, Stuttering Modification – Veränderung des Stotterns),
- Verfahren zur **Bearbeitung des Sprechens** mit dem Ziel, das Stottern durch eine Veränderung der Sprechweise zu unterdrücken (Fluency Shaping – Sprechflüssigkeit formen) oder für jüngeren Kinder, das flüssige Sprechen durch Lob hervorzuheben (Lidcombe).

Fluency-Shaping-Ansätze, auch „Sprechrestrukturierung" genannt, haben eine spontane oder kontrollierte Sprechflüssigkeit zum Ziel, während die Stotter-Modifikations-Ansätze kontrollierte Sprechflüssigkeit und akzeptables Stottern als Ziel angeben. Spontane Sprechflüssigkeit ist in diesen Ansätzen ein erwünschter und gerade bei jungen Kindern häufig beobachteter Nebeneffekt.

Die den beiden Richtungen zugrunde liegenden Annahmen über Stottern unterscheiden sich:

- Die **Stottermodifikation** geht davon aus, dass die Kernsymptomatik des Stotterns kein erlerntes Verhalten ist. Die eigentliche Belastung entsteht erst durch die motorischen und psychischen Reaktionen auf die Kernsymptomatik und durch das Vermeidungsverhalten. Dementsprechend werden Verfahren zur sensomotorischen Steuerung in Stottersymptomen mit Methoden aus der psychologischen Beratung hinsichtlich der Reaktionen auf das Stottern kombiniert.
- „Strenge" **Fluency Shaper** wie Ryan [320] gehen davon aus, dass Stottern ein erlerntes Verhalten ist. Dementsprechend wird ein lerntheoretischer Therapieansatz gewählt, um durch eine systematische Sprechrestrukturierung das Verlernen des Stotterns zu ermöglichen. In Deutschland werden Verfahren zur Sprechrestrukturierung üblicherweise zusätzlich mit Methoden der Eigenwahrnehmung, der Veränderung des Umgangs mit dem Stottern und der Beratung der Umwelt kombiniert [268].

Stottermodifikation

Merke

Ziel der Modifikation des Stotterns ist es einerseits, auftretende Stotterereignisse zu kontrollieren und zu bearbeiten. Andererseits ist ein Ziel, Stottermomente sachlich neutral zu bewerten und unangestrengt und ohne negative Gefühle oder Vermeideverhalten auf erwartete Stotterereignisse zu reagieren und dadurch die spontane Sprechflüssigkeit zu vergrößern.

Eine Stottermodifikation wird bei Kindern vor allem dadurch erreicht, dass sie über die Technik des Pseudostotterns eine lockere Variante des eigenen Stotterns kennen lernen. Im weiteren Verlauf der Therapie lernen sie dann, angestrengte Symptome so zu modifizieren, dass sie diesen Pseudostotterereignissen ähneln. Auf diese Weise wird den Kindern vermittelt, dass sie selbst ihr Stottern kontrollieren können. Hinzu kommt der zentrale Bestandteil der Desensibilisierung.

Im deutschsprachigen Raum gibt es aktuelle Befunde zur Wirksamkeit der Stottermodifikation. Kohmäscher und Heim (2023) ermittelten in der prospektiven multizentrischen Studie PMS-KIDS, dass stotternde Schulkinder gegenüber der Wartekontrollgruppe nach 3 Monaten signifikant bessere Werte hinsichtlich Lebensqualität und nach 6 und 12 Monaten signifikante Verbesserungen hinsichtlich der Stotterhäufigkeit, motorischem Begleitverhalten und dem Gesamtschweregrad aufwiesen [205].

Derzeit wird eine groß angelegte randomisierte Studie zu Stottertherapieverfahren im Vorschulalter in Belgien durchgeführt, bei der Mini-KIDS, ein sozial-kognitives Verhaltenstherapiekonzept und das Lidcombe-Programm verglichen werden (TreatPACS; [408]).

Therapieansatz von Carl Dell

Das Vorgehen bei älteren Vorschul- und Grundschulkindern wird im Folgenden am Therapieansatz von Carl Dell verdeutlicht [90], [91], [92]. Dell war ein Schüler von Van Riper und brachte dessen Vorgehen für Erwachsene in eine kindgerechte Form. Er übernahm einen Großteil der Nomenklatur aus der Therapie nach Van Riper [410], [415], [411]. Sein Verdienst ist es, einen Therapieansatz entwickelt zu haben, der eine behutsame, aber direkte Enttabuisierung des Stotterns und dabei gleichzeitig die Arbeit am Symptom ermöglicht. Die Sorge, durch die direkte Arbeit mit jungen Kindern einen Leidensdruck zu erzeugen, der vorher aufgrund eines mangelnden Störungsbewusstseins gar nicht vorhanden war, hat sich nicht bewahrheitet. Wie in Kap. 1 dargestellt, bemerken schon sehr junge Kinder, dass sie stottern, auch wenn sie es nicht immer verbalisieren.

Dell stellt seinen Ansatz in seinem sehr empfehlenswerten, praxisorientierten und anschaulichen Buch dar. Es ist in der deutschen Übersetzung unter dem Titel „Therapie für das stotternde Schulkind“ erhältlich [92]. Sein Ansatz ist die Grundlage des in diesem Buch vorgestellten Therapieverfahrens „KIDS“ (**KI**nder **D**ürfen **S**tottern), das in 3 Versionen vorliegt:

- Mini-KIDS (für 2- und 3-jährige Kinder)
- KIDS (für Kinder von 4–8 Jahren)
- Schul-KIDS (für ältere Schulkinder)

Vorgehensweise bei Dell

Die Kinder werden ambulant einzeln und auch in Gruppen unter Einbeziehung der Bezugspersonen therapiert. Neben den in ▸Tab. 3.2 dargestellten Therapiephasen sind folgende, nicht an Phasen gebundene Elemente enthalten: Zu jeder Zeit werden im Therapieraum Situationen genutzt, um das **Kind** über sein Stottern zu informieren und ihm die Möglichkeit zu geben, über das Stottern und damit verbundene Erlebnisse, Gedanken und Gefühle zu sprechen. Parallel zur Kindertherapie erfolgt grundsätzlich **Elternberatung**. Hier geht es unter anderem um Informationsvermittlung und die Bearbeitung von Schuldgefühlen. Außerdem werden die Eltern angeleitet, das Kind bei Bedarf an das lockere Stottern zu erinnern. Neben den El-

Tab. 3.2 Phasen des Therapieansatzes nach Carl Dell.

Phase	Beschreibung
Etablieren von Symptomlösetechniken	• anhand von absichtlichem Stottern werden 3 Arten zu sprechen vermittelt: normal, locker gestottert, mit Anstrengung gestottert • Lokalisieren, wo in absichtlichem Stottern Anspannung spürbar ist • Nachbessern: ein absichtlich angestrengt gestottertes Wort zu Ende stottern und dann mit lockerem absichtlichem Stottern wiederholen • Pullout: ein absichtlich angestrengt gestottertes Wort langsam in lockeres Stottern verwandeln
Stabilisierung und Transfer der Symptomlösetechniken	• vermehrt lockeres absichtliches Stottern in der Spontansprache zeigen als Übung des Zielverhaltens und als Desensibilisierung gegen Kernsymptomatik • Transfer des Pullouts auf echte Symptome in der Spontansprache • Aufbau von Sprechflüssigkeit durch Desensibilisierung gegen Auslöser von Stottern
Nachsorge	• Aufbau der Unabhängigkeit vom Therapeuten • Auffrischung bei neuen Schüben

tern werden die **Lehrer*innen** einbezogen, um ihnen Informationen über Stottern und den Umgang mit einem stotternden Kind zu vermitteln.

Variation für jüngere Kinder

Für jüngere Kinder mit beginnendem Stottern variiert Dell das Vorgehen. Er konfrontiert das Kind sehr behutsam, aber direkt mit dem Thema Stottern, indem er selbst absichtlich lockeres Stottern zeigt. Sobald das Kind darauf eingeht, wird es angeleitet, selbst absichtlich verschiedene Arten des Stotterns zu zeigen. Es erfährt so, dass es sein Stottern verändern und kontrollieren kann. In spielerischer Form wird die Anspannung und die Dauer von Symptomen variiert und verringert. Gespräche über Erlebnisse mit Stottern und Elternarbeit begleiten die Therapie.

Merke M!

Nach Dells eigenen Angaben wurden die meisten der von ihm behandelten Kinder zu Normalsprechern [92]. Ein Beleg durch kontrollierte Verlaufsstudien liegt jedoch nicht vor.

Stärken und Schwächen von Dells Ansatz

Die **Stärken** sind das flexible, motivierende und am Kind orientierte Vorgehen und die Einbeziehung der psychischen Ebene. Stottern, Sprechangst und neue Schübe werden als Lernchance aufgefasst und verlieren so ihren Schrecken. Die Aufmerksamkeit auf den Sprechvorgang ist nur während auftretender Stottersymptome nötig.

Als **Schwäche** ist anzusehen, dass bei Dells ursprünglicher Version Kriterien für ein Fortschreiten in der Therapie nicht eindeutig definiert sind und keine quantitative und qualitative Erfolgsmessung stattfindet sowie dass der Einfluss von Risikofaktoren vernachlässigt wird. Diese Nachteile bestehen seit der Weiterentwicklung des Ansatzes durch Sandrieser und Schneider nicht mehr [420], [343], [205], [408], [342], [346].

Fluency Shaping

Fluency Shaping greift eine intuitive Reaktion von Zuhörer*innen auf, wenn sie den Ratschlag geben, das Sprechen zu verlangsamen. Das Verfahren wird überwiegend in Gruppen als Intensiv- bzw. Intensiv-Intervall-Therapie angeboten.

Ziel der Therapie

Stotterfreies Sprechen soll mit Fluency Shaping erreicht werden, indem man das vorhandene spontan flüssige Sprechen durch verhaltenstherapeutische Verfahren ausweitet oder die Sprechweise so verändert, dass Stottern nicht mehr auftritt (Sprechrestrukturierung). Die Stotterereignisse werden durch die global veränderte Sprechweise unterdrückt.

Vorgehensweise

Strenges Fluency Shaping beschäftigt sich nicht mit den psychischen Reaktionen auf Stottern und nicht mit der motorischen Ausprägung der Stottersymptomatik. Stottern wird vielmehr ersetzt durch kontrolliert flüssiges Sprechen. Man geht davon aus, dass negative psychische Reaktionen verschwinden, sobald das flüssige Sprechen etabliert ist.

Am häufigsten wird zur Sprechrestrukturierung das Sprechen bei sanften Artikulationsbewegungen und kontinuierlicher Phonation innerhalb der Wortgruppen deutlich verlangsamt. Dabei wird die linguistische Anforderung schrittweise von der Wortebene aus gesteigert. Sobald die Sprechweise sicher beherrscht wird, wird das Sprechtempo bis zur Normalgeschwindigkeit erhöht, wobei die artikulatorischen und phonatorischen Kriterien weitgehend beibehalten werden sollen.

Modernes Fluency Shaping bezieht jedoch ein, dass die neue Sprechweise nicht selbstverständlich akzeptiert wird, da sie den Sprecher nach wie vor auffällig macht, auch wenn Zeitverlust und Auffälligkeit durch Stottersymptome kaum noch eine Rolle spielen. Daher ist eine systematische Desensibilisierung gegen Ängste vor Zuhörerreaktionen, wie sie in der Stottermodifikation üblich ist, ein wesentlicher Therapiebestandteil.

Fluency Shaping besteht in der Regel aus 2 Phasen, beginnend mit dem Erwerb der neuen Sprechweise bis in Alltagssituationen und einer zweiten Phase, in der die erworbenen Fähigkeiten stabilisiert und aufrechterhalten werden und Rückfällen vorgebeugt werden soll.

Stärken und Schwächen des Fluency Shaping

Die **Stärke** liegt in einem hoch strukturierten Aufbau, den klaren Zielkriterien und der kontinuierlichen Messung des Erfolgs. Positiv ist bei vielen Verfahren auch das umfangreiche Transfer- und Nachsorgeprogramm sowie die Einbeziehung der Eltern und Lehrer*innen zu werten.

Fluency Shaping ist aufgrund der festgelegten Struktur relativ leicht zu evaluieren, weshalb hier die meisten Studien zu Therapieeffekten vorliegen. Eine hohe Wirksamkeit ist belegt [269].

Der hoch strukturierte Aufbau ist gleichzeitig auch eine **Schwäche** des Verfahrens, denn er erlaubt nur minimale Anpassungen an individuelle Problemstellungen. Das Verfahren erfordert eine hohe Motivation und Ausdauer des Patienten und seiner Eltern. Die Behandlung von Risikofaktoren ist meist nicht vorgesehen.

Problematisch ist, dass in einem Therapieansatz, der flüssiges Sprechen anstrebt, implizit jedes Stottersymptom ein Versagen darstellt und dass negative psychische Reaktionen auf Stottern nicht thematisiert werden.

Lidcombe-Programm

Onslow et al. entwickelten das nach einem Stadtteil von Sydney benannte „Lidcombe-Programm" [284], [222]. Es handelt sich um eine direkte Einzeltherapie stotternder Kinder im Alter von 3–7 Jahren, deren Symptome als Therapieindikation seit mindestens 6 Monaten bestehen sollten. Die Kinder werden ambulant von speziell in diesem Programm ausgebildeten Therapeut*innen therapiert, und eine Bezugsperson übernimmt die Rolle der Co-Therapeutin. Eine Reflexion der Wirkfaktoren stellen Richter et al. 2019 vor [303].

Ziel der Therapie

Ziel ist es, eine weitestgehende Sprechflüssigkeit beim Kind zu erreichen. Durch die Verlagerung des elterlichen Fokus von gestotterten auf flüssige Sprechanteile soll eine gelassene Haltung den Unflüssigkeiten gegenüber etabliert werden.

Vorgehensweise

Die Therapie basiert ursprünglich auf einem operanten Verfahren, also der positiven Rückmeldung zu flüssigen Sprechanteilen [222]. Ziel dieses verhaltenstherapeutisch orientierten Verfahrens ist es, eine weitestgehende Sprechflüssigkeit beim Kind zu erreichen. Die Eltern sollen im Rahmen der Lidcombe-Therapie so begleitet werden, dass ein positiver Umgang mit dem Stottern des Kindes erlangt wird. Durch die Verlagerung des elterlichen Fokus von gestotterten auf flüssige Sprechanteile soll eine gelassene Haltung den Unflüssigkeiten gegenüber etabliert werden.

Die Therapie besteht aus 3 essenziellen Komponenten, die individuell an das Kind und seine Familie angepasst werden:

- Die neutrale Dokumentation der Entwicklung des Schweregrades des Stotterns,
- das Etablieren einer täglichen schönen 1:1-Zeit zwischen Eltern und Kind, in der es dem Kind ermöglicht wird, 15 min weitgehend flüssig zu sprechen und
- spezifische und authentische positive Rückmeldungen (Lob), durch die das flüssige Sprechen unmittelbar hervorgehoben wird.

Das positive Feedback wird sowohl in den 1:1-Sequenzen als auch in Alltagsunterhaltungen eingesetzt. Maßgeblich wichtig ist, dass die Beschäftigungssequenzen und das Feedback für Kind und Eltern gleichermaßen authentisch und wohltuend sind.

Phase 1 der Therapie endet, wenn Stottersymptome im Alltag nur noch sehr selten oder gar nicht mehr auftreten. Phase 2 dient der Stabilisierung der erreichten Sprechflüssigkeit.

Im 3-Faktoren-Modell entspricht dieses Konzept der Arbeit am bekannten Triggerfaktor der linguistischen Komplexität und den Modulatoren. Da vor allem in Australien und den USA mehrere Studien die Wirksamkeit belegen konnten, hat diese Therapiemethode in der Leitlinie die stärkste Empfehlung erhalten [269].

Das Lidcombe-Programm befindet sich aktuell in einer Phase der Überarbeitung, in der weniger Augenmerk auf die Vermittlung der kontingenten Rückmeldung, als auf den Prozess der gemeinsamen Freude über flüssige Sprechanteile gelegt wird. Das international organisierte Lidcombe-Konsortium unter Leitung von M. Onslow arbeitet derzeit an einer Überarbeitung des Therapie-Manuals, das voraussichtlich 2025 in Australien in englischer Sprache erscheinen und dann übersetzt werden soll.

Stärken und Schwächen der Arbeit mit verhaltenstherapeutischen Techniken

Die **Stärke** liegt in seinem hoch strukturierten Aufbau, den klaren Zielkriterien und der kontinuierlichen Messung des Erfolgs sowie der engmaschigen Anleitung und Begleitung der Eltern. Therapiestudien belegen Erfolgsraten, die über der zu erwartenden Spontanremissionsrate liegen. Positiv ist auch das umfangreiche Transfer- und Nachsorgeprogramm zu werten.

Eine **Schwäche** ist die erforderliche hohe Motivation und Ausdauer der Eltern und des Kindes. Beide könnten sich verantwortlich fühlen oder verantwortlich gemacht werden, wenn eine Therapie nicht erfolgreich verläuft oder neue Schübe auftreten [281]. Wie beim Fluency Shaping besteht bei einem Therapieansatz, der Sprechflüssigkeit zum Ziel hat die Gefahr, dass Stottern als Versagen empfunden wird und so Selbstabwertung, Resignation und Schuldgefühle ausgelöst werden können. Negative psychische Reaktionen auf Stottern werden nicht thematisiert. Die Behandlung von Risikofaktoren ist nicht vorgesehen.

Bereits vor der Covid-Pandemie wurde in Australien eine Online-Version des Lidcombe-Programms entwickelt, die es Eltern ermöglicht, das Therapieprogramm ohne oder mit nur geringer therapeutischer Begleitung zu absolvieren [409].

Während der Pandemie wurde Lidcombe vielfach als Teletherapie durchgeführt. Nach Covid hatte sich vielfach eine Kombination aus Teletherapie und Präsenztherapie etabliert [327].

Kombination von Fluency Shaping und Stottermodifikation

In manchen Verfahren werden Strategien zur Bearbeitung von Stottersymptomen und der damit verbundenen Desensibilisierung bearbeitet und führen außerdem eine Sprechrestrukturierung ein, die zusätzlich eine kontrollierte Sprechflüssigkeit ermöglichen soll. Die Kombination von Fluency Shaping und Stottermodifikation wird für Kinder ab 9 Jahren angeboten und kann mit der Arbeit an den Risikofaktoren verbunden werden (▶ Abb. 3.1). Als Beispiele seien Prüß [296] und Thum und Meyer [400] genannt.

Die Kombination setzt fundierte Kenntnisse beider Verfahren und klare Zielvereinbarungen mit dem Patienten voraus. Sonst besteht die Gefahr der Beliebigkeit der Methodenwahl ohne ausreichende Vertiefung. Wenn z. B. Symptomlösetechniken nicht ausreichend beherrscht werden und die Enttabuisierung im Alltag nicht gelungen ist, kann eine erlernte Sprechtechnik zum Einstieg in eine neue Vermeidestrategie werden.

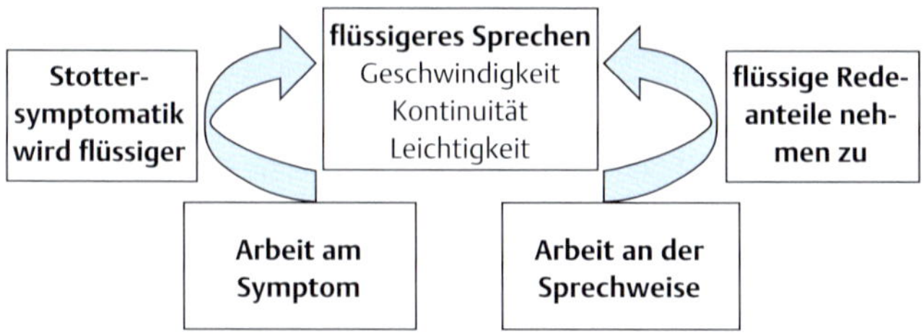

Abb. 3.1 Kombination der Verfahren. Zwei sich ergänzende Wege, um flüssigeres Sprechen zu erreichen.

Kombination von Stottermodifikation und Lidcombe-Therapie

Es ist nicht sinnvoll, Stottermodifikation (z. B. KIDS) und Lidcombe zu kombinieren, da sich die Ziele widersprechen. In der Modifikation wird Pseudostottern eingeführt und explizit gelobt, im Lidcombe-Programm aber auf flüssiges Sprechen mit Lob reagiert. Wenn bei ausbleibenden Erfolgen von einem Konzept zum anderen gewechselt werden soll, ist die neue Zielsetzung und Vorgehensweise so unterschiedlich, dass eine intensive Beratung und Vertragsarbeit nötig sind, um einer Irritation von Eltern und Kind vorzubeugen. Empfehlenswert ist eine Therapiepause oder ein Wechsel der Therapeutin, um die Etablierung des geänderten Therapieziels zu erleichtern. Ein gleichzeitiger Einsatz beider Konzepte ist weder theoretisch noch praktisch sinnvoll.

3.3 Evaluation und Effektivitätsnachweis

3.3.1 Ziele der Evaluation

Die Messung von Veränderungen durch eine Therapie kann darauf abzielen, Effekte, Effektivität oder Effizienz zu messen:

- Ein **Effekt** ist eine Veränderung, die durch die Therapie erzielt wird, unabhängig davon, welche Veränderung beabsichtigt wurde. Ein Beispiel dafür ist die häufige Erfahrung aus der Praxis, dass Eltern berichten, das Stottern sei in dem Moment weniger geworden, in dem sie Kontakt zur Therapeutin aufgenommen haben, auch wenn noch gar kein Treffen stattgefunden hatte. Neben individuellen Schwankungen im Verlauf oder einem zufälligen zeitlichen Zusammentreffen mit einer Spontanremission bleibt die Erklärungsmöglichkeit, dass durch die Entscheidung, therapeutische Hilfe in Anspruch zu nehmen, ein unspezifischer Therapieeffekt auftrat, der durch die Entlastung entstanden ist, professionelle Hilfe hinzuzuziehen.
- Die **Effektivität** einer Therapie bezeichnet das Ausmaß einer geplanten Veränderung, die durch die Therapie erreicht wurde [72]. Zebrowski und Conture engen die Definition im Hinblick auf Stottertherapie dahingehend ein, dass sie nur Effekte berücksichtigen, die zu einer dauerhaften Veränderung führen [464]. Diese Definition macht deutlich, wie wichtig eine explizite Zielformulierung und eine Überprüfung der gelernten Therapieinhalte im Alltag sind.
- Die **Effizienz** macht eine Aussage darüber, welcher Aufwand an Zeit und an therapeutischer Intervention nötig ist, um einen gewünschten Erfolg zu erzielen [464]. Effizienz kann methodenübergreifend ermittelt werden, indem untersucht wird, ob eine bestimmte Methode effizienter, d. h. im Ausmaß wirksamer oder schneller wirksam ist als eine andere Methode oder keine Behandlung [72]. Die Effizienz ist nicht nur abhängig von der gewählten Methode, sondern auch von einer Reihe von Außenfaktoren, wie z. B. von der Mitarbeit des Patienten.

3.3.2 Qualitätssicherung

Die Evaluation einer durchgeführten Stottertherapie dient nicht nur der Forschung, sondern auch der Erfassung von Veränderungen im therapeutischen Alltag [140]. Die 3 Ebenen der Qualitätssicherung veranschaulichen die Wirkungsweise (► Tab. 3.3) [100]: Jede Therapeutin hat ein Interesse daran, die Qualität der eigenen Arbeit zu dokumentieren und nachzuweisen, um die eigene Arbeit ggf. zu verbessern. Patient*innen und Kos-

Tab. 3.3 Die 3 Ebenen der Qualitätssicherung.

Ebene	Inhalte
Strukturqualität	• Aus- und Weiterbildung • Ausstattung des Arbeitsplatzes, insbesondere Therapiematerial • inter- und intradisziplinärer Austausch
Prozessqualität	• Verlauf der Therapie • Therapiemethoden
Ergebnisqualität	• Therapieeffekte

tenträger haben ein Interesse daran, Informationen über die angebotene Qualität zu erhalten.

- **Strukturqualität:** Die Strukturqualität, also die Ausstattung der Arbeitsplätze, z. B. mit standardisiertem Testmaterial, und die Aus- und Weiterbildung der Therapeut*innen kann sich vor allem dann verbessern, wenn Daten über Therapieverläufe und -effekte vorliegen. Diese Daten müssen überprüft und veröffentlicht werden und die Erkenntnisse sollten dann in der Aus- und Weiterbildung berücksichtigt und in Leitlinien eingearbeitet werden.
- **Prozessqualität:** Die Kontrolle des Therapieverlaufs, die der Ebene der Prozessqualität entspricht, ermöglicht eine fundierte Therapieplanung und hilft bei der Entscheidung, ob die bisher geplante Vorgehensweise in der Therapie beibehalten, das Vorgehen verändert oder eine Therapie beendet werden kann.
- **Ergebnisqualität:** Die Untersuchung von Effektivität und Effizienz, die sich auf der Ebene der Ergebnisqualität abbilden lässt, sollte dazu führen, dass sich wirksame Methoden durchsetzen und Patient*innen nicht mehr befürchten müssen, unwirksame oder sogar schädliche Therapien angeboten zu bekommen.

Im deutschsprachigen Raum stehen vergleichende Therapiestudien noch aus. In den Niederlanden wurde eine Gruppe von Kindern unter 6 Jahren entweder mit dem Lidcombe-Programm oder einem an das Anforderung-Kapazitäten-Modell angelehnten Konzept therapiert. Es zeigten sich vergleichbar große Effektstärken für beide therapierte Gruppen [87].

3.3.3 Messung von Therapieerfolgen

Um eine Therapie als effektiv bezeichnen zu können, muss sichergestellt sein, dass die erzielten Veränderungen größer sind als die Veränderungen, die es auch ohne Therapie durch Spontanremissionen gegeben hätte. Für kindliches Stottern bedeutet das z. B., dass von einem Therapieansatz, der auf einer frühen Intervention basiert, erwartet werden kann, dass mehr Kinder eine Remission haben als eine vergleichbare Gruppe von Kindern ohne Therapie. Hier wird ein methodisches Problem für den Nachweis sichtbar: Aus ethischen Gründen ist es nicht vertretbar, der Kontrollgruppe die Therapie vorzuenthalten, um die Effektivität einer Methode zu überprüfen. Der Versuch, Remissionsraten durch die retrospektive Befragung von Erwachsenen zu erhalten, die keine Therapie hatten, ist kritisch.

Schwierig ist auch die Kontrolle der Variable, dass es sich bei den therapierten Kindern bereits um eine Auswahl handelt. Anders als z. B. bei Tumorpatienten, erhalten nicht alle diagnostizierten Kinder eine Therapie, weswegen man vermuten kann, dass die Auswahl nicht der Gesamtpopulation der stotternden Kinder mit den geschätzten Spontanremissionsraten entspricht.

Es gibt inzwischen Studien im angloamerikanischen Raum, die von anhaltenden Therapieerfolgen von Kindertherapien berichten, die in einem Bereich liegen, der weit über allen ermittelten Remissionsraten liegt (vgl. [464], [130], [299]).

Cordes und Ingham weisen darauf hin, dass Grundlagenforschung und Therapieforschung eng verknüpft sind [77]: Wenn zugrunde liegende Prozesse oder wechselseitig sich bedingende Entwicklungen bekannt sind, können auftretende Effekte besser auf eine bestimmte Intervention während der Therapie zurückgeführt werden. Damit werden weitere Voraussetzungen für Effektivitätsnachweise deutlich.

> **Merke**
>
> Eine Therapie muss ein theoretisches Fundament haben, sie muss eindeutig beschrieben werden können und die Ziele müssen definiert sein. Diese müssen den individuellen Bedürfnissen des Patienten angepasst werden können.

3.3.4 Messkriterien

Die Evaluation von Effekten und Effizienz setzt voraus, dass vorab definiert wurde, was als Erfolg zu bewerten ist: Beispielsweise könnte Uneinigkeit darüber bestehen, ob die Reduktion der Stottersymptome durch eine Sprechtechnik, die als unnatürlich bewertet wird und eine hohe soziale Auffälligkeit besitzt, als Erfolg gewertet wird oder ob die Nachteile, die durch die Nebenwirkungen einer medikamentösen Behandlung des Stotterns entstehen können, die erfolgreiche Symptomreduktion aufwiegen.

Conture und Wolk schlagen vor, die Variablen, die Therapieeffekte beeinflussen können, einer von 2 Kategorien zuzuordnen [75]:

- den objektiven (subject-independend) und
- den subjektiven (subject-dependend) Variablen.

Objektive Variablen

Sie zeichnen sich dadurch aus, dass sie beobachtbar sind und meist auch objektiv messbar. Dazu gehören: Anzahl und Art der Stotterereignisse, Qualität der Unflüssigkeiten und beobachtbare Begleitsymptomatik.

Subjektive Variablen

Sie umfassen die Gefühle und Einstellungen des Stotternden. Sie sind, wenn überhaupt, nur indirekt zu beobachten und meist nicht durch objektive Messmethoden zu erfassen. Beispielsweise kann ein verdeckt Stotternder über Mechanismen verfügen, die den Gesprächspartner nicht merken lassen, wie anstrengend oder belastend die Situation für ihn gerade ist. Diese Variablen können über Fragebögen und Interviews erfasst werden (vgl. [302], [354]). Bei jungen Kindern ist man zur Erfassung der subjektiven Variablen bisher noch auf die Mitarbeit der Eltern angewiesen.

WHO-Einteilung

Hilfreich bei der Auswahl der Parameter für eine Untersuchung ist die WHO-Einteilung in die Dimensionen (ICF, [96]):

- Körperstruktur/-funktion
- Aktivität/Partizipation
- personenbezogene Faktoren
- Umweltfaktoren

In ▶ Tab. 3.4 sind Beispiele gegeben.

Verlaufskontrolle und Dokumentation

Solange nicht für alle Bereiche standardisierte Verfahren vorliegen, um Therapieeffekte zu erfassen, sind Therapeut*innen darauf angewiesen, durch Verlaufskontrollen und die Dokumentation von Veränderungen Effekte nachzuvollziehen. Für jede einzelne Therapie ist dies unumgänglich, um angestrebte Therapieziele verfolgen und eine fundierte Entscheidung treffen zu können, wann eine therapeutische Intervention verändert werden muss oder wann die Therapie beendet werden kann.

Tab. 3.4 Beispiele für objektive und subjektive Variablen in der ICF [96]

	Beeinträchtigung der Körperstruktur/-funktion	Beeinträchtigung der Aktivität/Partizipation
Objektive Variablen	b 330 Flüssigkeit und Rhythmus gesprochener Sprache	d 350 Fähigkeit, ein Gespräch zu führen
Subjektive Variablen	b 760 Kontrolle über willkürliche Bewegungsfunktionen	d 750 Fähigkeit, Sozialkontakte einzugehen (ohne zu vermeiden)

Wie in Kap. 2.8 beschrieben, besteht die Verlaufs- und Abschlussdiagnostik aus verschiedenen Teilen:

- Analyse des Sprechens und der Stottersymptome
- Erfassung der Risikofaktoren
- Abschätzung der psychischen Belastung

In Abhängigkeit von den formulierten Therapiezielen müssen entsprechende Prüfbögen und Verfahren gewählt werden.

Evaluation

Die Evaluation muss an die Besonderheit des Störungsbildes und die Fragestellung angepasst sein: Da Stottern durch das Auftreten der Kernsymptome definiert wird, ist eine Spontansprachanalyse notwendig, z. B. SSI-4 (S. 109). Gefordert wird ein Korpus von mindestens 200 Silben, wobei darauf zu achten ist, dass die Situation repräsentativ für das Stottern im Alltag ist. Beispielsweise muss in Verlaufskontrollen berücksichtigt werden, dass das Stottern im Therapieraum und in Gegenwart der vertrauten Therapeutin meist leichter ist als in anderen Situationen mit ähnlicher sprachlicher Anforderung oder dass keine Spielsituation gewählt wird, die stotterreduzierend wirkt (Rollenspiele). Unumgänglich ist die Erhebung der Begleitsymptomatik und wichtig für die Interpretation ist dabei, dass die Begleitsymptomatik die Kernsymptomatik verdecken kann (z. B. durch Vermeideverhalten). Der Bereich der psychischen Reaktionen kann durch Beobachtungsbögen wie RSU 1 (S. 117) und 2 (S. 118) und durch Fragebögen zur Einstellung des Stotterns erhoben werden. Vermutete Risikofaktoren können durch entsprechende standardisierte und informelle Tests evaluiert werden.

3.3.5 Messzeitpunkte

Um Veränderungen erfassen zu können, ist es wichtig, **vor Beginn der Therapie** den Ist-Zustand zu bestimmen. **Während der Therapie** müssen Verlaufskontrollen durchgeführt werden. Der Umfang und der Zeitpunkt richten sich nach dem Therapiekonzept (ambulant, stationär oder als Intervalltherapie) und den vereinbarten Zielen (in welchen Bereichen wird gearbeitet: Stottersymptome, Einstellung zum Sprechen, kommunikative Kompetenz, sprachsystematische Fähigkeiten etc.).

Die Vielzahl von unseriösen Therapieangeboten, die sich die schnelle situationsabhängige Veränderbarkeit des Stotterns zunutze machen, zeigt die Notwendigkeit, Therapieeffekte und -effizienz langfristig nachzuweisen. Das bedeutet, die Stabilität der Veränderung **nach Therapieende** zu erheben. Im Rahmen von Therapiestudien und innerhalb klinischer Einrichtungen, die die Güte ihrer Arbeit durch sog. Follow-up-Untersuchungen belegen wollen, sind Nachuntersuchungen nach mindestens 1 Jahr nach Therapieende notwendig. Eine Besonderheit der Stottertherapie im Vergleich zur Therapie anderer Störungsbilder ist die hohe „Rückfallquote". Der Begriff wird hier deshalb in Anführungszeichen gestellt, da Schübe ein Charakteristikum der Störung sind und natürlich auch nach dem Therapieende auftreten können. Wenn zu einem bestimmten Messzeitpunkt keine Symptome beobachtet werden können, bedeutet das also nicht in jedem Fall, dass eine Remission stattgefunden hat.

Nachuntersuchungen können durch eine Verlaufsdiagnostik, telefonisch oder durch Fragebögen (für den Patienten oder Personen seiner Umgebung) durchgeführt werden. Bei Interviews oder Fragebögen sollte durch die Methodik ausgeschlossen werden, dass Antworten gegeben werden, von denen der Befragte glaubt, dass es die erwünschten Antworten sind. Bei ohnehin zeit- und kostenaufwendigen Nachuntersuchungen muss zudem einkalkuliert werden, dass eine Verzerrung dadurch entstehen kann, dass vor allem Patient*innen, die mit der Behandlung unzufrieden waren, sich eventuell nicht bereit erklären, an einer Nachuntersuchung teilzunehmen.

3.4 Indikation

Wenn ein Kind stottert, muss nach der Befundstellung entschieden werden, ob das Stottern behandlungsbedürftig ist und wenn ja, welche Therapie indiziert ist. Wie bereits in Kap. 2 beschrieben, gibt es 3 Möglichkeiten:

- Das Stottern ist nicht behandlungsbedürftig. Eine einmalige Beratung der Eltern ist ausreichend, eine Stottertherapie nicht notwendig.

- Eine sofortige Behandlung ist nach den Leitlinien zu Redeflussstörungen [269] unabhängig vom Alter des Kindes unter folgenden Bedingungen indiziert:
  - Risikofaktoren für eine Stotterpersistenz liegen vor,
  - die Kernsymptomatik des Kindes ist gekennzeichnet durch lang andauernde Symptome mit Kontrollverlust und/oder Anstrengungsverhalten,
  - die Symptomatik wird von Eltern und/oder Kind als belastend empfunden und führt bei Letzterem zu Leidensdruck und ggf. zu Vermeideverhalten,
  - es bestehen behandlungsbedürftige Komorbiditäten.

Wenn das Stottern selbst nicht behandlungsbedürftig ist, aber Risikofaktoren vorliegen, die in Verdacht stehen, die Aufrechterhaltung des Stotterns zu begünstigen, ist neben einer stotterspezifischen Beratung eine Therapie indiziert, jedoch keine direkte Stottertherapie, sondern:

- entweder eine logopädische Therapie der Risikofaktoren (z. B. eine phonologische Störung, eine myofunktionelle Störung, Defizite im kommunikativ-pragmatischen Bereich) oder
- eine logopädische Therapie, die die Veränderung der Umgebungsfaktoren zum Ziel hat (z. B. die Veränderung von unrealistischen Erwartungen aufseiten der Eltern) oder
- eine Therapie oder Beratung durch eine andere Fachgruppe (z. B. bei Erziehungsproblemen oder Wahrnehmungsdefiziten).

3.4.1 Paralleles Auftreten anderer Störungen

Wenn Stottern und andere Störungen gleichzeitig auftreten, lassen sich diese gegebenenfalls plausibel als aufrechterhaltende Risikofaktoren interpretieren. Dennoch bleibt der Zusammenhang immer hypothetisch. Schließlich können verschiedene Störungen genauso gut rein zufällig und ohne irgendeinen Zusammenhang beim selben Kind vorliegen. Daher wirken therapeutische Veränderungen von Risikofaktoren nur mit einer begrenzten Wahrscheinlichkeit und in begrenztem Maße auf die Überwindung des Stotterns ein. Darüber müssen die Eltern in jedem Fall informiert werden.

> **Merke** (M!)
>
> Störungen, die auch unabhängig vom Stottern eine Behandlung erforderlich machen, sollten auch bei einem stotternden Kind behandelt werden.

Das gilt für Wahrnehmungsstörungen oder psycho-soziale Auffälligkeiten ebenso wie für eine Sprachentwicklungsverzögerung.

Wenn ausschließlich eine logopädische Behandlung von Risikofaktoren indiziert ist, sollte die Therapie von einer Therapeutin durchgeführt werden, die auch Kompetenzen in der Diagnostik und Therapie von stotternden Kindern hat. So kann sie im Falle einer sich verstärkenden Stottersymptomatik eine Stottertherapie einleiten. Hinsichtlich nicht logopädiespezifischer Störungen ist im Einzelfall eine Kooperation mit der betreffenden Berufsgruppe erforderlich.

3.4.2 Wahl des Therapieansatzes

Wenn Eltern und Therapeutin in der Erstberatung übereinstimmen, dass eine Behandlung erfolgen soll, unterstützt die Therapeutin die Eltern bei der Entscheidungsfindung, welcher Therapieansatz gewählt wird. Hierfür stellt sie die verfügbaren evidenzbasierten Möglichkeiten vor, auch solche, die von ihr nicht selbst angeboten werden, diskutiert mit den Eltern die Ziele und die Vor- und Nachteile. Sie reflektiert mit ihnen, wie gut sie sich auf die verschiedenen Verfahren einlassen könnten und die jeweilige Umsetzbarkeit im Familienalltag. Wenn die Eltern das Therapiemandat erteilen, prüft die Therapeutin, ob es unter den gegebenen Rahmenbedingungen und ihren Kompetenzen realisierbar ist, bevor sie sich auf einen Therapievertrag einlässt.

Sie grenzt die Auswahl der zur Verfügung stehenden Therapieansätze, ausgehend vom Schweregrad der Symptomatik, ein. So eignet sich die Stottermodifikation nicht für sehr leichte Symptome ohne emotionale Belastung. Auch die Dauer der Symptomatik und somit die Remissionswahrscheinlichkeit wird berücksichtigt. So wird sie bei einem länger bestehenden Stottern eher zu einem direkten Verfahren raten, das auch zu einem guten Umgang mit Stottern befähigt, wenn die Remission ausbleibt.

3.4.3 Abbruchkriterien

Wenn sich über einen Zeitraum von 3 Monaten kein Therapieerfolg in einem der Behandlungsbereiche einstellt, legen die Leitlinien zu Redeflussstörungen nahe, die Therapie abzubrechen und das Verfahren zu wechseln [269]. Manche Verfahren haben Kriterien festgelegt, unter denen ein Vorgehen zu wechseln ist.

Aus pragmatischen Gründen ist ein Abbruch der Therapie in folgenden Fällen sinnvoll:

- Wenn keine Rahmenbedingungen bestehen, die einen Therapieerfolg möglich machen, z. B. zu seltene Termine.
- Wenn die Akzeptanz für den Therapieansatz seitens der Eltern nicht mehr besteht.
- Wenn eine andere Problematik dringlicher behandelt werden muss und eine parallele Stottertherapie nicht möglich ist.

In jedem dieser Fälle werden die Eltern und das Kind dahingehend beraten, dass eine Stottertherapie zu einem späteren Zeitpunkt wieder aufgenommen werden kann und dass es auch seriöse und effiziente Alternativen zum bisherigen Ansatz gibt.

3.5 Erstberatung

Unabhängig von der Therapiebedürftigkeit muss eine Beratung der Eltern stattfinden, in der sie über die Diagnose, das mögliche weitere Vorgehen und über Stottern allgemein informiert werden.

3.5.1 Basisinformationen

Folgende Basisinformationen werden in jedem Fall vermittelt:

- Die Diagnose kann wie folgt formuliert werden: „Sie hatten recht mit Ihrer Vermutung, dass sich im Sprechen Ihres Kindes etwas anders verhält als bei anderen Kindern: Es stottert.“ Wenn Eltern sehr erschrocken auf die Diagnosestellung reagieren, kann die Logopädin das sofort nutzen, um nachzufragen, welche Sorgen die Eltern mit der Diagnose verbinden. In den meisten Fällen handelt es sich um Ängste, die aus Falschinformationen oder Vorurteilen entstanden sind. Auf diese kann die Therapeutin im Beratungsgespräch eingehen.
- Informationen zum Auftreten (Häufigkeit, Alter) von Stottern im Kindesalter, zur genetischen Veranlagung und zu möglichen Entwicklungsverläufen des Stotterns und zur Prognose. Zentrale Themen sind hier die hohe Rate an Spontanremissionen, die auch noch nach mehreren Jahren möglich sind, und die Unmöglichkeit, gegenwärtig vorhersagen zu können, welches Kind sein Stottern überwinden wird.
- Informationen über Kern- und Begleitsymptomatik, um die Kriterien für behandlungsbedürftiges Stottern zu vermitteln.
- Informationen zu den häufig irritierenden Besonderheiten des Stotterns wie der situationsabhängigen Variabilität und den oft zu beobachtenden periodischen Schwankungen der Symptomatik. In diesem Zusammenhang kann mit den Eltern besprochen werden, dass nicht jede Veränderung zur sofortigen Wiedervorstellung führen muss, solange die Eltern und das Kind die nötige Gelassenheit zeigen. Angepasst an die individuelle Situation des Kindes und der Familie kann die Therapeutin hier auch konkrete Vorschläge zu Verhaltensweisen geben, z. B. dass die Eltern sich darum kümmern, dass auch andere Bezugs- oder Aufsichtspersonen adäquat mit dem stotternden Kind umgehen, oder die Ermunterung, nicht prinzipiell aufregende oder spannungsreiche Situationen im Leben des Kindes zu vermeiden (Kindergeburtstag, Konfliktsituationen), auch wenn dadurch kurzzeitig die Symptomatik zunimmt.
- Häufig fragen Eltern, wie sie das Kind vorbeugend stärken können. Hier kann man den Hinweis auf das Konzept „Ich schaffs!“ von Ben Furman geben, das einen wertschätzenden Umgang mit dem Kind vermittelt und zeigt, wie es ermutigt und befähigt werden kann, seine Probleme selbst zu lösen [137].
- Falls die Eltern bereits in der Anamnese von Schuldgefühlen, der Konfrontation mit Vorurteilen oder einer Belastung durch Kommentare und

Ratschläge aus ihrer Umgebung berichtet haben, sollten konkrete Vorschläge zur Entlastung gemacht werden (z. B. Bezugsadressen für Informationsmaterial nennen, das die Eltern an Erzieher*innen, Großeltern etc. weitergeben können).
- Eltern sollten über die Angebote der Selbsthilfe (www.bvss.de) informiert und befähigt werden, weitere Bezugspersonen und Einrichtungen (Kindergarten, Schule) zum Thema Stottern zu informieren und ihr Kind damit vor ungünstigen Reaktionen zu schützen.

3.5.2 Therapieangebote

Die Eltern sollen darüber informiert sein, in welchen Fällen eine Therapie sinnvoll ist. An dieser Stelle kann die Logopädin kurz über die verschiedenen Therapieangebote und -inhalte sprechen und einen Eindruck vermitteln, wie eine Therapie mit Kindern im betreffenden Alter durchgeführt wird. Hier ist es wichtig, verschiedene überprüfte Therapiekonzepte zu nennen und deren Ziele und Vorgehensweise sowie die Therapievoraussetzungen zu erklären. Hilfreich kann hier ein Hinweis auf das Elternvideo „Stottertherapie für Kinder" [58] sein. Die Eltern müssen wissen, dass es kein Verfahren gibt, das allen Kindern eine Heilung versprechen kann, und dass auch durch eine Therapie keine Stotterfreiheit garantiert werden kann. Sie benötigen aber auch die Information, dass eine frühe Therapie die Chancen auf eine Remission erhöht.

Gerade Mütter stotternder Kinder stehen oft unter einem enormen gesellschaftlichen und familiären Druck, „irgendwas" zu tun, damit das Kind zu stottern aufhört. Wenn sie besonders stark mit Vorurteilen, unangebrachten Ratschlägen und Vorwürfen aus der Umgebung konfrontiert sind, kann eine längerfristige Beratung, entweder individuell oder im Rahmen einer Elterngruppe (S. 272), ggf. auch in Kombination erforderlich sein.

3.5.3 Beratung bei nicht behandlungsbedürftigem Stottern

Bei Kindern, die nur kurze oder keine Begleitsymptome zeigen und auch keine belastenden psychischen Reaktionen entwickelt haben, ist das Konzept „KIDS" nicht indiziert. Falls das Kind zudem weniger als 6 Monate stottert, sind auch die Voraussetzungen für das Lidcombe-Programm nicht gegeben. Ein weiterer Grund für fehlende Behandlungsbedürftigkeit liegt vor, wenn entsprechend der ICF keine Einschränkung in der Partizipation vorliegt.

In diesem Fall werden die Eltern über die Befunde aufgeklärt und erfahren, warum zum jetzigen Zeitpunkt keine logopädische Therapie nötig ist. Anschließend erhalten sie die wichtigsten Informationen zur Prognose und zu möglichen Verläufen.

Entlastung und Sicherheit der Eltern

Da es Hinweise darauf gibt, dass schlecht oder falsch informierte Eltern ein vermehrtes Bedürfnis nach einer Therapie des Kindes haben [321], ist es im Sinne aller Beteiligten, dieses Informationsdefizit zu beheben. Nach dem Austausch mit der Logopädin sollen die Eltern sich kompetent genug fühlen, den Alltag mit ihrem stotternden Kind zu bewältigen, ohne unangemessene Schuldgefühle oder Ängste zu haben. Mit ihrem Basiswissen sollten sie in der Lage sein, sich und ihr Kind vor vermeintlich guten Ratschlägen oder Vorurteilen der Umgebung zu schützen.

Kriterien für eine Wiedervorstellung

Mit den Eltern ist zu klären, bei welchen Veränderungen des Stotterns eine Wiedervorstellung und ggf. eine Therapie notwendig ist:
- Wenn dysfunktionelle Coping-Strategien auftreten,
- Wenn negative psychische Reaktionen des Kindes auf sein Stottern bemerkbar werden,
- Wenn die Eltern sich vermehrt Sorgen machen bzw. sich hilflos fühlen.

Weitere Schritte

Für diese Fälle müssen die Schritte der Eltern für eine Wiedervorstellung (Telefonat, Verordnung) geklärt sein. Auch die Therapeutin muss klären, ob sie ggf. in angemessener Zeit einen Termin bzw. einen Therapieplatz anbieten kann. Natürlich müssen die Informationen zu den individuellen Gegebenheiten der einzelnen Familie in Beziehung gesetzt werden und Raum für Nachfragen bleiben.

> **Merke**
>
> Wie in allen Beratungsgesprächen ist es wichtig, nicht nur Vorschläge zu einem günstigen Umgang mit dem stotternden Kind zu geben, sondern auch zu verbalisieren, was zum jetzigen Zeitpunkt in der Familie bezüglich des Stotterns schon gut eingespielt ist und wo die Eltern bereits (intuitiv) das Richtige gemacht haben.

In der Praxis hat es sich bewährt, schriftliche Informationen mitzugeben (z. B. Material der BVSS oder aus dem Natke-Verlag).

In den meisten Fällen wird das Beratungsgespräch direkt im Anschluss an die Befunderhebung erfolgen. Oft ist es sinnvoll, dafür einen zweiten Termin zu vereinbaren, damit z. B. beide Elternteile daran teilnehmen können, und den Eltern anzubieten, sich noch einmal kurz telefonisch zu melden, falls nach dem Gespräch noch Fragen auftauchen. Die praktische Erfahrung zeigt, dass der zeitliche Aufwand gering ist und es selten zu Nachfragen kommt, das Angebot aber für viele Eltern eine enorme Entlastung darstellt.

Wenn in der Einrichtung Elterngruppen angeboten werden, kann man Eltern, bei deren Kind kein Therapiebedarf besteht, einladen, an dem Abend mit dem Thema „Stottern und Gesellschaft" (S. 277) teilzunehmen.

3.5.4 Beratung bei Notwendigkeit einer anderen Therapie als einer direkten Stottertherapie

Wenn das Stottern selbst nicht direkt behandlungsbedürftig ist, aber die Indikation für eine Therapie der Risikofaktoren, eine indirekte Therapie (Veränderung von Umgebungsfaktoren) oder eine Therapie oder Beratung durch eine andere Berufsgruppe indiziert ist, wird ein Beratungsgespräch – wie oben dargestellt – durchgeführt und dieses noch um Informationen zur Therapieindikation erweitert.

Basisinformationen

Es ist sinnvoll, das Gespräch in 2 Teile zu gliedern und zuerst die Basisinformationen hinsichtlich des Stotterns zu vermitteln, da das die ursprüngliche Fragestellung war. Die Eltern werden informiert, warum gegenwärtig keine direkte Stottertherapie notwendig ist, dass aber nicht auszuschließen ist, dass bei einer entsprechenden Veränderung der Stottersymptomatik eine direkte Therapie sinnvoll wird. Falls eine logopädische Therapie der Risikofaktoren stattfindet, entfällt natürlich die Information zu Veränderungen, die eine Wiedervorstellung sinnvoll machen.

Therapie von Risikofaktoren

Die Notwendigkeit der Therapie von Risikofaktoren kann den Eltern anhand des 3-Faktoren-Modells vermittelt werden. Sie erfahren, wie die diagnostizierten Risikofaktoren die Anfälligkeit für Stotterereignisse in bestimmten Situationen erhöhen. Dabei muss ersichtlich sein, dass der Zusammenhang zwischen Risikofaktoren und Stottern für ein bestimmtes Kind hypothetisch ist und durch die Behandlung keine Heilung des Stotterns versprochen werden kann.

An dieser Stelle sollte man darauf eingehen, dass sich während einer Therapie der Risikofaktoren die Stottersymptomatik nicht nur verbessern, sondern auch verstärken kann und aufzeigen, dass in diesem Fall zusätzlich eine direkte Stottertherapie durchgeführt wird, da die Therapeutin den weiteren Verlauf selbst beobachten kann.

Risikofaktor Umgebungsreaktionen

Bei nicht behandlungsbedürftigem Stottern, bei dem aber in der Umgebung des Kindes Risikofaktoren in Form von Reaktionen auf das Stottern (übergroße Sorgen, irrationale Ängste oder ausgeprägte Schuldgefühle bezüglich des Stotterns) oder unspezifisch zu hohe linguistische Anforderungen an das Kind oder sein Kommunikationsvermögen bestehen, ist die Haltung der Therapeutin in der Beratung wesentlich. Sie sorgt durch das Angebot einer Therapie für die Entlastung, die es dem Erwachsenen ermöglicht, seine günstigen Verhaltensweisen weiterzuentwickeln und seine eigenen Ängste oder Schuldgefühle dadurch abzubauen, dass er sich als kompetent im Umgang mit einem stotternden Kind erfährt. Dies kann etwa wie folgt eingeleitet werden: *„Sie sind mit Sicherheit nicht schuld, dass Ihr Kind zu stottern angefangen hat. Mit dem, was Sie jetzt schon an günstigen Verhaltensweisen zeigen und einigen Dingen, die ich Ihnen noch zeigen kann, können Sie als Hauptbezugsperson aber sehr viel tun, um Ihrem Kind die momentane Situation mit dem Stottern zu erleichtern.“*

Wenn man Eltern vermittelt, dass sie durch eine Veränderung ihres Verhaltens dazu beitragen können, Risikofaktoren zu verringern, können sie fälschlicherweise zu der Schlussfolgerung kommen: *„Wenn ich mich genug anstrenge und alles richtig mache, wird mein Kind sein Stottern verlieren.“* Hier muss die Therapeutin sofort eine realistische Zielsetzung entgegenhalten, z. B. indem sie sagt: *„Im Moment sind wir nicht in der Lage, zu erkennen, wie ausschlaggebend der Risikofaktor für Ihr Kind ist. Mit der Veränderung Ihres Verhaltens nutzen Sie eine Chance, aber niemand kann Ihnen eine Heilung versprechen*“.

Merke

Zielvereinbarungen in solchen Therapien müssen realistisch und angemessen bleiben. Insgesamt ist eine vorsichtige Haltung der Logopädin angebracht, da die Einflussgröße eines vermuteten Risikofaktors für ein bestimmtes Kind gegenwärtig nicht genau bestimmt werden kann.

Da es auch Kinder gibt, die ohne therapeutische Unterstützung eine Spontanremission haben, obwohl sie in Familien mit sehr ungünstigen kommunikativen Strukturen aufwachsen, kann das Ziel nicht sein, die optimalen Gesprächspartner für das Kind zu „formen“ und dabei vielleicht tief in das Beziehungsgeflecht der Familie einzugreifen. Hier unterscheidet sich KIDS deutlich von der Palin Parent Child Interaction Therapy [193], [192], einem Therapieansatz, der mit einer Interaktionstherapie beginnt und bei ausbleibenden Veränderungen direktere Methoden empfiehlt.

Weiterempfehlung des Patienten

Wenn das Stottern nicht behandlungsbedürftig ist, aber eine Diagnostik, Beratung oder Therapie einer **anderen Störung** durch Therapeut*innen einer anderen Berufsgruppe (z. B. Ergotherapie, Psychotherapie) erforderlich ist, gilt es, in der Erstberatung Folgendes zu berücksichtigen: Sowohl bei Eltern als auch bei fachfremden Kolleg*innen kann bei der Empfehlung einer Therapie durch eine andere Berufsgruppe schnell der Eindruck entstehen, dass das Stottern durch die andere Störung verursacht wurde und eine entsprechende Behandlung die Stotterproblematik heilen könnte. Neben den mündlichen Basisinformationen und der Aufklärung über die Rolle von Risikofaktoren erhält die Familie in diesem Fall einen logopädischen Bericht mit einer konkreten Fragestellung und Basisinformationen zum Stottern (einschließlich des Hinweises auf Bedingungen, unter denen eine Wiedervorstellung bei der Logopädin erforderlich ist), die die Familie zur Erstvorstellung zu einer fachfremden Kollegin mitnehmen kann. Es empfiehlt sich, den Eltern gegenüber die mögliche Kooperation mit der Kollegin anzusprechen und sie auf einführende Literatur für die Kolleg*innen aufmerksam zu machen.

3.5.5 Beratung bei behandlungsbedürftigem Stottern

Wenn behandlungsbedürftiges Stottern vorliegt, wird ein Beratungsgespräch angeboten, in dem die Eltern die einzelnen Befundergebnisse erfahren und darüber informiert werden, warum die Diagnose „Stottern“ gestellt werden kann und welche Befunde eine Therapie sinnvoll erscheinen lassen.

Bevor sie über die Therapiemöglichkeiten informiert werden, vermittelt die Logopädin ihnen die Basisinformationen zu Auftreten, Verursachungshypothesen, Verläufen, Remissionschancen und die Charakteristika der Störung. Sie werden über die Unterscheidung von Kern- und Begleitsymptomatik informiert und bekommen diese anhand der Symptomatik ihres Kindes erklärt. Mit diesen Informationen sollen sie in die Lage versetzt werden, realistische Erwartungen an eine Therapie zu entwickeln. Verständlicherweise erwarten die Eltern, dass „der Schaden behoben“ und das Kind geheilt werden kann. Es hat sich bewährt, diese Erwartungshaltung mit Verständnis anzusprechen und die Eltern dann darüber zu informieren, was eine logopädische Therapie leisten kann, welcher zeitliche Aufwand zu erwarten ist, wer die Kosten übernimmt und wie die Therapie organisiert ist. Beispielsweise ist für viele Familien nicht ohne Erklärung nachvollziehbar, dass in einer Therapie mit Kindergarten- oder Vorschulkindern die Mitarbeit der Eltern und oft auch ihre Anwesenheit in der Therapie unbedingt erforderlich sind.

Die Eltern sollten über die unterschiedlichen Verfahren mit den verschiedenen Zielsetzungen kurz informiert werden (Stottermodifikation und Fluency Shaping). Sie erhalten Informationsmaterial, das sie mitnehmen können, oder Kontaktadressen, um weitere Informationen einzuholen (z. B. Informationen der BVSS). Wenn die Therapeutin selbst ein Therapieangebot macht, sollte sie die Grundsätze des Vertragskonzepts (S. 161) berücksichtigen. Dazu gehört, unbedingt darzustellen, welche anderen Therapiemöglichkeiten es gibt und den Eltern zu empfehlen, erst darüber nachzudenken oder sich noch weiter zu informieren, bevor sie sich für diese Therapie entscheiden. Auch mit dem Kind soll kurz besprochen werden, dass es stottert und dass es das Angebot gibt, das Stottern zu erleichtern, z. B.: *„Ich kann dir zeigen, wie du stottern kannst, ohne dich so sehr anzustrengen.“*

> **Merke**
>
> M!
>
> Die Familie darf nicht zu einer Therapie gedrängt werden und muss die Information haben, welchen Nutzen sie momentan aus der Therapie ziehen könnte. Im Sinne eines „informed consent“ benötigen Eltern ausreichende Informationen, um selbst entscheiden zu können, ob sie eine Therapie für ihr Kind wünschen [269].

3.6 Der Ansatz KIDS

KIDS steht für „**Ki**nder **d**ürfen **s**tottern“, womit schon von vornherein eines der wesentlichen Wirkprinzipien des Ansatzes benannt ist. Indem Stottern erlaubt ist, entfällt die Notwendigkeit von Anstrengungsverhalten und Vermeidung. Eine Tabuisierung findet nicht statt. Die Remission wird durch die Entwicklung von positiven emotionalen und motorischen Coping-Strategien begünstigt. Hierzu zählt die Vermittlung von Strategien, mit denen Symptome kontrolliert und leichter gemacht werden können.

Es wird zunächst auf die Geschichte des Ansatzes eingegangen. Indikation, Ziele, Prinzipien und Struktur sowie die 3 Therapiebereiche von KIDS folgen. Anschließend werden wichtige Methoden, Techniken und Verfahren sowie Rahmenbedingungen der Symptomtherapie und die Qualifikation der Therapeut*innen beschrieben. Die Arbeit am Symptom selbst wird für Kleinkinder ab 2 Jahren (Mini-KIDS), für Kindergartenkinder (KIDS) und für Schulkinder (Schul-KIDS) im Detail beschrieben. Ergänzt wird das Therapiekonzept durch das dazugehörige Konzept zur individuellen Elternberatung und die Arbeit mit Elterngruppen.

3.6.1 Geschichte

Therapieansätze, die es Stotternden ermöglichen, aktiv in ihre Symptome einzugreifen und sie leichter zu machen, haben ihren Ursprung in der Therapie von Erwachsenen. Der bedeutendste Vertreter dieser Richtung ist Van Riper [414], [411]. Selbst ein Stotternder, entwickelte Van Riper nach Sichtung und Erprobung einer Vielzahl von Therapieansätzen seinen Ansatz der Stottermodifikation, in den Elemente aus Nichtvermeidensansätzen einfließen [365]. Van Ripers Ansatz beruht auf einer Kombination der Servotherapie – hiermit ist die Förderung der Fähigkeit gemeint, den Ablauf des Sprechens in Symptomen wahrzunehmen und bewusst zu steuern – mit Methoden aus der Psychotherapie und Verhaltenstherapie (z. B. Emotiv-Rationale-Therapie nach Ellis; [113]).

M!

Merke

Das bedeutet, dass der Ansatz sowohl eine Sprechtechnik vermittelt als auch einen veränderten emotionalen und kognitiven Umgang mit dem Stottern.

Van Riper betonte selbst die Notwendigkeit, stotternde Kinder möglichst früh zu behandeln, um vorzubeugen, dass sie als stotternde Erwachsene unter einer Begleitsymptomatik und negativen psychischen Reaktionen leiden. Aus diesem Grunde schuf sein Schüler Dell – ebenfalls Stotternder – eine Herangehensweise für Schulkinder (S. 133) [90], [92]. Diese erfuhr mit Anregungen durch die therapeutische Arbeit von Larsson [220] eine Anpassung und Erweiterung durch P. Sandrieser in Form von Mini-KIDS [321], [322], [323] und durch P. Schneider in Form von Schul-KIDS [338], [345], [342].

Seitdem KIDS ein Ausbildungsinhalt der European Clinical Specialization in Fluency Disorders (ECSF) ist, wird KIDS in zunehmend mehr Ländern angewendet [122]. Mittlerweile liegen dazu Veröffentlichungen auch in anderen Sprachen vor [343], [420], [205].

3.6.2 Evidenzen

Für die Stottermodifikation mit Kindern liegen Wirksamkeitsstudien vor.

PMS-KIDS

Für Schul-KIDS wurde von Kohmäscher und Heil in der prospektiven multizentrischen Studie PMS-KIDS die Wirksamkeit ambulanter Stottertherapie für Schulkinder zwischen 7 und 11 Jahren untersucht [205]. Es handelt sich hier um eine randomisierte Versorgungsstudie unter Alltagsbedingungen mit einer sehr heterogenen Auswahl von stotternden Kindern in einer Vielzahl logopädischer Praxen. Somit war eine hohe externe Validität gewährleistet. Hierbei wurde bei einer Gruppe von stotternden Kindern (n = 31) sofort mit der Therapie begonnen, während die Kontrollgruppe (n = 29) 3 Monate auf den Therapiebeginn warten musste. Die Studie bestätigt die Hypothese, dass die psychosozialen Beeinträchtigungen durch Stottern in der Therapiegruppe, ermittelt mit dem OASES-S, signifikant niedriger sind, als in der Warte-Kontrollgruppe. Der Schweregrad des Stotterns, gemessen mit dem SSI-4, war bei allen Proband*innen nach 6 bzw. 12 Monaten signifikant niedriger als zu Therapiebeginn.

Die Elterneinschätzung der Stotterschwere und der Alltagskommunikation zeigte mäßig große positive Effekte im Vergleich zum Anfang der Therapie.

Zusammengefasst zeigten sich nach 3 Monaten Stottertherapie in der Therapiegruppe bedeutsame kurzfristige Therapieeffekte gegenüber der Warte-Kontrollgruppe hinsichtlich der psychosozialen Auswirkungen von Stottern. Signifikante Verbesserungen sowohl der psychosozialen Auswirkungen von Stottern als auch des Schweregrades von Stottern konnten auch 6–12 Monate nach Therapiebeginn festgestellt werden. Dies ist allerdings vorsichtig zu interpretieren, da hier eine Kontrollgruppe fehlt.

Aufgrund der begrenzten Projektdauer liegen leider keine langfristigen Follow-up-Daten vor.

Die Effekte von PMS-KIDS als ambulante extensive Stottermodifikationstherapie und der intensiven teilstationären Fluency-Shaping Therapie hinsichtlich der psychosozialen Beeinträchtigungen (OASES-S) sind vergleichbar [121], [455]. Hinsichtlich des Stotterschweregrades zeigt sich eine ähnliche Wirkung der beiden Verfahren.

TreatPaCS

In Belgien läuft seit 2022 die randomisierte, multizentrische Parallelgruppenstudie TreatPaCS, in der die 3 in Belgien am häufigsten angewendeten Verfahren Mini-KIDS, eine sozial-kognitive Verhaltenstherapie und das Lidcombe-Programm bei 249 stotternden Kindern im Alter zwischen 2 und 6,5 Jahren verglichen werden [261].

Untersucht wird die Wirksamkeit anhand der Stotterhäufigkeit, daneben Schweregrad der Symptomatik, Einstellungen des Kindes zum Sprechen, Lebensqualität, Belastung der Eltern und Therapiedauer. Die Studie soll einen Zeitraum von 5 Jahren umfassen, womit Follow-up-Daten erhoben werden können. Mit ersten Ergebnissen zur Therapiephase ist ab 2026 zu rechnen.

3.6.3 Zielsetzungen von KIDS

KIDS steht für „Kinder dürfen stottern". Das bedeutet nicht, dass KIDS das Stottern bagatellisiert. Dieser Grundgedanke zielt darauf ab, dass alle, die mit stotternden Kindern in Kontakt sind, darauf mit Gelassenheit reagieren können, weil sie wissen, dass Stottersymptome unabsichtlich sind. Dann besteht für die Umgebung kein Grund sich so zu verhalten, dass sich das Kind zu Ankämpf- oder Vermeideverhalten aufgefordert fühlt. KIDS geht davon aus, dass sich die Chancen für eine Remission erhöhen, wenn dem Kind vermittelt wird, wie es sich in Symptomen effektiv helfen kann und wie es sich, gestärkt durch sein Selbstvertrauen und sein Wissen über Stottern, gut in Kommunikationssituationen behaupten kann. Wenn Kinder keine Remission erfahren sollten, beugt KIDS einer Beeinträchtigung der Lebensqualität durch das Stottern vor. Dazu muss offen über Stottern gesprochen werden. Schon mit dem Namen des Therapiekonzeptes „Kinder dürfen stottern"– KIDS – wird enttabuisiert und vermittelt, wie man mit dem Stottern in einer guten Weise umgeht. Ein Kind darf also nicht wegen seines Stotterns sanktioniert oder mit wenig hilfreichen Vorschlägen („Denk noch einmal nach", „Sag es noch einmal schön") bedrängt werden.

Demnach gibt es folgende Ziele:

- die Remission
- wenn diese nicht eintritt eine bestmögliche Lebensqualität mit einem verbleibenden leichteren Stottern
- ein offener, weitgehend gelassener Umgang mit Stottern in der Kommunikation
- die Selbstakzeptanz als kommunikativ kompetenter Stotternder
- die Fähigkeit, offen über Stottern zu sprechen und die Umgebung zu informieren
- Kernsymptome ohne dysfunktionelle Begleitsymptomatik zu realisieren
- die Fähigkeit, sich aus Symptomen zu befreien
- eine geringere Stotterrate

> **Merke** (M!)
>
> Das übergeordnete Therapieziel bei Stottern im Kindesalter ist eine **Remission** oder, wenn diese nicht stattfindet, ein optimales Coping mit der Störung.

Es gibt keine Möglichkeit, durch ein Therapiekonzept allen behandelten Kindern Heilung zu versprechen. Daher ist die Vermittlung funktioneller Coping-Strategien keine Notlösung, sondern ein pragmatisches Vorgehen: Im Falle eines überdauernden Stotterns stellen die erlernten Strategien eine sinnvolle Unterstützung für den Umgang mit dem Stottern im Alltag dar. Schon die vorsichtige prognostische Haltung der Therapeut*innen, dass nicht in jedem Fall eine Remission möglich ist, kann auf die Eltern und das Kind indirekt positiv wirken, da dadurch der Druck etwas gelöst wird, dass das Stottern um jeden Preis beendet werden muss. Das bezeichnet man als indirekten Therapieeffekt. Wenn ein bleibendes Stottern nicht verhindert werden konnte, muss daran gearbeitet werden, dass sich die Sprecherkompetenz des stotternden Kindes normal entwickeln kann und schon entstandene Defizite abgebaut werden.

In jedem Fall soll der Umgebung eines stotternden Kindes vermittelt werden, dass Kinder nicht absichtlich stottern und es wenig hilfreich ist, sie für ihre Stotterereignisse zu sanktionieren. Kinder *dürfen* stottern, sofern sie das Stottern nicht überwinden. In diesem Fall sollen sie die Möglichkeit bekommen, selbstbewusst und in einer leichten Art zu stottern. Doch in erster Linie soll die Wahrscheinlichkeit einer Remission erhöht werden. Beides wird durch folgende Maßnahmen erreicht:

- Da die Einstellung des Kindes und seiner Umgebung zum Stottern eine Rolle hinsichtlich der Symptomhäufigkeit im Verlauf der Störung (vgl. 3-Faktoren-Modell) und bei der Aufrechterhaltung spielen kann, werden durch die Arbeit auf der emotionalen Ebene, durch Desensibilisierung und die Informationen über Stottern Hilflosigkeits-, Scham- und Schuldgefühle abgebaut und damit die Entstehung ungünstiger aufrechterhaltender Coping-Strategien vermieden.

- Dem Kind wird vermittelt, wie es die sprechmotorischen Abläufe im Symptom kontrollieren und so die Symptome leichter machen kann. Auch dadurch wird die emotionale Belastung durch Stottern verringert. Fernziel ist die Remission oder, wenn sie nicht erfolgt, die Etablierung und Akzeptanz eines unangestrengten, bei Bedarf gesteuerten Stotterns, welches das Kind nicht in seiner Entwicklung behindert.
- Sofern dies erforderlich und möglich ist, werden bestehende Risikofaktoren behandelt, z. B. fehlende Problemlösestrategien oder eine Sprachentwicklungsstörung.

Merke

Es geht darum eine Remission zu begünstigen, wenn diese jedoch nicht eintritt, sollen die Kinder lernen, mit ihrem Stottern angemessen und mit guter Lebensqualität umzugehen. Die Befürchtung, dass eine direkte Arbeit am Stottern den Leidensdruck verstärkt, ist bei sachgerechtem Vorgehen unbegründet [92].

Dieses Vorgehen wird der Tatsache gerecht, dass Stottern nicht immer heilbar ist, wohl aber leichter gemacht werden kann. Das bedeutet, dass Kinder generell mit spontaner Sprechflüssigkeit sprechen dürfen und nur im Symptom statt eines angestrengten Begleitverhaltens funktionelle Coping-Strategien anwenden und somit ein akzeptables Stottern zeigen. Entsprechend werden in der Spontansprache Sprechtempo, Rhythmus und Leichtigkeit (mental und motorisch) auf Kosten der Kontinuität erhalten, da diese durch kurze Stottersymptome unterbrochen wird. Um diese funktionellen Coping-Strategien zu vermitteln, gibt es dem Entwicklungsstand und den entsprechenden Lernstrategien von Kindern unterschiedlichen Alters angemessene Vorgehensweisen. Das Konzept berücksichtigt zudem, dass ein Großteil der Probleme, die Stotternde in der Gesellschaft und ihrer Entwicklung haben können (Kap. 1.12) nicht durch das eigentliche Stottern – die Kernsymptome – verursacht wird, sondern aus den Versuchen entstehen, mit ungünstigen Coping-Strategien dagegen anzukämpfen.

Wirkfaktoren im 3-Faktoren-Modell

In Anlehnung an das 3-Faktoren-Modell richtet sich die therapeutische Arbeit auf folgende 3 Bereiche:

- Durch die direkte Arbeit am Sprechen wird das defizitäre neurologische System in der Remission oder der Etablierung von kompensierenden Strategien unterstützt.
- Therapeutisch können zudem die Modulatoren, also solche Risikofaktoren bearbeitet werden, die die Remission hemmen (z. B. eine nicht behandelte phonologische Störung).
- Parallel können die Trigger-Faktoren bearbeitet werden, die die Stotterereignisse in einer spezifischen Situation auslösen.

Den Eltern muss immer verdeutlicht werden, worauf eine Intervention abzielt. Momentan ist es nicht möglich, eine Aussage darüber zu machen, ob häufige Erfahrungen in Sprechsituationen mit wenigen Stotterereignissen positiv auf die Remissionschancen einwirken.

3.6.4 Therapieindikation

Unabhängig vom Alter und davon, wie lange ein Kind bereits stottert, besteht die Indikation für eine Therapie nach KIDS dann, wenn das Kind mit Begleitsymptomatik oder negativen psychischen Reaktionen auf sein Stottern reagiert.

Ein Sonderfall liegt vor, wenn das Kind nur kurze, unangestrengte Symptome zeigt, aber die Eltern unsicher in ihrem Umgang mit dem stotternden Kind und sehr besorgt sind. In diesem Fall hat eine Therapie das Ziel, den Eltern einen gelassenen Umgang mit dem Stottern zu vermitteln. Neben der Weitergabe von Informationen an die Eltern (individuell oder/und durch die Elterngruppe) kann es dann sinnvoll sein, ähnlich wie in der Phase der Desensibilisierung, Pseudostottern (S. 171) mit ihnen zu erarbeiten.

3.6.5 Prinzipien von KIDS

KIDS beruht auf 4 Prinzipien:

- Stärkung der Resilienz
- Kindbezug
- Alltagsbezug
- variable Therapieplanung

Stärkung der Resilienz

Resilienz meint die Fähigkeit, bei sehr belastenden oder traumatischen Erfahrungen schnell eine hohe Lebensqualität wiederzuerlangen und sich in einer weitgehend gesunden Weise weiter zu entwickeln [274]. Siehe auch den Abschnitt „Resilienz“ (S. 72) in Kap. 1.

Für stotternde Kinder ist die Entwicklung von Resilienz ein wichtiges Ziel, denn auch bei späterer Remission kann es zwischenzeitlich noch zu belastenden Situationen kommen und im Einzelfall ist keine Vorhersage möglich, ob eine Remission stattfinden wird. Da die Chance für eine Remission bei Schulkindern abnimmt, zielt KIDS in dieser Altersgruppe auf eine Verbesserung der Lebensqualität, der Kommunikation mit Stottern und der Sprechflüssigkeit in einem unterstützenden sozialen Netzwerk ab.

Hierbei profitiert man davon, dass Resilienz keine angeborene Eigenschaft ist, sondern durch die wiederholte Erfahrung erworben wird, dass belastende Situationen gut bewältigt wurden.

Auf die Qualität der Resilienz wirken sich Risikofaktoren (z. B. Vorurteile, Selbstabwertung, Hilflosigkeit, Mobbing, emotionale Belastung durch Konflikte der Eltern, eigene schwere Erkrankung) und protektiven Faktoren aus (z. B. positives Selbstkonzept, hohe Selbstwirksamkeitserwartung, zuverlässiges Fachwissen über Stottern, gute Problemlösefähigkeiten und Impulskontrolle, unterstützende Familiensituation und Umgebung etc.). Daher stärkt KIDS die protektiven Faktoren und reduziert die Risikofaktoren.

In Bezug auf Stottern gibt es 3 Risikofaktoren, die zugleich auch 3 protektive Faktoren sein können, wenn sie positiv ausgeprägt sind [78]:

- Das Gefühl von Selbstwirksamkeit in Bezug auf Stottern, Kommunikation, aber auch soziale Situationen. Dieses Gefühl entsteht aus der wiederholten Erfahrung von bewältigten Situationen.
- Soziale Kompetenz, auch im Umgang mit dem eigenen Anderssein durch das Stottern und in der Kommunikation mit Stottern.
- Unterstützende stabile soziale Beziehungen, unabhängig vom Stottern.

Auch in Orientierung an der ICF lassen sich verschiedene Bereiche beschreiben, in denen Maßnahmen zur Stärkung der Resilienz möglich sind:

- Körperfunktion: spontane Sprechflüssigkeit und akzeptables Stottern mit der Möglichkeit, Symptome zu kontrollieren.
- Personbezogene Faktoren, z. B. die emotionale Verarbeitung belastender Erfahrungen, Selbstwertgefühl, Selbstwirksamkeit.
- Umgebungsfaktoren, z. B. Reaktionen im Umfeld des Kindes, Schulsituation.
- Aktivität und Partizipation: z. B. mündliche Beteiligung im Unterricht, Gespräche mit Gleichaltrigen, Hobbys.

KIDS vermittelt daher funktionale Coping-Strategien hinsichtlich sozialer, kommunikativer, kognitiver und emotionaler Aspekte in Bezug auf Stottern und stärkt durch Erfahrungslernen und Einbeziehung der Umgebung den internen Locus of control bezogen auf Stottermomente und soziale Situationen. Die diesbezüglichen Methoden und Techniken werden im Kap. 3.6.11 „Methoden und Techniken von KIDS“ beschrieben.

Kindbezug

Die Eltern entscheiden, ob ihr Kind eine Stottertherapie erhält. Sie vereinbaren mit der Therapeutin, wann, wie lange und wie oft nach welchem Ansatz das Kind therapiert wird und in welcher Weise sie sich selbst daran beteiligen. Formal gesehen ist die Beteiligung des Kindes nicht vorgesehen. Zu bedenken ist allerdings, dass ohne die aktive Mitarbeit des Kindes keine Veränderung zu erwarten ist. Somit ist es ein zentrales Anliegen der Vertragsarbeit von KIDS, das Kind in den Planungsprozess einzubeziehen und nichts über seinen Kopf hinweg zu entscheiden. Wenn das Kind zunächst nicht zu einer Therapie motiviert sein sollte, ist demnach der erste Therapieschritt, durch Information und Ernstnehmen der Anliegen des Kindes eine Akzeptanz zu bewirken, die den Beginn eines Therapieprozesses möglich macht, siehe Vertragskonzept (S. 161). Indem es Verantwortung übernimmt, kann das Kind Selbstwirksamkeit entwickeln, da es Erfolge sich selbst zuschreibt. Die

Verstärkung erfolgreichen Verhaltens zielt darauf ab, Selbstwirksamkeit bewusst zu machen.

Orientierung am Kind, seiner Lebenswelt, seinen Bedürfnissen und Vorlieben schafft eine vertrauensvolle, tragfähige therapeutische Beziehung, die es ermöglicht, auch die anstrengenden und belastenden Elemente einer Stottertherapie zu bewältigen. Das Kind wird kontinuierlich in Entscheidungsprozesse einbezogen („*Willst du lieber 5-mal oder 7-mal mit Absicht stottern?*") und die Übungen greifen die Interessen eines Kindes auf („*Bitte erklär mir doch mal, wie dein neues Spiel geht!*"). Kindgerechte Sprache, Spiele, Metaphern und Verstärkung sind weitere Aspekte des kindgerechten Verhaltens.

Alltagsbezug

Die Qualität einer Stottertherapie zeigt sich vor allem darin, dass sie positive Effekte im Alltag bewirkt. Daher ist der sukzessive Transfer in den Alltag und die Unabhängigkeit von der Therapeutin von Beginn der Therapie an ein zentrales Ziel von KIDS. Hausaufgaben und In-vivo-Therapie sind hierbei wesentliche Methoden. So oft wie möglich wird außerhalb des Therapieraums gearbeitet, damit sich keine mentale Koppelung von Therapieinhalten an einen bestimmten Raum etablieren kann. Außerdem wird eine möglichst unterstützende, jedoch nicht überbehütende Umgebung geschaffen, in der das Kind erfolgreich Alltagsanforderungen mit Stottern bewältigen kann und dafür von Bezugspersonen in seiner Umgebung Anerkennung erfährt. Eltern, Freund*innen und Freizeitaktivitäten sind einbezogen. All dies setzt voraus, dass sich die Therapeutin bemüht, die Lebenssituation des Kindes kennenzulernen.

Der Schule kommt eine herausragende Bedeutung zu, da stotternde Kinder ein erhöhtes Risiko haben, stigmatisiert, ausgegrenzt oder gemobbt zu werden. Deshalb findet eine ausführliche Befragung von Kind und Eltern zur Schulsituation und zu bisherigen Lösungsversuchen bei bisherigen Problemen mit dem Stottern in der Schule statt. Die Therapeutin unterstützt Kind und Eltern dabei, die Schule zu informieren und auftretende Schwierigkeiten selbst zu lösen, was wieder zur Erfahrung von Selbstwirksamkeit führt. Daher schaltet sie sich nur dann ein, wenn ihre Rolle als Expertin gefordert ist. Ein Schulbesuch, in dem das Kind mit Unterstützung der Therapeutin die Klasse über Stottern aufklärt, hat sich zur Gestaltung einer unterstützenden Schulsituation besonders wirksam erwiesen.

Variable Therapieplanung

Die grundlegende Struktur von KIDS ist festgelegt, muss aber den individuellen Bedürfnissen und dem Therapieverlauf angepasst geplant werden. So können manche Phasen gekürzt oder verschoben werden, andere benötigen möglicherweise besonders viel Zeit. Obligatorisch sind die Phasen Information und Vertrag, Identifikation, Generalisierung und Nachsorge. Die Modifikation kann entfallen, wenn im Alltag nur noch selten anstrengungsfreie kurze Kernsymptome auftreten. Bei Kleinkindern sind diese Phasen weniger deutlich getrennt.

Um bei einer variablen Therapieplanung einer Beliebigkeit vorzubeugen, sind eine kontinuierliche Verlaufsbeobachtung und Clinical Reasoning unabdingbar. Eltern und Kind werden regelmäßig über die aktuellen Therapieziele informiert und bei Bedarf werden mit ihnen die Therapievereinbarungen revidiert.

Zeigen sich keine Fortschritte in der Therapie, werden mit allen Beteiligten mögliche Maßnahmen diskutiert. Diese reichen von nicht aufs Stottern bezogenen Therapiezielen (Rahmentherapie) bis zu einem Wechsel des Therapieansatzes.

3.6.6 Phasenstruktur

Als Weiterentwicklung der Stottermodifikation nach Van Riper integriert KIDS verschiedene Phasen in einer Reihenfolge, von der nur in begründeten Fällen abgewichen werden darf. Dabei gibt es Phasen, deren Inhalte den ganzen Therapieprozess begleiten, andere wiederum, die zeitlich umschrieben sind, wie aus dem Beispiel von Schul-KIDS in ▶ Abb. 3.2 hervorgeht.

Die Notwendigkeit einer Abweichung in der Abfolge der Therapiephasen besteht beispielsweise, wenn bei der Erarbeitung des Pseudostotterns konsequent echtes Stottern ausgelöst wird. Dann muss, wie aus ▶ Abb. 3.3 ersichtlich, die Modifikation vorgezogen werden. Die Desensibilisierung erfolgt dann zuerst gegen Prolongation und Pullout und erst später gegen die Symptomatik.

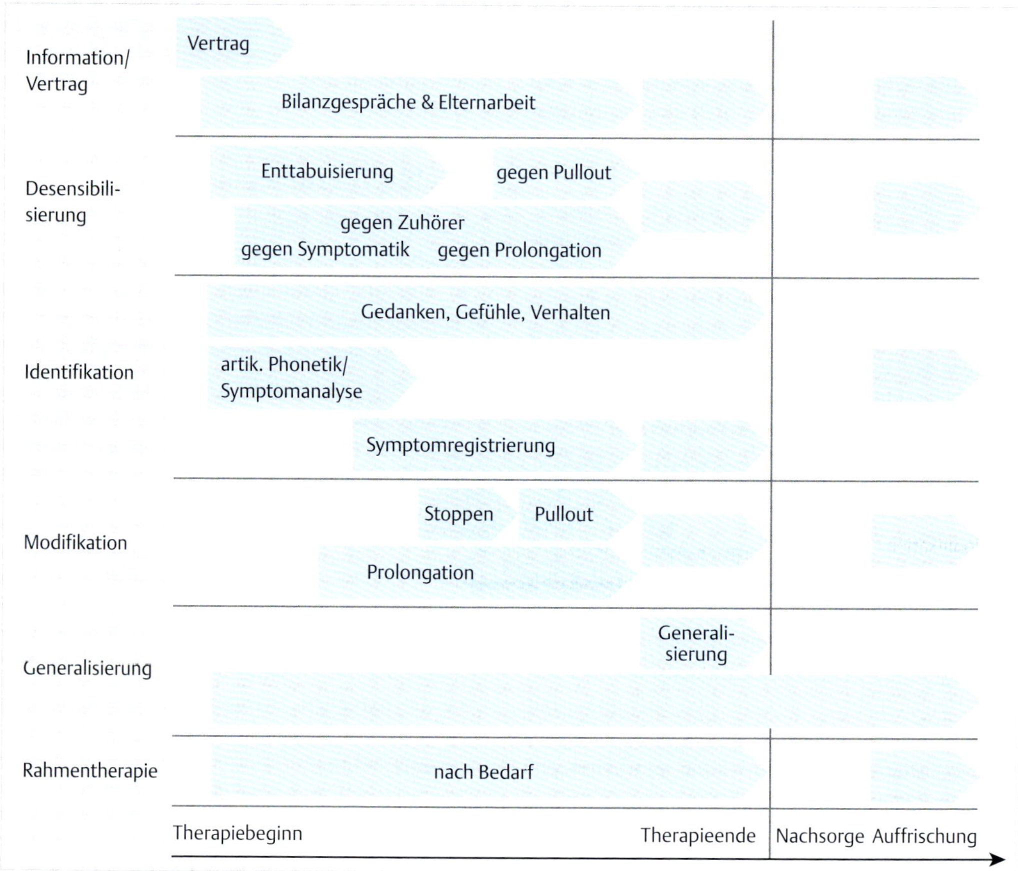

Abb. 3.2 Standardablauf. Therapiephasen von KIDS am Beispiel von Schul-KIDS. (weiterentwickelt nach Schneider P, Kohmäscher A. Schul-KIDS: Manual zur Therapie stotternder Schulkinder. Neuss: Natke; 2022:30-31)

1. **Information/Vertrag:** Eltern und Kind werden durch Informationen über Diagnose, Stottern und den Therapieansatz in einer Weise informiert, dass sie eine Entscheidung treffen können, ob sie der Therapeutin das Mandat für eine Therapie geben wollen. Die Therapeutin prüft, ob sie das Mandat annehmen kann. Ausschlaggebend sind für sie eine realistische Zielsetzung der Eltern und geeignete Rahmenbedingungen, wie beispielsweise eine ausreichende Häufigkeit der Sitzungen oder die Möglichkeit einer Elternbeteiligung. Methoden zu dieser Phase finden sich im Kapitel „Methoden und Techniken von KIDS“ (S. 161) und in den Kapiteln „Mini-KIDS“ (S. 210) und „Schul-KIDS“ (S. 236).
2. **Desensibilisierung:** Ziel ist eine Zunahme der Selbstsicherheit und Selbstwertschätzung in der Kommunikation unabhängig vom Stottern und somit eine Verbesserung der Lebensqualität und Autonomie, da die Belastung durch das Stottern abnimmt. Dies setzt voraus, dass Stottern und seine Thematisierung vom stotternden Kind und so weit wie möglich auch in seiner Umgebung akzeptiert wird. Hierzu werden einerseits negative emotionale und kognitive Reaktionen wie Tabuisierung, Scham und Ängste in Bezug auf Kommunikation und auf Stottern abgebaut, andererseits werden Kind und Eltern gegen das Auftreten der Stotterereignisse unempfindlicher gemacht, sodass ungünstiges Verhalten wie Vermeidung oder Ankämpfen nicht mehr erforder-

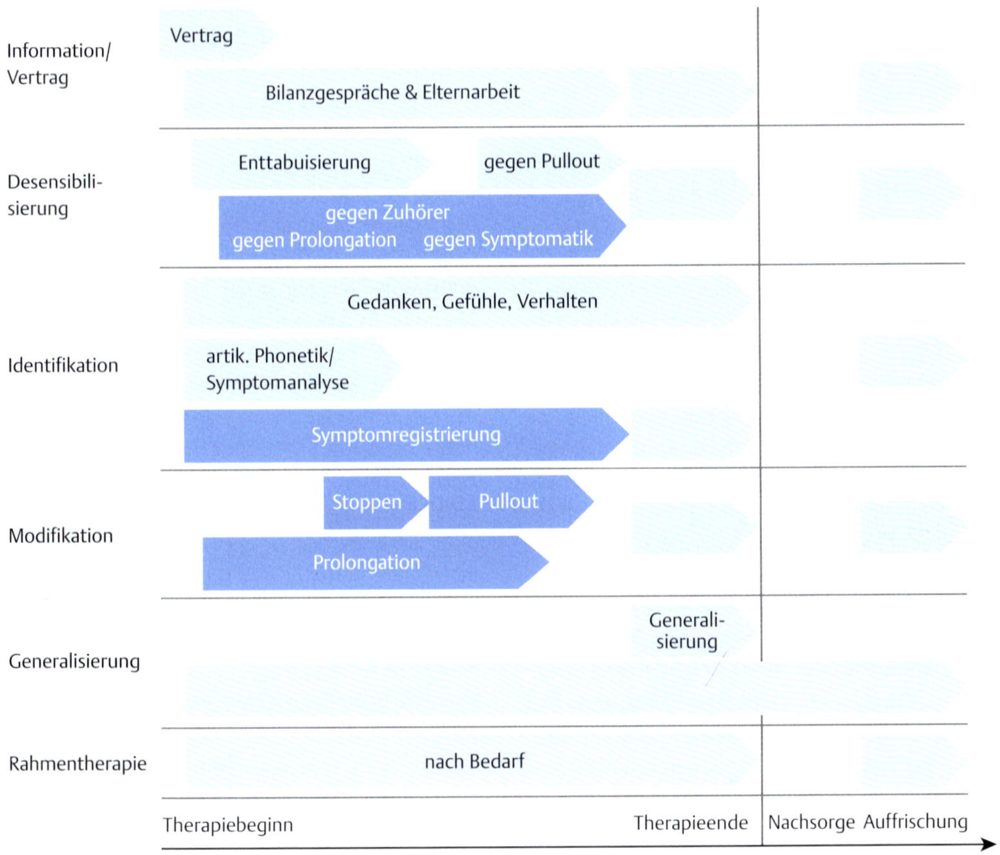

Abb. 3.3 Modifizierter Ablauf. Ablauf der Therapiephasen bei vorgezogener Modifikation wegen Kontrollverlust im Pseudostottern am Beispiel von Schul-KIDS. (weiterentwickelt nach Schneider P, Kohmäscher A. Schul-KIDS: Manual zur Therapie stotternder Schulkinder. Neuss: Natke; 2022:30-31)

lich ist. Ihnen werden dabei in altersgemäßer Weise Informationen über das Stottern vermittelt. Hinzu kommt später die Desensibilisierung in Verbindung mit dem Einsatz von Sprechtechniken. Die Wirkweise und Umsetzung der Desensibilisierung findet sich im Kapitel „Methoden und Techniken von KIDS" (S. 166) sowie in den Kapiteln „Mini-KIDS" (S. 211), „KIDS" (S. 216) und „Schul-KIDS" (S. 237).

3. **Identifikation:** Sofern der metakognitive und metasprachliche Entwicklungsstand es zulässt, werden in der Identifikation kognitive und emotionale Reaktionen auf Stottern untersucht und die Fähigkeit erarbeitet, Stotterereignisse im Sprechfluss zu bemerken und zu lokalisieren sowie bewusst motorische Abläufe im Symptom wahrzunehmen und zu steuern. Die Vorgehensweise wird in den Kapiteln „Mini-KIDS" (S. 213), „KIDS" (S. 219) und „Schul-KIDS" (S. 254) dargestellt.
4. **Modifikation:** Wenn nach der Desensibilisierung Symptome nur noch wenig negative psychische Reaktionen auslösen, werden funktionelle Coping-Strategien vermittelt, d. h. Symptomlösetechniken, wie ein Kind beim Auftreten von Stotterereignissen diese steuern und beenden kann, ohne mit dysfunktionellen Coping-Strategien darauf zu reagieren. Wenn eine Identifikation durchgeführt wurde, können Kinder auf die dort gelernten sensorischen und

motorischen Fähigkeiten zurückgreifen. Siehe die Kapitel „Methoden und Techniken von KIDS“ (S. 171), „Mini-KIDS“ (S. 213), „KIDS“ (S. 221) und „Schul-KIDS“ (S. 259).

5. **Generalisierung:** Hier werden nach der Modifikationsphase die Symptomlösetechnik stabilisiert und der Transfer in den Alltag unterstützt. Innerhalb des Ansatzes KIDS werden jedoch schon ab Beginn der Therapie alle bereits erarbeiteten Inhalte generalisiert. Mehr hierzu in den Kapiteln „KIDS“ (S. 226) und „Schul-KIDS“ (S. 268).
6. **Rahmentherapie:** Innerhalb des Lebenskontextes eines Kindes und seiner Familie kann es Rahmenbedingungen geben, die Stottern triggern und die Resilienz schwächen, wie beispielsweise erlernte Hilflosigkeit aufgrund von Überbehütung oder eine Funktionalisierung von Stottern in einer Trennungsfamilie. Wenn diese Rahmenbedingungen nicht durch den Ansatz KIDS erfasst werden, sich jedoch herausstellt, dass ihre Bearbeitung für die Therapie ausschlaggebend ist, wird von einer Rahmentherapie gesprochen. In ihr werden auch Fähigkeiten erarbeitet, die eine Voraussetzung für die Arbeit mit KIDS sind, wie beispielsweise die Aufmerksamkeitslenkung. Die Rahmentherapie ist keinem Zeitpunkt im Standardablauf der Therapie zugeordnet, da sie individuell eingeplant werden muss. Sie geht über die Zielsetzungen und Methoden der vereinbarten Standardtherapie hinaus. Daher muss die Therapeutin hierfür im Rahmen einer Revision der Vertragsarbeit von den Eltern und ggf. dem Kind das Mandat einholen. Kann die Logopädin bestimmte Teile der Rahmentherapie selbst nicht durchführen, berät sie die Eltern zum weiteren Vorgehen und zum Kontakt mit anderen Berufsgruppen. Weitere Informationen zur Rahmentherapie finden sich im Kapitel „KIDS“ (S. 226).
7. **Nachsorge:** Da von stabilen Therapieeffekten erst nach einem längeren Zeitraum ausgegangen werden kann, sieht KIDS eine Phase der Nachsorge vor, auch wenn aus Sicht des Kindes die Therapie beendet ist. Es sollten in großen Abständen Termine vereinbart werden, in denen ein Austausch über die Erfahrungen mit Stottern und den aktuellen Stand stattfindet. Bei Bedarf werden Auffrischungssitzungen zu spezifischen Fragestellungen durchgeführt. Überdies kann die Therapeutin durch dieses Vorgehen ihre Therapie evaluieren. Siehe die Kapitel „KIDS“ (S. 228) und „Schul-KIDS“ (S. 271).

Die Phasen Desensibilisierung und Identifikation nehmen in der Therapie nach KIDS eine andere Reihenfolge ein als in der klassischen Van-Riper-Therapie. Es hat sich gezeigt, dass sich Kinder zunächst in der Desensibilisierungsphase metasprachliche Konzepte erarbeiten müssen, bei deren Erwerb sie gleichzeitig desensibilisiert werden, bevor sie damit ihre eigene Symptomatik identifizieren können. Manchmal ist in der Phase der Desensibilisierung und Identifikation zu beobachten, dass zunächst Häufigkeit und Schweregrad der Stottersymptomatik zunehmen. Dies lässt sich damit erklären, dass das Kind unbekümmerter mit weniger Selbstkontrolle und Vermeideverhalten spricht und deshalb mehr stottert. In der weiteren Therapie kann dann direkt am Symptom gearbeitet werden. Auch in einer späteren Therapiephase kann es nötig sein, noch einmal desensibilisierend zu arbeiten, z. B. wenn in der Phase der Modifikation noch nicht ausreichend Gelassenheit gegen den Zeitverlust besteht.

3.6.7 Therapiebereich Stottersymptomatik

KIDS beruht auf der Annahme, dass die Häufigkeit der symptomatischen Unflüssigkeiten beim Stottern nur indirekt beeinflussbar ist (z. B. durch eine veränderte Sprechweise oder durch eine günstige Erwartungshaltung beim Sprechen). Ein Kind kann jedoch direkten Einfluss auf die Qualität (Dauer, Begleitverhalten) seiner Symptome nehmen. Das Kind lernt in KIDS, sein bisheriges Stottern, das mit Vermeide- oder Ankämpfverhalten verbunden ist, in kurzes, anstrengungsfreies Stottern umzuwandeln.

Hat ein Kind diese Fähigkeit erworben, kann man zweierlei Auswirkungen annehmen:

- Das Kind weiß, dass es ein auftretendes Symptom steuern kann (interner Locus of control) und erwirbt so eine größere Selbstsicherheit beim

Sprechen. Dadurch nimmt die emotionale Erregung beim Sprechen ab, weil der im Stotterereignis entstehende Kontrollverlust nicht so bedrohlich erlebt wird. Als Nebeneffekt verringert sich dabei auch bei vielen Kindern die Symptomhäufigkeit. Nach dem 3-Faktoren-Modell (S. 39) könnte sich das auf eine Verbesserung der Modulatoren zurückführen lassen.

- Das Kind erwirbt verbesserte sensomotorische Fähigkeiten für den Sprechablauf. Entsprechend dem 3-Faktoren-Modell könnte so die Fähigkeit gestärkt werden, mit variierender Betonung zurechtzukommen. Das könnte entweder auf eine effektivere Kompensation oder auf eine geringe Ausprägung des zugrunde liegenden neurologischen Defizits hinweisen. Im letzteren Falle könnte sich die Chance für eine Remission erhöhen.

Ziele

- Spontane Sprechflüssigkeit, sofern eine Remission eintritt;
- andernfalls die Fähigkeit, sich in Sprechsituationen mit Sprechtechniken aus Stotterereignissen zu befreien;
- Akzeptanz dafür, dass auch Sprechtechniken auffällig sind;
- Akzeptanz dafür, dass sich Sprechtechniken unter hohem Stress nicht immer einsetzen lassen.

Vorgehen

In allen Varianten der Symptomarbeit von KIDS treten die oben genannten 4 Phasen auf, die in Orientierung an Van Ripers Therapie für Erwachsene benannt worden sind.

- Zur **Desensibilisierung** gegen Stotterereignisse wird Pseudostottern und absichtliches Stottern eingeführt und intensiv geübt. Während und nach der Modifikation wird auch der Einsatz von Sprechtechniken desensibilisiert.
- **Identifikation** von Stotterereignissen an imitierten und echten Stottermomenten mit dem Ziel, sie im Sprechfluss zu bemerken und zu lokalisieren sowie bewusst motorische Abläufe im Symptom wahrzunehmen. Hierzu wird bei älteren Kindern vorbereitend die artikulatorische Phonetik erarbeitet.
- **Modifikation** des Stotterns: Wenn nach der Desensibilisierung Symptome nur noch wenig negative psychische Reaktionen auslösen, werden die Symptomlösetechniken Pullout oder vereinfachter Pullout vermittelt. Bei älteren Kindern geht dem die Erarbeitung der Prolongation voraus. Diese ermöglicht im Pullout einen bewusst gesteuerten Sprechbeginn und beugt dadurch Symptomen vor. Damit kann ein Kind Stotterereignisse steuern und beenden, ohne mit Begleitsymptomatik darauf zu reagieren. Wenn eine Identifikation durchgeführt wurde, können Kinder auf die dort gelernten sensorischen und motorischen Fähigkeiten zurückgreifen.
- **Generalisierung:** Hier wird die Symptomlösetechnik stabilisiert und der Transfer in den Alltag unterstützt. Innerhalb des Ansatzes KIDS werden jedoch schon ab Beginn der Therapie alle bereits erarbeiteten Inhalte durch In-vivo-Übungen generalisiert.

Grenzen

Bei der bewussten Anwendung von Symptomlösetechniken in der Spontansprache ist eine zusätzliche Aufmerksamkeitsleistung und etwas mehr Zeit erforderlich. Bestehen im Alltag ohnehin nur noch kurze anstrengungsfreie Symptome, können Symptomlösetechniken dies nicht verbessern und stellen daher für die Kinder keinen Zugewinn dar. Viele Kinder sind bis dahin auch so gut desensibilisiert, dass sie auch gar nicht mehr bereit sind, für solche Symptome den Aufwand einer Lösetechnik zu betreiben. Manche Kinder entscheiden auch, bei längeren Symptomen keine Techniken einzusetzen, da sie zu ihrem Stottern stehen und sich angstfrei in die Kommunikation begeben. Bei vielen Sprechern sind die Strategien unter großem Stress und bei sehr hartnäckigen Symptomen nicht wirksam. Diese Information ist schon zu Anfang wichtig, um keine unrealistischen Erwartungen zu wecken und hierfür Akzeptanz zu schaffen. Manche Sprecher haben Schwierigkeiten mit der erforderlichen schnellen Wahrnehmung oder sprechmotorischen Steuerung von Symptomen, wenn sie sehr mit dem Inhalt oder mit Emotionen beschäftigt sind. In diesem Fall können vorbeugende Strategien wie das Pseudostottern, die Prolongation oder das Fühlsprechen (S. 268) alternative Strategien sein.

3.6.8 Bereich psychische Reaktionen

Jeder Therapieansatz zur Stottermodifikation verbessert nach Campbell, Constantino und Simpson automatisch die Akzeptanz von Stottern und ist damit im Bereich der psychischen Reaktionen wirksam [65]. Der Arbeit im Bereich psychische Reaktionen kommt bei KIDS im Hinblick auf die Verbesserung der Lebensqualität und der Resilienz eine besonders große Bedeutung zu.

Ziele

- Wissen über Stottern und über Hintergründe von Zuhörerreaktionen
- Selbstwirksamkeitserwartung (interner Locus of control) in Kommunikationssituationen
- Selbstwertschätzung als stotternder Sprecher
- Sprechfreude und Selbstvertrauen
- pragmatisch und kommunikativ angemessene Möglichkeiten, mit Stottern und mit Zuhörerreaktionen umzugehen
- die Fähigkeit, andere über Stottern und erwünschte Zuhörerreaktionen zu informieren

Sprechfreude und Selbstvertrauen

Erfolg in diesem Bereich äußert sich in Form von Sprechfreude und Selbstvertrauen, unabhängig von der Art des Stotterns. Selbstvertrauen geht damit einher, dass ein Kind darauf vertraut, etwas zu sagen zu haben. Sprechfreude bedeutet nicht, dass ein Kind ständig spricht. Sie äußert sich vielmehr, wenn Kinder das gerne sagen, was ihnen wichtig ist. Nicht nur die Kinder, die jede Äußerung vermeiden, haben zu wenig Sprechfreude. Sie fehlt auch bei manchen Kindern, die pausenlos auf ihren Gesprächspartner einreden. Diese Kinder stehen möglicherweise unter dem Druck, ihr Sprechvermögen zeigen oder um Gehör kämpfen zu müssen. Sprechfreude und Selbstvertrauen entstehen, wenn Kinder eine Beziehung erleben, in der man sie ernst nimmt und ihnen zuhört.

Merke

Übergeordnete Ziele in diesem Bereich sind ein interner Locus of control in Bezug auf das Stottern und die Selbstwertschätzung als stotternd Sprechender.

Korrigierende Erfahrungen

Wie im Kapitel zum 3-Faktoren-Modell (S. 39) gezeigt wurde, ist der Bereich psychische Reaktionen besonders relevant für die Aufrechterhaltung von Stottern. In der Therapie soll das Kind neue Erfahrungen mit dem Stottern machen, um gelernte Verhaltensweisen bezüglich des Stotterns zu verändern (vgl. [387]). Diese neuen Erfahrungen von eigenem wirksamem Handeln, von Entlastung und von erfolgreicher Kommunikation wirken als verstärkende Prozesse und können langfristig neue Überzeugungen schaffen, die neben den alten negativen Überzeugungen existieren oder diese ablösen (▶ Abb. 3.4). Dann spricht man von korrigierenden Erfahrungen [334].

Das Kind hat dadurch eine Wahlmöglichkeit erworben und kann sich für das neue oder das alte Verhalten entscheiden. Dies ist gerade beim Wiederauftreten von stärkerer Symptomatik nach Therapieende von Bedeutung, da hier die Wahrscheinlichkeit sehr hoch ist, in der Kommunikation mit alten Mustern zu reagieren. Eine entsprechende Vorbereitung auf eine Phase zunehmender Symptomatik ist daher in vielen Fällen notwendig. Das übergeordnete Therapieziel ist die Autonomie des Betroffenen, sei es vor einer Remission oder in einem Leben mit überdauerndem Stottern.

Therapie psychischer Reaktionen

Sie kann direkt oder indirekt erfolgen:

- **Direkt** bedeutet, dass mit dem Kind offen über Erfahrungen mit Stottern und die darauf folgenden psychischen Reaktionen gesprochen und ggf. mit Übungen und Rollenspielen gearbeitet wird. Die direkte Therapie psychischer Reaktionen ist Teil vieler Methoden und Techniken in KIDS. Ein wichtiger Ausschnitt daraus wird in Kap. 3.6.11 beschrieben unter „Desensibilisierung“ (S. 166),

Korrigierende Erfahrungen durch die Therapie

Über sich
Beispiele:
- Auch mit Stottern werde ich akzeptiert.
- Meine eigentlichen Gefühle bezüglich Stottern und daraus resultierende Bedürfnisse sind richtig.
- Ich bin sprachlichen Anforderungen auch mit Stottern gewachsen.
- Ich bin ein kompetenter Gesprächspartner.
- Ich darf Unterstützung/Trost in Anspruch nehmen.

In der Kommunikation
Beispiele:
- Ich darf stottern.
- Ich kann dafür sorgen, dass der Inhalt ankommt.

In der Beziehung
Beispiele:
- Die Beziehung ist gut, unabhängig davon, wie ich spreche.
- Die Beziehung wird besser, wenn ich den Gesprächspartner über mein Stottern aufkläre.

Neue Gefühle, Gedanken, Verhaltensweisen

Verhaltensweisen
Beispiele:
- Auch gefürchtete Wörter werden gesprochen.
- sich in Situationen begeben, in denen Stottern auftauchen könnte
- selbstsicheres, flexibles Kommunikationsverhalten
- angemessener Blickkontakt
- Thematisieren von Stottern
- Zeigen von Gefühlen i.V. mit Stottern

Gedanken
Beispiele:
- sich selbst Mut zusprechen
- Erwartung, mit Stottern umgehen zu können
- Erwartung, mit negativen Zuhörerreaktionen umgehen zu können
- Selbstakzeptanz als Sprecher

Gefühle
Beispiele:
- Sprechfreude
- Angstpegel sinkt
- Ärger über ungeschickte Gesprächspartner
- Trauer oder Wut speziell auf das Stottern

Körperreaktionen
Erröten, schwitzende Hände etc. verringern sich

Stabilisierende und verstärkende Prozesse

Erleben von erfolgreicher Kommunikation und guter Beziehung unabhängig vom Stottern

Erleben der eigenen Wirksamkeit in der Kommunikation und in Beziehungen

Entlastung durch die Äußerung von primären Gefühlen über Stottern

Abb. 3.4 Korrigierende Erfahrungen. Wirkungsweise der Therapie im Bereich psychische Reaktionen.

„Pseudostottern" (S. 171), „In-vivo-Training" (S. 177) und „Bearbeitung der emotionalen Reaktionen auf Stottern" (S. 182). Die Gruppentherapie (S. 196) ist besonders für die Erarbeitung korrigierender Erfahrungen geeignet, da sie eine kontrollierte Echtsituation mit Gleichaltrigen darstellt.

- **Indirekt** können psychische Reaktionen behandelt werden durch ein spezifisches Therapeut*innenverhalten (unabhängig davon, ob in Übungen oder im Freispiel) oder/und durch Veränderungen von Umgebungsfaktoren, z. B. Enttabuisierung des Stotterns in der Familie. Das spezifische Therapeut*innenverhalten wird unter anderem in den Kapiteln zur Enttabuisierung (S. 165) und zur Qualifikation der Therapeutin

(S. 200) beschrieben. Die Beeinflussung der Umgebungsfaktoren wird im Kapitel zur Elternbeteiligung (S. 228) vorgestellt.

Enttabuisierung

Sie ist ein ganz zentrales Element von KIDS, das während aller Therapiephasen eine Rolle spielt. Dabei kann das Ziel entweder sein, einer Tabuisierung vorzubeugen oder eine schon bestehende Tabuisierung abzubauen. Tabus sind Schamstimuli, eine von anderen übernommene Selbstabwertung (S. 63). Ihre Übertretung löst seelische (Selbst-)Verletzung in Form von Scham aus. Das Wahren von Tabus dient dazu, in Beziehungen vor dem Erleben von seelischen Verletzungen zu schützen. Die tatsächliche Schutzwirkung der Tabuisierung in Verbindung mit Stottern ist gering, jedoch ist der Glauben an eine schützende Wirkung groß. Daher ist die Tabuisierung als dysfunktionelle Coping-Strategie zu werten und trägt zur Stabilisierung und Erhöhung des Leidensdrucks bei. Reaktionen auf Tabus sind Vermeidung und Verleugnung von allem, was mit Stottern zu tun hat, also Erfahrungen, Gedanken und Gefühle und auch das Stottern selbst. Sowohl der Stotternde als auch die Menschen in seiner Umgebung können tabuisieren.

Bedürfnis nach Schutz

Der Tabuisierung liegt ein berechtigtes Bedürfnis nach Schutz zugrunde. Kinder können in der Regel gut einschätzen, ob z. B. bei einer Enttabuisierung in ihrer Peer-Group der Schutz ausreicht und wehren sich zu Recht bei riskanten Vorschlägen von Therapeut*innen. Bei der Enttabuisierung muss daher Sorge getragen werden, dass sich der Tabuisierende genauso gut oder besser geschützt fühlt als durch die Wahrung eines Tabus. Schutz kann auf 2 Wegen vermittelt werden:

- Durch eine **schützende Umgebung**, in der sich das Kind sicher genug fühlt, um ein Tabu zu lockern. Entsprechende Methoden sind z. B. die Erlaubnisarbeit (S. 165) in einer verlässlichen therapeutischen Beziehung und Elternberatung zum akzeptierenden Umgang mit Stottern. Zum Schutz des Kindes gehört auch, dass die Therapeutin das Kind nicht mit ihrem Anliegen der Enttabuisierung bedrängt und verfolgt. Schutz bedeutet jedoch nicht, das Kind von allen schwierigen Themen fernzuhalten. Hier sei auch auf das Safe-Place-Konzept von Katz-Bernstein [188] verwiesen.
- Durch die Stärkung der Fähigkeit des Kindes, sich **selbst zu schützen**, z. B. in einem stotterspezifischen Selbstsicherheitstraining.

Selbstwertschätzung

Der nächste Schritt ist, das Kind bei der Entwicklung von Selbstwertschätzung zu unterstützen. Selbstwertschätzung erhöht die Unabhängigkeit von Vorurteilen und Bewertungen anderer. Dafür sind verschiedene Maßnahmen erforderlich (die nachfolgend genannten Verfahren werden im Kap. 3.6.11 beschrieben):

- **Erlaubnisarbeit:** Wertschätzung durch die Therapeutin und in der Umgebung, unabhängig von Stottern oder vom Tabuisieren. Das beinhaltet auch die Zuversicht, dass das Kind es schaffen kann, mit seinem Stottern gut zurechtzukommen.
- **Antithetisches Verhalten** im Modell der Therapeutin, z. B. indem sie gelassen über ein Tabuthema spricht.
- Abbau konditionierter Angstreaktionen durch **Desensibilisierung**.
- **Bearbeitung der emotionalen Reaktionen auf Stottern** mit dem Ziel, dass Ambivalenzen der ursprünglichen und der gelernten Gefühle in Bezug auf Stottern bewusst werden und bisher verdrängte, aber berechtigte Gefühle enttabuisiert und ausgedrückt werden können. Das beinhaltet auch die Bearbeitung von prägenden Negativerfahrungen, um den Einfluss von belastenden Erinnerungen zu verringern. So kann sich das Kind in gegenwärtigen Situationen angemessener verhalten.
- Sehr wirksam ist in diesem Bereich die Vermittlung von **Wissen über Stottern** und von Begriffen, die eine sachliche Auseinandersetzung begünstigen.
- Das bedeutet auch, dass Eltern und Kind lernen, **andere über Stottern zu informieren**. Hierfür kann man z. B. nichtstotternde Freunde des Kindes zu Therapiesitzungen einladen, eine Unterrichtseinheit zum Thema Stottern entwerfen oder ein Gespräch mit dem Lehrer planen und in Rollenspielen erproben.

- Um vorzubeugen, dass die Therapie selbst tabuisiert wird, ist es von Anfang an sinnvoll, im Rahmen der **In-vivo-Therapie** alle Elemente der Therapie auch außerhalb des Therapieraums durchzuführen, z. B. ein Gespräch zwischen Therapeutin und Kind auf dem Flur oder in der Fußgängerzone über die verschiedenen Arten von Kernsymptomen. Außerdem sollen möglichst viele Personen und Institutionen im Umfeld des Kindes informiert oder einbezogen werden.

Angst vor Verletzung

Häufig haben Therapeut*innen Befürchtungen, das Kind mit dem Versuch der Enttabuisierung zu verletzen. Wenn diese in richtiger Weise durchgeführt wird, ist die Sorge unbegründet. Sie ist eher Ausdruck der Tabuisierungstendenz der Therapeutin und der Überbewertung des eigenen Einflusses. Häufig ist man erstaunt, wie selbstverständlich Kinder über Stottern zu sprechen beginnen. Wie in der Desensibilisierung ist es entscheidend, auf die Reaktionen des Kindes zu achten, um sein Vorgehen individuell anpassen zu können. Geht man zu schnell vor, indem man z. B. das Kind dazu drängt, über Erfahrungen mit seinem eigenen Stottern zu sprechen, kann man es in die Defensive treiben. Meist ist es dann nicht mehr bereit, weiter über Stottern zu sprechen.

Eine häufige Sorge von Therapeut*innen ist es, Kinder erst auf die Idee zu bringen, dass Stottern etwas Schlimmes ist. Dell stellt hier zu Recht fest, dass ein behutsames Thematisieren von Stottern im Therapieraum auf jeden Fall weniger verletzend ist als die Konfrontation mit den negativen Reaktionen Gleichaltriger [92]. Zudem kann man sofort beginnen, die Verunsicherung des Kindes in der Therapie aufzugreifen.

Grenzen

Bei der Arbeit im Bereich der psychischen Reaktionen kommen vielfach umschriebene psychotherapeutische Methoden zum Einsatz. Dies setzt voraus, dass die Therapeutin gewissenhaft prüft, ob sie ausreichend qualifiziert ist. Die Grenze eines logopädisch begründeten Einsatzes psychotherapeutischer Techniken wie der systematischen Desensibilisierung oder Gegenkonditionierung ist erreicht, wenn ein Kind sich auch bei kleinschrittigen Verhandlungsangeboten in keiner Weise darauf einlassen kann oder alles scheinbar emotional unbeteiligt mitmacht. Schwierigkeiten können auch entstehen, wenn Bezugspersonen unterschiedliche Erwartungen in Bezug auf Stottern haben und das Kind so in einen Loyalitätskonflikt kommt. Manchmal zeigen Kinder deutliche Hinweise auf Probleme, welche sie belasten, etwa in Bildern oder kurzen Äußerungen. Hier darf sich die Therapeutin nicht zu einer nichtautorisierten Psychotherapie verleiten lassen. Ihre Aufgabe ist in diesem Fall, eine qualifizierte Abklärung einzuleiten.

Selbstreflexion der Therapeutin

Im Bereich psychische Reaktionen dient die Selbstreflexion der Therapeutin dazu, ihre Wirksamkeit in der Therapie zu hinterfragen, ihre Stärken und Schwächen in Bezug auf den spezifischen Einzelfall zu erkennen und aus ihren spontanen Reaktionen auch diagnostische Schlüsse in Bezug auf Kind und Familie zu ziehen. Zur Selbstreflexion eignet sich in besonderem Maße eine fortlaufende Supervision.

In der Enttabuisierung muss sich die Therapeutin immer wieder fragen, ob sie selbst tabuisiert, und sie muss bereit sein, ihre Ängste und Fantasien zu überprüfen und abzubauen, z. B. indem sie selbst in Gesprächen Stottern imitiert und mit bekannten und unbekannten Gesprächspartnern darüber spricht.

Ein Hinweis auf die tabuisierende Kultur von Stottern auch im professionellen Bereich ist die Beobachtung, dass Logopäd*innen keine vergleichbaren Sorgen haben, z. B. mit Kindern mit myofunktionellen Störungen über die Defizite, die geplante Therapie und die erforderliche Mitarbeit zur Erreichung eines Therapieerfolges zu sprechen. Falls eine Therapeutin tabuisierende Verhaltensweisen bei sich bemerkt, kann sie durch behutsame Desensibilisierung und ggf. Supervision ihre Einstellung ändern.

> **Merke**
>
> Nur eine Therapeutin, die nicht selbst tabuisiert, kann enttabuisierende Impulse geben.

Dabei registriert eine gut desensibilisierte Therapeutin, wenn sie intuitiv beginnt, das Tabu eines Kindes oder dessen Eltern zu übernehmen, und kann diese Beobachtung diagnostisch nutzen.

3.6.9 Bereich Risikofaktoren

Die 3. Komponente von KIDS ist die Behandlung der Risikofaktoren, die in der Desensibilisierung, Wissensvermittlung, Elternbeteiligung und vielfach auch der Rahmentherapie geschieht.

Ziele

- Abbau von Triggern für Stottern
- Reduktion von Faktoren, welche den Umgang mit Stottern erschweren und die Resilienz schwächen
- Stärkung von protektiven Faktoren
- Stärkung von Eigeninitiative und Unabhängigkeit von der Therapeutin

Individuelle Planung

Es gibt eine Vielzahl möglicher Risikofaktoren im linguistischen, mundmotorischen, sensorischen, emotionalen, kognitiven und sozialen Bereich. Die Wirkkraft einiger Faktoren ist empirisch belegt. Es handelt sich bislang immer um Effekte, die innerhalb von Gruppen nachgewiesen wurden, weswegen eine Prognose hinsichtlich der Remissionschance für ein bestimmtes Kind nach wie vor nur abgeschätzt werden kann. Die Arbeit an Risikofaktoren wird für den jeweiligen Einzelfall geplant.

Methoden

Folgende Methoden aus diesem Buch enthalten Hinweise zur Therapie der Risikofaktoren:

- antithetisches Verhalten und Erlaubnisarbeit
- Bearbeitung der emotionalen Reaktionen
- Förderung von pragmatischer Kompetenz, Selbstbehauptung, Problemlösefähigkeit
- Erstberatung
- Wissen über Stottern

Weitere Verfahren, etwa zur Behandlung einer Sprachentwicklungsverzögerung oder mundmotorischer Defizite etc., sind der einschlägigen Literatur zu entnehmen. Je nach Art des Risikofaktors ist eine spezifische Qualifikation der Therapeutin erforderlich.

3.6.10 Einbeziehen von Bezugspersonen

Da Kinder wesentlich abhängiger von ihren Bezugspersonen sind als Erwachsene, sie also das, was sie in der Therapie lernen, nicht ohne Unterstützung aus ihrer Umgebung in den Alltag übertragen können, ist bei Mini-KIDS und Schul-KIDS die Teilnahme der Eltern oder einer anderen Bezugsperson fester Bestandteil der Therapie. Im Gegensatz zu anderen, sprachsystematischen logopädischen Handlungsfeldern befindet sich ein stotterndes Kind in der Regel nicht in einer Umgebung, in der es Modelle für sein verändertes Sprechen hat. Mit ihren Reaktionen auf das Stottern des Kindes können Bezugspersonen beeinflussen, wie das Kind auf seine Symptomatik reagieren wird.

Austausch zwischen Therapeutin und Eltern

Durch den Austausch mit den Eltern erhält die Therapeutin verlässliche Informationen über die Zeit zwischen den Therapieeinheiten und kann die Therapieplanung besser auf die Bedürfnisse des Kindes abstimmen.

Folgende Schwerpunkte werden mit den Eltern behandelt:

- **Fachkenntnisse versus gesellschaftlich gängige Vorurteile:** Besorgte Eltern, die im Umgang mit ihrem stotternden Kind unsicher sind, gelten als ungünstig für den Verlauf des Stotterns. Häufig wagen sie es aufgrund von Tabus und Vorurteilen nicht, ihre spontan angemessenen Reaktionen zu zeigen, etwa das Kind zu trösten oder mit ihm über sein Stottern zu sprechen. Daher ist die Vermittlung von Fachwissen über Stottern wichtig (Kern- und Begleitsymptomatik, Entwicklung von dysfunktionellen Coping-Strategien) wie Epidemiologie, Verursachung (Disposition, Auslöser, Aufrechterhaltung), Kontrollverlust im Symptom und emotionale Reaktionen, 3-Faktoren-Modell, gesellschaftliche Vorurteile und ihre Folgen, Enttabuisierung in der Umgebung des Kindes.

- **Emotionale Unterstützung für das Kind:** Informierte Eltern können ihrem Kind leichter eine emotionale Unterstützung und ein Modell sein. Sie können das Kind angemessen über seine Störung aufklären und ihm Verständnis und Trost entgegenbringen. Zusätzlich ist es sinnvoll, Eltern gegen Stottersymptomatik zu desensibilisieren, damit sie gelassen damit umgehen können. Hinsichtlich der Vermittlung von Problemlösestrategien und der Stärkung der Selbstwirksamkeit verfügen Eltern emotional über einen viel besseren Zugang zu ihrem Kind und können tröstend und motivierend auf vorangegangene erfolgreich bewältigte Situationen hinweisen. Bezugspersonen können hier auch sehr von Ben Furmans Konzept „Ich schaffs" (Kids Skills; [137]) profitieren und den Videos der Akademie für Lerncoaching in Zürich, die sich an Eltern richten [2].
- **Kenntnisse über den Therapieansatz und mögliche Alternativen:** Es ist sinnvoll, gleich nach der Diagnostik über verschiedene Therapieverfahren zu informieren (zugrunde liegende Theorien, Vorgehen), damit die Eltern und das Kind eine begründete Entscheidung für einen bestimmten Therapieansatz treffen können. Auch im Verlauf einer Therapie sind solche Informationen wichtig, um einer Verunsicherung, durch z. B. Fernsehsendungen, vorzubeugen. Damit die Eltern den direkten Therapieansatz unterstützen können, benötigen sie kontinuierlich Informationen, sowohl über das Vorgehen als auch über die Zielsetzungen der Therapie.
- **Mitarbeit als Co-Therapeut*in:** Die Mitarbeit von Eltern als Co-Therapeut*innen (Modell, Durchführung von Übungen, Unterstützung des Transfers) ist beispielhaft bei Mini-KIDS genau beschrieben. Dieses Vorgehen erleichtert den Transfer in den Alltag, erhöht die Übungshäufigkeit für das Kind und trägt zur Desensibilisierung der Eltern gegen das Stottern bei.
- **Multiplikator*in für Fachkenntnisse in der Umgebung des Kindes:** Häufig sind Eltern damit konfrontiert, dass ungünstige Reaktionen auf das Stottern des Kindes in der Verwandtschaft oder weiteren Umgebung des Kindes (Kindergarten, Schule) bestehen, die ihre Bemühungen unterlaufen. Hier benötigen die Eltern fachliche Unterstützung, um als Multiplikator*innen auftreten zu können, damit eine aufgeklärte Umgebung diese ungünstigen Reaktionen unterlässt [345].

Abbau von Schuldgefühlen

Durch diese Maßnahmen werden Schuldgefühle bei den Eltern abgebaut. Sie lernen, souveräner mit dem Stottern ihres Kindes umzugehen und fungieren so als Ansprechpartner für das Kind, wenn es wegen seines Stotterns getröstet werden will oder frustriert ist. Wenn die Eltern über die Inhalte der Therapie gut informiert sind und sie ihrem Kind Hilfen geben können, verstärkt sich ihr Kompetenzgefühl. Das ist hilfreich bei einem Störungsbild, das in der Gesellschaft noch so vorurteilsbeladen ist.

3.6.11 Methoden und Techniken von KIDS

Die logopädische Stottertherapie bedient sich der Erkenntnisse von Sprach- und Sprechwissenschaften, Medizin, Psychologie und Pädagogik. Die hier vorgestellten Verfahren beruhen auf stotterspezifischen Methoden, aber auch auf der artikulatorischen Phonetik, der klientenzentrierten Gesprächsführung [315], der Transaktionsanalyse [29], [334] und der Verhaltenstherapie [16]. Die Anwendung der vorgestellten Methoden beschränkt sich jeweils nicht nur auf einen der 3 Bereiche der Stottertherapie. Im Folgenden werden einige besonders wichtige Methoden, Verfahren und Techniken der direkten Stottertherapie vorgestellt.

Vertragskonzept

Klare Vereinbarungen über Therapieziel, Vorgehensweise und geschäftliche Rahmenbedingungen sind eine Selbstverständlichkeit in jeder Therapie. Das „Vertragskonzept" der Transaktionsanalyse [29] ist ein nützliches Instrument zur Entwicklung solcher Vereinbarungen mit dem stotternden Kind und seinen Eltern. Daher werden im Folgenden Vereinbarungen als „Verträge" bezeichnet.

Ziel

In der Stottertherapie sind klare Verträge wegen verschiedener therapeutischer Auswirkungen von besonderer Bedeutung. Sie sichern ab, dass keine endlose Stottertherapie oder eine Psychotherapie ohne Auftrag entsteht. Von Anfang an bestehen Enttabuisierung und Transparenz in der Therapie, da bei der Erarbeitung eines Vertrags offen über das Stottern gesprochen werden muss. So kann auch die Therapeutin das Thematisieren von Stottern nicht aufschieben.

Kontrolle

Da sich die Stottertherapie auch mit unangenehmen Seiten (Sprechangst, Sorgen, Scham, Tabuisierung) beschäftigen kann, haben das Kind und seine Eltern ein Bedürfnis nach Kontrolle über das Therapiegeschehen. Verbindliche Verträge mit einer glaubwürdigen Therapeutin vermitteln dieses Gefühl der Kontrolle. Erst dann entsteht Bereitschaft zur Kooperation, Motivation und Eigenverantwortung. Ein erfolgreicher Transfer wird so wahrscheinlicher.

Verantwortung

Die Therapeutin ist eine gleichberechtigte Vertragspartnerin. Ihr Teil der Verantwortung als Anbieterin ist genau festgelegt. Dadurch wird auch der Anteil des Patienten an der Verantwortung für den Therapieerfolg klargestellt.

Was ist ein Vertrag?

Definition

Vertrag
Ein Vertrag ist eine Übereinkunft zwischen Patient*in und Therapeut*in und umfasst Ziele, Vorgehensweisen und Bedingungen der Therapie (vgl. [389]).

Der Begriff „Vertrag" wirkt sehr formal und verdeutlicht so die Ernsthaftigkeit der Vereinbarung. Dennoch können Verträge sehr unterschiedlich aussehen.

Beispiel

Mit einem 9-Jährigen wurde ein Therapievertrag schriftlich formuliert:

„Die Therapie ist zu Ende, wenn ich das Stottern leicht machen kann, vor allem in der Schule vorne an der Tafel und in Englisch. Dann zeige ich auch auf."

Beispiel

In einem Elterngespräch wurde der Beratungsvertrag weniger formal geschlossen:

Therapeutin: *„Ich kann Ihnen anbieten, dass wir gemeinsam herausfinden, wie Sie sich am besten verhalten können, wenn S. stottert."*

Mutter: *„Ja, daran liegt mir viel. Wissen Sie, ich bin so verunsichert, dass ich gar nicht mehr weiß, wie ich S. helfen kann."*

Beispiel

Ein Vertrag für eine Übung kann auch das in der gemeinsamen Handlung gefundene Einverständnis von Kind und Therapeutin sein, wie im folgenden Beispiel zur Desensibilisierung gegen Kernsymptomatik:

Kind zur Therapeutin: *„Au ja, ich halte den Stift fest und solange ich festhalte, musst du weiter stottern!"* (Therapeutin stottert, solange das Kind den Stift festhält.)

Übergeordnete Verträge

Sie werden zu Beginn der Therapie, manchmal erst nach Ablauf einer Probephase geschlossen. Sie regeln die Rahmenbedingungen und Ziele, Inhalte, Vorgehensweisen und Grenzen der beabsichtigten Therapie. In regelmäßigen Bilanzgesprächen wird reflektiert, ob der Therapievertrag noch angemessen ist. Vertragsrevisionen erlauben die Anpassung des Therapievertrags an den aktuellen Stand.

Beispiel

Ein Beispiel für eine **Vertragsrevision** in der Therapie mit einem Kind.

Der bisherige Therapievertrag mit einem 3-jährigen Kind lautete: *„Wir spielen miteinander und ich zeige deiner Mama und dir, wie die Wörter leichter herauskommen"*, da die Therapeutin annahm, dass das Kind noch nicht über ausreichend metasprachliche Fähigkeiten verfügte, die Symptomatik zu reflektieren. Die Therapeutin zeigte in den folgenden Terminen in ihrer Spontansprache Pseudostottern. Es wurde nicht an der Symptomatik direkt gearbeitet. In der Therapie entwickelte sich nach einiger Zeit folgender Dialog:

Kind zur Therapeutin als Reaktion auf deren Pseudostottern: *„Was machst du da? Du sollst das nicht machen!"*

Therapeutin nutzt eine Handpuppe: *„Pass mal auf, hier kommt der Mumbel. Dann kann ich dir das besser erklären."*

(In der Stimme von Mumbel): *„Hallo, ich bin der Mmmmm – Mmmm ... so was, mein Mund kann gerade nichts sagen ... Mmmmumbel! Und manchmal will ich was sagen, und mein Mund kann nicht. Und dann ärgere ich mich. So wie grad eben."*

(In der Stimme der Therapeutin): *„Mumbel, wie gut, dass du hier bist. Ich bin eine Logopädin, ich kann dir zeigen, wie dein Mund die Wörter leichter sagen kann. Zum Beispiel bei B-B-B ... (Blockierung) macht dein Mund nicht, was du sagen willst. Aber Bababall kannst du leichter sagen, wie ein Hüpfball. Und darum, Mumbel, mache ich dir das vor, wenn wir spielen."*

Kind: *„Bei mir ist das auch so wie beim Mumbel."*

Therapeutin: *„Pass auf, das nächste Mal zeig ich dir ein Spiel, wie man die Wörter leichter rarauskommen lassen kann. Schau, da hab ich schon wieder ein Wort hüpfen lassen. Hast du es gehört?"*

Kind: *„Ja, aber jetzt spielen wir weiter!"*

In der nächsten Stunde ist das Kind bereit, in einem Spiel direkt die Pseudosymptome der Therapeutin zu analysieren. Die positive Reaktion des Kindes zeigt der Therapeutin, dass die Vertragsrevision angenommen wurde.

Im Verlauf einer Therapie werden viele untergeordnete Verträge bezüglich der einzelnen Übungen und der Hausaufgaben geschlossen.

Dreiecksvertrag

Eine besondere Form der Vertragsarbeit stellen die Dreiecksverträge dar [334]. Kinder kommen meist nicht aus eigener Initiative zur Stottertherapie. In der Regel werden sie von den Eltern geschickt oder gebracht. Die Therapeutin befindet sich daher in der Situation, mit den Eltern einen Behandlungsvertrag für das Kind schließen zu müssen. Außerdem muss ein Weg gefunden werden, wie ein Vertrag mit dem Kind zustande kommen kann. Da bei dieser Vertragskonstruktion 3 Parteien beteiligt sind, spricht man von einem „Dreiecksvertrag". Dabei bestehen zwischen allen Beteiligten Verträge. Sinnvoll ist, wenn alle 3 Parteien in einem gemeinsamen Gespräch zu einem Vertrag kommen. Das bringt Transparenz für alle Beteiligten mit sich. Es wird aber auch ein deutliches Signal gesetzt, dass auf allen Seiten offen über Stottern gesprochen wird.

Günstig sind folgende Absprachen:

- Eltern → Kind: Wir unterstützen dich in der Therapie (z. B. durch regelmäßiges Bringen, Teilnahme an Elternterminen, Umsetzung der Hausaufgaben).
- Kind → Eltern: Ich bin einverstanden, dass ihr mich zur Therapie schickt.
- Therapeutin → Kind: Ich zeige dir in spielerischer Weise, wie die Wörter leichter rauskommen.
- Kind → Therapeutin: Ich mache bei den Stunden mit und lerne, wie die Wörter leichter rauskommen.
- Eltern → Therapeutin: Wir sind bereit, ihre Angebote zu prüfen und uns darauf einzulassen.
- Therapeutin → Eltern: Ich biete Ihnen an, meine Kompetenz einzusetzen, damit Ihr Kind flüssiger sprechen kann. Das heißt nicht, dass das Stottern auf jeden Fall weggehen wird.

Akzeptanz und Unterstützung der Therapie durch das Umfeld (z. B. Großeltern) sind die Voraussetzung dafür, dass sich die direkt Beteiligten frei auf ihren Teil der Verantwortung an der Therapie einlassen können. Gut abgesicherte Verträge berücksichtigen dies.

Geheime Anliegen

Es ist möglich, dass das offen besprochene Vertragsanliegen von einem häufig sogar unbewussten geheimen Anliegen begleitet wird, das dem Vertrag zuwiderläuft. Solange diese geheimen Anliegen im Verborgenen bleiben, sind sie ausschlaggebend für den weiteren Verlauf der Therapie. Dazu ein Beispiel:

Beispiel

Ein 9-jähriger, stotternder Junge beginnt motiviert die Therapie. Als Zielsetzung wurde mit ihm abgesprochen, dass das Stottern weniger und leichter werden soll. Doch schon zu Beginn der Analyse des eigenen Stotterns wird sein geheimes Anliegen deutlich. Er verweigert die Mitarbeit durch Albernheit und Ablenkungsmanöver. In diesem Fall wird vermutet, dass sein geheimes Anliegen lautet: *„Ich möchte das Stottern loswerden und nicht mit dem Tabu Stottern konfrontiert werden. Ich habe Angst vor Beschämung und deshalb soll niemand über Stottern sprechen."*

Die Therapeutin spricht die Problematik wie folgt an: *„Ups, da hätten wir beide schon fast vergessen, dass wir am Stottern arbeiten. Über Stottern sprechen fühlt sich manchmal unangenehm an und dann versucht man, es zu vermeiden. Und dann bestimmt die Angst vor dem Stottern über einen. Ich glaube, wir zwei haben gerade vermieden. Wie siehst du das?"* – Der Junge nickt – *„Es ist nicht schön, wenn das Stottern einem Angst macht, und am Anfang der Therapie hast du gesagt, dass du das nicht mehr willst."* – Der Junge nickt – *„Du weißt ja, wie wir hier ein dickes Fell bekommen können und ich bin sicher, du schaffst das. Meine Aufgabe ist ja, die Übungen so zu machen, dass du sie auf jeden Fall schaffen kannst, auch wenn sie Überwindung kosten. Und wenn ich mal falsch liege, sag mir es bitte direkt, also etwas wie ‚das ist mir zu heiß'. Dann muss ich mir was Besseres überlegen. Ich mache dir also folgendes Angebot: Du kannst entscheiden, ob wir vom Video oder im Gespräch das Stottern untersuchen. Traust du dich, 2, 3 oder 5 gestotterte Wörter zu untersuchen?"*

Wenn geheime Ziele vorliegen, müssen diese aufgedeckt werden, um effektiv weiterarbeiten zu können. Im vorangegangenen Beispiel könnte das so aussehen, dass die Therapeutin dem Jungen seine Ambivalenz gegenüber der Stottertherapie (sich nicht mit Stottern beschäftigen wollen – Stottern loswerden wollen) verdeutlicht und ihn unterstützt, einen eigenen verantwortlichen Standpunkt zu finden und zu vertreten.

Verantwortung des Kindes

Wenn der Vertrag zwischen Therapeutin und Eltern nicht in optimaler Form geschlossen werden kann (z. B. Elternberatung ist nicht möglich, sie können das Kind nicht regelmäßig bringen), kann dennoch ein guter Vertrag zwischen Therapeutin und Kind zustande kommen. Das geschieht dann, wenn das Kind selbst die Verantwortung übernehmen will (*„Ich nehm' den Bus!"*). Häufig brauchen dann Kinder die Unterstützung anderer Erwachsener (z. B. der Lehrer, der das Kind an den Logopädietermin nach der Schule erinnert). Wenn das Kind in der Lage ist, die Verantwortung zu tragen, ist eine Therapie sinnvoll. Eventuell muss das Therapieziel verändert werden oder geklärt werden, ob eine längere Therapiedauer möglich ist, wenn nicht unter günstigen Bedingungen gearbeitet werden kann.

Formale Kriterien für Verträge

Beim Abschluss von Therapieverträgen haben sich bestimmte formale Kriterien bewährt:

- Formulierung der Zielvorstellung einfach, positiv und konkret. Dabei hilft die Fragestellung: „Woran würden andere merken, dass die Therapie erfolgreich ist?" – „Dass meine Wörter leichter rauskommen und ich wieder aufzeige."
- Klärung des Angebots der Therapeutin und der Eigenaktivitäten des Patienten, z. B.: „Ich zeige dir Spiele und Übungen, wie die Wörter leichter rauskommen." – „Ich spiele bei diesen Spielen mit und mache Hausaufgaben. Aber es dürfen nicht zu viel Hausaufgaben sein."
- Überprüfung, ob die Vertragsinhalte realistisch sind und nicht nur von der Vernunft her, sondern auch gefühlsmäßig gutgeheißen werden. Das heißt, dass geheime Anliegen nach Möglichkeit schon zu Beginn der Behandlung berücksichtigt und ggf. aufgedeckt werden sollten.

Enttabuisierung: antithetisches Verhalten und Erlaubnisarbeit

Merke

Ziel dieser Vorgehensweisen ist es, dem Kind Erfahrungen einer ununterbrochen akzeptierenden Beziehung auch während des Symptoms oder beim Äußern von Gefühlen und Erfahrungen in Verbindung mit Stottern zu vermitteln. Eine gute Beziehung zwischen Therapeut*in und Kind ist dabei die Voraussetzung.

Antithetisches Verhalten

Hierbei handelt es sich um eine Methode aus dem Bereich der Transaktionsanalyse [334]. Die Therapeutin verhält sich dabei bewusst anders, als es den bisherigen Überzeugungen (Thesen) des Kindes bzw. der Eltern über das „richtige Verhalten" entspricht. Beispielsweise kann sie sich bei einem Kind, das häufig sehr hastig handelt, besonders viel Zeit nehmen mit allem, was sie tut. Stellt das Kind an sich selbst den Anspruch, perfekt zu sein, kann die Therapeutin öfter bewusst Fehler machen. Tabuisiert das Kind, macht die Therapeutin gelassen eine kurze Bemerkung über Stottern und zeigt Interesse an der Symptomatik. Auch das Pseudostottern ist ein antithetisches Verhalten. Antithetisches Verhalten verunsichert das Kind bzw. die Eltern. In einer guten Beziehung ist diese Verunsicherung nicht bedrohlich und bewirkt, dass sich das Kind damit auseinandersetzt. Entscheidet es sich dafür, das Verhalten zu akzeptieren, kann es vom Modell der Therapeutin lernen. Antithetisches Verhalten wird nur wirksam, wenn die Therapeutin kongruent, also selbst davon überzeugt ist.

Erlaubnisarbeit

Auch dieser Begriff stammt aus der Transaktionsanalyse [30], [334]. Mit Erlaubnisarbeit ist gemeint, dass die Therapeutin die Anliegen und Verhaltensweisen des Kindes ernst nimmt und weiterhin eine positive Beziehung anbietet. Erlaubnisarbeit findet vor allem durch akzeptierende Reaktionen der Therapeutin auf Verhaltensweisen des Kindes statt, die die Frage zum Ausdruck bringen: *„Akzeptierst du mich auch noch, wenn ich das bisher nicht Erlaubte mache?"* Statt der vom Kind erwarteten Ablehnung oder Beschämung wird es akzeptiert. Dies gilt natürlich auch für das Stottern und die damit verbundenen Gefühle. Primäre emotionale Reaktionen wie Wut, Ärger oder Trauer über das Stottern dürfen also nicht bagatellisiert werden. Eine Äußerung wie *„das passiert doch jedem mal"* wirkt bagatellisierend, auch wenn ihr die Absicht, zu trösten, zugrunde liegt. Das bisher nicht Erlaubte ernst zu nehmen und das Kind zu akzeptieren, bedeutet jedoch nicht, dass die Therapeutin alles zulassen muss.

Merke

Aufgabe der Therapeutin ist es, dem Kind Grenzen zu setzen, um es in der Erlaubnisarbeit zu schützen, sodass es weder sich selbst noch andere gefährdet oder Spielmaterialien zerstört. Nur wenn das Kind die Sicherheit hat, dass die Therapeutin auf Schutz achtet, kann es auch das Erlauben und die Therapeutin wirklich ernst nehmen. Grenzen setzen bekommt auf diese Weise eine konstruktive Bedeutung in der Therapie.

Kongruenz der Therapeutin

Die Erlaubnisarbeit ist für das Kind nur glaubwürdig, wenn die Therapeutin mit sich selbst kongruent ist. Sie muss also die Zuversicht haben, dass sich das Kind für die Dinge entscheiden wird, die für es selbst richtig sind und es wertschätzend ernst nehmen.

Sie gibt dem Kind Raum, sich selbst und seine Gedanken, Gefühle und Bedürfnisse zu erkennen und auszudrücken, indem sie aktiv zuhört. Sowohl im Freispiel als auch in der Übungstherapie ermuntert sie es zur Eigeninitiative, beteiligt es an Entscheidungen, verbalisiert, was sie verstanden hat, spiegelt Beobachtungen und äußert nur behutsam Deutungen des kindlichen Verhaltens. Diese Grundhaltung ist der klientenzentrierten Spieltherapie entlehnt, wie sie unter anderem von

Goetze und Jaede [147] oder von Dorfman ([101] beschrieben wird und kann in einer spezifischen Weiterbildung erlernt werden.

Supervision

Nicht immer ist sich die Therapeutin sicher, ob eine wirksame Beziehung in der Therapie gelingt. Hier ermöglicht es eine Supervision, Beziehungshemmnisse bei sich oder beim Kind zu erkennen und zu bearbeiten. Antithetisches Verhalten und Erlaubnisarbeit stellen eine Haltung dar, die in einer Übungstherapie sehr gut möglich ist.

Hilfsmittel zur Enttabuisierung

Zur Enttabuisierung muss die Therapeutin oft Brücken bauen. So bieten Berichte von anderen stotternden Kindern, Bilderbücher wie „Was ist ein U-U-Uhu?" [349], „Murmeli schlau sucht einen Ba-Bau" [348], „Fröschlein fährt Dreirad" [347], „L-l-lissi will d-d-dazugehören" [184], „Kai ist (k)ein blöder Name" [297], „Stoppilino. Wie ich mein Stottern zähmte" [70], „Till und Fips reisen nach Lingua" [236] oder Erfahrungsberichte von Schüler*innen auf der Website www.jugend-infoseite-stottern.de gute Gesprächsanlässe.

Schwierigkeiten auf der Beziehungsebene

Die Arbeit am Symptom, im Bereich Desensibilisierung und Enttabuisierung kann zu Schwierigkeiten auf der Beziehungsebene führen, die sich z. B. als Albernheit, passives Verhalten oder Verweigerung von Übungen äußern. Dies ist ein Signal dafür, dass das Kind diese Arbeit als bedrohlich empfindet. Mögliche Ursachen können unter anderem hohes Schamempfinden und Tabuisierung sein. Hier ist das Kind mit den Erinnerungen an Zurückweisung und Abwertung konfrontiert. Es fühlt sich den damit verbundenen negativen Gefühlen nicht gewachsen und sieht keinen Sinn darin, sich damit zu beschäftigen. Häufig geschieht das, wenn die Therapeutin der Meinung ist, dass das Kind sein eigenes Stottern gestehen müsste. Ist man in der Arbeit am Symptom mit solch einem Rückzug konfrontiert, ist es nicht sinnvoll, mit dem Kind wie bisher fortzufahren. Man vermittelt dann möglicherweise zusätzlich negative Erfahrungen. Korrigierende Erfahrungen macht das Kind dann, wenn man es ernst nimmt in seiner Angst vor der Symptomarbeit. Die wichtige korrigierende Erfahrung lautet: *„Ich werde akzeptiert, wenn ich Angst davor habe, mich mit Stottern zu beschäftigen, und ich darf mich mit dem Stottern in einer Weise beschäftigen, die für mich ausreichend angenehm ist."*

Gespräch mit Eltern und ggf. Kind

Einerseits sollte man versuchen, mögliche Ursachen herauszufinden. Dies geschieht in Gesprächen mit den Eltern und ggf. dem Kind. Thema ist die Bewertung von Stottern in der Familie und in einzelnen Fällen die Suche nach einer eventuellen Funktionalisierung des Stotterns (S. 78). In der Therapie versucht man andererseits, eine Vorgehensweise in der Arbeit am Symptom zu finden, die keine Bedrohung darstellt, also kleinschrittig, entspannend und motivierend wirkt (vgl. folgendes Kap.). Ältere Kinder kann man im Sinne der Vertragsarbeit daran beteiligen, die Symptomarbeit so zu gestalten, dass sie nicht als bedrohlich erlebt wird. Häufig ist eine Supervision hilfreich, wenn die Beziehung zum Kind schwierig wird.

Desensibilisierung

In Stottermodifikationstherapien ist die Desensibilisierung sowohl eine Phase im Therapieverlauf als auch eine verhaltenstherapeutische Technik, welche die gesamte Therapie mit jeweils unterschiedlichen Zielen durchzieht. In diesem Kapitel werden die Techniken „systematische Desensibilisierung" und „Gegenkonditionierung" grundlegend vorgestellt. In den nachfolgenden Kapiteln wird in der jeweils altersgerechten Version immer wieder darauf zurückgegriffen.

Angstreaktionen

Auslöser für Angstreaktionen sind belastende Erfahrungen durch die Kernsymptomatik und den damit verbundenen Kontrollverlust über das Sprechen, durch negative Zuhörerreaktionen, das Thematisieren von Stottern und durch kommunikative Stressoren wie Zeitdruck oder sprachliche Leistungsanforderungen. Doch schon die Beobachtung unangenehmer Konsequenzen für andere oder allein die reine Vorstellung davon kann diese Ängste auslösen, auch wenn man sie noch nie selbst erfahren hat. Diese Ängste können sich beim Stotternden durch emotionale, kognitive Reaktionen und durch Verhaltensweisen wie das Vermeideverhalten ein sich selbst verstärkender Prozess werden, siehe „Emotionale Entwicklung“ (S. 60).

Ziele

Die Desensibilisierung dient dazu, innere Symptome abzubauen und dadurch die Lebensqualität zu erhöhen. Das bedeutet Folgendes:

- Autonomie, Selbstsicherheit und Selbstwertschätzung
- Selbstwirksamkeitserwartung in Gesprächssituationen
- keine unangemessenen Ängste, negativen Überzeugungen und Emotionen in Gesprächssituationen
- sachliche Bewertung von Stotterereignissen
- geringes Vermeideverhalten und Anstrengungsverhalten

Merke

Die Desensibilisierung wird in den Bereichen psychische Reaktionen und Risikofaktoren wirksam. In der Therapie des Stotterns hat sie zum Ziel, konditionierte Angstreaktionen im Zusammenhang mit Stottern abzubauen.

Systematische Desensibilisierung

In der Verhaltenstherapie wurde die systematische Desensibilisierung gegen gelernte Ängste entwickelt, bei der in exakt festgelegten, hierarchischen Schritten die Stärke der angstauslösenden Reize gesteigert wird. Dies geschieht unter entspannten Bedingungen, sodass Angstreaktionen ausbleiben [126]. Die desensibilisierende Wirkung wird erreicht, indem man so angenehme Bedingungen schafft, dass die Angstreaktion trotz der auslösenden Faktoren ausbleibt. Deswegen

- hält man die Stärke des angstauslösenden Reizes ausreichend gering,
- gestaltet man die Bedingungen so angenehm und entspannend wie möglich,
- wiederholt sich häufig die Konfrontation mit dem angstauslösenden Stimulus, da die Desensibilisierung erst nach vielen positiven Erfahrungen eintritt [38], [39].

Gegenkonditionierung

Das Prinzip der Gegenkonditionierung (counter conditioning) ist, ein unerwünschtes Verhalten durch Nichtbestätigung abzuschwächen und gleichzeitig das erwünschte Verhalten zu verstärken. „An die Stimuli der Problemsituationen wird statt des alten (konditionierten) problematischen Verhaltens (und der damit verbundenen Gedanken und Gefühle) ein neues Verhalten gekoppelt, das mit dem alten Verhalten unvereinbar ist und das zu einer Verstärkung der neuen Verhaltensweisen führt. Für die Desensibilisierung wird individuell eine Hierarchie von Stimuli entwickelt, die es ermöglichen, das Angstniveau so niedrig zu halten, dass die Gegenkonditionierung greifen kann. Sobald eine Hierarchiestufe keine Angst mehr auslöst, kann die nächste Hierarchiestufe in derselben Weise durchlaufen werden." ([342], S. 15).

Zu desensibilisierende Stimuli

Desensibilisiert wird gegen die **Stottersymptomatik** durch die Anwendung von Pseudostottern, absichtlichem und imitiertem Stottern. In der Identifikationsphase wirkt die sachliche Analyse und das bewusste Registrieren von Stotterereignissen stark desensibilisierend.

Gegen tatsächliches und befürchtetes **Zuhörerverhalten** wird in Rollenspielen und In-vivo desensibilisiert.

Desensibilisierung gegen das **Tabu** und die **Angst** vor dem Thema „Stottern“ findet im Rahmen der Enttabuisierung und Informationsvermittlung statt, so etwa bei einem Schulbesuch.

Schließlich müssen auch die **Sprechtechniken** Prolongation, Pullout und vereinfachter Pullout desensibilisiert werden, da sie sich vom normalen Sprechablauf unterscheiden.

Erfolgreiche Desensibilisierung

Es ist unrealistisch, eine völlige Freiheit von Ängsten in Bezug auf Stottern und Kommunikation erreichen zu wollen. Ziel der Desensibilisierung ist neben der Angstreduzierung vor allem die Lernerfahrung, auch mit Angst handlungsfähig zu sein (interner Locus of control) [214]. Dabei ist zu berücksichtigen, dass der erreichte Stand der Desensibilisierung nicht statisch und stabil ist. Aktuelle Ereignisse, wie z. B. zum ersten Mal gehänselt zu werden, können ein bisher gut desensibilisiertes Kind sehr verunsichern und anfälliger für Angstreaktionen machen. Daher muss das Vorgehen immer am aktuellen Stand ausgerichtet sein. Eine erfolgreiche Desensibilisierung äußert sich mitunter in der Zunahme der Stottersymptomatik, da diese nicht mehr als angstbesetzt erlebt und folglich nicht mehr vermieden wird. Die veränderten Einstellungen des Kindes ermöglichen ihm eine größere Partizipation, was die Anzahl der Gelegenheiten, in denen Stottern auftritt, erhöht. In der Therapie äußert sich eine erfolgreiche Desensibilisierung unter anderem darin, dass eine unbelastete Arbeit am Sprechvorgang und am Stotterereignis möglich ist. Die geringere Angst während eines Stottersymptoms erleichtert es, Symptome zu stoppen und zu verändern. Gut desensibilisierte Kinder können Stottern thematisieren und vermeiden es kaum noch. Faktoren wie Zeitdruck oder sprachliche Leistungsanforderungen werden häufig gelassener bewältigt und das Kind fühlt sich negativen Zuhörerreaktionen nicht mehr hilflos ausgeliefert. Letztlich empfindet es auch keine negativen Gefühle beim Einsatz der neuen Symptomlösetechniken.

Einsatz von Desensibilisierung und Gegenkonditionierung

In der Stottertherapie mit Kindern werden die systematische Desensibilisierung mit ihrem hierarchischen Aufbau und die Gegenkonditionierung kombiniert. Reagiert beispielsweise das Kind bisher auf ein Stottersymptom mit Peinlichkeit und Verstummen (alt, konditioniert), wird eine Hierarchie entworfen, mit der eine neue Reaktion gegenkonditioniert wird. Zunächst wird es für jedes ulkige Stottersymptom, das es bei einer Handpuppe schneller als die Therapeutin entdeckt, mit einem Punkt verstärkt und kann so das Wettspiel gewinnen. An den bisher unangenehmen Reiz „Hören eines Stotterereignisses“ wird eine neue Reaktion gekoppelt, die mit der alten unvereinbar ist und diese bei ausreichend oft und intensiv erfolgter Gegenkonditionierung ersetzt. Die nächstfolgenden Hierarchiestufen wären dann ein dem Stottern ähnlicheres Verhalten, später Pseudostottern erst bei der Puppe, dann bei der Therapeutin und am Ende bei sich selbst zu registrieren.

Es folgen Anregungen für mögliche verstärkende „Gegenkonditionierer“ (Counter) und die Gestaltung des Schweregrades angstauslösender Bedingungen. Langfristig wirken vor allem Verstärker, die die Selbstwirksamkeit bewusst machen.

- Stolz darauf, mutig gewesen zu sein. Die Therapeutin macht dabei bewusst, dass das Kind diesmal nicht mehr „Opfer“ einer Situation war, sondern sie selbst aktiv handelnd gestaltet hat (interner Locus of control).
- Eine entspannte forscherische Atmosphäre beim Analysieren von Sprechen und Stottern nach dem Motto „Jugend forscht“.
- Vermittlung von Freude an der eigenen Stärke, Kreativität oder Überlegenheit, z. B. wenn das Kind im Rollenspiel der Therapeutin, die eine hänselnde Gesprächspartnerin spielt, mit Häme eine Antwort gibt, wie z. B. *„Ich hab dich wohl jetzt angesteckt. Papapass auf, dass es nicht bleibt!“* Die Therapeutin findet keine passende Antwort und „ärgert“ sich darüber.
- Spaß an lustigen entspannenden Aktivitäten, wie z. B. Ausprobieren der lustigsten Arten zu stottern oder ein Ratespiel, bei dem die erste Silbe des zu erratenden Wortes so lange gestottert wird, bis der andere es erraten hat [411].
- Das Gefühl von Sicherheit in der In-vivo-Therapie durch die Anwesenheit der ermutigenden Therapeutin und dadurch, dass sie die Dinge ausreichend lang vormacht.
- Das Gefühl von Sicherheit außerhalb des Therapieraums durch die Erinnerung an eine ermutigende Geschichte, die wie eine positive Selbstinstruktion wirkt, z. B.: *„Ich kann mich genauso gut aus Blockierungen befreien wie Pu der Bär, der sich aus dem Loch befreit hat!“*

- Körperliche Entspannung, z. B. durch eine Fantasiereise.
- Einbettung von Desensibilisierungsaktivitäten in motivierende Spiele, z. B. Desensibilisierung gegen Angst vor dem Lesen durch Vorlesen von Quizkärtchen.
- Vermittlung von Freude an sinnvollen Erfolgen, z. B. dass das bei der In-vivo-Arbeit erfragte Bastelmaterial in einem Theaterprojekt gebraucht wird oder dass das Kind für seinen Vater am Telefon ein Buch bestellt.
- Gestaltung von Mutproben, wobei der Stolz, etwas Besonderes bewältigt zu haben, verstärkend wirkt und das Selbstwertgefühl positiv beeinflusst.

Desensibilisierung in der Elternarbeit

Wenn es in der Desensibilisierung gelingt, Eltern gegen das Stottern ihres Kindes unempfindlicher zu machen, werden sie angemessener darauf reagieren können. Dazu gehört auch, mit ihnen ein Handlungsrepertoire zu erarbeiten, wie sie als Eltern auf andere Personen mit negativem Zuhörerverhalten ihrem Kind gegenüber reagieren können. Auf diese Weise reduziert man angstauslösende Umgebungsbedingungen und unterstützt so die Desensibilisierung. Wenn ein Lehrer nach einem Gespräch mit den Eltern ungünstige Vorleseübungen verändert, wirkt dies schneller und nachhaltiger, als viele Stunden das Kind gegen das Vorlesen zu desensibilisieren.

Ziele

Die nachfolgenden Ziele sind nicht für alle Eltern dieselben. Eltern älterer Kinder lernen in der Regel nicht, ein lockeres Stottern zu modellieren, wenn dies von den Kindern als übergriffig empfunden wird.

- Akzeptanz eines Therapieansatzes mit Pseudostottern und Symptomlösetechniken.
- Gelassene Reaktionen in der Kommunikation mit dem stotternden Kind.
- Fähigkeit, beobachtetes Stottern sachlich zu beschreiben und zu imitieren.
- Fähigkeit, Stottern zu thematisieren mit dem Kind, in der Familie und gegenüber Fremden.
- Fähigkeit, ein lockeres Stottern zu modellieren.

Setting

Eltern können desensibilisiert werden, während sie an der Kindertherapie teilnehmen, aber auch in der Elternberatung ohne Kind und in Elterngruppen. Auch wenn Eltern bei der In-vivo-Therapie anwesend sind, werden sie desensibilisiert.

Vorgehen

Grundsätzlich gelten dieselben Prinzipien der Desensibilisierung wie bei Kindern. Daher muss die Therapeutin bei einer Beteiligung eines Elternteils an einer Sitzung mit dem Kind möglicherweise 2 Schwierigkeitshierarchien berücksichtigen, die des Elternteils und die des Kindes. Dabei darf die Reflexion und Anerkennung der Desensibilisierung mit dem Elternteil am Ende der Stunde nicht vergessen werden. Voraussetzung jeglicher Desensibilisierung der Eltern ist ein Vertrag, in dem Ziel und Vorgehensweise genau geklärt wurde. Den Eltern wird deutlich gemacht, dass sie nicht desensibilisiert werden, weil sie am Stottern schuld sind oder etwas falsch gemacht haben, sondern weil wir in einer Gesellschaft leben, deren Wertesystem Stottern tabuisiert und negativ bewertet.

Grenzen

Auch wenn sich die Eltern nicht auf eine Desensibilisierung einlassen können, kann eine Behandlung des Kindes durchaus erfolgreich sein. Dies gilt vor allem, wenn ein Elternteil stottert und beispielsweise fürchtet, durch Pseudostottern wieder eine verstärkte Symptomatik zu erleiden. Hier sollte man die Eltern nicht unter Druck setzen, da sonst das Kind möglicherweise anfängt, sich auffällig zu verhalten, um seine Eltern zu retten.

Desensibilisierung im Verlauf der Kindertherapie

Sie findet kontinuierlich statt und hat einen Schwerpunkt vor und während der Identifikationsphase. Nach der Modifikation (S. 213) dient sie dazu, den Einsatz von Symptomlösetechniken zu erleichtern.

▸ Tab. 3.5 verdeutlicht, dass viele der folgenden Verfahren mit der Methode der Desensibilisierung arbeiten.

Tab. 3.5 Desensibilisierung.

Desensibilisierung gegen	Verfahren
Kernsymptomatik	• Ermittlung der Ablehnung von Kernsymptomen (RSU) • Pseudo- und absichtliches Stottern der Therapeutin und der Eltern • Identifikation • Modifikation • Pseudo- und absichtliches Stottern des Kindes
Thematisieren von Stottern	• Enttabuisierung
Phantasien über negative Zuhörerreaktionen	• Ermittlung, welche Phantasien über Zuhörer bestehen • Modell und antithetisches Verhalten der Therapeutin • Verhaltensexperimente • Problemlösestrategien • Rollenspiele • In-vivo-Therapie • Gruppentherapie
Auslöser von Stottern	• Ermittlung, welche Faktoren als Auslöser wirken • Modell und antithetisches Verhalten der Therapeutin • In-vivo-Therapie • Problemlösestrategien • Rollenspiele
Symptomlösetechniken	• Modell der Therapeutin • Rollenspiele • In-vivo-Therapie • Gruppentherapie

Planungshilfen zur Steigerung der Schwierigkeit

Ihnen ist gemeinsam, dass man die angstbesetzte Schwierigkeit für das Kind in kleinen Schritten steigert. Eine geringe Verunsicherung ist zulässig. Das Kind darf aber nicht überfordert werden. Daher sind Planungshilfen für die Steigerung der Schwierigkeit in der Desensibilisierung nötig.

Bei **jüngeren Kindern** ist man darauf angewiesen, ihr Verhalten in der Desensibilisierung genau zu beobachten, um Hinweise für eine Überforderung zu bekommen (z. B. Albernheit, Verweigerung, Ablenken). Ein Großteil der Arbeit kann durch die Desensibilisierung der Eltern und ein entsprechendes Modellverhalten der Therapeutin erreicht werden.

Bei **älteren Kindern** kann man den angemessenen Schwierigkeitsgrad im Gespräch und mit Skalen ermitteln und ggf. verhandeln.

Mit **Schulkindern** können die Stufen in der Schwierigkeitshierarchie, in der Kindertherapie „Mutleiter" (S. 249) benannt, gemeinsam festgelegt werden. Die im Folgenden beschriebene Hierarchie zielt auf die Desensibilisierung in-vivo ab. Hierbei kann „in-vivo" ein Gespräch mit einer Praktikantin im Therapieraum, Telefonate, aber auch komplexe Gespräche in einem Geschäft bedeuten.

- **Festlegen der Situation.** Mit dem Kind wird die Stufe in der Mutleiter geklärt, von der es sicher ist, dass es sie – mit etwas Aufregung – erfolgreich bewältigen wird, hier: jemanden nach dem Weg fragen. Außerdem wird geklärt, unter welchen Bedingungen ein vereinbarter Verstärker erreicht werden kann (Gegenkonditionierung).
- **Analyse der Situation.** Es sind 2 Rollenverteilungen möglich: Durch Befragung und Beobachtung klärt man, ob es dem Kind angenehmer ist, selbst zuerst das mutige Verhalten zu zeigen oder ob es die Therapeutin demonstrieren soll.
- **Festlegen des Verhaltens.** Gemeinsam wird die Ausprägung des Verhaltens gesucht und ausprobiert, der sich das Kind gewachsen fühlt. Etwa als erstes zu wagen, jemanden überhaupt anzusprechen und erst später dabei auch noch absichtliches Stottern einzusetzen.

- **Rollentausch.** Wenn das Kind jetzt erst die Rolle mit dem mutigen Verhalten übernimmt, muss man es gut beobachten und ggf. die Anforderung senken. Das gilt auch für die In-vivo-Situation.
- Optional: **Erwartungen** bzgl. der Zuhörerreaktionen in der In-vivo-Situation.
- Anwendung des mutigen Verhaltens in der In-vivo-Situation. Bei Bedarf wieder zuerst mit dem **Modell der Therapeutin**. Sofortige Verstärkung entsprechend dem vereinbarten Verstärkungsplan.
- **Reflexion** von Verhalten, Gedanken und Gefühlen.
- **Mehrfache Durchführung in-vivo.** Die Reflexion sollte nur kurz sein, um ausreichend häufige Erfahrungen zu ermöglichen. Verstärkung entsprechend des Verstärkungsplans.
- **Wiederholung** dieser Abfolge bei der Erarbeitung des nächsthöheren Schwierigkeitsgrades.

Ein derart kleinschrittiges Vorgehen ist sehr aufwendig und eignet sich zur Einführung der Desensibilisierung in-vivo oder bei stärkeren Ängsten. Sobald sich zeigt, dass ein schnelleres Vorgehen möglich ist, ohne das Kind zu überfordern, kann es verkürzt werden. Manche Kinder bringt man durch solch eine kleinschrittige Vorbereitung und ausführliche Reflexion erst auf die Idee, dass man Angst haben könnte. Daher ist es vielfach sinnvoll, wenn die Therapeutin den Schwierigkeitsgrad allein festlegt, z. B. wenn es darum geht, außerhalb des Therapieraums zu üben.

In dieser Weise wird der Schwierigkeitsgrad bis zu Echtsituationen (In-vivo-Therapie) gesteigert. Das Kind muss dabei ausreichend Spaß haben, damit eine Angstreduktion gelingen kann. Hier sei noch einmal auf die Relevanz der Gegenkonditionierung hingewiesen, die sich hervorragend dazu eignet, Lernfortschritte zu verdeutlichen. Bei jüngeren Kindern kann ein Großteil der Arbeit durch die Desensibilisierung der Eltern und ein entsprechendes Modellverhalten des Therapeuten erreicht werden.

Pseudostottern, absichtliches und imitiertes Stottern

Pseudostottern

Beim Pseudostottern (PS) handelt es sich um ein anspannungsfreies willentliches Stottern. Fast ausschließlich werden dazu Wiederholungen genutzt, nur sehr selten Dehnungen oder Blockierungen. Es unterscheidet sich somit vom Stottermuster des Kindes und auch vom absichtlichen und vom imitierten Stottern in der Therapie.

> **Merke**
>
> Pseudostottern ist eine Technik für die Bereiche Stottersymptomatik und psychische Reaktionen auf Stottern, die sowohl die Therapeutin, das Kind als auch die Eltern einsetzen können.

PS wurde von Dell sowie Starkweather und Gottwald in die Therapie kindlichen Stotterns eingeführt [90], [92], [383]. Für Kinder im Vorschul- und Grundschulalter hat das PS verschiedene Zielsetzungen, die sich zum Teil vom PS der Erwachsenentherapie unterscheiden: Die Kinder lernen neben der eingeführten Nomenklatur die sprechmotorischen Abläufe kennen und können im Vergleich zu Erwachsenen über das Modelllernen viel leichter einen Zugang zur Überwindung des Kontrollverlustes im Symptom bekommen. Wenn Kinder artikulationsmotorisch wenig begabt sind, helfen die Übungen der Therapeutin, eine realistische Einschätzung zu bekommen, ob in der Phase der Modifikation überhaupt die Einführung der Prolongationen als Bestandteil der Symptomlösetechnik „Pullout" möglich ist. Wenn das nicht der Fall ist, kann auf die Prolongation verzichtet und der vereinfachte Pullout erarbeitet werden. Durch das PS kann im 3-Faktoren-Modell ohne Reduktion der Sprechgeschwindigkeit der Triggerfaktor des Betonungsmusters abgeschwächt und damit die Schwelle zur Entstehung von Stotterereignissen angehoben werden.

Ziele

Das PS ist eine grundlegende Technik aller Varianten von KIDS und hat verschiedene Ziele:

- Desensibilisierung gegen negative Gefühle beim Auftreten von Stottersymptomen (bei sich und anderen),
- Erarbeitung von kindgerechten Begriffen für Stottersymptome,
- Verbesserung der artikulatorischen Steuerung und der auditiven Differenzierung,
- Vorbereitung und Übungshilfe für die Modifikation des Stotterns.

Pseudostottern von Teilwortwiederholungen

Dabei werden Silben einschließlich Vokal ohne Coda wiederholt *(Fu-fu-fu-fußball, I-i-i-igel, Au-au-au-auto oder A-a-a-auto, Stru-stru-stru-strumpf)* wobei der Vokal weich ausschwingt.

Mögliche Fehlerquellen sind zu harte Stimmeinsätze oder Stimmabsätze, Mitbewegungen des Kopfes, eine phonetische Veränderung des Vokals, weil man gewohnt ist, Einzellaute wie im Alphabet auszusprechen [fe:-fe:-fɛnstɐ] oder nach Konsonantenclustern den Vokal wegzulassen oder zu zentralisieren. Gelegentlich kommt es zu einer unnatürlichen Veränderung des Sprechtempos (Verlangsamung im PS, sehr hastiges PS, unrhythmische Realisation des PS). Bei Personen, die noch nicht gegen den Zeitverlust desensibilisiert wurden, kann es dazu kommen, dass sie nur eine Iteration machen. Je jünger die Kinder sind, desto wichtiger ist der Einsatz von mindestens 3 Iterationen, damit das PS überhaupt wahrgenommen wird. Pseudowiederholungen sind besonders leicht anspannungsfrei zu realisieren. Ihre Dauer wird über die Anzahl der Iterationen reguliert.

Pseudostottern von Dehnungen

Alle Laute können wiederholt werden, jedoch nicht alle Laute gedehnt. Dies ist bei Plosiven nicht möglich. Daher werden nur dehnbare Laute gedehnt *(Iiiiigel, Fffffußball oder Fuuuußball, Taaaasse, Ffffrosch)*. Der Laut /h/ wird nie gedehnt, sondern immer der nachfolgende Vokal, um nicht die Entstehung eines Atemvorschubs zu riskieren. Beim Modellieren von Dehnungen ist zu berücksichtigen, dass sie von Kindern nicht so leicht zu registrieren sind wie Teilwortwiederholungen und daher recht lang gedehnt werden muss.

Pseudodehnungen bergen ein größeres Risiko, Anspannung zu entwickeln und sind aus oben genannten phonetischen Gründen schwerer einzusetzen. Daher werden sie nur sehr selten erarbeitet, etwa wenn ein Kind häufig Dehnungen zeigt und es darum geht, darüber Kontrolle zu erlangen. Die Dauer wird über die Länge der Dehnung variiert.

Pseudostottern von Blockierungen

Es erfolgen stumme Phonations- oder Artikulationsstopps ohne jegliche Anspannung oder Mitbewegung. Wird nur der Anlaut blockiert, behält man die Artikulationsstellung bei, bis weitergesprochen wird (stumme Pseudoblockierung, z. B. *F....fisch, K....kuchen, A....apfel*). Zwischen Pseudoblockierungen am Anlaut und einer stummen Pause hört man meist keinen Unterschied. Es kann jedoch bei der Pseudoblockierung der Anlaut leicht hörbar sein (*K....klavier, (Glottisgeräusch) ...osten*).

Wird am Nukleus (Silbenkern) blockiert, beginnt man nach dem Ende der Pseudoblockierung die Silbe neu *(Ma......maus, I.....igel, A....auto oder Au...... auto)*.

Pseudoblockierungen bergen das Risiko, Anspannung zu entwickeln. Die Dauer wird durch den Zeitraum reguliert, den die Artikulationsstellung beibehalten wird [342]. Wie die Dehnungen werden auch sie nur sehr selten erarbeitet, etwa wenn ein Kind auch nach der Erarbeitung von Pseudowiederholungen noch häufig angespannte Blockierungen zeigt und es darum geht, darüber Kontrolle zu erlangen. Im Anschluss an eine Pseudoblockierung kann mit einer Prolongation (S. 180) oder, wenn diese noch nicht erarbeitet wurde, entweder mit einer Pseudowiederholung oder einer Pseudodehnung weitergesprochen werden.

Absichtliches Stottern

In der Desensibilisierung bietet absichtliches Stottern (voluntary stuttering) die Möglichkeit, willentlich Stottersymptome einzusetzen, ohne dabei auf irgendwelche qualitativen Kriterien achten zu müssen, wie das beim Pseudostottern oder imitierten Stottern der Fall ist. Alle Symptomarten sind möglich. Welche zur Anwendung kommen sollen, kann vor einer Übung vereinbart werden. Fokus ist der Mut, überhaupt absichtlich ein Stottersymptom zu zeigen. Dabei wird in der Regel intuitiv der Schweregrad gewählt, der zur individuellen Desensibilisierungshierarchie passt. Da keine Aufmerksamkeit auf die Qualität der Symptome gerichtet wird, nutzt man es in der Identifikation, um emotionale Reaktionen auf Stottern zu erkunden. In der Modifikation kann es bei der Erarbeitung des Pullout anstelle von imitiertem Stottern verwendet werden. So steht mehr Aufmerksamkeit für den Pullout zur Verfügung.

Imitiertes Stottern

In der Therapie nach KIDS ist das Pseudostottern abzugrenzen vom imitierten Stottern. Hierbei werden ausgewählte Aspekte von echten Stotterereignissen imitiert, z. B. die Anstrengung oder harte Stimmeinsätze. Das imitierte Stottern wird in der Identifikation genutzt, um die Phonation und Artikulation in Stotterereignissen wahrzunehmen, zu beschreiben und bewusst motorisch zu steuern. In der Modifikation wird an imitierten Pseudosymptomen die Symptomlösestrategie geübt. Jungen Kindern zeigt man in der Spontansprache anhand der Lösung imitierter Stotterereignisse ein Modell, wie man sich aus angestrengten Stotterereignissen befreien kann. Damit werden die Konzepte und die Fähigkeit zur Wahrnehmung und Steuerung von Begleitverhalten vermittelt und so die Grundlage für Identifikation und Modifikation gelegt.

Effekte von Pseudo- und absichtlichem Stottern

Zunächst erscheint es als Provokation, wenn absichtlich gestottert werden soll. Schließlich wollen sowohl Eltern als auch Kind ein möglichst stotterfreies Sprechen erreichen. Richtig durchgeführt hat PS jedoch viele **positive Effekte**:

- Gelegenheit, um motorische Abläufe beim Stottern zu kontrollieren (und damit Vorbereitung auf die Phase der Modifikation)
- Angstabbau bezüglich Kernsymptomatik
- Abbau von Perfektionsanspruch an das eigene Sprechen (Erlaubnis zu stottern)
- unempfindlicher machen gegen Zeitverlust durch Stottern
- Enttabuisierung von Stottern
- Verbesserung des Selbstbewusstseins als stotternder Sprecher
- Kennenlernen von Variationen des Stotterns
- Wahrnehmen des internen Locus of control
- als Nebeneffekt häufig Reduktion der Stotterhäufigkeit

Reduktion der Stotterhäufigkeit

Die Stotterhäufigkeit verändert sich durch den Abbau von negativen Reaktionen auf die Kernsymptomatik. Häufig nimmt die Stotterhäufigkeit anfangs zu, vermutlich, weil das Kind selbstbewusster wird und das Risiko eingeht, zu stottern. In der Regel folgt darauf eine Reduktion der Stotterhäufigkeit. Vermutlich werden durch die geringere Angstkomponente und die damit verbundene niedrigere vegetative Anspannung weniger Stottersymptome ausgelöst. Weniger oder leichtere Symptome treten vor allem dann auf, wenn Kinder spontan beginnen, PS zu zeigen. (Kind zu seiner Mutter: *„Ich stottere jetzt wie die Therapeutin."*)

> **Merke**
>
> M!
>
> Eltern müssen auf eine mögliche Zunahme der Symptomatik oder die bewusste Imitation des Pseudostotterns durch das Kind vorbereitet werden, damit sie nicht irritiert sind und das Kind durch ihre Reaktionen verunsichern.

Einsatzmöglichkeiten

Es gibt verschiedene Einsatzmöglichkeiten von Pseudostottern (▸ Tab. 3.6): Bei Mini-KIDS mit Kleinkindern zeigen es die Therapeutin und das beteiligte Elternteil in ihrer Spontansprache, damit das Kind an ihrem Modell lockeres Stottern und den gelasseneren Umgang damit lernen kann. Bei älteren Vorschulkindern und Grundschulkindern ist das Pseudostottern das wichtigste Handwerkszeug für die direkte Arbeit an der Symptomatik und bei der Desensibilisierung. Das Pseudostottern bereitet auf die Phase der Modifikation vor, da die Kinder lernen, dass sie verschiedene Möglichkei-

Tab. 3.6 Einsatzmöglichkeiten von Pseudostottern, absichtlichem und imitiertem Stottern.

Bereich	Therapeutin	Kind
Pseudostottern	Modell von lockerem Stottern und gelassenem Umgang damit; ggf. Modell, wie angestrengte Symptome aufgelöst werden können	• ggf. spontane Imitation; Thematisieren zu Hause oder in der Therapie • Übung und bewusste oder spontane Übernahme in die Spontansprache • Symptomlösung im vereinfachten Pullout
Absichtliches Stottern	Modell von Stottern und gelassenem Umgang damit; ggf. Modell, wie angestrengte Symptome aufgelöst werden können	• Desensibilisierung gegen Symptomatik • Identifikation von Gefühlen beim Stottern • Symptom zum Üben des Pullout
Imitiertes Stottern	Selbstwahrnehmung, Imitation, Variation und Lösung von Symptomen; Rückmeldung durch Imitation von Symptomen	• Selbstwahrnehmung • Symptom zum Üben des Pullout

ten haben, sich im Moment des Stotterereignisses zu verhalten. Jüngeren Kindern wird außerdem die Nomenklatur vermittelt, die auch für die Modifikation verwendet wird. Als Nebeneffekt werden alle Beteiligten gegen den Zeitverlust und das „Anderssprechen" desensibilisiert.

Modell des Pseudostotterns in der Spontansprache

Wenn die Therapeutin in ihrer Spontansprache stottert, dient das dazu, dem Kind und den Eltern ein Modell im Umgang mit Stottern zu sein.

Merke

Das Pseudostottern wird zu Therapiebeginn angekündigt und als absichtliches Stottern benannt. Damit ist gewährleistet, dass die Therapeutin authentisch und glaubwürdig bleibt.

Das Vorgehen setzt die Information und **Zustimmung** der Eltern voraus, da sie sonst kaum den Sinn des Pseudostotterns erkennen können. Mit dem Kind wird je nach Alter ein Vertrag (S. 161) vereinbart, im Sinne von: *„Ich zeige Dir, wie die Wörter leichter herauskommen können"*, und bei älteren Kindern ggf.: *„Du weißt ja, dass ich nicht wirklich stottere. Trotzdem werde ich immer wieder mit Absicht stottern. Dann zeige ich dir, wie ich die Wörter leichter herausbekommen und auch mit Stottern alles sagen kann."*

Praxis

Auf diese Weise täuscht eine nichtstotternde Therapeutin einem Kind nicht vor, dass sie selbst eine Stotternde sei und kann offen Stellung beziehen, wenn das Kind denkt, dass die Therapeutin in Wirklichkeit stottert.

Dies kann z. B. wie folgt geschehen:

Kind: *„Du stotterst ja!"* Therapeutin: *„Ja, das hast du sehr gut bemerkt, mein Wort ist gerade richtig gehüpft. Schau, so: hahahast du! Ich habe das Wort absichtlich hüpfen lassen."*

Das Ziel ist erreicht, wenn das Kind offene Reaktionen auf Stottern zeigt oder wenn es gelassen auf das Stottern der Therapeutin reagiert. Das Modell der gelassen „stotternden" Therapeutin hat häufig zur Folge, dass das Kind selbst beginnt, lockerer zu stottern und die dysfunktionellen Coping-Strategien abbaut.

Vergessenes Pseudostottern

Wenn die Therapeutin vergisst, in der Spontansprache PS zu modellieren, kann das daran liegen, dass sie es zu wenig geübt hat und sie sich deshalb nicht gleichzeitig auf den Inhalt des Gesprochenen und das PS konzentrieren kann. Es kann aber auch darauf hinweisen, dass die Therapeutin das PS vermeidet, weil sie intuitiv darauf reagiert, dass das Kind das PS unangenehm findet. Hier ist es die

Aufgabe der Therapeutin, ihre Gefühle genau zu analysieren und eigene Fantasien von Reaktionen des Kindes zu unterscheiden.

Pseudostottern und imitiertes Stottern als Modell

Welche der beiden Techniken in der Spontansprache als Modell gezeigt wird, ist davon abhängig, ob das Ziel im Bereich Modifikation der Symptomatik oder im Bereich Desensibilisierung liegt. Geht es darum, Eltern und Kind gegen anstrengungsfreies Stottern zu desensibilisieren, zeigt man meist PS. Manchmal imitiert man die echte Symptomatik in etwas leichterer Weise (weniger Anspannung, mehr Zeit für den Sprechablauf, Blickkontakt, keine Mitbewegungen, Gelassenheit). Das ist zur Desensibilisierung und in der Phase der Identifikation dann sinnvoll, wenn für ein Kind die eigenen Symptome nichts mit dem PS zu tun haben, weil sie sich zu sehr voneinander unterscheiden.

Vermitteln leichterer Kernsymptome

Als Modell in der Modifikation bei jüngeren Kindern imitiert man Symptome in der Art der angestrengten Unflüssigkeiten des Kindes und zeigt danach das Modell eines leichten PS, modelliert also den vereinfachten Pullout. Man kann dies unkommentiert tun, z. B. *„Bebeball – Ba-ball“* oder seine Selbstkorrektur kommentieren: *„Bebeball – das Wort kam aber schwer raus, ich versuche mal, das leichter rauszukriegen: Ba-ball, ja das ging leichter.“*

Häufigkeit des Einsatzes des Modells von Pseudostottern

Es hat sich bewährt, in jeder zweiten bis dritten Äußerung ein Symptom zu zeigen und zu beobachten, ob und wie das Kind darauf reagiert. Dabei müssen die Äußerungen kurz und einfach sein und die Redeanteile der Therapeutin insgesamt sehr gering, da sonst das Kind keine Chance hat, das Modell des Stotterns herauszufiltern. Eine weitere Möglichkeit besteht darin, das gestotterte Wort wie beim korrektiven Feedback locker gestottert zu wiederholen, z. B. Kind: *„Da k–kommt* (Blockierung) *das Auto!“* Therapeutin: *„Ja ich seh es, da kokokommt es um die Ecke.“*

Dauer der Pseudostotterereignisse

Die Therapeutin passt die Dauer ihrer modellierten PS-Ereignisse den auditiven Fähigkeiten des Kindes an. Je jünger ein Kind ist, desto schwerer fällt es ihm, kurze Veränderungen im flüssigen Sprechen der Therapeutin herauszuhören und darauf zu reagieren. Daher zeigt sie längere PS-Ereignisse (Wiederholungen mit mehr als 2 Iterationen, Dehnungen und Blockierungen von mehr als 0,5 s), die sie gut geübt hat, um nicht unbeabsichtigt Begleitsymptome wie Geschwindigkeitszunahme oder Kopfnicken bei Wiederholungen, Anspannung und Erhöhung der Stimmlage bei Dehnungen und Mitbewegungen bei Blockierungen zu zeigen. Zum Selbsttraining empfiehlt es sich, Therapiesituationen regelmäßig auf Video aufzuzeichnen und die eigenen Pseudosymptome zu überprüfen. Wenn die Therapeutin in der Therapie bemerkt, dass sie unfreiwillig Begleitsymptomatik gezeigt hat, sollte sie sich kommentierend selbst verbessern, z. B. mit den Worten: *„Oh, jetzt habe ich mich aber angestrengt, als das Wort nicht rausgekommen ist. Ich habe ganz viel Luft rausgepustet, obwohl das gar nicht hilft, dass das Wort besser rauskommt. Das probiere ich gleich noch mal, ohne Luft zu pusten.“*

Reaktionen der Kinder auf das Pseudostottern

Die Therapeutin beobachtet die Reaktionen eines Kindes genau und erhält so Hinweise darauf, wie das Kind Stottern erlebt; vgl. RSU 1 (S. 117) und RSU 2 (S. 118). Dies ist die Voraussetzung dafür, wie sie auf die Reaktionen des Kindes eingehen kann und wie sie ihr PS anpassen muss.

- Wenn ein Kind keine erkennbaren Reaktionen zeigt, gibt es die Möglichkeit, dass es das Stottern tatsächlich nicht bemerkt, weil seine Fähigkeiten der Fremd- und Eigenwahrnehmung dafür nicht weit genug entwickelt sind oder die Therapeutin zu selten ein zu schnelles und kurzes PS zeigt.
- Das Kind kann das Stottern bemerken, findet es aber unwesentlich und bleibt daher auf der Inhaltsebene. Das ist häufig bei jüngeren Kindern der Fall, wenn sie das Spiel sehr faszinierend finden und den Spielablauf nicht unterbrechen wollen.

- Schließlich können Peinlichkeitsreaktionen vorliegen und das Kind ignoriert das Stottern ganz bewusst, z. B. um die Therapeutin nicht bloßzustellen. Manchmal erzählen dann die Kinder zu Hause, dass die Therapeutin stottert. Dann ist die kontinuierliche Fortführung des PS geeignet, um das Ausmaß an Peinlichkeit durch Gewöhnung zu reduzieren. Dabei sollte die Therapeutin Häufigkeit und Qualität ihres PS überprüfen. Vielleicht stottert sie nicht gelassen und zeigt noch Anstrengungsreaktionen.
- Viele Kinder sprechen das Stottern der Therapeutin an. Dies kann in vielerlei Form geschehen, z. B. überrascht *(„Du stotterst ja!“)*, verärgert in Form einer Korrektur *(„Das heißt Auto. Du sollst nicht AAAuto sagen!“)*, sehr offen *(„Ich hab auch mal gestottert. Wenn man stottert, ist man krank.“)* oder amüsiert (lachend: *„Du sprichst aber komisch, du hast wawawas gesagt!“*).

Reaktionen der Therapeutin

Unabhängig von der Art, wie sich das Kind verhält, verhält sich die Therapeutin in akzeptierender Weise. Eine kleine Auswahl von Möglichkeiten:

- Wenn das Kind fragt: *„Warum stotterst Du?“* kann sie auf den Eingangsvertrag hinweisen, z. B. *„Anfangs sagte ich mal, ich zeige Dir, wie Wörter leichter rauskommen. Ich habe das Wort Tetetisch gestottert. Schau, so geht es leichter: Titititisch.“*
- Sie kann auch mit dem Kind einen neuen Vertrag über eine direktere Arbeit am Stottern formulieren. Bei verärgerten oder ablehnenden Reaktionen kann die Therapeutin darauf eingehen, dass das Kind Stottern offensichtlich als so unangenehm empfindet, dass es das bei anderen nicht hören will. Hier kann man dem Kind die Notwendigkeit der Desensibilisierung gegen Stottern erklären. Damit das Kind durch die Steigerung in der Desensibilisierung nicht überfordert ist, darf es bestimmen, in welcher Art und wie oft die Therapeutin Stottern zeigen darf. Das kann mit Kindern ab dem Vorschulalter richtiggehend verhandelt werden. *„Bist du einverstanden, dass ich 12-mal stottern darf in der Stunde? Ich habe hier 12 Muggelsteine, und immer, wenn ich gestottert habe, bekommst du einen. Wenn ich keinen mehr habe, werde ich in der Stunde nicht mehr stottern. Dann beschäftigen wir uns mit etwas anderem, das damit zu tun hat.“*
- Unangemessen ist es, wenn Therapeut*innen das Stottern bagatellisieren, z. B. mit der Bemerkung *„Das ist doch nicht schlimm“*, oder *„Das passiert doch jedem mal“*. Dies vermittelt dem Kind, dass seine negativen Gefühle und Gedanken nicht ernst genommen werden und dass es auch hier in der Therapie nicht darüber sprechen soll. Vielmehr soll dem Kind die korrigierende Erfahrung ermöglicht werden, dass es auch mit seinen negativen Gefühlen und mit dem unkontrollierbaren Stottern akzeptiert wird, z. B. Therapeutin: *„Stottern ist manchmal ziemlich blöd. Und das Doofe ist, dass man nicht darüber bestimmen kann, wann es kommt. Manche Kinder werden da sehr wütend oder traurig. Und das ist ganz verständlich so. […] Am liebsten soll es ganz weg sein. Hier können wir machen, dass es weniger und leichter wird. Und dass es dir weniger ausmacht.“*
- Für manche Kinder ist es eine Hilfe, wenn man von anderen stotternden Kindern erzählt, weil sie nicht befürchten müssen, dass nun gleich ihr Stottern thematisiert wird. Sie können es sozusagen aus der Distanz betrachten *„Heute war die Julia bei mir, die stottert auch und die ärgert sich manchmal ganz arg darüber, dass die Wörter nicht so rauskommen.“*
- Auf keinen Fall darf das Kind durch Äußerungen wie *„Ich hab ja nur gemacht, was du auch machst, wenn du stotterst“* überrumpelt oder zu einem „Geständnis“ gezwungen werden.

Beispiel

Die Reaktionen der Therapeutin bei jungen Kindern sind weniger analytisch, wie folgendes Beispiel zeigt, in dem das Kind lachend das PS der Therapeutin kommentiert:

Kind: *„Wawawawas, du sagst immer wawawawas!“* Therapeutin: *„Ja, das ist lustig, wawawawawas.“* Kind, lachend: *„Wawawawawawawawas.“* Es entwickelt sich sog. „Quatschstottern“, das sehr gut geeignet ist, durch Gegenkonditionierung negative Emotionen in Verbindung mit Stottern abzubauen.

Pseudostottern der Eltern

In der Regel nimmt ein Elternteil an der Therapie des Kindes teil. Wenn Eltern verstanden haben, wie das Modellieren von lockerem PS wirkt, fragen sie oft, ob sie das nicht auch zu Hause tun sollten. Wenn es ihnen gut gelingt, ist das die optimale Vorgehensweise. Die Voraussetzung für das Gelingen ist,

- dass die Eltern gut trainiert im lockeren PS sind,
- dass sie ohne negative Emotionen Modell sein können,
- dass sie sich und das Kind nicht unter Erfolgsdruck setzen und vor allem,
- dass sie mit ihrem Kind offen über Stottern sprechen können.

Dies bedeutet für die Therapeutin eine intensive Betreuung der Eltern. Um herauszufinden, ob sich die Eltern für diese Vorgehensweise eignen, kann man sie anleiten, erste Erfahrungen mit der absichtlichen Wiederholung von ganzen Wörtern zu machen. Wenn sie sich weiter mit dem PS engagieren wollen, übt man mit ihnen zuerst das PS in der Therapie in Sitzungen mit Kind und Eltern gemeinsam, bevor zu Hause PS modelliert wird. Mit regelmäßigen reflektierenden Gesprächen und Audioaufnahmen kann die Therapeutin die Verantwortung dafür übernehmen, dass das PS zu Hause für niemanden zur Belastung wird.

Pseudostottern, absichtliches und imitiertes Stottern in Übungen

PS, absichtliches und imitiertes Stottern sind die Mittel der Wahl für jede Analyse oder Veränderung der sprechmotorischen Abläufe in Symptomen. Die beiden Techniken eignen sich so gut, weil sie das Erlernen von Selbstwahrnehmung und bewusster Kontrolle in Stotterereignissen erleichtern. Gleichzeitig bauen sie die Angst vor dem Symptom ab, weil die Übungen in einer angenehmen Arbeitsatmosphäre durchgeführt werden. Sie wirken sich auf die Stotterhäufigkeit anfangs oft verstärkend, später jedoch reduzierend aus. Grundsätzlich sind die Arbeitsschritte **hierarchisch** nach sozialem Risiko und Kontrollverlust gegliedert:

- Modell der Therapeutin
- Kind bestimmt über das Modell der Therapeutin
- Modell der Therapeutin – Kind imitiert
- Modell des Kindes – Therapeutin imitiert
- Therapeutin bestimmt über das Stottern des Kindes

Ob in den Übungen am PS oder am imitierten Stottern gearbeitet wird, hängt von der jeweiligen Fragestellung ab.

Qualifikation der Therapeutin

Diese umfasst die Fähigkeit, das **eigene PS kontrollieren** und das **Stottern des Kindes imitieren** zu können. Dafür trainiert man am besten mit Videofeedback, um bevorzugte Fehler (z. B. unbeabsichtigte Mitbewegungen, Abbruch des Blickkontakts, leichte Anstrengung im Symptom) bearbeiten zu können. Um **Gelassenheit in Symptomen** zu entwickeln, empfiehlt sich ein In-vivo-Training mit lockerem PS und imitiertem Stottern in verschiedenen Sprechsituationen (z. B. Weg erfragen, telefonieren, einkaufen). Günstig ist hier eine Kollegin, die Rückmeldung zur Qualität des PS gibt. Das In-vivo-Training hat auch den Vorteil, dass man selbst die Wirkung von Zuhörerreaktionen erfährt und Gedanken und Gefühle eines stotternden Kindes besser nachvollziehen kann. Viele Anregungen gibt es in Wendlandts Buch „Veränderungstraining im Alltag“ [435].

Für den Einsatz von PS ist es außerdem wichtig, dass die Therapeutin **keine Vorurteile** über Reaktionen des Kindes hat. Häufig besteht große Besorgnis, dass sich das Kind durch PS verhöhnt fühlen könnte. Berechtigterweise möchte man dem Kind nicht eine weitere negative Erfahrung mit Stottern verschaffen. Hier hilft es, wenn man das PS von vornherein offenlegt und begründet und sich in den Stunden mit dem Kind immer wieder die Selbstinstruktion gibt, gelassenes PS zu zeigen und vorurteilsfrei das Kind zu beobachten. Außerdem ist es günstig, sich darauf vorzubereiten, wie man ggf. auf Ablehnung, Trauer oder Ärger reagieren kann.

In-vivo-Training

Die In-vivo-Therapie hat zum Ziel, unter kontrollierten Bedingungen Inhalte aus der Therapie in den Alltag zu übertragen. Dafür werden Übungen außerhalb des Therapieraums oder mit unvertrauten Personen im Therapieraum durchgeführt. Je nach Alter ist es für ein Kind unterschiedlich schwer, sich gleichzeitig auf mehrere Dinge zu konzentrieren. Für Kindergartenkinder kann *in vivo* schon bedeuten, die vertraute Übung nicht am Tisch durchzuführen, sondern während man an einem Ort steht oder sitzt, an dem man abgelenkt wird. Das kann am Fenster sein oder im Wartebereich. Durch die In-vivo-Therapie wird die Fähigkeit trainiert, sich auch unter ablenkenden Alltagsbedingungen auf Therapieinhalte zu konzentrieren. Außerdem vermittelt die In-vivo-Therapie von Anfang an, dass die Therapie für den Alltag und nicht nur für den Schonraum im sicheren Therapiezimmer in Anwesenheit der Therapeutin Gültigkeit hat. Wenn die Therapeutin schon früh Übungen außerhalb des Therapieraums oder mit unvertrauten Personen innerhalb des Therapieraums durchführt, bekommt sie früh wichtige Informationen für den weiteren Therapieverlauf, z. B. ob das Kind die sprechmotorische Aufgabe bei Ablenkung vergisst oder ob es auch in Bewegung noch in der Lage ist, sich auf Sprechaufgaben zu konzentrieren. Als Nebeneffekt wird dem Kind und dem beteiligten Elternteil verdeutlicht, dass die Inhalte der Therapie etwas mit den Situationen außerhalb des Therapieraums zu tun haben. Vermeidende Verhaltensweisen können dadurch schneller erkannt und abgebaut werden. Dieses Vorgehen ist in der Therapie erwachsener Stotternder lange bekannt und gut etabliert, da es die situationsabhängigen Schwankungen der Symptomatik berücksichtigt. Der Erfolg einer Therapie, sowohl mit Erwachsenen als auch mit Kindern, ist daran zu messen, wie gut das Gelernte in den Alltag übertragen werden kann.

In-vivo-Therapie bei Kindern

Die In-vivo-Therapie mit Kindern profitiert davon, dass sie dieser Arbeitsweise häufig weniger ängstlich als Erwachsene gegenüberstehen, zumal wenn sie ihnen in kindgerechter Form, z. B. als „Mutprobe“, vorgestellt wird. In der Praxis hat es sich bewährt, In-vivo-Arbeit nicht nur als eine Phase der Therapie zu betrachten, sondern von Anfang an kontinuierlich Teile der Therapie außerhalb der geschützten Welt des Therapieraums durchzuführen.

Durch frühe In-vivo-Aufgaben bietet sich die Chance, Probleme früh zu erkennen und in der Rahmentherapie zu bearbeiten. Dazu gehört bei manchen Kindern die Schwierigkeit, sich auf eine sprachliche Aufgabe zu konzentrieren, während sie in einer ablenkenden Umgebung sind oder während sie motorisch aktiv sind, z. B. laufen. Fehlende Desensibilisierung hinsichtlich der Erfordernisse, auffälliges Sprechverhalten im Alltag zu zeigen, gehört ebenso dazu, wie die frühe Auseinandersetzung mit dem Thema Stottern im Kontakt mit anderen Personen.

Selbstverständlich müssen die kommunikativen Aufgaben immer alters- und familienangepasst sein. Beispielsweise gehört es nicht zum kommunikativen Repertoire von Kindergartenkindern, fremde Erwachsene anzusprechen, weswegen das auch in der Therapie nicht von ihnen erwartet wird. Ein anderes Beispiel ist die Haltung der Eltern zur Notwendigkeit, dass ihr Kind telefoniert. Hier bestimmt der Stil der Eltern, ob das auch in der Therapie aufgegriffen wird. Anders ausgedrückt: Wenn ein Kind aus einer Familie kommt, in der es nicht üblich ist, dass ein Kindergartenkind ans Telefon geht, dann muss es auch bei der Logopädin nicht deshalb telefonieren, weil es stottert.

Einsatz von In-vivo-Aktivitäten

Mögliche In-vivo-Maßnahmen sind:

- Das **Modell** der Therapeutin oder der Eltern, z. B. indem die Therapeutin in der Therapie einen Anruf entgegennimmt und dabei stottert oder die Verabschiedung am Ende der Stunde im Flur vor dem Therapieraum mit Pseudostottern.
- Die Durchführung von **Übungen mit Kind und Eltern**, z. B. dass die Therapeutin mit Mutter und Kind vereinbart, sie am Ende der Stunde bis ins Wartezimmer zu begleiten und bei der Verabschiedung ein absichtliches Stottern/eine Symptomlösetechnik einzusetzen. Am Fenster zur Straße oder im Wartebereich „Ich sehe was, was du nicht siehst“ spielen und dabei eine Technik einsetzen.
- Die Durchführung von Übungen **zwischen den Therapiesitzungen**: z. B. ruft das Kind die Therapeutin an und bewältigt dabei eine vorher besprochene Aufgabe.

- Die Durchführung von **Übungen mit bekannten Personen**, z. B. Freundinnen, Freunde, Babysitter oder Geschwister in Therapiestunden einladen und ihnen zeigen, was das Kind gelernt hat.
- Die Durchführung von **Übungen mit fremden Personen**, z. B. in der Bäckerei nach Weckmännchen fragen oder im Zoogeschäft anrufen und nach bestimmten Tieren fragen.

Geeignete In-vivo-Situationen

Je jünger das Kind ist, desto leichter kann auch eine sogenannte „simulierte Wirklichkeit" genutzt werden, indem z. B. Therapiematerialien von Kolleg*innen im Nachbarzimmer geliehen werden, das Kind an der Anmeldung nach seiner Akte oder dem Kopierschlüssel fragt oder die Mitarbeiter*innen der Einrichtung in einer Umfrage von Kind und Therapeutin befragt werden. „Simulierte Wirklichkeit" wird die Situation genannt, weil die behandelnde Therapeutin die Gesprächspartner kennt und vorher sicherstellen kann, dass es keine unangemessenen Reaktionen gibt. Zudem hat sie die Möglichkeit, eine Situation wiederholen zu lassen, wenn das Kind die Aufgabenstellung vergessen hat oder eine Erinnerung benötigt. Wenn die Gesprächspartner*innen zu Beginn informiert werden, sinkt das Anstrengungs- oder Angstniveau von Kind und begleitendem Elternteil. *„Das ist Ben, der macht gerade eine Mutprobe und möchte ein Spiel ausleihen und dabei wird er 3-mal absichtlich stottern."* Wie oben beschrieben, ist das hierarchische Vorgehen zuerst das Beobachten, wie die Therapeutin etwas macht, eventuell verbunden mit einer Beobachtungsaufgabe (immer klicken, wenn ein Pseudostottern zu hören ist) und dann erst die eigene sprachliche oder metasprachliche Aufgabe (z. B. Pseudostottern einsetzen, Symptome identifizieren, eine Sprechtechnik einsetzen).

Einbeziehung der Eltern in die In-vivo-Arbeit

Je jünger das Kind ist, desto sinnvoller ist es, den Elternteil, der an der Therapie teilnimmt, einzubeziehen. In dessen Gegenwart sind den Kindern manche Aktivitäten vertraut, die für In-vivo-Übungen, z. B. zur Umsetzung des Pseudostotterns oder der Symptomlösetechnik, genutzt werden können (z. B. ein Telefonat mit den Großeltern oder eine Bestellung in der Bäckerei). Bei den Aufgaben gilt das Prinzip, dass das Kind vor seinen eigenen Versuchen über das entsprechende Verhalten der Therapeutin bestimmen darf, d. h., es darf so lange zusehen, wie die Therapeutin die entsprechende Situation meistert, bis es sich selbst traut. Wenn ein Elternteil einbezogen wird, hat es einen unglaublich positiven Effekt, wenn auch dieses die Aufgabe bewältigen muss, bevor man sie dem Kind zumutet. Das Kind weiß das Engagement üblicherweise zu schätzen und beim Elternteil führt es nicht nur zur eigenen Desensibilisierung, sondern auch zu einer realistischen Einschätzung, welch große Leistung vom Kind erwartet wird. Die Therapeutin kann das nutzen, indem sie In-vivo-Aufgaben auch als Hausaufgabe mitgibt, z. B. auf dem Weg in den Kindergarten zu spielen „Ich sehe was, was du nicht siehst" und dabei Pseudo- oder absichtliches Stottern einzusetzen oder anderen Personen zu erklären, welche Aufgaben in der Therapie bewältigt wurden. Dann fällt es Eltern auch leichter, in enger Absprache mit der Therapeutin kleinschrittig den Transfer in den Alltag zu unterstützen, z. B. indem sie das Kind ermutigen, beim nächsten Telefonat mit der Tante die Symptomlösetechnik einzusetzen.

Symptombearbeitung

Um sich aus angestrengten Stotterereignissen zu befreien, verwendet KIDS Strategien, die ursprünglich aus Van Ripers Therapie stotternder Erwachsener stammen [411] (vgl. [160]; s. auch „Intensiv-Modifikation Stottern" – IMS, [468] und „Intensiv-Modifikation Stottern bei Kindern" [216]). Die altersspezifische Erarbeitung der Symptomlösetechniken (SLT) von KIDS – Pullout, vereinfachtem Pullout (lockeres Herausstottern) und Prolongation – wird in den Kapiteln „Mini-KIDS" (S. 223) und „Schul-KIDS" (S. 259) vorgestellt.

Pullout

Sobald ein Stotterereignis wahrgenommen wird, erfolgt der Pullout unabhängig von der Symptomart in 3 Schritten (▶ Abb. 3.5):

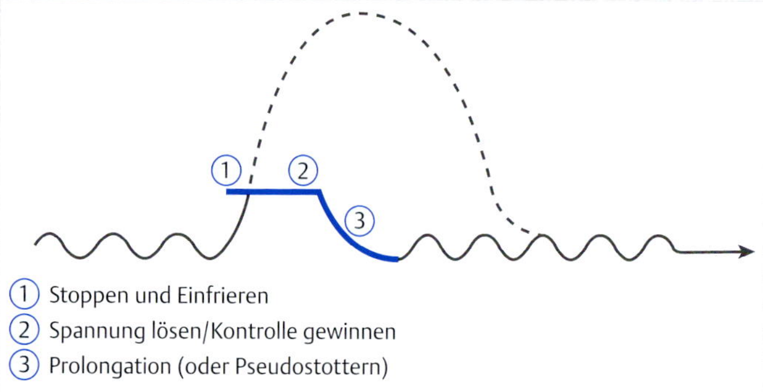

Abb. 3.5 Die 3 Schritte des Pullout.

1. Im Symptom den Versuch, weiterzusprechen stoppen und dabei die Artikulationsstellung beibehalten (Einfrieren, Freeze).
2. In der darauffolgenden Pause Nutzspannung und „Kontrollgefühl" herstellen.
3. Mit einer Prolongation (s. u.), d. h. einer weichen und deutlich verlangsamten Phonation bzw. Artikulationsbewegung fortfahren, bis der spontane Redefluss wieder aufgenommen werden kann.

Da fast alle Stottersymptome den Beginn einer Silbe, also Onset und Nukleus einer Silbe betreffen, nicht jedoch die Coda, setzen die Sprechtechniken genau hier an. Dies wird an den verschiedenen Symptomarten für das Wort „Pfand" gezeigt (▸ Tab. 3.7).

Merke

Bei Kindern, die eine Prolongation artikulatimotorisch noch nicht umsetzen können, wird der Pullout vereinfacht, indem der 3. Schritt das „lockere Herausstottern" mit Pseudowiederholungen ist.

Tab. 3.7 Ansatzpunkte der Sprechtechniken in der Silbe (nach Schneider und Kohmäscher [342]).

Symptomarten	Sprechtechnik Pullout
Teilwortwiederholung Pfapfapfapfand	pfapfa – *pfa*nd*
Lautwiederholung p-p-p-pfand	p-p – *pfa*nd
Dehnung pffffffffand	pfff– *pfa*nd
Blockierung 'p ....pfand	'p .. – *pfa*nd

* kursiv und unterstrichen = Prolongation

Prolongation

Definition

Prolongation

Eine Prolongation (Anlaut-Dehnung, preparatory set) ist ein weicher Stimmeinsatz und der verlangsamte **bewusst** taktil-kinästhetisch **gesteuerte** Übergang von einem Laut zum nächsten [51].

Eine Prolongation wird eingesetzt, um einem einzelnen Stotterereignis vorzubeugen. In dieser Funktion sichert sie im Pullout ab, dass beim Fortführen des Phonations- und Artikulationsvorgangs nach dem Einfrieren und der Pause im 3. Schritt kein erneutes Stotterereignis auftritt. Die Prolongation als vorausgesetzter Bestandteil des Pullout wird daher vor dem Pullout vermittelt. Hierbei wird manchen Kindern bewusst, dass sich damit effektiv Stotterereignissen vorbeugen lässt. Sie setzen Prolongationen wie eine lokale Fluency-Shaping-Technik ein und erreichen damit eine deutliche Verbesserung der Sprechflüssigkeit. Bei manchen Kindern lässt sich beobachten, wie sie die Prolongationen spontan auf echte Symptome anzuwenden versuchen. Bei anderen zeigt sich eine spontane Sprechflüssigkeit mit so kurzen Symptomen, dass – bei guter Desensibilisierung – an ein Therapieende gedacht werden kann.

Vorschul- und Schulkinder, bei denen sich herausstellt, dass sie trotz ausreichenden Übens nicht in der Lage sind, Stotterereignisse in der Spontansprache zu identifizieren und zu modifizieren, können Prolongationen vorbeugend einsetzen, bis sie auditiv und kognitiv in der Lage sind, einzelne Stotterereignisse zu bearbeiten. Natürlich muss mit den Eltern besprochen werden, dass dies keine Modifikation des Stotterns darstellt, sondern ein vorbeugendes Verfahren. Die Erfahrung zeigt, dass manche Kinder, die sich ausschließlich mit der Prolongation behelfen, nach Therapieende zurückkommen, da sie inzwischen im Alltag doch belastende Stotterereignisse erleben und diese dann nicht bearbeiten können. Sie sind dann älter geworden, verfügen über verbesserte Wahrnehmungsleistungen und können jetzt lernen, sich im Stotterereignis zu stoppen und die Kontrolle zurückzugewinnen.

Vereinfachter Pullout (lockeres Herausstottern)

Es handelt sich um eine vereinfachte SLT, bei der das Kind wie im klassischen Pullout in 3 Schritten lernt, seine Symptome zu bearbeiten, wobei im letzten Schritt keine Prolongation, sondern ein Pseudostottern folgt, weshalb sie auch „lockeres Herausstottern" genannt wird.

Blockierungen können in dieser Technik entweder durch eine absichtliche kurze Wiederholung oder, wenn sich diese nicht eignet, durch eine kurze Dehnung gelöst werden. Dehnungen werden durch eine Wiederholung aufgelöst und angestrengte, lange Wiederholungen werden ebenfalls durch kurze Wiederholungen gelöst. Ein Sonderfall sind unangestrengte Wiederholungen mit vielen Iterationen, die gestoppt und durch eine kurze Wiederholung beendet werden.

Ob ein Kind als SLT den Pullout oder den vereinfachten Pullout lernt und ob dieser aus Blockierungen über eine Dehnung oder eine Wiederholung erfolgt, ist von folgenden Punkten abhängig:

- Was kann das Kind besser produzieren?
- Was empfindet es als angenehmer?
- Wobei besteht die geringere Gefahr, in echte Symptome zu geraten?

Einsatz im Alltag

Der Pullout, der vereinfachte Pullout bzw. der prophylaktische Einsatz von Prolongationen vermitteln das Gefühl, Stottern besser kontrollieren zu können (interner Locus of control). Diese SLT sind für sehr kurze lockere Symptome ungeeignet, da sie einen mindestens ebenso hohen Zeitbedarf haben bei einem höheren mentalen Aufwand. Abhängig von Situation, emotionaler Beteiligung oder linguistischer Komplexität fordern bewusst eingesetzte SLT ein gewisses Maß an geteilter Aufmerksamkeit für Inhalt und SLT. Daher ist es unrealistisch, diese Techniken so häufig einzusetzen, dass dadurch jegliches Stottern kontrolliert wird. Vor diesem Hintergrund ist es verständlich, wenn Stotternde nicht jedes Symptom bearbeiten können und auch nicht wollen. Ein zu hoher Anspruch führt zu Misserfolgen und kann die Motivation für die SLT nachhaltig untergraben.

Unter großem Stress oder in linguistisch anspruchsvollen Situationen gelingt es oft nicht, eine SLT einzusetzen. Die Desensibilisierung für solche Situationen ist erfahrungsgemäß kaum möglich. Daher ist ein Ziel auch die Akzeptanz dafür, dass die Technik oft, aber nicht immer funktioniert. Schon bei der Einführung der Techniken und vor allem beim Transfer ist darauf hinzuweisen, damit Kind und Eltern nicht völlig frustriert den Glauben an die Therapie verlieren.

Vor allem junge Kinder wenden die gelernte SLT intuitiv an. Manchmal wandeln sie die in der Therapie vermittelte SLT ab, z. B. indem die Phase des Freezings entfällt und nach einem kurzen Anstottern direkt in das lockere Herausstottern oder die Prolongation übergegangen wird. Solange diese Variante der SLT effektiv hilft, muss daran nichts verändert werden.

Bearbeitung der emotionalen Reaktionen auf Stottern

Der Abbau negativer psychischer Reaktionen auf das Stottern und die Enttabuisierung sind wesentliche Ziele in der Therapie nach KIDS. Die Reduzierung von Scham und Peinlichkeitsgefühlen, von Erwartungsangst und Ängsten vor Zuhörenden oder Situationen wurde bereits unter „Desensibilisierung" dargestellt. Hier geht es um Gedanken, Gefühle und Bedürfnisse wie Selbstabwertung, Wut, Trauer, Hilflosigkeit und das Bedürfnis, verstanden zu werden, die als Reaktion auf das Stottern entstanden sind.

Viele dieser Gedanken und Gefühle verändern sich bereits durch die Vermittlung von Wissen über Stottern (S. 185). An dieser Stelle wird dargestellt, wie direkt an manchen Emotionen und Kognitionen gearbeitet werden kann.

Die Grundlage für die Arbeit in diesem Bereich ist eine gute therapeutische Beziehung, die von Empathie und Wertschätzung, Offenheit und klarer Positionierung geprägt ist. Diese Beziehung vermittelt dem Kind, dass es sich sicher fühlen kann, auch wenn es sich mit schwierigen Themen, unangenehmen Gefühlen oder „Mutproben" beschäftigt (vgl. „Safe Place", [188], [138]).

Bei der Entscheidung, ob sie die Arbeit in diesem Bereich vorschlägt, und auch während ihrer Arbeit ist die Therapeutin daher auf achtsames Einfühlen, sorgfältige Beobachtung und Befragung angewiesen. Denn nur die Person, die ein Gefühl empfindet, kann als einzige wirklich wissen, welche Gefühle sie wahrnimmt. Erlaubnisarbeit und antithetisches Verhalten (S. 165) geben dem Kind Rückhalt und eröffnen neue positive Erfahrungen, wenn es sich mit Gefühlen beschäftigt.

Von sich aus erzählen Kinder oft nur für kurze Momente von ihren Gedanken und Gefühlen zum Stottern. Es sind vor allem kreative und künstlerische Mittel, mit denen Vor- und Grundschulkinder Zugang zu diesem Bereich finden.

- Visualisierung mit kreativen Medien wie Malen oder Plastizieren (z. B.: *„Was für ein Wesen ist dein Stottern? Male, was es tut! Suche eine Überschrift für das Bild!"*). So malt ein Mädchen ein Pferd mitten auf einer bunten Blumenwiese, die Sonne scheint, alles sieht harmonisch aus. Doch es berichtet: *„Mein Stottern ist das Pferd. Es kann nicht springen wie die anderen Pferde, obwohl die Sonne scheint. Es ist traurig und steht alleine da."* Solche Bilder können dazu verleiten, sie für das Kind zu interpretieren. Doch das ist kontraproduktiv, denn es geht um die Sicht und das innere Erleben des Kindes. Die Therapeutin kann rückmelden, was sie sieht und behutsam nachfragen, z. B.: *„Ja, das Pferd steht ganz allein da. Die anderen Pferde sind ganz da hinten und schauen gar nicht her."* Kind: *„Ja, die wollen auch nichts mit dem Pferd zu tun haben, weil es nicht springen kann."* Die Therapeutin sieht den traurigen Gesichtsausdruck des Kindes: *„Wenn ich das Pferd wäre, wäre ich traurig. Oder vielleicht auch ein bisschen wütend. Was ist denn dein Pferd?"* Kind: *„Ein bisschen traurig."* Therapeutin: *„Was könnte das Pferd denn tun, damit es ihm besser geht?"* Kind: *„Zur Mama gehn, aber die ist nicht da."* Therapeutin: *„Möchtest du die Mama dazu malen?"* Kind: *„Nein, ich will ein neues Bild malen."* Das Kind malt ein neues Bild mit Pferd und seiner Mutter, sein Gesichtsausdruck wird zunehmend entspannter. Zu einem späteren Zeitpunkt kann das Bild wieder aufgegriffen werden mit der Frage, ob das Kind interessiert wäre, dem Pferd zu helfen, springen zu lernen und mit den anderen Pferden zurechtzukommen.
- Gedichte oder Fantasiegeschichten.
- Darstellung in Puppen-/Fantasie-Rollenspielen, z. B. die Geschichte eines kleinen Tieres erzählen, das plötzlich aufwacht und einen Freund hat – das Kind entwickelt die Geschichte weiter im Puppenspiel oder im Gespräch.
- Kinderliteratur, die das Anderssein thematisiert, z. B. „Was ist ein U-U-Uhu" [349], „Irma hat so große Füße" [352], „Irgendwie anders" [66], „Kai ist (k)ein blöder Name" [297] oder der Comic „Benni" [264], [265], [266]) als Ausgangspunkt für die Beschäftigung mit Gefühlen.
- Vorgegebene oder erlebte Situationen, die entweder visualisiert (z. B. Comic) oder dargestellt (Rollenspiel, Video) werden können.
- Aktivitäten aus dem Manual „Schul-KIDS" zur Rahmentherapie „Kognitive und emotionale Reaktionen auf Stottern" [342], aus dem Arbeitsbuch „Helping Children to Build Self-Esteem" [293], aus dem Buch „Gestalttherapie mit Kin-

dern und Jugendlichen“ [276] und aus der Projektarbeit „Schatzsuche – Auf der Suche nach den inneren Schätzen. Selbstwertarbeit mit stotternden Grundschulkindern“ [146] oder „Verhaltenstraining im Kindergarten – Ein Programm zur Förderung emotionaler und sozialer Kompetenzen“ [200].

Verbalisieren von Gefühlen

Sowohl in der direkten Arbeit an Gedanken und Gefühlen als auch unabhängig davon, ist es gut, die vermuteten Gefühle des Kindes zu verbalisieren. Ein Beispiel aus der Nachbesprechung einer Visualisierung: Kind: *„Am liebsten würde ich das Stottermonster einsperren und verhungern lassen, aber ganz langsam, damit es so richtig leiden muss!“* Therapeutin: *„So unglaublich wütend bist du, dass du dich rächen und das Stottermonster richtig quälen willst!“*

Es folgen Beispiele für mögliche Verbalisierungen in einer fortlaufenden Therapie:

Kind: *„... und mein Mäppchen hat der mir immer noch nicht wiedergegeben.“* Therapeutin: *„Wie du das erzählst, habe ich den Eindruck, dass du gar keine Idee hast, was du tun könntest.“*

Nach einer langen anstrengenden Blockierung des Kindes. Therapeutin: *„Wenn ich so steckenbleiben würde, würde ich richtig wütend, dass das Wort nicht rauskommt!“*

Bei der Einführung einer neuen Übung. Therapeutin: *„Wenn ich dein Gesicht anschaue, habe ich den Eindruck, dass du diese Übung nicht so toll findest, sehe ich das richtig?“*

In diesen Beispielen macht die Therapeutin deutlich, dass sie von ihrer eigenen Sichtweise spricht, da sie ja nicht wissen kann, was das Kind wirklich fühlt.

Beteiligung der Eltern

Es muss mit den Eltern abgesprochen und begründet werden, wenn in diesem Bereich gearbeitet wird. Um ihnen Beispiele für die Arbeitsweise zu vermitteln, eignet sich das Buch „Meine Worte hüpfen wie ein Vogel. Kinder malen das Stottern“ [165].

Es ist ungünstig, wenn die Eltern bei solchen Terminen mit im Raum sind, da viele Kinder sich befangen fühlen und die Eltern durch die Emotionen, die in den Bildern zum Ausdruck kommen, überfordert sein könnten. Daher ist es wichtig, sich zu überlegen, ob es gut ist, wenn die Eltern das Bild sehen, bevor man mit dem Kind bespricht, ob sie das Bild sehen dürfen. Auf jeden Fall wird mit dem Kind besprochen, in welcher Weise sie sonst informiert werden dürfen.

Ambivalente Gefühle und Bedürfnisse

Häufig werden in der Stottertherapie ambivalente Gefühle und Bedürfnisse deutlich, wie das Bedürfnis nach Entlastung gegenüber dem Bedürfnis nach Schutz (z. B. eine Stottertherapie machen, ohne sich mit Stottern zu beschäftigen, Tabuisierung versus entlastendes Offenlegen, Vermeidung versus sich selbst behaupten). Die beiden Pole einer Ambivalenz scheinen einander auszuschließen. Der Wunsch nach Veränderung verunsichert, denn das alte Verhalten gewährt zumindest das Gefühl von Sicherheit durch vertraute kontrollierbare Abläufe, Gefühle und Gedanken. Das Wunschverhalten wird hingegen idealisiert (Superman) und bleibt so unerreichbar. Versuche, sich dem Wunschverhalten anzunähern (z. B. sein Buch zurückfordern) sind daher einerseits sehr angstbesetzt und werden andererseits als unzulänglich empfunden, da sie weit vom Ideal entfernt bleiben. Auf diese Weise ist das Kind in seiner Entwicklung durch die Ambivalenz blockiert. In der Therapie ist es sinnvoll, beide Pole der Ambivalenz zu würdigen, denn jeder der Pole hat seine Berechtigung, z. B. *„Ich kann verstehen, dass du keine Lust hast, über das Stottern zu sprechen. Wahrscheinlich geht es dir wie vielen anderen Kindern – es ist dir peinlich, weil andere schon mal Blödes gesagt haben. Auf der anderen Seite möchtest du mit dem Stottern besser klarkommen und willst eine Stottertherapie machen. Wie wäre das denn, wenn dir dein Stottern so wenig ausmachen würde, als ob es weg wäre?“* Und etwas später: *„Wie können denn der Nils, der nicht über Stottern sprechen will und der Nils, der gerne mit dem Stottern keinen Stress mehr haben will, so miteinander klarkommen, dass beide zufrieden sind?“* Denn zwischen ambivalenten Bedürfnissen sind Kompromisse möglich, die zu einer schrittweisen Ausweitung der Handlungsoptionen führen. Eine für Gruppen geeignete Vorgehensweise findet sich in Katz-Bernstein und Subellok [189].

Traumatisierung durch Stottern

Traumatisierende Erfahrungen mit Stottern, z. B. wiederholte quälende Bloßstellung beim Stottern vor der Klasse, können zu Belastungsreaktionen (S. 73) bis hin zu einer posttraumatischen Belastungsstörung (PTBS) führen.

Wenn die Therapeutin den Verdacht hat, dass ein Kind Anzeichen einer Traumatisierung zeigt, wird keine ihrer diesbezüglichen Vorgehensweisen dem ursprünglichen Therapievertrag entsprechen. Daher muss sie zunächst mit den Eltern und dem Kind klären, welchen Auftrag und welche Befugnisse sie hat. In der Regel wird sie sich auf die Vermittlung an eine kompetente Stelle und den Informationsaustausch mit derselben beschränken. Die Ursache der Belastungsstörung kann in Umgebungsreaktionen auf Stottern liegen, doch sollten andere Ursachen nicht von vorneherein ausgeschlossen werden.

Hinweise auf eine posttraumatische Belastungsstörung sind laut Richter (persönlicher Bericht [304]):

- Die Gedanken um das Stottern drehen sich permanent im Kreis.
- Situationen mit starkem Stottern wirken mehrere Tage in Form hoher emotionaler Belastung und depressiver Stimmung nach.
- Die Schulkinder zeigen ein extremes Vermeideverhalten (Alltagssituationen, Beteiligung im Unterricht).
- Sie vermeiden das Wort Stottern und Gespräche zu diesem Thema.
- Schon beim Gedanken an den nächsten Schultag oder ein bestimmtes Telefonat erledigen zu müssen, tritt anhaltende Unruhe auf.
- Es können zu Beginn der Therapie meist keine besonders stressreichen Sprechsituationen konkret benannt werden.
- Die Betroffenen haben die Tendenz zu einem ambivalenten emotionalen Ausdruck. *„Ich rede nie mit meinen Mitschülern in der Pause, aber die Sache ist ja nicht so schlimm.“*
- Die Kinder verlieren ihre Lebensfreude.

In Verbindung mit Stotterereignissen sind außerdem beobachtbar:

- langes Abwarten vor dem Sprechversuch,
- anhaltende und angestrengte Fixierungen in Blockierungen,
- schnelle vertikale Augenbewegungen während des Stotterereignisses, Wegdrehen der Augen nach oben, starrer Blick [305].

Werden diese Auffälligkeiten beobachtet, liegt der Verdacht nahe, dass das Kind wiederholt so belastende Situationen mit Stottern erlebt hat, dass es sie emotional und physiologisch nicht verarbeiten kann. Die Betroffenen erleben die Situationen wiederholt mit Schreck und überflutender Angst in Verbindung mit massiver Beschämung und tiefer Verunsicherung und erfahren sie als unkontrollierbar und unausweichlich.

Richter empfiehlt für die Behandlung dieser Patienten eine erfahrene Stottertherapeutin mit einer entsprechenden Qualifikation in Traumatherapie [305]. Da eine solche nur selten zur Verfügung steht, muss geklärt werden, ob eine Stottertherapie parallel zu einer Traumatherapie durchgeführt werden kann. Dann sollte die Arbeit in enger Absprache mit der Psychotherapeutin erfolgen und die Stottertherapie dem Kind viele Möglichkeiten bieten, den Prozess selbst zu kontrollieren. Dabei kann das „Safe-Place“-Konzept [188], [138] eine Orientierung im Umgang mit dem Kind bieten. Generell ist eine gegenseitige Schweigepflichtentbindung der Therapeut*innen wichtig, um ein aufeinander abgestimmtes Vorgehen sicherzustellen.

Für die Stottertherapie bedeutet das Folgendes:

- Vorbeugung:
  - durch Aufklärung über Stottern (Kind, Eltern, Mitschüler*innen, Lehrer*innen),
  - ein gutes Gefühl von Selbstwirksamkeit durch Stärkung von sozialen Fähigkeiten, Problem- und Konfliktlöseverhalten,
  - Einbeziehung von Eltern in die Stottertherapie, um einer Tabuisierung entgegenzuwirken.
- Bei Verdacht auf traumatisierende Erfahrungen:
  - Abklärung, ob die Belastungssituation noch besteht,
  - Interventionen, um diese aufzulösen (an qualifizierte Fachkraft wie Schulsozialarbeiter*in übergeben),

- behutsame Annäherung, z. B. auf der Basis des „Safe Place"-Konzeptes [188], [138],
- Erarbeitung von Kontrollstrategien zum Umgang mit wiederkehrenden Erinnerungen und Gefühlen,
- achtsames, sehr kleinschrittiges Vorgehen bei der Enttabuisierung und der Desensibilisierung, um keine weitere Traumatisierung durch die Therapie auszulösen; dabei steht im Vordergrund, dass sich das Kind immer geschützt und in Sicherheit fühlt,
- bei fehlender Qualifikation in der Stottertherapie mit traumatisierten Patienten Übergabe an erfahrene und qualifizierte Stottertherapeutin.

Wissen über Stottern

Stotternde Kinder und ihre Eltern brauchen Informationen über Stottern, um unabhängiger von Vorurteilen zu werden und um andere über Stottern informieren zu können. Ein stotterndes Kind ab dem Schulalter, aber auch seine Eltern, sollten mindestens über folgende Informationen verfügen:

- Stotternde sind kompetente Gesprächspartner.
- Auch andere Menschen stottern (ggf. Familienmitglieder, berühmte Personen, auf der ganzen Welt jeder Hundertste).
- Stottern ist eine Störung ausschließlich des Sprechens.
- Stottern ist genetisch verursacht.
- Kennzeichen von Kern- und Begleitsymptomatik.
- Prognose, schubweiser Verlauf und Situationsabhängigkeit.
- Kränkung/Hänseln wegen Unwissen und Vorurteilen anderer.
- Rechte in Schule, Ausbildung und Beruf.
- Therapieziele und -schritte.

Informationsvermittlung

Zu Beginn der Therapie kommt der Vermittlung von Informationen, sowohl an das Kind als auch an seine Eltern, besonders viel Bedeutung zu. Viele Überzeugungen, die auf der Basis von gesellschaftlichen Vorurteilen und negativen Erfahrungen entstanden sind, können so verändert werden. Häufig ist es notwendig, wiederholt dieselben Informationen zu geben. Dies ist in der Regel kein Ausdruck von Unaufmerksamkeit, sondern hier zeigt sich, dass die neuen Informationen noch nicht in den bestehenden Bezugsrahmen integriert werden konnten.

Beispiele zur Wissensvermittlung finden sich im Kap. 3.7.7 sowie Kap. 3.8.6.

Die deutsche Bundesvereinigung Stottern und Selbsthilfe e. V. bietet auf ihrer Website (www.bvss.de/stottern/leben) und ihrem YouTube-Kanal (www.youtube.com/user/stotternvideos) eine Vielfalt von guten und aktuellen Informationen. Der Demosthenes-Verlag (www.bvss.de/angebote/infomaterial) und der Natke-Verlag (natke-shop.de) haben ein vielfältiges Informationsmaterial in ihrem Programm [215], [341], [264], [265]. Die Informationen können auch vermittelt werden, während Kinder eine Informationsveranstaltung für die Schule vorbereiten.

> **Merke**
>
> Die Information hat neben der Veränderung des individuellen Bezugsrahmens auch zum Ziel, dass Eltern und Kind selbst andere informieren können.

Je mehr Menschen in der Umgebung eines stotternden Kindes informiert sind, desto weniger ist ein Kind der Auswirkung von vorurteilsbeladenem Handeln ausgeliefert. Dementsprechend wird in der Elternarbeit Wert darauf gelegt, dass Eltern in die Lage versetzt werden, weitere Verwandte und andere wichtige Bezugspersonen, Erzieher*innen und Lehrer*innen angemessen zu informieren. Geschwister, Freund*innen und einzelne Mitschüler*innen werden informiert, indem sie an einzelnen Therapiesitzungen teilnehmen. In der Schule kann die Klasse mit einer speziellen Unterrichtsveranstaltung aufgeklärt werden. Schon im Kindergarten ist solch eine Informationsvermittlung möglich.

Aufklärung in der Schule

Die Notwendigkeit der Aufklärung in der Schule wird von Untersuchungen und Erfahrungen wie von Wieser [440] und Richter [305] gestützt, die aufzeigen, dass die Betroffenen retrospektiv ihre belastendsten Erfahrungen überwiegend in der Schulzeit gemacht hatten, weshalb sie die Aufklärung an Schulen für vordringlich halten. Langevin empfiehlt diese besonders in der 4. und 5. Klasse, da hier die negativsten Einstellungen von Gleichaltrigen zum Stottern vorlägen [218].

Langevin und Prasad stellten in einer Machbarkeitsstudie zu einem curricular verankerten Programm an Schulen zur Aufklärung über Stottern und zur Vorbeugung von Bullying positive Veränderungen in den Einstellungen der nichtstotternden Mitschüler*innen fest [219]. Born et al. beobachteten, dass die Kinder ihrer Gruppentherapie, die eine Informationsveranstaltung in der Schule durchgeführt hatten, den besten Transfer der Sprechtechniken in die Schule aufwiesen [47].

Erfahrungsgemäß kann ein Schulbesuch folgende Effekte haben: Die Mitschüler*innen zeigen mehr Verständnis für Stottern, wodurch die Häufigkeit von Hänseln deutlich zurückgeht. Die Schulsituation entspannt sich für das stotternde Kind, es besteht weniger Notwendigkeit, sich zu verstellen und zu vermeiden. Es zeigt weniger Anspannung bei der mündlichen Mitarbeit, wodurch es zu einer Intensivierung der mündlichen Beteiligung kommen kann. Die Klasse kann etwaige Regelungen zum Nachteilsausgleich besser nachvollziehen. Das Kind zeigt eine größere Bereitschaft, Sprechtechniken in der Klasse einzusetzen. Zumindest die bei der Veranstaltung anwesenden Lehrer*innen zeigen deutlich mehr Verständnis und Aufmerksamkeit gegenüber den Stotternden und reagieren adäquater. Stotternde Schüler*innen bewerten das möglicherweise als Nachteil, weil sie sich nicht mehr im Schonraum der „Unauffälligkeit" befinden.

Vorbereitung des Schulbesuchs

Verständlicherweise zeigen die wenigsten Kinder eigene Initiative, ihre Klasse zu informieren. Daher müssen sie schrittweise herangeführt werden. Bei Schulkindern wird innerhalb der ersten 3 Monate eine Veranstaltung für die Familie durchgeführt, in der das Kind über Stottern und die Therapie informiert. Da diese Veranstaltung von Kindern durchwegs sehr positiv erlebt wird, kann man diesen Moment nutzen und das Kind mit der Idee einer Wiederholung dieser Veranstaltung in der Schule vertraut machen. Schließlich kennt es bereits Inhalte und Vorgehensweise und hat gute Erfahrungen damit gemacht. Berichte von erfolgreichen Schulbesuchen anderer und die kontinuierliche Desensibilisierung tragen dazu bei, dass Kinder sich doch dafür entschließen, sich auf einen Schulbesuch einzulassen. Die Skepsis der Kinder gegenüber einem Schulbesuch ist berechtigt, denn eine Unterrichtsstunde zu halten bringt sie in eine exponierte Situation mit hohem Risiko. Daher ist es auch nicht sinnvoll, Kinder, die sich dagegen entscheiden, unter Druck zu setzen.

Risiken bestehen bei einer nicht altersgerechten über- oder unterfordernden Präsentation der Inhalte. Bei guter Vorbereitung profitiert die Veranstaltung davon, dass sie sich vom normalen Unterricht unterscheidet, vor allem wenn die Logopädin zur Unterstützung mit anwesend ist.

Beispielhaft wird eine 45-minütige Schulveranstaltung für die 4. oder 5. Klasse vorgestellt, zu der die Therapeutin das Kind begleiten sollte. Folgende Dinge sind vorbereitend zu klären:

- Vereinbarung des Projekts mit Eltern, Kind und Lehrer*in.
- Absprache mit der Lehrerin/dem Lehrer, wie die Veranstaltung angekündigt und vorbereitet werden kann, Vereinbarung von Zeitrahmen und Inhalten.
- Planung der Unterrichtseinheit zusammen mit dem Kind. Absprachen, wer welche Teile übernimmt und welche Möglichkeiten es gibt, das stotternde Kind zu entlasten, wenn das Sprechen zu schwer fallen sollte.
- Erstellung von Materialien zusammen mit dem Kind (z. B. Powerpoint-Vortrag, Videoausschnitte von berühmten Stotternden).
- Sehr motivierend wirkt in der Regel ein Quiz mit Fragen wie „Wie viele Stotternde gibt es in Deutschland?" etc.
- „Generalprobe" im Therapieraum, zu der nach Möglichkeit ein*e Mitschüler*in eingeladen wird. Das verringert die Erwartungsangst des Kindes.

Schulbesuch

Da die Therapeutin/der Therapeut für die Schüler*innen unbekannt ist, ist die Klasse meist sehr offen und gesprächsbereit.

- Die Schüler*innen erhalten vor jeder Erklärung die Gelegenheit, ihre Vorkenntnisse mitzuteilen.
- Vorstellung und Klärung des Berufs „Logopäd*in", Austausch darüber, wer in der Klasse in die logopädische Praxis geht/gegangen ist, warum das betreffende stotternde Kind bei der Logopädin/dem Logopäden ist und ob die Kinder noch jemanden kennen, der stottert.
- Angabe des Stundenziels.
- Informationsvermittlung zu folgenden Inhalten:
  - **Kontrollverlust.** Zur Vermittlung eignet sich ab der 5. Klasse das Anstoßexperiment (S. 238). Bei dieser Partnerübung soll A möglichst ordentlich 10-mal seinen Namen schreiben, während B unangekündigt gegen den Arm des Schreibenden stößt. Auch der Lehrer wird beim Schreiben gestoßen, da er für die Klasse Modellfunktion hat und häufig am besten Gefühle verbalisieren kann. Reflexion mit paralleler Darstellung in der „Anstupszwiebel": Wie sieht deine Schrift aus? Wie hast du dich gefühlt? Was hast du dagegen unternommen? Wie fändest du es, dafür ausgelacht oder schlechter benotet zu werden?
  - **Kern- und Begleitsymptome**. Übertragung der Erkenntnisse aus dem Anstoßexperiment auf das Stottern. Darstellung von Kern- und Begleitsymptomen in der Stotterzwiebel (S. 238). Zur Illustration Bericht des stotternden Kindes, ggf. Videobeispiele anderer (z. B. Fußballer Hamit Altintop oder der Graf der Band Unheilig).
  - **Verursachung**. Altersgemäße Darstellung der Störung in der neurologischen Verarbeitung gesprochener Sprache, z. B. mit der Geschichte von den „kleinen Boten" (S. 240). Ggf. Vererbung. Ggf. berühmte Stotternde.
  - **Sprechtechnik.** Exemplarische Darstellung, was in der logopädischen Therapie passiert, Vorstellung der Sprechtechnik.
  - **Fairness im Umgang mit Stottern.** Anderssein und ein fairer Umgang damit (z. B. Brille, Übergewicht, Asthma, Hörgerät). Was tut man am besten, wenn man sich mit jemandem unterhält, der stottert? Erarbeitung im Unterrichtsgespräch, dabei kann auf die Erfahrungen im Anstoßexperiment zurückgegriffen werden.
  - Optional Übung für die ganze Klasse. Das stotternde Kind sollte den Vorteil haben, die Übung schon zu können und ggf. den anderen zu helfen:
    - Übungsbeispiel 1. und 2. Klasse: Pseudostottern vormachen, anschließend dürfen die Kinder der Reihe nach ihren Namen mit Pseudostottern sprechen und dabei einen Frosch in eine wassergefüllte Glasvase hüpfen lassen.
    - Übungsbeispiel ab der 3. Klasse: Sprechen erforschen: Welche Körperteile brauchst du, um das Wort „Ball" zu sprechen? Was passiert genau? Was geschieht, wenn das Wort gestottert wird? (Beobachtungen der Schüler*innen an der Tafel festhalten).
    - Ab 2. Klasse ggf. Quiz mit Antworten zur Auswahl, das Vorurteile über Stottern ausräumt und Informationen vermittelt, z. B. „Stottern auch Kinder, die japanisch sprechen? Können Katzen stottern? Sind stotternde Kinder weniger mutig als andere Kinder?"
    - Benni-Comic [264], [265] oder „FAQ für Schulkinder" [215] für die Klassenbibliothek, gestiftet von den Eltern des stotternden Kindes. Schriftliches Informationsmaterial für Lehrer*innen.

Ein Besuch im Kindergarten (oder der 1. Grundschulklasse) kann sinnvoll sein, wenn das Kind sich wegen seines Stotterns selbst sehr unter Druck setzt oder wenn die Familie z. B. aus kulturellen Gründen keine Ressourcen hat, das stotternde Kind zu unterstützen und es angemessen scheint, das Thema in der Gruppe aufzugreifen. Dabei sollte der Besuch der Therapeutin nur der Impuls sein, dass im Kindergartenalltag nach dem Besuch über die Themen „Anderssein", „Unterstützung brauchen", „Solidarität" und „gegenseitige Wertschätzung/Hilfe" gesprochen wird. Sinnvoll ist es, wenn die Erzieher*innen mit der Gruppe bereits das Buch „Was ist ein U-u-uhu" [349] gelesen haben und die Logopädin darauf Bezug nehmen kann. Sie stellt sich vor, klärt ihre Rolle und ihre Aufgabe im Zusammenhang mit dem stotternden Kind und lässt das Kind eine in der Therapie vorbereitete Technik vormachen (Pseudostottern oder eine Symptomlösetechnik) und alle Kinder einmal ausprobieren. Das Ziel ist es, dem stotternden Kind eine Gelegenheit zu geben, trotz des Themas Stottern im positiven Mittelpunkt zu stehen. In dieser Altersgruppe profitieren Therapeut*innen oft von dem unspezifischen Effekt, dass Gäste als willkommene Abwechslung gesehen werden und das dazugehörige Kind eine Aufwertung im Sozialprestige der Gruppe erhält. Wenn die Therapeutin z. B. die Einführung des Pseudostotterns mit einem Zauberkunststück oder einfach nur anregend und spannend gestaltet und jedes Kind durch seine Beteiligung einen Stempelaufdruck, einen Aufkleber oder einen Süßigkeiten-Frosch (im Supermarktregal neben den Gummibärchen zu finden) bekommt, profitiert das beteiligte stotternde Kind durch eine Aufwertung seines Sozialstatus in der Gruppe. Die Information und der Austausch mit den anwesenden Erzieher*innen ist ein positiver Nebeneffekt.

Förderung von pragmatischer Kompetenz, Selbstbehauptung, Problemlösefähigkeit

Eine geringe Fähigkeit zur Selbstbehauptung und zum Problemlösen sowie eine geringe pragmatische Kompetenz sind Risikofaktoren für die uneingeschränkte Partizipation. Neben anderen Ursachen kann das auch eine Folge von Stottern sein.

Indiziert ist die Arbeit in diesem Bereich, wenn im Zusammenhang mit dem Stottern wiederholt ähnliche Probleme auftreten, durch die sich das Kind überfordert fühlt oder die es in schwierige Situationen bringen. Dabei ist auch zu klären, ob das Kind überhaupt die Person ist, die das Problem lösen kann und soll. Manche Probleme sind nur von Eltern oder Lehrer*innen aus dem Weg zu räumen.

Bei der Verbesserung dieser Fähigkeiten erwartet man, dass:

- das Kind weniger stark auf soziale Auslöser für Stottern reagiert,
- es besser mit negativen Reaktionen auf Stottern umgehen kann,
- es ihm besser gelingt, sich gegenüber Gleichaltrigen zu behaupten, was einer Ausgrenzung wegen Stotterns vorbeugen kann.

Die bereits beschriebenen Methoden tragen alle indirekt dazu bei, die pragmatische Kompetenz, die Selbstbehauptung und Problemlösestrategien zu verbessern. Von den Möglichkeiten der direkten Arbeit in diesem Bereich werden hier eine strukturierte Problemlösediskussion, die Rollenspielarbeit und die Gruppentherapie vorgestellt. Viele weitere Anregungen finden sich unter anderem in: „Schul-KIDS. Manual zur Therapie stotternder Schulkinder“ von Schneider und Kohmäscher [342], „Spiele zum Problemlösen“ von Badegruber [14], [15], in Kannengieser [185] und in „Working with pragmatics“ von Anderson-Wood und Smith [10].

Einzeltherapie

In der Einzeltherapie mit stotternden Kindern hat man zwar den Vorteil einer optimal individualisierten Vorgehensweise, man erlebt das Kind jedoch nicht im Umgang mit anderen Kindern und kann daher seine pragmatische Kompetenz, seine Fähigkeit zur Selbstbehauptung und zum Problemlösen nur schwer einschätzen und nur sehr indirekt bearbeiten. Man bekommt keinen Eindruck davon, inwieweit Defizite in diesen Bereichen den Transfer von Sprechtechniken erschweren. Daher ist es günstig, in die Einzeltherapie Freund*innen und Mitschüler*innen des stotternden Kindes einzuladen. So wird gleichzeitig der Transfer, z. B. von Symptomlösetechniken, in den Alltag erleichtert. Zusätzlich ist es sinnvoll, zur Einzeltherapie eine Gruppe (S. 196) anzubieten.

Therapeut*innenverhalten

In der Alltagskommunikation sind Kinder immer wieder mit Situationen und Verhaltensweisen konfrontiert, die sie als verunsichernd erleben. Mit Kreativität, Flexibilität und Humor lassen sich diese Situationen oft gut bewältigen. Dies lässt sich gut trainieren, indem die Therapeutin das Kind von Zeit zu Zeit liebevoll und mit Humor foppt oder sich in unerwarteter Weise verhält und so das Kind nebenbei im Umgang mit solchen Verhaltensweisen stärkt.

Strukturierte Problemlösediskussionen

Zwei Methoden werden vorgestellt, die sowohl in der Einzel- als auch in der Gruppentherapie durchgeführt werden können. Diese Diskussionen können gut als Vorbereitung von Rollenspielen eingesetzt werden. Das **Problemlöseraster** aus dem Stotterzentrum Zeeland greift eine Situation auf, die das Kind erlebt hat oder die von der Therapeutin vorgegeben wurde [32]. Ganz oben im Problemlöseraster ist ein großes leeres Feld zur Darstellung der Problemsituation. Darunter befinden sich mehrere kleine leere Felder. Diese können verschieden genutzt werden, etwa indem für jeden an der Situation Beteiligten in ein Feld die Gedanken, Gefühle und Bedürfnisse eingetragen werden oder indem in jedes der kleinen Felder ein anderer Lösungsvorschlag gezeichnet wird.

Zur Einführung einer Problemsituation eignen sich auch Kinderbücher, z. B. „Lotte ist lieb (– aber Hamfrie ...!)“ [136]; „Juli, der Finder“ [20]; „Die Kinder aus Bullerbü“ [229]; „Lotte hat Geburtstag“ [419] und „Die Königin der Farben“ [21]. Die Therapeutin kann auch von anderen Kindern berichten, die z. B. mit folgendem Problem konfrontiert sind: *„Julian hat zu mir ‚Stotteraffe‘ gesagt.“* Diese Ausgangssituation wird im obersten Feld aufgezeichnet. Zunächst fragt man das Kind, was es denn in der Rolle des Gehänselten am liebsten täte, z. B. *„Ihm voll eine reinhaun!“* Dann versucht man gemeinsam, sich in die Gedanken und Gefühle aller Beteiligten hineinzuversetzen. Therapeutin: *„Da wärst du ganz schön wütend, oder?“* Kind: *„Ja, und ich würd‘ ihm auch noch – zack!“* (macht eine Kung-Fu-Bewegung). Anschließend überlegt das Kind weitere Handlungsmöglichkeiten. Es sollten möglichst mehrere Varianten gefunden werden, damit das Kind entdeckt, dass es nicht nur eine einzige Lösung gibt. Daher werden die Ideen des Kindes zunächst nicht bewertet. Erst wenn das Kind alle seine Lösungsmöglichkeiten, auch die nachteiligen, verbotenen oder unrealistischen formuliert hat, werden sie in Gedanken oder im Rollenspiel ausprobiert. Bei der Reflexion kann das Augenmerk auf Folgendes gerichtet werden:

- Die Authentizität in der Intention. Therapeutin: *„Würdest du aufhören, wenn ich ‚lass mich in Ruhe‘ ganz leise und ängstlich sagen würde? Wie müsste ich es denn sagen, damit du aufhörst?“*
- Kurzfristige und langfristige Konsequenzen. Therapeutin: *„Wenn du dem eine reinhaust, und du bist ja ziemlich kräftig, was ist dann?“* Kind: *„Dann weint der und das geschieht dem Recht. Und dann lässt mich der in Ruhe.“* (grinst). Therapeutin: *„Ich hab den Eindruck, dich freut, dass du es dem so richtig gegeben hast. Wie würde die Geschichte denn weitergehen, wenn jetzt die Pausenaufsicht käme und der andere sagen würde ‚der hat mich gehauen‘?“* Kind: (plötzlich ganz ernst) *„Der hat doch angefangen. Der hat gesagt ‚du Stotteraffe‘.“* Therapeutin: *„Wir spielen das jetzt mal ab da, wo die Pausenaufsicht kommt. Sei du bitte der Lehrer!“*

Anschließend wird diskutiert, welche Lösung kurz- und langfristig den erwünschten Erfolg bringen könnte und ob neue Schwierigkeiten durch diese Lösungsidee zu erwarten sind.

Möglicherweise sind mehrere Rollenspiele nötig, in denen die Therapeutin sich nicht immer gleich verhält, damit das Kind das Gefühl entwickeln kann, die Situation zu kontrollieren und damit kongruent seine Position vertreten kann.

Möglicherweise ist es nötig, mit dem Kind genau zu überlegen, welche Gelegenheiten günstig wären, um die neue Verhaltensalternative umzusetzen. Die Therapeutin darf nicht vergessen, das Kind beim nächsten Mal nach dem Ergebnis zu fragen und es zu würdigen, wenn es erfolgreich war. Wenn es von einem Misserfolg berichtet, wird die Situation genau geklärt, um herauszufinden, wie sich das Kind anders helfen kann.

Rollenspieltechniken

In der Stottertherapie mit Kindern sind Rollenspiele für viele unterschiedliche Arbeitsbereiche geeignet:

- pragmatische Kompetenz und Selbstbehauptung,
- Desensibilisierung,
- Vorbereitung der Problemlösung in Alltagssituationen,
- Vorbereitung von In-vivo-Situationen,
- Generalisierung von Symptomlösetechniken,
- Aufarbeitung von belastenden Erlebnissen.

Wertvolle Hinweise zum Vorgehen in der Rollenspielarbeit liefert Kochan [199]. Die Durchführung von Rollenspielen wird an einem Beispiel dargestellt: Denis ärgert Tanja beim lauten Lesen in der Klasse.

- Die Situation wird geklärt, z. B. durch eine Erzählung oder eine Zeichnung des Kindes. Dabei werden die Situation, die beteiligten Personen und ihre Handlungsweisen beschrieben, die Bühne festgelegt und die nötigen Requisiten und Kulissen bereitgestellt. Der Ortswechsel zur Bühne und die Requisiten (Lesebuch, Tisch, Kissen mit Kappe als Stellvertreter des Lehrers) erleichtern es, die Rolle zu übernehmen bzw. am Ende des Rollenspiels auch wieder abzugeben.
- Die Situation wird durchgespielt, Tanja ärgert zuerst, damit sich die Therapeutin ein besseres Bild von der Situation machen kann.
- Es können in der Reflexion mögliche Verhaltensweisen zur Selbstverteidigung geplant und in einem Rollenspiel erprobt werden. Zur Reflexion verlässt man einen kurzen Moment die Bühne.
- Dann ärgert die Therapeutin. Hierfür legt sie mit dem Kind fest, wie „gemein" sie sein darf: *„Soll ich genauso gemein sein wie du gerade eben oder weniger gemein?"* Außerdem wird vereinbart, wie sich das Kind selbst verteidigt, z. B. indem es den Lehrer zu Hilfe ruft. In der Durchführung kann die Therapeutin im Flüsterton unterstützende oder verstärkende Regieanweisungen für das Kind geben: *„Du wolltest doch dem Denis sagen, dass er nichts von deinem Geburtstagskuchen abkriegt, wenn er nicht aufhört!"*
- In der Reflexion wird beurteilt, wie der Einsatz von selbstbehauptenden Verhaltensweisen gelungen ist. Hier verbalisiert die Therapeutin, ob sie in der Rolle des ärgernden Denis aufgehört hätte zu ärgern und was sie am meisten dazu bewegt hätte.

Stachelbild

Das Stachelbild kann zur Diagnostik der Schulsituation eines Kindes dienen (S. 240) [336]. Hierbei kann sich im Einzelfall abzeichnen, dass ein Kind einer erheblichen Belastung bis hin zum Bullying ausgesetzt ist. Das Kind zeichnet sein Klassenzimmer mit der Sitzordnung (kann auch als Hausaufgabe gegeben werden). Während man in die Sitzordnung die Namen einträgt, erfolgt ein Gespräch über Mitschüler*innen, deren Rollen und Funktionen und über deren Beziehung zum Kind bzw. zum Lehrer. Das Kind malt dann verschiedenen Mitschüler*innen eine bestimmte Menge an Stacheln, um zu verdeutlichen, wie „bedrohlich" es den oder die Betreffende erlebt bzw. Blütenblätter für angenehme Mitschüler*innen. Anhand dieses Bildes kann man nun mit dem Kind überlegen, ob es zufrieden ist mit seiner Situation, mit welchem Kind es mehr Kontakt haben möchte und gegen welches Kind es sich besser zur Wehr setzen möchte. Dabei muss man berücksichtigen, dass man durch das Stachelbild nur die Sichtweise des Kindes erfährt oder das, was es der Therapeutin vermitteln will. Daher ist es sinnvoll, auch Informationen von den Eltern und Lehrer*innen einzuholen, wenn der Eindruck einer belastenden Situation entsteht. In der Weiterarbeit können Problemlöseraster und Rollenspieltechniken eingesetzt werden. Die Problematik des Kindes muss auch mit den Eltern besprochen werden, denn letztlich müssen diese in der Zusammenarbeit mit der Schule die erforderlichen Schritte unternehmen. Mit dem Stachelbild kann man gut Veränderungen der schulischen Situation im Laufe der Therapie verfolgen.

Bullying/Mobbing

Hinweisen auf Bullying oder einem diesbezüglichen Risiko ist in jedem Fall nachzugehen. Wenn das Kind sich im Rahmen der Stottertherapie zum ersten Mal zum Bullying äußert, ist das ein hoher Vertrauensbeweis, denn auch Bullying wird tabuisiert. Man gibt keine Ratschläge, sondern hört zunächst gut zu und gibt dem Kind Raum, seine Erfahrungen und Gefühle zu äußern. Dann versucht man, mit dem Kind einen Vertrag zu schließen, in welcher Weise weiter vorgegangen wird, z. B. in welcher Form die Eltern informiert werden. Es übersteigt jedoch die Kompetenz und den Auftrag einer Logopädin, Eltern und Kind bei der Bearbeitung von Bullying zu betreuen. Sehr wohl kann sie jedoch die nächsten Schritte aufzeigen und auf entsprechende Beratungsstellen und Literatur verweisen [3], [61].

Elternbeteiligung

Wie in fast allen Therapiekonzepten für stotternde Kinder ist auch in KIDS die Beteiligung der Eltern ein unverzichtbarer Bestandteil der Therapie. Die Effektivität von Elternberatung bei Stottern im Kindesalter ist unter anderem belegt durch Studien von Motsch [257] und Mallard [235]. Hier wird in Anlehnung an Ritterfeld [310] der Begriff „Elternbeteiligung" verwendet, da so das gesamte Spektrum zwischen kurzem Informationsgespräch, Beratung, Verhaltenstraining und Co-Therapie abgedeckt wird.

Ebenso wie die Therapie des Kindes beinhaltet die Elternbeteiligung Zielsetzungen in den 3 Bereichen Stottersymptomatik, psychische Reaktionen auf Stottern und Risikofaktoren. Außerdem ist das erste Ziel der Elternbeteiligung, dass die Eltern die Therapie mit dem Kind gutheißen und nach Möglichkeit unterstützen.

Ziele

Merke

Die Zielsetzung im Bereich Stottersymptomatik besteht darin, Eltern zu „Fachleuten" in der Beurteilung von unflüssigem Sprechen und im Umgang mit Stottern zu machen, sodass sie zunehmend unabhängig von der Therapeutin werden.

Über die allgemeinen Ziele der Elternbeteiligung [344] bestehen folgende Ziele:
- über Informationen zu Kern- und Begleitsymptomatik verfügen,
- Modelle zur Verursachung und Entwicklung von Stottern und Stotterereignissen kennen, z. B. das 3-Faktoren-Modell und das Modell von Kern- und Begleitsymptomatik,
- anhand dieser Modelle die Risikofaktoren im Umfeld des Kindes erkennen, bewerten und ggf. verändern, z. B. Ratschläge an das Kind, bei Stotterereignissen tief Luft zu holen,
- die Symptome beobachten und beschreiben,
- die Therapeutin über Veränderungen im flüssigen und unflüssigen Sprechen des Kindes informieren,
- Pseudostottern modellieren,
- Übungen mit dem Kind durchführen,
- den Transfer in den Alltag unterstützen,
- andere Personen (Lehrer*innen, Erzieher*innen) informieren und zu einem angemessenen Umgang mit dem Stottern anleiten, um das Kind zu unterstützen,
- nach Therapieende die Signale für eine Wiedervorstellung erkennen und wissen, an wen sie sich wenden können.

Ziele im Bereich der psychischen Reaktionen auf das Stottern betreffen sowohl die der Eltern als auch die des Kindes. Hinsichtlich der psychischen Reaktionen des Kindes sollen die Eltern:
- einen gelassenen und akzeptierenden Umgang mit der Symptomatik entwickeln,
- diesen Umgang durch gelassenes Pseudostottern modellieren,
- über psychische Reaktionen auf das Stottern informiert sein,
- die Reaktionen ihres Kindes beobachten, interpretieren und verstehen,
- kindgerecht das Stottern in der Familie thematisieren,
- akzeptierend mit dem Stottern ihres Kindes umgehen,
- verständnisvoll und angemessen auf die emotionalen Reaktionen ihres Kindes reagieren.

Dies setzt auf der Ebene der psychischen Reaktionen der Eltern voraus, dass sie:
- ihre Kompetenz als Eltern erkennen,
- Schuldgefühle abbauen,
- keine Scham oder unangemessene Hilflosigkeit angesichts des Stotterns ihres Kindes empfinden,
- selbst einen gelassenen Umgang mit dem Stottern zeigen.

Organisationsformen der Elternbeteiligung

Die Form der Elternbeteiligung hängt ab von:

- den Zielsetzungen (z. B. Informationsvermittlung),
- dem gewählten Therapieansatz (Notwendigkeit der Mitarbeit von Eltern als Co-Therapeut*innen in Mini-KIDS),
- den institutionellen Gegebenheiten (z. B. mehrere stotternde Patienten gleichzeitig in Betreuung zur Durchführung einer Elterngruppe).

Elternbeteiligung bedeutet, dass mit einem Elternteil alleine, mit beiden Eltern, in einer Gruppe oder unter Einbeziehung der ganzen Familie gearbeitet werden kann. Als „Eltern" werden die familiär verantwortlichen Erwachsenen subsumiert, die nicht zwingend die biologischen Eltern des Kindes sind.

Häufigkeit und Intensität der Elternkontakte

Dies kann von Einzelterminen in großen Abständen (z. B. bei Beratungsgesprächen von Eltern mit Kindern, die aufgrund einer sehr uneindeutigen Symptomatik nicht behandelt, sondern beobachtet werden) bis zur täglich stattfindenden Intensivtherapie reichen [62]. Generell gilt, dass Elterntermine in großen Abständen (> 8 Wochen), vor allem in der Generalisierungsphase, vereinbart werden. Kürzere Abstände (< 4 Wochen) sind sinnvoll, wenn z. B. die Therapie gerade beginnt oder die Eltern als Co-Therapeut*innen eingearbeitet werden sollen.

Beratung parallel zur Kindertherapie

Inhalt und Zeitpunkt bestimmen auch, ob die Elternbeteiligung alleine oder parallel zur Therapie des Kindes durchgeführt wird oder ob sie der Kindertherapie vorgeschaltet wird:

- Eine Beratung der Eltern ohne eine Behandlung des Kindes ist sinnvoll, wenn keine Symptomatik oder Risikofaktoren vorliegen, die eine direkte Behandlung erforderlich machen, wenn aber Eltern aufgrund ihrer Sorgen, Schuldgefühle oder ihres Verhaltens als aufrechterhaltende Faktoren wirken könnten. Auch bei Jugendlichen, die selbst nicht zu einer Therapie zu motivieren sind, kann eine Beratung der Eltern zur Entlastung sinnvoll sein.
- Eltern und Kind nehmen gleichzeitig an den Sitzungen teil, wenn die Eltern als Co-Therapeut*innen eingearbeitet werden.
- Eltern und Kind kommen zu jeweils eigenen Terminen, wenn beide Seiten so effektiver ihre Therapieinhalte bearbeiten können. Häufig ist dieses Setting auch organisatorisch begründet. Wenn die Therapeutin des Kindes gleichzeitig die Elternberatung durchführt, muss sie sich um Unparteilichkeit bemühen.

Methoden der Elternbeteiligung

Die Methode der Elternbeteiligung richtet sich nach der Zielsetzung, dem Vorwissen der Eltern und der gewählten Organisationsform. Auch wenn eine Methode nur auf einen Einzelaspekt fokussiert, kann sie sich auch in anderen Bereichen auswirken, wie Bernstein-Ratner zeigt [31]. In ihrer Studie wurden Erwachsene dazu angeleitet, mit dem Kind langsamer zu sprechen. Sie verlangsamten nicht nur ihre Sprechweise, sondern sprachen vielfach in kürzeren Sätzen, mit vereinfachter Syntax und gaben weniger direkte Anweisungen.

Methoden:

- Vermittlung von Sachinformationen anhand von Informationsschriften und Videos, z. B. der Bundesvereinigung Stotterer-Selbsthilfe e. V. und deren YouTube-Kanal; Videoaufnahmen des eigenen Kindes oder anderer Kinder (Datenschutz und Schweigepflicht müssen dabei berücksichtigt werden) und Schaubildern, z. B. zum 3-Faktoren-Modell.
- Übungen, die den Eltern eigene Erfahrungen mit dem Stottern ermöglichen, um das Gefühl des Kontrollverlusts zu vermitteln, z. B. das Anstoßexperiment (S. 238), das Hochgeschwindigkeitssprechen [436]; der Versuch, mit einer App zur verzögerten auditiven Rückkopplung (Delayed Auditory Feedback – DAF ([126], S. 145 ff.) zu sprechen.
- Übungen, um den Eltern zu vermitteln, welche Gefühle ein Kind hat und welchen Mut es aufbringt, wenn es vor anderen stottert, z. B. Fantasievorstellungen zu den Gefühlen in Alltagssituationen, wenn die Eltern selbst stottern würden; In-vivo-Arbeit, wobei die Eltern zunächst die Therapeutin beobachten, bevor sie selbst Erfahrungen mit dem Stottern sammeln.

- Übungen, um den Eltern zu vermitteln, welche hohen Anforderungen das Sprechen beinhaltet, z. B. kurze Übungen zur artikulatorischen Phonetik.
- Übungen, um den Eltern zu vermitteln, wie verschiedene Zuhörerreaktionen auf den Sprecher wirken, z. B. Rollenspiele mit angemessenen und abwertenden bzw. abweisenden Verhaltensweisen (Belohnungs- und Bestrafungsspiel, Helferspiel; [174]),
- Anleitung der Eltern zu ihrer Rolle als Co-Therapeuten: Erarbeitung des Pseudostotterns und Erprobung im Rollenspiel, in Spielsituationen mit dem Kind im Therapieraum und zu Hause.
- Modell der Therapeutin im Elterngespräch (z. B. zum Thematisieren von Stottern) und in Sitzungen mit dem Kind (Videoaufnahmen), die Eltern beobachten anhand von vorher erarbeiteten Kriterien z. B. das Modell des Pseudostotterns.
- Rollenspieltechniken (vgl. [199]).
- Kognitive Ansätze, z. B. Problemlösetechniken, die erarbeitet und umgesetzt werden.
- Verhaltenstherapeutische Methoden zur Änderung von Verhaltensweisen [240].
- Treffen von erwachsenen Stotternden mit Eltern von älteren Kindern und Jugendlichen, um die Auseinandersetzung mit einem möglicherweise überdauernden Stottern zu fördern.

Methoden zum Kindbezug

Eine kind- und störungsbildgerechte Art der Vermittlung von Lerninhalten umfasst:

- Kontinuierliche **Absprachen** bzgl. Zielen und Vorgehensweisen: Den Eltern und dem Kind soll bewusst sein, worauf die Interventionen der Logopädin abzielen (z. B. bei einem Schulkind: *„Erinnerst du dich, wie du vorhin ‚Activity' sagen wolltest und wie du bei dem ‚A' nicht weitergekommen bist? Heute möchte ich mit dir untersuchen, was genau passiert, wenn dein Mund da so streikt, damit wir herausfinden können, wie du die Chefin über deinen Mund wirst und dich besser aus dem Stottern befreien kannst."*
- Das **Modelllernen**: Alles, was das Kind einmal machen soll, macht ihm die Therapeutin immer wieder vor (z. B. Stottern ohne Anstrengung, gelassenes Thematisieren von Stottern etc.).
- Die Erlaubnis an das Kind, so oft wie sinnvoll und möglich **über das Verhalten der Therapeutin zu bestimmen** (z. B. Stärke der Anstrengung beim Pseudostottern, In-vivo-Übungen etc.). Durch die Möglichkeit, zuerst über das Verhalten der Therapeutin zu bestimmen, soll gewährleistet werden, dass das Kind nicht überfordert wird, und sichergestellt sein, dass es ausreichend desensibilisiert ist, die Übung selbst durchzuführen.
- Grundsätzlich die **Arbeit am imitierten Stottern** vor der Arbeit am echten Symptom.
- **Anschauliche und konkrete Vermittlung**, z. B. durch Einkleidung in Geschichten, Einbeziehen der Erfahrungswelt des Kindes, Bewegungsunterstützung, konkrete Begriffe wie „Froschwörter" statt „Teilwortwiederholungen".
- Berücksichtigung des **individuellen Lerntempos**, das sich bei ein und demselben Kind im emotionalen, kognitiven und sensorisch-motorischen Bereich unterscheiden kann. Entsprechend kleinschrittig müssen die Lernschritte aufeinander aufbauen und entsprechend viel muss im Einzelfall geübt werden (z. B. motorische Abläufe). Nicht zu unterschätzen ist der zeitliche Aufwand, neue motorische Abläufe zu üben und ggf. auch zwischen den Therapieeinheiten durch Hausaufgaben zu festigen oder stabil zu halten.
- Planung innerhalb der Ebenen: **linguistische Komplexität und Situation**. Die gesamte Therapieplanung ist davon geprägt, dass das gewählte Niveau auf 2 Achsen variiert werden kann: das linguistische Niveau und der Schwierigkeitsgrad des Sprechanlasses/der Situation (▶ Abb. 3.6). So kann z. B. das linguistische Niveau beibehalten oder gesenkt werden, wenn dafür der Schwierigkeitsgrad der Übung durch die Wahl der Situation steigt. Das kann durch kommunikative Stressoren erfolgen (z. B. ein Spiel mit Zeitdruck) oder durch die Situation selbst, z. B. Gespräch mit einer fremden Person versus einer vertrauten Person.
- Die Auswahl von **motivierenden Sprechanlässen und Spielmaterialien**, die nach Möglichkeit eine kommunikative Notwendigkeit beinhalten sollten, wie z. B. Pseudostottern auf Einwortebene in dem Ratespiel „Welches Tier ist das: Ra-ra-ra-ratte". Dies ist motivierender als das Benennen von Bildkärtchen. Dabei darf die Spielidee jedoch nicht so sehr motivieren, dass das Kind vom geplanten Lerninhalt abgelenkt wird.

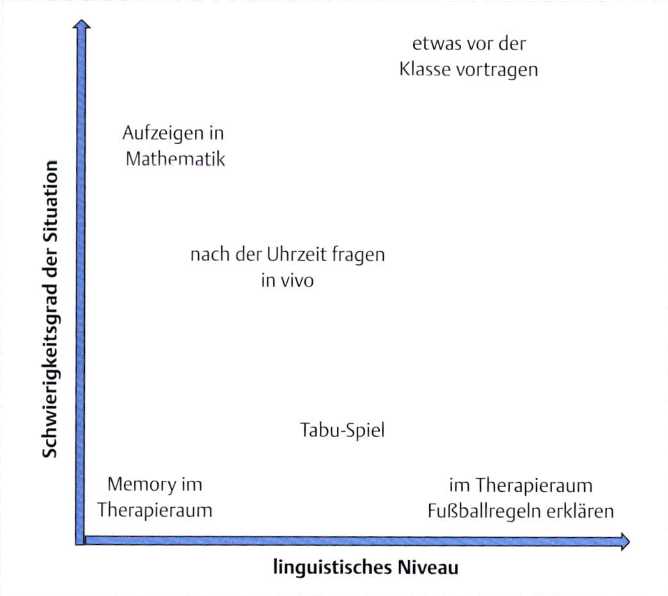

Abb. 3.6 Linguistische Komplexität und Situation. Steigerung des linguistischen Niveaus und des Schwierigkeitsgrades einer Situation.

- Einen **individuell geplanten Stundenaufbau**, der die Konzentrationsfähigkeit, die Frustrationstoleranz, die persönlichen Vorlieben (z. B. das Bewegungsbedürfnis) des Kindes berücksichtigt und neben Phasen ernsthafter Arbeit auch Spiel und viel Spaß beinhaltet – die Kinder sollen gerne zur Therapie kommen. Dazu gehört auch, dass nur Dinge geübt werden, die auch für das betreffende Kind relevant sind (z. B. muss im Pseudostottern das Prinzip der Blockierungen nicht eingeführt werden, wenn das Kind in seiner Symptomatik keine Blockierungen zeigt) und dass die zu lernenden oder übenden Inhalte hierarchisch strukturiert werden.
- Üben im **geschützten Raum:** Ein wichtiges Prinzip ist, dass immer erst im „So-tun-als-ob" geübt wird, bevor es auf die Symptome des Kindes angewandt wird. Die Kinder werden ermuntert, zu zeigen, wenn ihnen eine Aufgabe zu schwer wird. In der Therapie besteht das Spannungsfeld, neue schwierige Sachen zu üben und sich trotzdem sicher genug zu fühlen. Dazu gehört auch, Fehler machen zu dürfen. Für die Therapiephasen, in denen neue motorische Abläufe eingeübt werden, kann es daher auch von Vorteil sein, alleine mit dem Kind zu üben und die Eltern erst anschließend wieder dazu zu bitten.
- **Die Erlaubnis, Fehler zu machen:** Dazu gehört, dass für das Gelingen mancher Aufgaben wiederholte Versuche nötig sein dürfen und dass ernst genommen wird, wenn sich ein Kind durch eine Aufgabe überfordert fühlt. Dann bespricht man am besten mit dem Kind, in welcher Form die Anforderung bewältigt werden kann, statt die Aufgabe abzubrechen.
  Dieses Prinzip kann die Therapeutin authentisch verkörpern, indem sie eigene Fehler verbalisiert, ggf. ihre dazugehörigen Gefühle äußert und dann eine Problemlösestrategie vormacht, z. B.: *„Ich sag jetzt K-Ka-ka-katze. Oh, ich wollte ein Froschwort machen und habe mich so angestrengt, dass das Wort erst einmal steckengeblieben ist. Tja, ich bin wohl schon ein bisschen müde von unserem Spiel vorher. Jetzt probiere ich es noch einmal: Ka-ka-ka-katze. Ja, das hat mir besser gefallen".*
- **Geeignete Hilfen**: Dazu ist eine Analyse nötig, wodurch das Kind überfordert ist. Ist z. B. der Schweregrad der Übung angemessen gewählt? Braucht das Kind Unterstützung – z. B. auditiv, visuell, fein- oder grobmotorisch, durch lautunterstützende Bewegungen? Bringt das Kind durch seine bisherige Entwicklung die Voraussetzung mit, die Beispiele auditiv zu identifizieren/die Übung kognitiv zu erfassen?

- Berücksichtigung der **situationsabhängigen Variabilität** des Stotterns, z. B. Auswahl von geeigneten Spielen, in denen Symptome auftreten, um echte Symptome bearbeiten zu können.
- Die Therapeutin vermittelt mit ihrem Verhalten **Transparenz und Ehrlichkeit** in Bezug auf die Therapieziele. Das bedeutet, keine falschen Versprechungen oder Prognosen in einer Phase zu machen, in der die Symptome weniger werden. Auch die Rückmeldungen an das Kind sind aufrichtig. Dazu ein Beispiel: *„Jetzt habe ich gemerkt, dass du ganz fest probiert hast, das Wort leichter zu machen. Das ist klasse, wie du mitmachst! Aber es ist noch ganz schön schwer, oder? Ich habe gehört, wie da noch das ‚ähm' war, das dich so stört, wenn du feststeckst."*
- Die Therapeutin zeigt die Bereitschaft, das Kind und seine Eltern in ihren Wünschen und Bedürfnissen **ernst zu nehmen** und zu **respektieren**, indem sie z. B. die Ängste des Kindes nicht bagatellisiert oder indem sie stotternde Eltern nicht zu einer eigenen Stottertherapie drängt, wenn sie sich nach entsprechender Information dagegen entschieden haben. Sie macht ihnen auch nicht den Vorwurf, sie seien kein „gutes" Vorbild.
- Die Therapeutin sieht in jeder Therapie eine Chance, **Multiplikator*innen** zu finden (Betroffene, Familienangehörige, Erzieher*innen, Ärzte und Ärztinnen, Lehrer*innen), die die Belange der Stotternden unterstützen und Vorurteile abbauen.
- Die Therapeutin ergreift Maßnahmen, um das Kind und die Eltern von der Therapeutin **unabhängig** zu machen. Dazu gehört, dass sie ihnen das Phänomen erklärt, dass die situations- und personenabhängigen Schwankungen von Stottern (Erwartungshaltung, Konditionierung etc.) bewirken, dass in Gegenwart der Therapeutin auch die schwierigsten Situationen zu meistern sind, aber keine Generalisierung stattfindet. Sie darf sich in dieser Situation nicht dazu verführen lassen, die Erfolge nur der eigenen Person zuzuschreiben.

Rahmenbedingungen für KIDS

KIDS wurde schwerpunktmäßig in der ambulanten Einzeltherapie entwickelt und evaluiert. Eine Ergänzung durch kurze Phasen intensiver Gruppentherapie ist vom fachlichen Gesichtspunkt her sehr wünschenswert. Die in diesem Buch beschriebenen Verfahren wurden überwiegend in ambulanter Therapie erprobt. Inzwischen finden sie aber auch breite Anwendung in logopädischen Therapien, die im schulischen Kontext als Einzeltherapie angeboten werden. Hier ist darauf zu achten, ob z. B. eine erwachsene Person im Schulhaus die Unterstützung bei den logopädischen Hausaufgaben übernimmt oder wie der Kontakt zu den Eltern auf anderem Weg gehalten werden kann (online, Sprachnachrichten, regelmäßige Elterngespräche).

Häufigkeit der Behandlungstermine

Grundsätzlich ist eine Therapie nach KIDS erfolgversprechend, wenn mindestens 1 Termin pro Woche (45 min) stattfindet. Wenn sich die Therapie bei sehr leichter Symptomatik auf Elternarbeit beschränkt, können größere Zeiträume sinnvoll sein. Eine höhere Termindichte (mehrere Termine pro Woche) ist günstig in Phasen mit motorischem Lernen (genug Übungsmöglichkeiten, Verhindern von Verlernen) oder in der Desensibilisierung, um zu verhindern, dass ein Kind seine Ängste in langen Pausen wieder aufbaut. In der Stabilisierung können die Termine in zunehmend größeren Abständen geplant werden.

Dauer der Therapie

Grundsätzlich unterscheidet man Therapieprogramme mit festgelegter Stundenzahl (sie werden unabhängig vom Ergebnis beendet) und individuell geplante Therapieansätze wie KIDS. Die Dauer individualisierter Vorgehensweisen hängt davon ab, wann das Kind die vereinbarten Zielkriterien erreicht hat.

Eine kurze Therapie nach KIDS ist wahrscheinlicher, wenn:

- das Stottern früh nach dem ersten Auftreten behandelt wird,
- keine weiteren Risikofaktoren (z. B. familiäre Häufung überdauernden Stotterns, phonologische Störung, negative psychische Reaktionen) vorliegen,
- das Kind motiviert ist,
- Eltern und weitere Personen aus dem Umfeld engagiert mitarbeiten,

- ausreichend oft Behandlungstermine möglich sind,
- die Therapeutin über Fachwissen und Methodenkenntnisse verfügt.

Dementsprechend ist eine längere Therapiedauer zu erwarten, wenn:
- das Stottern schon länger besteht und viele dysfunktionelle Coping-Strategien abzubauen sind,
- eine oder mehrere vorherige Therapien stattgefunden haben,
- weitere Risikofaktoren vorliegen,
- keine ausreichende Motivation des Kindes besteht,
- Schwierigkeiten in der Elternberatung und der Zusammenarbeit mit Lehrer*innen/Erzieher*innen bestehen,
- die Behandlung zu selten oder unregelmäßig stattfindet,
- die Therapie nicht an die Bedürfnisse des Kindes angepasst wird, z. B. weil die Therapeutin für jedes Kind die gleiche Therapie plant.

Nachsorge und Auffrischungstermine

Die Notwendigkeit der Nachsorge in der Stottertherapie begründet sich darin, dass die Stabilität der durch die Therapie erreichten Veränderungen nicht einzuschätzen ist. Deshalb bereitet KIDS Eltern und Kinder darauf vor, dass die Symptomatik wieder zunehmen und der Einsatz funktioneller Coping-Strategien schwerfallen kann. Sie erarbeitet mit ihnen für diesen Fall Maßnahmen zur Selbsthilfe. Wenn sich die Betroffenen dabei unsicher oder überfordert fühlen, können sie Auffrischungstermine vereinbaren. Wenn deutlich wird, dass eine Familie voraussichtlich nicht in der Lage sein wird, selbst im Bedarfsfall einen Wiedervorstellungstermin zu vereinbaren, kann die Therapeutin Kontrolltermine absprechen.

Gruppentherapie

Gruppentherapie ist vor allem ab dem Grundschulalter eine wünschenswerte Ergänzung oder Alternative zur Einzeltherapie. Sie schafft ein kontrollierbares soziales „Übungsfeld" und ermöglicht Kontakte zu Gleichaltrigen und zu anderen Betroffenen. Das Kind erlebt, dass andere Kinder gleichartige Probleme haben. Es kann Erfahrungen austauschen und erfährt so Entlastung. Es erlebt, dass Stottern auch bei den anderen Gruppenmitgliedern nur eine begrenzte Bedeutung hat und dass die anderen Stotternden auch „ganz normal" sind. Im günstigsten Fall entsteht eine Solidarisierung der Gruppenteilnehmer*innen untereinander. Dieser in Selbsthilfegruppen häufige Effekt bewirkt ein selbstbewussteres Auftreten und größere Selbstakzeptanz.

Auch Lernprozesse am Modell werden begünstigt. Wenn ein Kind nicht selbst den Mut für die Arbeit an einem unangenehmen Thema aufbringt, profitiert es davon, dass andere Kinder sich damit beschäftigen. Manchmal beginnt es dann, darüber in der Einzeltherapie zu sprechen.

Wirkfaktoren in der Gruppe

In einer Gruppe gibt es viele motivierende und aktuelle Sprechanlässe. Die Gelegenheit zur Enttabuisierung und Relativierung von Stottern ergibt sich leichter als in der Einzeltherapie. Mit Relativierung ist hier gemeint, dass die Kinder ihre eigene Kern- und Begleitsymptomatik mit der der anderen vergleichen, z. B.: *„Der Kai ist viel stärker und stottert weniger als ich, aber er hat viel mehr Angst vor dem Sprechen."* Wenn ein Kind eine viel ausgeprägtere Symptomatik als die anderen hat und sehr darunter leidet, wird ihm das natürlich auch in der Gruppe bewusst. Dies ist jedoch kein Argument, ein Kind nicht an einer Gruppe teilnehmen zu lassen, da es hier erfahren kann, unabhängig von seiner Symptomatik wertgeschätzt zu werden.

Die Stabilisierung einer flüssigeren Sprechweise kann motivierend und effektiv gestaltet werden, die Kinder können sich dabei gegenseitig unterstützen und Generalisierungshemmnisse können direkt in der Kommunikation der Gruppe bearbeitet werden. Ohne großen Aufwand erfolgt eine Desensibilisierung gegen Auslöser für Stottern, etwa viele Zuhörende.

Auswahl der Kinder

Hier ist es günstig, 3–6 Kinder im Vorschul- oder Schulalter, möglichst Jungen und Mädchen zusammen, in die Gruppe aufzunehmen. Es sollten keine zu großen Entwicklungsdifferenzen bestehen. Kinder, die ständig die Aufmerksamkeit der Therapeutin für sich allein beanspruchen und auch Geschwister sind in Gruppen oft sehr problematisch (Konkurrenz). Günstig ist es, wenn alle Kinder die Therapeutin vorher schon kennen.

Zielsetzung und Führungsstil

Die Gruppe kann in der Stottertherapie für unterschiedliche Zielbereiche eingesetzt werden. Sie kann zur Bearbeitung der Stottersymptomatik, zur Veränderung der psychischen Reaktionen und zur Verbesserung der psychosozialen Kompetenz genutzt werden (▶ Abb. 3.7). Je nach Zielsetzung eignet sich ein direktiver oder eher offener Führungsstil. Die Therapeutin kann in einer Stunde mit einem einzelnen Kind arbeiten, die anderen schauen zu oder werden mit einbezogen. Sie kann in der gleichen Stunde auch mit der ganzen Gruppe, in Kleingruppen oder in Paaren arbeiten. Bei Aktivitäten der Kinder untereinander bekommt die Therapeutin die Funktion einer Moderatorin. Dies gilt vor allem bei Rollenspielen und Problemdiskussionen, die sich als günstige Arbeitsformen bewährt haben. Hier sollte die Leitung nicht mitspielen, damit sie schützen, unterstützen und eingreifen kann [128].

Aufgabe der Gruppenleitung

Die Sitzung wird von der Gruppenleitung vorstrukturiert. Im Prozess entscheidet sie, ob im Therapiegeschehen die Planung, Störungen oder die Gruppendynamik Vorrang hat (Themenzentrierte Interaktion – TZI; [68]). Sie nimmt wahr, ob sich Kinder verletzt fühlen und sorgt für Schutz und Sicherheit durch Grenzen und Regeln, die in der Gruppe selbst erarbeitet werden. In der Kommunikation ist darauf zu achten, dass Kinder nicht mit der Therapeutin über ein anderes Kind aus der Gruppe sprechen, sondern dass sie sich direkt an das betreffende Kind wenden. Die direkte Äußerung von Meinungen und Gefühlen kann unterstützt werden, indem die Therapeutin für das Kind verbalisiert, z. B. wenn ein Kind zum anderen sagt: *„Warum hast du mich gestoßen!“* Therapeutin: *„Jetzt bist du so richtig sauer auf den Michael.“* Sie kann auch nachfragen, z. B. *„Und wie fühlst du dich, wenn der dich anrempelt?“* Sie achtet außerdem darauf, dass die Kinder einander zuhören und die in der Gruppe zu Beginn vereinbarten Gesprächsregeln (aufzeigen, ausreden lassen, zuhören, nicht auslachen) einhalten.

Inhalte

Je nach Zielsetzung gibt es eine Vielzahl von möglichen Inhalten. Dazu gehören z. B.:

- Rituale für eine Aufwärmphase, z. B. lustiges, sprachfreies Gruppenspiel [187] und für das Stundenende, z. B. Aufräumen, Gespräch im Sitzkreis, Stundenreflexion,
- Diskussion über den geplanten Stundenverlauf und Verhandlung der diesbezüglichen Wünsche der Kinder,
- Erarbeitung von Gesprächsregeln,
- Erarbeitung und Übung der Inhalte aus den verschiedenen Therapiebereichen (z. B. Pseudostottern zur Desensibilisierung gegen eigene Symptome, Identifizierung und Differenzierung verschiedener Symptome, Symptomlösetechnik etc.),

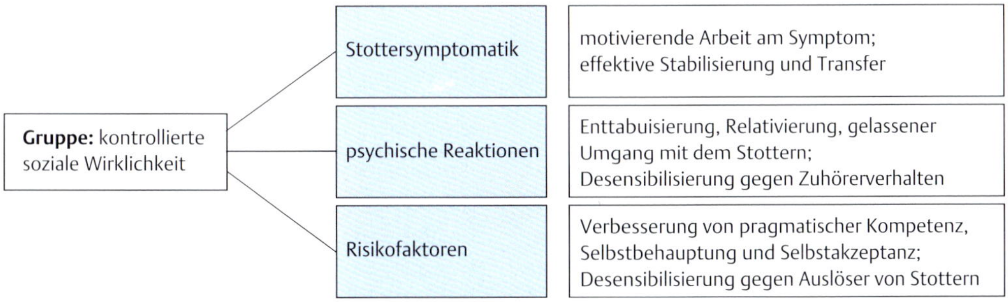

Abb. 3.7 Gruppentherapie. Arbeitsbereiche in der Gruppentherapie von Stottern.

- Diskussion und Rollenspiele zu Problemsituationen, z. B. ausgelacht werden, und zu günstigen pragmatischen Strategien, z. B. wann kann ich erwarten, dass mir ein anderer zuhört und wie erlange ich seine Aufmerksamkeit,
- Reflexion über die eigene Situation als Stotternder, z. B. Erstellung eines Spielfilms zum Thema Schule (vgl. [250]) oder Diskussion mit Erwachsenen aus einer Stotterer-Selbsthilfegruppe,
- gemeinsame Spielaktivitäten zum Kennenlernen oder für einen unbelasteten Kontakt und Sprechfreude,
- In-vivo-Projekte, z. B. Passantenbefragung, Theateraufführung für Eltern, Freunde und Geschwister,
- Erarbeitung eines selbstbewussten Umgangs mit Stottern, z. B. einen Informationsfilm oder ein Merkblatt erstellen,
- Vorbereitung und Durchführung einer Unterrichtseinheit zum Stottern.

Allgemeine Hinweise

Anregungen zu Vorgehensweisen und Inhalten bieten auch Katz-Bernstein und Subellok [189] sowie Badegruber [14],[15]. Zum Umgang mit schwierigen Gruppenprozessen empfiehlt sich Supervision, z. B. wenn ein Kind in der Gruppe kein Wort herausbringt, ständige Aufmerksamkeit fordert oder ausgegrenzt wird, wenn die Kinder „total aufdrehen" oder sich nicht aufeinander beziehen.

Wenn parallel Gruppen- und Einzeltherapien stattfinden, muss mit allen Kindern geklärt sein, dass in den Einzelstunden nicht über das Geschehen in der Gruppe und die anderen Kinder gesprochen wird.

3.6.12 Planungshilfen

Jede Therapieplanung und -durchführung muss sorgfältig auf die individuellen Gegebenheiten und Bedürfnisse und deren Veränderungen abgestimmt sein. Ein 2-jähriges Kind, das seit einigen Monaten stottert, deutliche Anzeichen von Frustration zeigt und durch seine familiäre Disposition ein erhöhtes Risiko hat, ein chronisches Stottern zu entwickeln, braucht nicht die gleiche Therapie wie ein 9-jähriges Kind, das intermittierend stottert und in der Schule wegen seines Stotterns benachteiligt und ausgegrenzt wird.

Therapiebeginn

Zu Therapiebeginn können die Grobziele nur für den folgenden Therapieabschnitt (in der Regel 10 Sitzungen) festgelegt werden. Diese Planung wird mit den Eltern und ggf. auch mit dem Kind im Sinne der Vertragsarbeit (S. 161) besprochen.

Therapieplanung im Verlauf

Die weitergehende Planung ist jedoch ein dynamischer Prozess und muss an die Entwicklung des Kindes, die Veränderung der Symptomatik oder der Umwelt angepasst werden. Grundlage dafür ist eine kontinuierliche Beobachtung des Verhaltens und die Befragung der Bezugspersonen. Auch Veränderungen durch die Therapie erfordern Ursachenforschung und eine flexible Neuplanung. So kann sich beispielsweise durch die Enttabuisierung und Desensibilisierung das Vermeideverhalten reduzieren und die Symptomhäufigkeit erhöhen. Möglicherweise kann erst jetzt die Arbeit an der eigentlichen Symptomatik stattfinden. Außerdem muss die Planung der Elternarbeit berücksichtigen, dass die Eltern vermutlich über eine „Verschlechterung" im Rahmen der Therapie verunsichert sind.

Folgende Fragestellungen sind bei einer variablen Therapieplanung zu klären:

- Was ist im Moment am dringendsten, was macht die meisten Probleme? Muss z. B. zuerst sichergestellt werden, dass der Großvater, der regelmäßig das Kind betreut, nicht mehr mit Sanktionen und Beschämung auf das Stottern reagiert?
- Welche Ziele sind schnell zu erreichen, welche nur langfristig? Die Informationsvermittlung an die Eltern muss z. B. kontinuierlich, langfristig und an deren Bedürfnisse und Erlebnisse angepasst erfolgen.
- In welcher Weise können sich die Eltern auf eine Elternbeteiligung einlassen?
- Wie offen gehen das Kind und die Familie mit Stottern um, wie gut sind sie desensibilisiert?
- In welchen Bereichen muss eine bestimmte Reihenfolge von Erarbeitungsschritten eingehalten werden? So kann z. B. nicht direkt an den Symptomen gearbeitet werden, solange das Kind das Thema „Symptomatik" völlig tabuisiert.

- Für welche Therapieziele müssen welche grundlegenden Fähigkeiten vorhanden sein? Müssen diese vorher erarbeitet werden? Sind z. B. die auditiven Fähigkeiten bereits weit genug entwickelt, um an der auditiven Differenzierung von Stottersymptomen zu arbeiten?
- Welche Inhalte sind relevant, weil sie im Lauf der weiteren Therapie noch gebraucht werden? Es ist z. B. nicht nötig, im Pseudostottern Blockierungen einzuführen, wenn das Kind keine Blockierungen zeigt.
- Gibt es Risikofaktoren, die Priorität haben? Ein Kind ist z. B. durch seine phonologische Störung unabhängig vom Stottern weitgehend unverständlich. Durch die kommunikative Behinderung hat es immer wieder Misserfolgserlebnisse mit dem Sprechen und eine geringe Bereitschaft, am Sprechen zu arbeiten.
- Gibt es Anliegen der Eltern oder des Kindes, was sich zuerst verändern soll? Lassen sich diese Wünsche berücksichtigen?

Grob- und Feinziele

Die Grobziele in den 3 Bereichen der Stottertherapie: Stotterverhalten, psychische Reaktionen und Risikofaktoren sind in ▶ Tab. 3.8 dargestellt.

Bei der Planung von Grob- und Feinzielen wird entschieden, welche Schwerpunkte parallel und welche nacheinander bearbeitet werden sollen. Die Erarbeitung der Feinziele innerhalb einer Therapiesitzung berücksichtigt weitere Faktoren wie:

- individuelle Fähigkeiten des Kindes (z. B. Aufmerksamkeitsspanne des Kindes; Zeit, die es braucht, um sich auf eine neue Spielidee einzulassen),
- Beziehung zwischen Therapeutin und Kind (z. B. ob vertrauensaufbauende Maßnahmen nötig sind, bevor die Enttabuisierung beginnen kann),
- Stimmung des Kindes (z. B., wenn das Kind schon so frustriert und genervt ist, dass es zu Therapiebeginn erst einmal ein „schnelles Erfolgserlebnis“ braucht).

Tab. 3.8 Grobziele in den 3 Bereichen der Stottertherapie.

Schwerpunkt	Grobziele
Therapiebereich Stotterverhalten	
Wahrnehmung	Fähigkeit zur Wahrnehmung (taktil-kinästhetisch, propriozeptiv, auditiv, visuell) von: • Artikulationsart • Artikulationsort • Symptomart • Symptomqualität Fähigkeit, 2 Aufgaben gleichzeitig zu bewältigen (z. B. sprachliche Anforderung und Wahrnehmung der Symptomatik)
Motorik	Fähigkeit zur motorischen Steuerung der Artikulation und Phonation: • Pseudosymptome • echte Symptome
Therapiebereich psychische Reaktionen	
Wissen über Stottern	Aneignung von Wissen über: • Stottern • Reaktionen von Gesprächspartnern • das Bild von Stottern in der Gesellschaft • Fähigkeit, selbst Informationen zu geben
Emotionaler und kognitiver Umgang mit Stottern	Fähigkeit zur Reflexion und konstruktiven Verarbeitung von Emotionen und Verhaltensweisen in Verbindung mit Stottern Fähigkeit zum selbstakzeptierenden und selbstbehauptenden Umgang mit: • Kontrollverlust • Situationsabhängigkeit • Schüben • Reaktionen der Gesprächspartner

Tab. 3.8 Fortsetzung

Schwerpunkt	Grobziele
Therapiebereich Risikofaktoren (hier Auswahl)	
Sprachentwicklung	Aneignung eines altersgemäßen Sprachentwicklungsstandes
Spiel- und Sozialverhalten	Fähigkeit zu: • Problemlösen • Selbstbehauptung • pragmatischer Kompetenz • Fehlertoleranz etc.
Information der Umgebung über Stottern	Wissen über: • Stottern • Diagnostik und Therapie • angemessene Reaktionen auf Stottern • das Bild von Stottern in der Gesellschaft
Umgang der Bezugspersonen mit Stottern	Fähigkeit zu akzeptierenden Reaktionen auf: • die Symptomatik des Kindes • auf die Verhaltensweisen des Kindes in Verbindung mit seiner Symptomatik • eigene Verhaltensweisen, Emotionen, Gedanken Fähigkeit, selbst Informationen zu geben Fähigkeit, das Kind im Umgang mit seinem Stottern zu unterstützen

Voraussetzungen

Zur Planung der Therapie gehört auch, zu klären, ob folgende Voraussetzungen (S. 161) gegeben sind:

- Sind die Eltern/das Kind über den Therapieplan informiert? Besteht ein gültiger Dreiecksvertrag? Bei Kindern unter 4 Jahren reicht die Information an sie, dass sie wegen des Stotterns kommen.
- Ist die Mitarbeit der Eltern gesichert?
- Besteht Konsens zwischen den Eltern und der Therapeutin hinsichtlich der Zielsetzung der Therapie (Erhöhen der Remissionschancen, aber keine Zusicherung von Heilung)?
- Ist der organisatorische Rahmen geklärt (Häufigkeit und Dauer von Sitzungen, Teilnehmer*innen der Sitzungen, Elterntermine, Elterngruppe)?
- Ist die Kostenübernahme gesichert (z. B. Einzeltherapie und parallele Elterngruppe)?
- Ist gesichert, dass die Therapeutin die Verantwortung übernehmen kann (Qualifikation, Langzeittherapieplatz vorhanden)?

3.6.13 Qualifikation der Therapeutin

Die Qualifikation einer Therapeutin für eine Stottertherapie äußert sich in ihrem Vermögen, eine therapeutische Beziehung zum Kind aufzubauen, in ihren Einstellungen und ihrem fachlichen Wissen sowie in ihrem Verhalten gegenüber Kind und Eltern.

Fachspezifische Qualifikation der Therapeutin

Von einer professionellen Therapie wird erwartet, dass sie auf dem Stand der aktuellen Forschung beruht. Für die Therapeutin bedeutet dies Folgendes (siehe auch Guitar [154] und „Wenn Kinder stottern – Tipps zur Therapeutensuche“ [57]):

- Eine angemessene Grundausbildung oder umfassende Weiterbildung in Theorie, Diagnostik und Therapie des Stotterns und im Bereich SES.
- Eine Grundqualifikation, um die Therapie planen sowie die eigenen Kenntnisse und Grenzen reflektieren zu können.
- Eine beraterische Basisqualifikation im Hinblick auf die Elternarbeit.

- Kontinuierliche Weiterbildung durch Teilnahme an Seminaren und Fortbildungen sowie anhand von Fachliteratur.
- Erfahrung mit bzw. Zugang zu Supervision oder kollegialem Austausch.

Merke

Anregungen und Kontakte, um sich angemessen zu qualifizieren, bieten Berufsverbände, Organisationen von Stottertherapeuten (ESS, IVS, IFA) oder die Bundesvereinigung Stottern und Selbsthilfe e. V. (Adressen im Anhang, s. Kap. 4).

Einstellung der Therapeutin

In der Stottertherapie geht es neben der Vermittlung eines günstigen Sprech- bzw. Stotterverhaltens wesentlich um die Reflektion von Einstellungen und Gefühlen zum Stottern. Daher kommt den Einstellungen der Therapeutin große Bedeutung zu.

Realistische Zielsetzung

Eine Remission und der wirksame Einsatz der Sprechtechniken sind Ziele, die dazu verleiten können, eine Therapie endlos fortzuführen. Jede Therapeutin muss sich bewusst sein, dass nicht in allen Fällen eine Remission möglich ist. Im Laufe der Therapie muss sie sich immer wieder fragen, ob dies für Kind und Eltern deutlich wird oder ob sie sich selbst unter den unrealistisch hohen Erfolgsdruck einer Remission setzt und diesen an die Eltern oder das Kind weitergibt. Eine vorsichtige Prognose, wiederholte Aufklärung und realistische Therapieziele verhindern diesen unangemessenen Erfolgsdruck und Probleme, die dadurch entstehen könnten. Das bedeutet nicht, dass die Therapeutin eine Remission ausschließt, sondern dass sie die Zuversicht vermitteln kann, dem Kind und seinen Eltern den Umgang mit dem Stottern so zu erleichtern, dass es in seiner persönlichen Entwicklung keine Nachteile erfährt, falls das Stottern bestehen bleibt und sie ihre gesamte professionelle Kompetenz einsetzt, um dem Kind die Remission zu erleichtern.

Die Therapeutin muss auch ihre Zielsetzungen hinterfragen, wenn das Kind offen stotternd zufrieden seinen Alltag bewältigt und sich entschieden hat, nur selten die Sprechtechniken einzusetzen, d. h. dann, wenn es selbst den Bedarf dafür sieht. Ebenso beinhaltet eine realistische Zielsetzung, zu akzeptieren, dass unter bestimmten Bedingungen (hoher Stress, komplexe sprachliche Anforderung) Symptome nicht gelöst werden können. Auch hier ist es wichtig, Kind und Eltern darauf vorzubereiten und nicht selbst hartnäckig das Ziel weiter zu verfolgen, sondern die Verarbeitung des Kontrollverlustes zu unterstützen.

Bereitschaft, als Modell zu fungieren

Lernen bei Kindern und im psychosozialen Bereich, aber auch bei den Eltern geschieht vielfach anhand eines Modells. Daher ist es die Aufgabe einer Therapeutin, sich folgende modellhafte Verhaltensweisen und Einstellungen zu erarbeiten:

- Gelassener Umgang mit Stottern und dem damit verbundenen Tabu. Um dies modellieren zu können, bedarf es eigener Enttabuisierung und Desensibilisierung. Eine Selbsterfahrung mit dem Thematisieren von Stottern und die Bearbeitung der eigenen Schamgefühle beim Pseudostottern außerhalb des Therapieraums sind dafür Voraussetzung. Verständlicherweise fällt es Therapeut*innen schwer, den Begriff „Stottern“ vorurteilsfrei zu verwenden, wenn sie selbst früher einmal gelernt hatten, dass man diesen Begriff erst bei älteren Kindern verwenden darf, wenn keine Remission mehr zu erwarten ist und die vorzeitige Zuschreibung ein Störungsbewusstsein beim Kind vermittelt (vgl. [441]).
- Bereitschaft zu einer therapeutischen Beziehung. Für die Arbeit im Bereich psychische Reaktionen ist eine empathische, engagierte, achtsame und respektvolle Beziehung zwischen Kind und Therapeutin eine wesentliche Voraussetzung. Diese Beziehung ist gleichsam der geschützte Raum, in dem die Konfrontation mit dem Stottern, die Enttabuisierung und die Desensibilisierung möglich werden.

- Bereitschaft zur Konfrontation. In einer Stottertherapie darf die Therapeutin nicht vermeiden, unangenehme Themen anzusprechen. Sie achtet jedoch darauf, die Konfrontation zu einem Zeitpunkt und in einer Art vorzubringen, dass das Kind und/oder die Eltern sie annehmen können.
- Bereitschaft, das eigene Vorgehen infrage zu stellen. Stottertherapie ist eine Einzelfalltherapie, die von der Situation des Kindes und seinen Eltern, dem bisherigen Therapieprozess, dem Wissensstand und der Befindlichkeit der Therapeutin gesteuert wird. Daher gilt es, immer wieder das eigene therapeutische Vorgehen zu hinterfragen und sich anhand von Fachliteratur, dem Austausch mit Kolleg*innen, Weiterbildung und/oder Supervision weiter zu qualifizieren und ggf. über eine angemessenere Behandlung (z. B. Familientherapie) zu informieren, wenn die Grenzen der eigenen Möglichkeiten erreicht sind.
- Bereitschaft zur Zusammenarbeit. Die Zusammenarbeit mit Eltern und anderen Bezugspersonen, Kolleg*innen, der Bundesvereinigung Stottern und Selbsthilfe e. V. und mit Therapeut*innen aus anderen Berufsgruppen erweitert das Spektrum der therapeutischen Möglichkeiten und ermöglicht der Therapeutin, ihre Aufgabe verantwortungsvoll durchzuführen.

Kommunikationsverhalten der Therapeutin

Das Kommunikationsverhalten der Therapeutin zeigt **alle Aspekte ungeteilter Aufmerksamkeit für die Äußerungen des Kindes**, d. h. aktives Zuhören, corrective Feedback, parallel Talking, keine Unterbrechungen (vgl. [83], [436]). So vermittelt sie dem Kind, dass es ausreichend Zeit hat, seine Gedanken zu formulieren, und vor allem, dass seine Äußerungen wichtig sind und gehört werden. Bei längeren Äußerungen des Kindes, die wegen der thematischen Komplexität oder wegen emotionaler Beteiligung etwas „konfus“ klingen, kann man dem Kind unabhängig vom Stottern zurückmelden, was man schon verstanden hat.

Beispiel

„Ich hab schon verstanden, dass du mit in den Führerstand der Lok durftest. Ich weiß jetzt nur noch nicht, ob du da drin auch Kohlen geschaufelt hast.“

3.7 Mini-KIDS und KIDS

Mini-KIDS beschreibt die Therapie mit Kindern von 2–3 Jahren; KIDS die Arbeit mit den Kindern bis ins Grundschulalter. Ein Elternteil oder ein anderer Erwachsener ist dabei in den meisten Therapiesituationen anwesend. Wenn möglich, wird die Therapie des Kindes parallel durch die Teilnahme der Eltern an einer Elterngruppe ergänzt. Wenn hier von jüngeren Kindern die Rede ist, sind Kleinkinder (2- bis 3-Jährige) gemeint, sonst Kindergarten- und Grundschulkinder (4- bis 8-Jährige). Die Therapieziele sind bei den jüngeren Kindern die gleichen wie bei den älteren Kindern. Allerdings unterscheiden sich die Methoden der Umsetzung und das Material in diesen beiden Altersgruppen. Wenn die Therapie in einem Setting durchgeführt wird, in dem die Beteiligung eines Elternteils nicht möglich ist (z. B. Schule), kann auch eine andere erwachsene Person, z. B. die Lehrerin, die Unterstützung im Alltag für das Kind leisten, wenn sie entsprechend angeleitet ist. Wenn, wie z. B. in der Schweiz, eine Schullogopädin vor Ort arbeitet, kann sie durch die Einführung und Anleitung der pädagogischen Kräfte auch präventiv die Situation von nachfolgenden stotternden Kindern verbessern.

3.7.1 Therapieziel

Therapieziel ist die Remission. Gleichzeitig wird beim nachgeordneten Therapieziel daran gearbeitet, dem Kind und seinen Eltern einen gelassenen Umgang mit dem Stottern zu vermitteln und ein kontrollierbares Stottern zu etablieren, falls keine Remission erfolgt. In beiden Fällen ist die Entlastung der Familie und die Weitergabe von Informationen zum Stottern die Grundvoraussetzung. Wie im Kapitel Prinzipien von KIDS (S. 149) beschrieben, gibt es 4 übergeordnete Therapieprinzipien:

- Die **Stärkung der Resilienz**, um den Grad der Selbstwirksamkeit zu erhöhen, um sich als kompetenten Kommunikationspartner zu erleben und wirksame Coping-Strategien zu entwickeln, falls keine Remission eintritt.
- Der **Kindbezug**, der durch eine kontinuierliche Vertragsarbeit gewährleistet wird.
- Der **Alltagsbezug**, der in Form der In-vivo-Arbeit ab der ersten Therapiephase angeboten wird.
- Die **variable Therapieplanung**, die auch bei manualgetreuem Vorgehen eine mehrdimensionale individualisierte Anpassung der Inhalte entsprechend der ICF ermöglicht.

Das Konzept Mini-KIDS basiert auf den Grundannahmen und Zielen von KIDS (S. 148) und auf der Annahme, dass Kinder in diesem Alter am besten am Modell lernen. In der Therapie arbeitet man daran, dysfunktionelle Coping-Strategien abzubauen, weil sie nicht das „eigentliche Stottern" sind, sondern der Versuch, das Stottern zu überwinden oder zu unterdrücken. Mit dem Abbau der Begleitsymptome werden kurze und unauffällige Stotterereignisse etabliert. Wenn es zudem gelingt, die negativen sekundären psychischen Reaktionen auf das Stottern abzubauen, ist ein Therapieerfolg auch dann gegeben, wenn das Kind keine Remission hat.

3.7.2 Modellfunktion der Therapeutin

Die Therapeutin stottert in der Therapie so, wie sie es dem Kind vermitteln möchte: ohne Anstrengung und selbstsicher. Bei den jüngeren Kindern hat sie damit eine Modellfunktion, da sie eine Art zu stottern vormacht, die das Kind sich „abgucken" soll. Damit Kinder das Modell nutzen können, müssen sie die entsprechenden motorischen und auditiven Fertigkeiten haben. Um es dem Kind leichter zu machen, das Modell zu übernehmen und ihm genügend Gelegenheit zu geben, das Modell zu erleben, lernen die Eltern das Prinzip des Pseudostotterns am Beispiel der Wiederholungen. In der Rahmentherapie erhalten sie die notwendigen Kenntnisse, um die Umgebung des stotternden Kindes (Geschwister, Großeltern, Erzieher*innen, Lehrer*innen) angemessen zu instruieren [345]. Die Übernahme des erwünschten Modells wird bei den jüngeren Kindern also dadurch erreicht, dass man sie in Pseudostotterereignissen „badet". Diese Methode erinnert an das Prinzip der Inputspezifizierung, wie es Siegmüller und Kauschke im Konzept der patholinguistischen Therapie beschreiben [369]. Die Kinder ab dem Kindergartenalter lernen das Pseudostottern in der Therapie durch strukturierte Übungen. Sie lernen dann, echte Symptome zu benennen, zu erkennen und schließlich zu verändern.

Die Therapeutin modelliert aber auch hier leichtes anstrengungsfreies Stottern und zeigt verschiedene Wege auf, mit dem Stottern umzugehen.

3.7.3 Überblick über das therapeutische Vorgehen

Die Therapie mit jungen Kindern muss sich flexibel an unterschiedliche Entwicklungsstände und Familiensituationen anpassen. Im Folgenden werden zunächst grundsätzliche Überlegungen zur Therapie in dieser Altersgruppe angestellt. Im Anschluss werden die verschiedenen Phasen von Mini-KIDS und KIDS beschrieben.

Pseudostottern

Im Vorgehen nach KIDS werden 2 Altersgruppen unterschieden: bei den 2- und 3-jährigen Kindern (Mini-KIDS) ist ein Elternteil in der Therapie anwesend und führt das modellierende Pseudostottern (PS) gemeinsam mit der Logopädin durch. Das Kind wird dazu eingeladen, mitzumachen und das silbenweise Segmentieren zu imitieren. Die Erfahrung zeigt, dass einige Kinder sich kaum verbal äußern, sich aber durch den Input das Stottern verändert.

Bei KIDS lernen die stotternden Kinder das Prinzip des PS als Vorbereitung auf die Modifikation (als artikulationsmotorische Übung und um die Nomenklatur kennen zu lernen) und wenn nötig zur Desensibilisierung gegen Stotterereignisse und gegen den Zeitverlust beim Sprechen. Ein Elternteil oder ein anderer Erwachsener der Umgebung wird mit einbezogen, damit er das Kind bei diesen Übungen unterstützt und gewährleistet ist, dass sowohl artikulationsmotorisch als auch hinsichtlich der Desensibilisierung ein erwachsenes Modell vorhanden ist. Wenn die Kinder über das PS nicht in ein Stottern ohne Begleitsymptome und psychische Reaktionen – und darüber möglichst in eine Remission – gelangen, lernen Sie eine Symptomlösetechnik (SLT), um ein Stotterereignis zu modifizieren. Hier wird wie in der klassischen Van-Riper-Therapie vorgegangen, wobei die Technik der Prolongation, die für den Pullout genutzt wird, nicht für alle Kinder umsetzbar ist. Wenn die Prolongationen motorisch noch nicht möglich sind, wird ein vereinfachter Pullout mit „lockerem Herausstottern" als Technik eingeführt. Die SLT wird wieder dem anwesenden Elternteil vermittelt, damit das Kind ein Modell und einen Übungspartner im Alltag hat.

Die Arbeit in dieser Altersgruppe überschneidet sich naturgemäß mit dem Vorgehen, das im Kapitel „Schul-KIDS" (S. 230) beschrieben ist.

In vivo

Mit In-vivo-Sequenzen wird gewährleistet, dass die gelernten Therapieinhalte in den Alltag des Kindes übertragen werden können. Da Stottern im Gegensatz zu sprachsystematischen Störungen situationsabhängig variiert, ist dieser Aspekt unerlässlich, um zu überprüfen, inwieweit das Ziel der externen Validität in der Therapie erreicht wurde. Die externe Validität bezeichnet ein Gütekriterium, welches die Generalisierbarkeit von Untersuchungsergebnissen – in diesem Fall der Veränderung des Stotterns im Alltag – ausdrückt. Im Gegensatz zur Erwachsenentherapie wird bereits zu Therapiebeginn in vivo gearbeitet, außerhalb des Therapiezimmers oder mit unvertrauten Personen im Therapiezimmer. In den klinischen Einrichtungen der Autor*innen gilt die Prämisse, dass man seine Vorgehensweise kritisch prüfen sollte, wenn man in den ersten 3 Therapiestunden das Zimmer nicht für eine Übung verlassen hat.

Inhaltlich gibt es große Unterschiede zur Stottertherapie mit Erwachsenen: Bei den jungen Kindern wird mit In-vivo-Sequenzen geprüft, ob das begleitende Elternteil schon ausreichend desensibilisiert und sicher ist, um PS außerhalb des geschützten Therapieraums gelassen zu hören oder selbst zu produzieren.

Bei den Kindern ab 4 Jahren nutzt man In-vivo-Situationen, um frühzeitig festzustellen, ob das Kind ausreichend gegen Zuhörerreaktionen desensibilisiert und in der Lage ist, einen im Therapieraum erarbeiteten Inhalt (z. B. PS oder sich im Symptom zu stoppen oder den Einsatz einer SLT) in einer fremden Umgebung umzusetzen. Je jünger das Kind ist und je weniger ausgeprägt die Fähigkeit, sich zu fokussieren und störende Außenreize auszublenden oder auditiv zu filtern, desto schneller wird es zu Schwierigkeiten kommen, wenn das Kind die Übung in einer unruhigen Umgebung, bei Ablenkung, in kommunikativ anspruchsvollen Situationen oder bei gleichzeitiger Bewältigung einer motorischen Aufgabe durchführen soll. Hier muss verlaufsdiagnostisch geklärt werden, ob ein Kind z. B. aufgrund mangelnder Desensibilisierung die Aufgabe verweigert oder ob es zu sehr abgelenkt ist. Selbstverständlich kann der Schwierigkeitsgrad bei Kind und begleitender Mutter unterschiedlich sein.

Die Qualifikationen, die eine Therapeutin mitbringen muss, um In-vivo-Sequenzen anzuleiten, sind unter „Qualifikation der Therapeutin" (S. 200) beschrieben. Unter „Schul-KIDS" wird die Vorgehensweise (S. 251) detailliert und anschaulich dargestellt.

Spezifische und unspezifische Therapieeffekte

In der Therapieforschung werden spezifische und unspezifische Therapieeffekte (auch „spezifische und unspezifische Wirkungsweisen") unterschieden. In der Psychotherapie ist schon lange bekannt, dass in der Therapie positive Effekte einsetzen können, noch „bevor in einem Behandlungsprogramm die spezifischen Komponenten überhaupt eingeführt wurden und zur Wirkung kommen konnten." ([376], S. 377). Die Autoren verweisen auch darauf, dass Patientenvariablen wie Anpassungsfähigkeit und Motivation ausschlaggebende Variablen für den Therapieerfolg sind. Das könnte auch ein Grund sein, warum in Therapiestudien, die in spezialisierten Kliniken durchgeführt werden, oft Behandlungserfolge zu verzeichnen sind, die niedergelassene Kolleg*innen nicht so selbstverständlich erreichen: Die Kliniken arbeiten üblicherweise mit einer Gruppe von Patient*innen, die sich hochmotiviert für diese Therapie entschieden haben und nicht mit der üblichen Mischung aus hochmotivierten bis halbinteressierten Patient*innen.

In der Stottertherapie werden, wie sonst auch in der Logopädie, spezifische und unspezifische Wirkmechanismen gleichermaßen genutzt – zum Teil sogar in ein und derselben Intervention. Einige Beispiele: Übungen zum Stoppen im Symptom trainieren die Fähigkeit, den Sprechversuch aufzugeben, was eine Grundvoraussetzung ist, um den Pullout einsetzen zu können. Durch die Übungen kann sich aber auch der Locus of control verändern oder das Selbstvertrauen gestärkt werden. Möglicherweise hat das sogar Auswirkungen auf das begleitende Elternteil, dass mit Stolz die neu erworbene Fähigkeit des Kindes bewundert und darüber zu einer größeren Zuversicht gelangt. Viele Stottertherapeut*innen kennen den Effekt, wenn Eltern im Erstkontakt berichten, dass sie sich ab dem Zeitpunkt der Terminvergabe erleichtert und entlastet gefühlt haben und häufig auch eine Reduktion der Stotterereignisse zu beobachten war. Retrospektiv lässt sich natürlich nicht beurteilen, ob tatsächlich eine Symptomreduktion stattgefunden hat, oder ob das Gefühl der Erleichterung bei den Eltern zu einer größeren Gelassenheit in der Einschätzung der Symptome geführt hat. Da die Wirkmechanismen immer in einem hypothetischen Zusammenhang zum Therapiegeschehen bestehen, sind Therapiestudien mit großen Kohorten wünschenswert. Bis dahin erfordert ein ethisch akzeptables Vorgehen, dass die möglichen Zusammenhänge offen kommuniziert werden, z. B. *„Wenn es Ihnen als Eltern gelingt, eine unübersichtliche Gesprächssituation zu vereinfachen, gibt es nicht mehr so viele Stellen, an denen Stottern in diesem Gespräch auftreten kann. Die Schwelle für die Entstehung von Stotterereignissen wird dabei aber nicht verändert.“* Natürlich ist es legitim, diese unspezifischen Effekte für die Therapie zu nutzen, solange die vermutete Wirkweise erläutert wird. Intensivtherapien profitieren neben dem größeren zeitlichen Übungsangebot beispielsweise davon, dass deren Genehmigung im deutschen Gesundheitssystem nicht selbstverständlich ist und es oft Auswahlverfahren gibt. Neben der Tatsache, dass in diesen Zentren spezialisierte Therapeut*innen mit viel Erfahrung erwartet werden können, arbeiten die Therapieformen auch mit einer besonderen Gruppe. Vereinfacht ausgedrückt ist dort niemand zufällig oder ohne Motivation. Euler vermutet darin einen Grund für die positiven Effekte, die die Betroffenen im Vergleich zu ambulanten Therapien berichten [120].

Für Therapeut*innen, die mit jungen stotternden Kindern arbeiten, kommt bei der Bewertung von Therapieeffekten neben der Vermischung der spezifischen und unspezifischen Effekte noch der hohe Anteil an Spontanremissionen hinzu. Wenn sich unter der Therapie Symptomfreiheit einstellt, muss in einer seriösen Therapie auch informiert werden, dass im Einzelfall nicht sicher gesagt werden kann, ob ein Therapieeffekt vorliegt oder ob es auch ohne Therapie zu diesem Zeitpunkt zu einer Remission gekommen wäre. Da wir von einer Spontanremissionsrate von 75 % ausgehen können, kann man provokant formulieren, dass auch mindestens 75 % aller Patient*innen zufrieden sein werden – unabhängig davon, welchen Inhalt die Therapie hatte. Erst Studien wie die von Yaruss et al. ermöglichen – hier für die Modifikationstherapie – Aussagen zu Therapieeffekten, die über die erwartete Spontanremissionsrate hinausgehen [454]. Die positiven Effekte auf die Lebensqualität von Grundschulkindern, die mit KIDS behandelt wurden, konnten Kohmäscher et al. nachweisen [204].

Arbeiten mit dem 3-Faktoren-Modell

Das 3-Faktoren-Modell kann in der Therapieplanung herangezogen werden, um die Wirkungsweisen der therapeutischen Interventionen zu erklären: Bei KIDS wird über das Hilfsmittel des Pseudostotterns direkt am Sprechen gearbeitet. Der Trigger der Betonungsmuster wird dadurch gesenkt und ermöglicht den Kindern, die über weniger ausgereifte auditive, mundmotorische und phonologische Systeme als Erwachsene verfügen, das Eingreifen ins Symptom. Diese adaptierte Form der Modifikation stellt also keine nachlässige Ausführung der Erwachsenentherapie, sondern eine entwicklungsspezifisch angepasste Arbeitsweise dar. Durch die Anpassung des linguistischen Niveaus mit individuell angepasstem Schwierigkeitsgrad wird der zweite Trigger, der für die Entstehung von Stotterereignissen verantwortlich gemacht wird, im Therapieverlauf kontrolliert. Über die In-vivo-Sequenzen und die Arbeit an den psychischen Reaktionen auf das Stottern, wirkt man in der Therapie auf die Modulatoren ein. Hier wird die Verzahnung von Theorie und Praxis deutlich: Die empirisch abgesicherten Wirkfaktoren werden in der direkten Therapie eingesetzt und die Begrenzungen offen kommuniziert. Beispielsweise ist es nicht möglich, das Temperament eines Kindes zu verändern, aber über die Erarbeitung von Problemlösestrategien und eine Verschiebung des Locus of control können irritierende Ereignisse wie der Kontrollverlust im Stottern besser bewältigt werden.

Die Therapeutin muss auch stets gewahr sein, ob sie an den **Risikofaktoren** arbeitet, die für die Aufrechterhaltung des Stotterns verantwortlich gemacht werden, oder ob sie situativ die **Modulatoren** beeinflusst. Beispielsweise ist es legitim, das Familiensystem dadurch zu entlasten, dass die Eltern im Alltag Mechanismen zur Verfügung haben, mit denen sie über eine Reduktion der linguistischen Komplexität des Gesprächs oder über die Reduktion des Aufregungsniveaus die Stotterrate in einem Gespräch reduzieren können. Sie dürfen aber nicht das Gefühl bekommen, dass es nun ihre Aufgabe ist, aufregende oder anstrengende Situationen im Leben ihres stotternden Kindes zu vermeiden.

Hypothesengeleitetes, hierarchisches Vorgehen

Bei KIDS wird die Therapieplanung immer auf 2 Achsen ausgerichtet: das linguistische Niveau und den Schwierigkeitsgrad der spezifischen Situation für dieses Kind (s. ▶ Abb. 3.6).

Verständlicherweise wird eine Übung auf niedrigem linguistischem Niveau eingeführt, z. B. auf Wortebene. Oft ist es eine rezeptive Aufgabe, in der das Kind selbst noch gar keine sprechmotorische Aufgabe bewältigt, sondern das Sprechen der Therapeutin beurteilt. Wenn diese Übung beherrscht wird, hat die Therapeutin in der Therapieplanung die Möglichkeit, entweder das linguistische Niveau anspruchsvoller zu gestalten oder unter gleichbleibender (oder sogar verringerter) linguistischer Komplexität die Situation schwieriger zu machen. Letzteres ist beispielsweise möglich, indem sie die gleiche Aufgabe anleitet und mit dem Kind dabei durch das Treppenhaus läuft (zusätzliche motorische Aufgabe) oder sich mit dem Kind in den Wartebereich setzt (Schwierigkeitsgrad erhöht durch Ablenkung, Störlärm und ggf. auch durch den Faktor der Befangenheit, weil andere Menschen zuhören könnten).

Wie bei den In-vivo-Sequenzen beschrieben, ist es notwendig, für jedes Kind das Schema der individuellen Hierarchie der alltagsrelevanten Situationen zu erarbeiten (Telefoniert das Kind schon? Hat es Kontakt zu fremden Personen? Wie erlebt es diese Gesprächssituation?) und damit möglichst früh in der Therapie zu beginnen. Dadurch besteht die Möglichkeit, Hilfen einzuführen, zu desensibilisieren und die schwierigen Situationen zu üben (z. B.: Braucht das Kind visuelle Unterstützung, um die sprechmotorische Aufgabe nicht zu vergessen? Benötigt es kommunikative Strategien oder pragmatische Fertigkeiten? Muss das Kind noch gegen Zuhörer und ihre vermeintlichen Reaktionen desensibilisiert werden?). Da man schon in der ersten Therapiephase, der Desensibilisierung, mit diesen Aufgaben beginnt, können die Fertigkeiten den gesamten Therapieverlauf über verbessert werden. Als positiven Nebeneffekt kennen Kind und Eltern beim Eintritt in die Generalisierung bereits Situationen außerhalb des Therapieraums und haben im günstigen Fall einen Puffer aufseiten der Modulatoren geschaffen: Sie kennen die Aufgaben, sind nicht mehr so aufgeregt und können sich auf die sprechmotorische Aufgabe konzentrieren. Auf der Ebene der indirekten Therapieeffekte wird dem Kind durch die In-vivo-Aufgaben vermittelt, dass es ein kompetenter Gesprächspartner ist.

Bei jungen Kindern wird die situationsabhängige Hierarchie an die Schwierigkeitsskala der Mutter angepasst. Sie muss trainieren, in verschiedenen Situationen souverän Pseudostottern einzusetzen. Solange Eltern die Wirkungsweise nicht in der Therapie erlebt haben und sie die Intention nicht ausreichend verstanden haben, kann man von ihnen nicht erwarten, PS außerhalb des Therapieraums einzusetzen.

KIDS arbeitet also an allen 3 Komponenten des Modells, und die Autor*innen postulieren, dass ein direktes Arbeiten dem unspezifischen Verändern der Umgebung (Modulatoren) vorzuziehen ist.

Elternbeteiligung

Die Teilnahme eines Elternteils (im Folgenden „Mutter“[1] genannt) an der Einzeltherapie wird hier erläutert. Prinzipiell begleitet sie ihr Kind zu den Terminen und übernimmt Aufgaben in der Therapie. Bei den Kindern, denen das Mini-KIDS-Format angeboten wird, bleibt die Mutter immer im Therapieraum. Ihnen wird PS als Modell angeboten, und die Therapeutin benötigt das Modell einer erwachsenen Person, um das PS auch in Alltagssituationen anzubieten. Sonst besteht die Gefahr, dass lediglich eine spezifische Situation etabliert wird, die flüssiges Sprechen begünstigt. Bei den Kindern ab 4 Jahren (KIDS) arbeitet die Therapeutin zumeist in Anwesenheit der Mutter. Lediglich in neuen Lernphasen und wenn zur Vertrauensbildung Spielphasen ohne Mutter sinnvoll sind, arbeitet die Therapeutin mit dem Kind alleine. Die Therapeutin berücksichtigt in der individuellen Therapieplanung, ob die Elternberatung überwiegend im Rahmen der Einzeltherapie stattfindet und wie oft sie zusätzliche Gespräche ohne Kind anbietet.

Ziele der Elternbeteiligung

Die individuelle Elternbeteiligung hat folgende Ziele:

- Austausch über die Symptomatik zwischen den Therapiestunden
- Informationsvermittlung
- Desensibilisierung
- Entlastung
- Enttabuisierung
- Erlernen des Pseudostotterns/Hilfestellungen
- Besprechung/Übung von Hausaufgaben

[1] In unserem klinischen Alltag übernehmen deutlich mehr Mütter als Väter die Begleitung ihres Kindes in die Therapie. Die Entscheidung, im Text von „Müttern“ zu sprechen, drückt die Wertschätzung vor dieser oft anspruchsvollen Arbeit aus und soll andere Personen nicht ausschließen. Wie schon oben beschrieben, sind mit „Eltern“ nicht nur Kindeseltern, sondern auch Co-Mütter und -Väter, Stiefeltern, Pflegeeltern und andere Personen gemeint, die die Verantwortung für die Entwicklung des Kindes übernehmen.

Anregungen für die Inhalte und Vorgehensweisen der individuellen Elternberatung werden im Kap. 3.9 „Elterngruppen“ beschrieben.

Beteiligung beider Eltern

Individuelle Elternbeteiligung (ggf. in Kombination mit einer Elterngruppe) kann positive Veränderungen in der Familie und der Einzeltherapie bewirken. Daher ist es sinnvoll, dieses Angebot zu machen. Wenn beide Eltern die Verantwortung übernehmen, indem sie an Elterngesprächen teilnehmen, kommt es zur:

- Entlastung des Elternteils, der an den Terminen des Kindes teilnimmt,
- Reflexion über unterschiedliche Beobachtungen und Einschätzungen,
- gegenseitigen Unterstützung.

Außerdem kann durch die Rückmeldung beider Elternteile die Therapie differenzierter geplant werden.

Nachsorge

Nach der Therapie steht die Therapeutin den Eltern zur Wiedervorstellung bei Bedarf zur Verfügung. Dabei kann es sich um ein einmaliges Informationsgespräch handeln (z. B. bei Fragen zur Einschulung) oder um ein Gespräch mit der Fragestellung, ob eine erneute Therapie notwendig und sinnvoll ist. Jede seriöse Stottertherapie bereitet auf die Möglichkeit vor, dass Auffrischungen notwendig sind und hält dafür Kapazitäten vor [269].

3.7.4 Phasen der Therapie

In der Darstellung des Konzepts Mini-KIDS und KIDS werden folgende Therapiephasen beschrieben:

- Information und Vertrag
- Desensibilisierung
- Identifikation (bei KIDS)
- Modifikation
- Generalisierung
- Ende der Therapie/Nachsorge bei Bedarf

Zu Beginn wird das Vorgehen mit den jüngeren Kindern beschrieben (Mini-KIDS) und dann das Vorgehen mit den Kindern ab 4 Jahren (KIDS). Da vielen Leserinnen und Lesern die Therapie nach Van Riper bekannt sein wird, ist das Konzept KIDS vielen vertrauter. In der Arbeit mit den jüngeren Kindern werden durch die gleichzeitige Beteiligung von Mutter bzw. Vater und Kind und die Methoden, die durch das Alter des Kindes vorgegeben sind, einige Phasen parallel und übergreifend bearbeitet. Die Phase der Identifikation fehlt hier ganz, da die Kinder weder auditiv noch kognitiv in der Lage sind anzugeben, auf welcher Silbe ein Stotterereignis stattgefunden hat.

Die Ziele der einzelnen Phasen sind in den ▸ Tab. 3.9 und ▸ Tab. 3.10 für jüngere und ältere Kinder getrennt dargestellt.

Informations- und Vertragsphase

Oft bedeutet die Informationsphase nur eine einzige Stunde nach Diagnostik und Beratung, wenn die Eltern sich für eine Therapie entschieden haben. Es hat sich bewährt, beide Eltern zu einem Gespräch einzuladen, um sicherzustellen, dass die verantwortlichen Erwachsenen gleichermaßen informiert sind. Denn falls beispielsweise der Vater, der nie bei einem Gespräch mit der Therapeutin dabei war, die Intention des PS nicht versteht und unwirsch reagiert, wenn das Kind zu Hause diese Technik übt, befindet sich das Kind in einem Dilemma: Wenn der Vater abwertend über die Therapie gesprochen hat, würden Fortschritte in der Therapie zu einem Gesichtsverlust des Vaters in der Familie führen. Da das Kind eine viel stärkere Bindung zum Vater als zur Therapeutin hat, wird es in der Therapie kaum noch Fortschritte machen.

Tab. 3.9 Phasen von Mini-KIDS für Kleinkinder (2–4 Jahre).

Phase	Sitzungen mit Eltern und Kind	Sitzungen mit Eltern allein	Rahmentherapie
Vertrag	Information des Kindes	• Information über Zielsetzung, Therapieansatz und Mitarbeit • Vertrag	in der Spontansprache: Screening der Sprachentwicklung

Desensibilisierung	Einführung von Pseudostottern (PS)
	Kind: Wahrnehmung für PS fördern
	Eltern:
	• PS einführen
	• PS trainieren
	• Steigerung der Schwierigkeit nach:
	  ◦ sprachlicher Komplexität
	  ◦ Situation
		Informationen über Stottern	

Modifikation	• Analyse, welches Modell das Kind am leichtesten übernimmt • kontinuierliches Modell durch Therapeutin/Eltern im Therapieraum • wenn PS unwirksam ist, Symptomlösetechnik (SLT) einführen, trainieren, modellieren	• Information zum Stottern und ggf. zu modulierenden Faktoren • bei Bedarf: Einbeziehung von anderen Bezugspersonen, Geschwistern, Erzieher*innen	
Generalisierung	Anleitung der Eltern, das Modell in spezifischen Situationen im Alltag zu zeigen		
Therapieende		Informationen über Kriterien zur Wiedervorstellung und Anleitung zur Selbsthilfe	

Tab. 3.10 Phasen von KIDS für Kindergarten und Grundschulkinder (4–8 Jahre).

Phase	Sitzungen mit Eltern und Kind	Sitzungen mit Eltern allein	Rahmentherapie
Vertrag	• Information des Kindes über Zielsetzung, Therapieansatz und Mitarbeit • Dreiecksvertrag	Information über Zielsetzung, Therapieansatz und Mitarbeit	je nach Bedarf mit Kind/Eltern separat oder gemeinsam

Desensibilisierung	Einführung von Pseudostottern (PS)
	Kind:
	• Wahrnehmung für PS fördern
	• Begriffe einführen: Wort, Frosch-, Schlangen-, Pu-Wort
	• PS auditiv wahrnehmen
	• PS produzieren
	Eltern:
	• PS einführen
	• PS trainieren
	• Steigerung der Schwierigkeit nach:
	  ○ sprachlicher Komplexität
	  ○ Situation
		• Informationen über Stottern
		• Information zu modulierenden Faktoren	

Identifikation	Therapeutin kommentiert echte Symptome
	Kind:
	• Registrieren von Pseudosymptomen und echten Symptomen
	• Analyse der echten Symptomart
	• Steigerung der Schwierigkeit nach:
	  ○ Identifikation des Wortes, bei dem gestottert wurde Identifikation, wo im Wort gestottert wurde
	  ○ sprachlicher Komplexität
	  ○ Situation
	• Begriffe für qualitative Merkmale
	• Variation von Dauer und Anstrengung
	Eltern: üben mit dem Kind zu Hause
		kontinuierliche Auskünfte über Symptomatik und Veränderungen zu Hause	

Modifikation	• Auswahl der geeigneten Symptomlösetechnik (SLT)
	• Einführung mit Geschichte
	• Training rezeptiv/expressiv
	• Steigerung der Schwierigkeit nach:
	  ○ sprachlicher Komplexität
	  ○ Situation
	  ○ Transfer auf echte Symptome
	Eltern: üben mit dem Kind zu Hause		

Generalisierung	Anleitung von Eltern und Kind, die SLT am echten Symptom in immer mehr Situationen zu zeigen		
Therapieende		Informationen über Kriterien zur Wiedervorstellung und Anleitung zur Selbsthilfe	

Das kann vor allem dann kräftezehrend werden, wenn es eine gute Beziehung zur Logopädin aufgebaut hat, daher in den Therapiestunden gut mitarbeitet, außerhalb der Therapie aber alles verweigert.

Eltern müssen auch die Möglichkeit haben, diese Therapieform abzulehnen. Wenn sie beispielsweise aus einem Kulturkreis kommen, in dem Krankheiten und Störungen stark tabuisiert werden, kann diese konfrontative Therapiemethode beschämend wirken. Falls Eltern nach der Erstberatung kognitiv dem Konzept zustimmen, aber emotional Probleme zu erahnen sind, kann die Logopädin ihnen anbieten, sie ebenfalls behutsam zu desensibilisieren, wenn sie nach diesem Konzept arbeiten möchten (vgl. Kap. 3.8.7).

Offene Kommunikation, Informationsphase

Vor Therapiebeginn ist es wichtig, den Eltern umfassende Informationen über Therapie allgemein und über das angebotene Therapiekonzept zu geben (Kap. 3.5.2). Damit ist nicht nur gewährleistet, dass die Eltern realistisch einschätzen, welcher Aufwand an Beteiligung von ihnen erwartet wird, sondern die Therapeutin schützt sich vor Widerständen in der Therapie, die leicht entstehen können, wenn Eltern sich im Verlauf überfordert oder überrumpelt fühlen. Eltern können zudem am besten einschätzen, ob sie diese Form der Therapie mittragen können, die eine offene Kommunikation zwischen Therapeutin und Elternteil, aber auch gegenüber dem Kind und seinem Problem voraussetzt. Ein weiterer wichtiger Punkt ist eine realistische Erwartungshaltung (keine Heilungsversprechen!) und die explizite Formulierung, wann die Therapie beendet wird.

Es hat sich bewährt, offen anzusprechen, dass PS erst einmal auf die Eltern paradox wirkt, wenn man doch möchte, dass das Kind zu stottern aufhört. *„Ich kann gut verstehen, dass Sie es befremdlich finden, dass das Therapiekonzept scheinbar genau das mit Ihrem Kind übt, was es doch überwinden soll. Der erste Schritt besteht darin, dem Kind, das im Moment mit Begleitsymptomen oder psychischen Reaktionen auf das Stottern reagiert, ein anderes Modell zu geben. Das, was es bisher intuitiv probiert hat, hat zu einer angestrengteren Symptomatik oder zu sehr langen und auffälligen Stotterereignissen bzw. zum Gefühl, nicht alles sagen zu können, geführt. Üblicherweise erfahren Kinder, die in der Sprachentwicklung Probleme haben, dass die Menschen in ihrer Umgebung ihnen beim Sprechen vormachen, wie es richtig wäre. Gerade bei jungen Kindern besteht die Lernstrategie darin, sich das anzugucken und anzuhören und sich selbst dann zu verbessern. Beim Stottern geht das in der Regel nicht, daher führen wir jetzt das Pseudostottern ein. Dann kann sich das Kind abgucken, wie es ohne Anstrengung stottern kann. Wenn es Ihnen seltsam vorkommt, mitzumachen, kann ich Ihnen zusagen, dass ich nichts von Ihnen verlangen werde, was wir hier nicht so lange ausprobiert haben, bis Sie sich damit sicher fühlen.“*

Elterliche Kompetenz

Ein positiver Nebeneffekt einer bewussten Entscheidung ist es, den häufig verunsicherten Eltern ein Gefühl von Kompetenz zu vermitteln. Sie hören, dass sie einerseits in der Zusammenarbeit mit der Therapeutin die Verantwortung für die Therapieplanung abgeben können, sie andererseits aber diejenigen sind, die das Kind am wirkungsvollsten unterstützen können. Wenn eine Elterngruppe geplant ist, muss vor Therapiebeginn geklärt sein, ob beide Eltern teilnehmen können. Für die Einzeltherapie gilt, dass die Eltern sich bewusst sein müssen, welche Mitarbeit von ihnen erwartet wird. Außerdem muss Einigkeit darüber bestehen, welche Therapieziele verfolgt werden und dass keine Heilung versprochen werden kann.

Vertrag

Der Vertrag (S. 161) muss nicht schriftlich fixiert sein, aber eindeutig formuliert und bestätigt werden. Um nicht unverständlich oder zu abstrakt zu bleiben, zeigt man die Technik des Pseudostotterns oder Videobeispiele der Therapie (z. B. [345], [58]). Es hat sich bewährt, die Argumente für die Einführung des Pseudostotterns explizit zu nennen und deutlich zu signalisieren, wo die Grenzen liegen.

3.7.5 Mini-KIDS: die Arbeit mit 2- und 3-jährigen Kindern

Vertrag mit dem Kind

Wenn sich die Eltern für die Therapie entschieden haben, wird mit jüngeren Kindern kein expliziter Vertrag gemacht, aber sie erleben, dass offen über ihr Stottern gesprochen wird und sie bekommen die Möglichkeit, ihre Gefühle zu diesem Thema zu zeigen. Außerdem drückt die Therapeutin durch ihr Verhalten und ihre Äußerungen aus, dass sie ihren Teil der Zusammenarbeit darin sieht, die Bedürfnisse des Kindes im Auge zu behalten und ernst zu nehmen. Das kann z. B. dadurch geschehen, dass sie sich auch einem 2-Jährigen noch einmal direkt zuwendet und ihm kurz sagt, dass sie sich darauf freut, ihn wiederzusehen und dass sie versuchen wird, ihm zu helfen, dass das Stottern nicht mehr so anstrengend ist.

> **Merke**
>
> Das Verhalten des Kindes in den folgenden Stunden zeigt, ob ein Vertrag mit ihm zustande gekommen ist.

Stundenplanung

Zu Beginn lässt die Therapeutin sich berichten, wie die vergangene Woche in Bezug auf das Stottern war. Bei Veränderungen kann sie natürlich nach Hypothesen fragen und ggf. beraten. Es ist sinnvoll, jedes Mal den Belastungsgrad bei Kind und Eltern zu erfragen und wenn notwendig, Informationen weiterzugeben. Die Mutter bzw. der Vater ist mit dem Kind immer gemeinsam anwesend und die Platzordnung entsteht aus den Bedürfnissen des Kindes. Es kann z. B. zwischen Mutter und Therapeutin sitzen, aber auch gerne bei der Mutter auf dem Schoß. Spielangebote sind am Tisch möglich, aber auch auf dem Fußboden sitzend oder im Laufen möglich. Wenn als Material mit Regelspielen gearbeitet wird, ist es für das PS unerheblich, ob nach den üblichen Regeln gespielt wird. Wichtig ist es, die Aufmerksamkeitsspanne des Kindes nicht über Gebühr zu fordern und zwischen den Übungsangeboten kleine Pausen anzubieten.

Desensibilisierung bei jüngeren Kindern

Ziele

Wie bereits dargestellt, kann die Desensibilisierung unterschiedliche Ziele verfolgen:

- Zu Beginn der Therapie steht die Desensibilisierung gegen Kernsymptome im Vordergrund. Häufig müssen die Eltern desensibilisiert werden, die Symptome des Kindes „auszuhalten“, ohne ungünstig darauf zu reagieren.
- Das Stottern soll dadurch enttabuisiert und Eltern und Kind gleichermaßen desensibilisiert werden, um einen gelassenen Umgang mit dem Stottern zu entwickeln.
- Die Methode der Wahl, um die Eltern zu desensibilisieren, ist der Einsatz von PS in Form von Wiederholungen. Die Mutter lernt PS in der Therapie des Kindes und setzt es dort im gemeinsamen Spiel ein.

Vorbereitung

Um der Mutter das Pseudostottern beizubringen, werden Spiele ausgewählt, die der Spielentwicklung des Kindes entsprechen, nicht zu aufregend und ablenkend sind und die wiederkehrend verlangen, dass reihum PS realisiert wird. Je jünger die Kinder sind, desto wichtiger ist es, ein Spiel zu wählen, das nicht die ganze Aufmerksamkeit absorbiert und ruhig genug ist, um die Aufmerksamkeit des Kindes immer wieder auf das Pseudostottern zu lenken (indem z. B. ein Schlüsselwort mit Pseudostottern realisiert wird). Als Vorbereitung eignen sich vertraute Spiele, in denen Wörter oder Lautmalereien (hopp-hopp-hoppe Reiter, tap-tap-tap-tapilap) wiederholt werden, um zu sehen, ob das Kind überhaupt sprachliche Einheiten segmentieren kann.

Spielideen auf einfachem linguistischem Niveau:

- Frösche in ein Wasserglas springen lassen und die Sprünge bis zum Glas mit „*hüpf-hüpf-hüpf*“ kommentieren. In einem 2. Schritt „*hü-hü-hü-hüpf*“ sagen, wobei die Anzahl der „hü“-Sprünge durch ausgelegte Seerosen vorgegeben ist und der Frosch bei „hüpf“ ins Wasser springt.

- Kleine Gegenstände durch eine Teppichröhre kullern lassen: *„Jetzt kommt die Ka-ka-katze."*
- Tiere, die vor einer Schranke warten müssen, die sich dann öffnet, wenn der Befehl erfolgt: *„Schranke auf für den Hu-hu-hund"*.
- Kleine Aufziehtiere, die dann über den Tisch gelaufen kommen, wenn man sie mit *„Ko-ko-komm"* gerufen hat.

Pseudostottern der Mutter

Merke

Prinzipiell werden als Pseudostottersymptome in der Altersgruppe 2–3 Jahre nur Wiederholungen eingesetzt. Sie sind am leichtesten einzuüben und für das Kind auditiv am besten zu identifizieren. Außerdem desensibilisieren sie gut gegen den Zeitverlust im Stotterereignis.

Falls das Kind in seiner Symptomatik keine Wiederholungen zeigt und sich seine Symptome durch das Pseudostottern nicht ändern, wird im nächsten Schritt die Prolongation eingeführt. Die Vermutung ist, dass das Modell des PS immer noch zu weit vom Stottern des Kindes entfernt ist, sodass es nicht als Modell erkannt wird.

Die Mutter **lernt** PS, indem sie zuerst beobachtet, wie die Therapeutin in einem strukturierten Spiel selbst PS einsetzt. Dann wird sie in das Spiel einbezogen. Wie in der Vermittlung von PS bei älteren Kindern wird dafür ein Spiel gewählt, in dem festgelegt ist, bei welchem Wort das PS auftreten soll (z. B. ein Bild beim Memory benennen oder die Mitspieler um einen Gegenstand bitten) und das ein einfaches linguistisches Niveau hat. Die Mutter wird durch die Strukturierung entlastet, weil sie sich auf das PS konzentrieren kann, dem Kind wird erleichtert, das PS auditiv wahrzunehmen, und die Therapeutin kann vorab Wörter auswählen, bei denen das PS leichter fällt (z. B. Mehrsilber, deren erste Silbe nicht nur aus einem Vokal besteht).

Häufige **Fehler** sind, dass während des PS zu schnell oder unrhythmisch gesprochen wird oder dass unbeabsichtigte Zeichen von Anstrengung zu hören oder zu sehen sind. Die Therapeutin kann über Corrective Feedback oder direkte verbale Hilfestellungen eine Annäherung an das gewünschte PS erreichen. Wenn der Mutter die Realisierung immer noch schwerfällt, kann sie im Folgenden Spiele anbieten, in denen das PS über Vormachen (Therapeutin) und Nachmachen (Mutter) realisiert wird, z. B. Echospiele oder Frage-Antwort-Spiele: *„Ist das eine Kuh oder ein Ka-ka-kamel?", „Das ist ein Ka-ka-kamel."*

Weiterentwicklung und Einsatz des Pseudostotterns

Der Einsatz des PS wird entsprechend der allgemeinen Therapieprinzipien gesteigert, wobei eine Hierarchie von linguistisch einfachen zu immer komplexeren Aufgabenstellungen geht und eine andere Hierarchie dahingeht, das PS zunehmend auch in Situationen einzusetzen, die im Alltag des Kindes liegen.

Es spricht nichts dagegen, das gleiche Wort in der Übung häufig zu verwenden (z. B., wenn Tiere zum Füttern aus dem Stall gerufen werden und 13 Schafe einzeln aufgerufen werden), aber dem Kind sollte verdeutlicht werden, dass PS generalisierbar ist und nicht nur mit ausgewählten Wörtern funktioniert. Je jünger die Kinder sind, desto sinnvoller ist es, Schlüsselwörter im Satz für das PS zu nutzen, um die Aufmerksamkeit zu sichern. PS kann aber auch wie ein Corrective Feedback bei einem Wort eingesetzt werden, bei dem das Kind gerade selbst gestottert hat.

Kind: *„Da war die große Welle, die ha-ha-ha-ha-ha hat* (schnell und unrhythmisch, mit viel begleitender Spannung im orofazialen Bereich) *mich fast umgeworfen."*

Therapeutin: *„Die ha-ha-ha-hat* (gleichmäßig, ohne Spannung) *dich wirklich fast umgeworfen, so groß war die?"*

Spielideen mit komplexerem linguistischem Niveau

Die Therapeutin wählt keine Rollenspiele und sorgt für ausreichend Input. Bewährt hat sich ein PS in 1–2 kurzen Sätzen. Diese sollen mit mindestens 3 Iterationen realisiert werden. Rollenspiele und automatisiertes Sprechen, Singen etc. eignen sich nicht, da bekannt ist, dass dabei oft wenig Stottern auftritt.

- Puppenhaus zieht um: Der Laster fährt vor und die Mutter und die Therapeutin sagen dem Kind, was aus dem Haus gebracht wird: *„Jetzt kommt der Ti-ti-ti-tisch."*
- Wimmelbilder, in denen das Kind entweder zeigen darf, was benannt werden soll oder auf denen Muggelsteine liegen, die aufgedeckt werden, um das Darunterliegende zu benennen – mit PS entweder in vorgegebenem Satzmuster oder frei.
- Bilderbuch betrachten und Schlüsselwörter mit PS sprechen. Hier eignen sich für Eltern auch Bücher für Erstleser, bei denen in jedem Satz mindestens ein Begriff als Bild dargestellt wird, das es den Eltern erleichtert, an den Einsatz von PS zu denken.

Pseudostottern und echte Symptome

Bei jüngeren Kindern beschränkt sich die Therapeutin darauf, echte Stotterereignisse des Kindes, die mit Begleitsymptomatik angereichert sind, vorsichtig zu kommentieren, um dem Kind zu signalisieren, dass sie sie wahrgenommen hat, jedoch ohne zu insistieren.

Die **Desensibilisierung des Kindes** erfolgt weiterhin durch das kontinuierliche PS der Therapeutin, auch außerhalb der oben beschriebenen Spielsituationen. Es hat sich bewährt, das PS in den ersten Stunden kurz anzukündigen (*„Manchmal lasse ich die Wörter absichtlich hüpfen."*). Die Erfahrung zeigt, dass sehr junge Kinder an solchen Kommentaren wenig Interesse zeigen, aber die Therapeutin hat für sich und die anwesende Mutter die Situation geklärt.

Je jünger das Kind ist, desto deutlicher muss das PS realisiert werden, d. h. langsame Wiederholungen mit vielen Iterationen in einem kurzen Satz in einem bedeutungstragenden Wort. Damit wird dem Kind die Chance gegeben, das PS zu erfassen.

Parallel dazu wird die Mutter in jeder Stunde durch Sachinformationen zum Thema Stottern desensibilisiert. Bewährt hat sich die parallele Durchführung der Einzeltherapie und ggf. der Elterngruppe.

Identifikation

Bei jüngeren Kindern beschränkt sich die Identifikation darauf, dass die Mutter lernt, Stotterereignisse ihres Kindes sicher zu identifizieren und zu benennen. Das erhöht die Zuverlässigkeit, mit der die Mutter über das Stottern zwischen den Therapieterminen berichten kann. Wenn die Mutter eine größere Sicherheit in der Einschätzung der Symptomatik erlangt hat, kann die Therapeutin sie von der „Symptomfaszination" befreien, indem sie ihre Aufmerksamkeit darauf lenkt, in wie vielen Situationen das Kind nicht oder wenig stottert.

Modifikation – Pseudostottern oder Symptomlösetechnik?

Für ein stotterndes Kind sind SLT als Modell noch geeigneter als PS (vor allem wenn es über eine ausgeprägte Sekundärsymptomatik verfügt und lockeres PS weit von den eigenen Symptomen entfernt ist). Dass zuerst mit PS gearbeitet wird, hat ökonomische Gründe: Da die Praxis gezeigt hat, dass viele junge Kinder sehr schnell und positiv auf PS ansprechen, scheint es sinnvoll, zuerst dieses zu vermitteln. Außerdem werden die Eltern dadurch automatisch gegen die Kernsymptome ihres Kindes desensibilisiert. Das Erlernen einer SLT ist für die meisten Eltern ungleich schwieriger und verlangt längere Übungs- und Vorbereitungszeiten.

Bei den jüngeren Kindern geht die Phase der Desensibilisierung direkt in die Phase der Modifikation über. Das liegt daran, dass sie in diesem Alter noch nicht über die auditiven und sprechmotorischen Fähigkeiten verfügen, PS bewusst lernen und gezielt einsetzen zu können. Das PS hat neben der desensibilisierenden Funktion zugleich Modellcharakter: Die Therapeutin, die PS einsetzt, und später auch die Mutter, sind das **Modell** für kurze, unangestrengte Stotterereignisse. Wenn das Kind, gemäß der altersentsprechenden Lernstrategie, diese Unflüssigkeiten hört und ausprobiert, hat es ein Modell, das mit größerer Aussicht auf Erfolg bewirken kann, dass es die eigenen angestrengten Stotterereignisse verändert als das übliche Modell, das es bisher in seiner Umwelt gehört hat, nämlich schnelles flüssiges Sprechen.

> **Merke**
>
> Das flüssige Sprechen ist als Ziel zu sehr von dem entfernt, was ein stotterndes Kind vom Modell übernehmen kann, während Pseudostottern eine Annäherung und Übernahme leichter macht.

Generalisierung

Wenn die Mutter das PS in der Übungssituation sicher beherrscht, wird es so früh wie möglich in In-vivo-Situationen eingesetzt, um die Hemmschwelle für die Anwendung außerhalb des Therapiezimmers zu senken. Das kann damit beginnen, dass die Therapeutin am Ende der Stunde Mutter und Kind aus dem Therapieraum begleitet, sich im Wartezimmer pseudostotternd verabschiedet und mit der Mutter vereinbart, dass sie beim nächsten Mal selbst auch ein PS bei der Begrüßung einsetzt. Zu diesem Zeitpunkt wird es noch nicht zu Hause umgesetzt. Von den jüngeren Kindern wird nicht erwartet, dass sie absichtliches PS an vorher bestimmten Stellen realisieren. Die Therapeutin bietet die Spiele entsprechend an, gibt auch Hilfen, belässt es gegenüber dem Kind aber ggf. bei einem Corrective Feedback und führt das Spiel mit dem richtigen PS mit der Mutter fort. Diese kleinen Situationen bereiten die Mutter darauf vor, PS auch außerhalb des Therapieraums einzusetzen. Sie sind ein guter Gradmesser für den Grad der Desensibilisierung in der Öffentlichkeit und sie bereiten auf die nachfolgende Phase der Generalisierung vor.

Wenn die Mutter das PS auf linguistisch hohem Niveau gut einsetzt und sie ausreichend desensibilisiert und informiert ist, bekommt sie die Aufgabe, eine vergleichbare Situation wie in der Therapie zu Hause umzusetzen. Es ist wichtig, die Mutter gut anzuleiten (möglichst in vertrauter Umgebung, z. B. Kinderzimmer, zunächst ohne die Anwesenheit weiterer Personen, gerne mit dem Spielmaterial aus den Therapiestunden etc.) und im Sinne der Vertragsarbeit zu klären, wie oft es möglich ist. Um einen guten Input zu erzielen, haben sich 15 min bewährt. Es ist beispielsweise besser, nur 2-mal in der Woche ausreichend lange und gut durchgeführte Spielsituationen mit PS anzubieten als jeden Tag kurze Sequenzen mit hastigen Wiederholungen oder Zeichen von Zeitdruck.

Wenn die Eltern berichten, dass die Inputsequenzen zu Hause die gleichen positiven Veränderungen des Stotterns nach sich ziehen wie in den Therapiestunden und sie selbst ausreichend desensibilisiert sind, kann das Angebot auf den Alltag ausgeweitet werden. Das bedarf einer sorgfältigen Vertragsarbeit, um zu verhindern, dass Eltern sich zu viel vornehmen („Das machen wir jetzt dauernd.") und sich damit überfordern. An dieser Stelle der Therapie muss die Therapeutin eine Absprache mit der Familie treffen, wer noch in das PS eingebunden wird. Ältere Geschwister können beteiligt werden, damit sie die Übungen aktiv mitmachen können. Ihre Rolle muss allerdings geklärt sein, da sie sich nicht als „Hilfslehrer" verstehen sollen. Ihre Anleitung erfolgt so, wie es in den Kapiteln der Therapie mit Vorschul- oder Schulkindern beschrieben ist. Das zweite Elternteil, Tagesmütter, Großeltern, Erzieher*innen können nach Absprache auch trainiert werden. Hier gilt jedoch das Ökonomieprinzip: Wenn Eltern schon nach wenigen Therapiestunden von deutlichen Veränderungen der Stottersymptomatik berichten, scheint es wenig sinnvoll zu sein, noch viel Zeit darin zu investieren, weitere Personen anzuleiten.

Situationen im Alltag, um Pseudostottern umzusetzen

Eine einfache Form der Umsetzung ist beim Vorlesen. Die Mutter hat dann die Möglichkeit, sich Schlüsselwörter, die als PS realisiert werden sollen, vorher zu markieren, um sich selbst mehr Sicherheit zu verschaffen. Die Situationen für das Umsetzen von PS im Alltag sind vielfältig, z. B. beim Spielen „Ich sehe was, was du nicht siehst", bei Regelspielen (Memory, Lotto), in Gesprächssituationen auf dem Weg in den Kindergarten, im Supermarkt beim Benennen der Dinge, die noch besorgt werden müssen oder bei den Mahlzeiten.

Die Logopädin bespricht mit der Mutter oder den Eltern, in welchen konkreten Situationen sie PS einsetzen können und verdeutlicht ihnen das Prinzip der 2 Achsen (linguistische Komplexität und Schwierigkeitsgrad der Situation; s. ▶ Abb. 3.6). So plant sie von Therapiestunde zu Therapiestunde mit der Familie den Einsatz des PS.

Therapieende und Nachsorge

Wenn die Begleitsymptome abgebaut sind und nur noch kurze, anstrengungsfreie Kernsymptome zu hören sind (denn Anstrengung ist immer Zeichen der Begleitsymptomatik) und alle Beteiligten ausreichend desensibilisiert sind, kann die Therapie beendet werden. In einigen Fällen ist noch eine leichte Begleitsymptomatik vorhanden. Wenn das Kind und die Eltern gut desensibilisiert sind, kann es sein, dass sie den Aufwand, die Begleitsymptomatik noch weiter zu bearbeiten, nicht in einem sinnvollen Verhältnis zum erwarteten Ergebnis sehen und die Therapie zufrieden beenden.

Die Therapeutin berät die Eltern über mögliche Verläufe und die Verhaltensweisen bei erneuter Veränderung der Symptomatik. Wenn es keine offenen Fragen mehr gibt, wird die Therapie beendet, auch wenn noch Kernsymptome zu hören sind. In dieser Altersgruppe profitiert die Therapeutin von den hohen Raten an Spontanremissionen.

3.7.6 KIDS – Die Arbeit mit 4- bis 6-jährigen Kindern

Ab dem Kindergartenalter werden die Kinder in einer kindgerechten und nicht zu abstrakten Art darüber informiert, dass sie stottern und was sie in der geplanten Therapie erwartet. *„Ich zeige dir mal meine Frösche – mit denen geht es nämlich manchmal leichter und dann kannst du gleich sehen, was wir das nächste Mal spielen könnten."*

Beispiel

„Als wir vorhin mit dem Bauernhof gespielt haben, habe ich gehört, dass bei dir manchmal die Wörter stecken bleiben und nicht gleich rauskommen. Wenn du wieder mit deiner Mama kommst, können wir Sachen spielen und ich kann euch dabei zeigen, wie die Wörter leichter rauskommen. Zu mir kommen noch andere Kinder, bei denen das so ist, weil sich Kinder manchmal ärgern oder traurig sind, wenn sie nicht alles so leicht sagen können."

Motivierende Transparenz

Die Therapeutin verdeutlicht, dass die Mitarbeit wichtig ist, z. B. anhand eines Detektivausweises [345]. Damit kann man das Angebot machen, dem Kind neue und auch spannende Dinge beizubringen, dass es sich manchmal aber auch ganz schön anstrengen muss und schwere Sachen manchmal erst klappen, wenn man sie eine Weile geübt hat. Für jeden neu gelernten Schritt wird dem Kind dann ein Stempel im Detektivausweis in Aussicht gestellt, damit es seine Fortschritte sehen kann. Den fertig ausgefüllten Ausweis darf es dann, z. B. zusammen mit einer kleinen Lupe, mit nach Hause nehmen. Wichtig ist, dass das Kind den Belohnungsstempel nicht automatisch nach jeder Stunde „fürs Kommen" erhält, sondern immer dann, wenn es etwas Neues gelernt oder sich bei einer schwierigen Aufgabe getraut hat. Es kann also sein, dass ein Kind mehrere Stunden lang keinen einzigen Stempel bekommt, in einer Stunde mit vielen „In-vivo-Mutproben" aber gleich 3, weil es sich im Verlauf der Stunde 3-mal darauf einließ, den Schwierigkeitsgrad zu erhöhen, obwohl ihm das nicht leichtfiel. Alternativ zu einem Detektivausweis haben sich bei den Autor*innen inzwischen auch noch folgende Ausbildungsausweise bewährt:

- Spieler*innenausweise (die Logopädin ist die Trainerin, wie bei einer Sportart)
- Ritter*innenausweis (Ausbildung zum/zur Ritter*in)
- Prinz*essinnenausweis (Ausbildung zur Prinzessin/zum Prinzen, die auch schwierige Sachen zu lernen haben und deren Aufgaben Ausdauer und Mut erfordern)

Wenn Kinder beim Gespräch über weitere Termine sehr abwehrend reagieren, muss die Therapeutin ggf. einen Vertrag aushandeln. Dabei hat sich das Prinzip der „freundlichen Beharrlichkeit" bewährt: In dieser Altersgruppe entscheiden Eltern über das Therapieangebot, aber die Kinder benötigen unter Umständen noch Informationen oder Erfahrungen, um sich sicher zu fühlen.

Beispiel

„Ich kann verstehen, dass du das nicht gleich toll findest. Schließlich weißt du ja noch nicht genau, was ich vorhabe. Du kannst erst mal 5-mal kommen, und ich muss mir immer was einfallen lassen, was dir auch Spaß macht, wenn wir üben, und nach dem 5. Mal besprechen wir dann, wie es weitergeht."

Merke

M!

Wenn die Abwehr eindeutig nicht durch Tabuisierung und Vermeidung des Themas Stottern begründet ist, kann man beginnen, pragmatisch zu verhandeln und das Kind auch fragen, welche Zugeständnisse es haben möchte.

Natürlich kann die Therapeutin sich nicht auf alles einlassen, aber viele Kinder zeigen schon dadurch eine erhöhte Bereitschaft, dass man ihnen signalisiert, dass man ihre Abwehr ernst nimmt.

Beispiel

„Du möchtest immer geschenkt haben, womit wir gespielt haben? Das geht nicht, stell dir vor, dann hätte ich bald gar nichts mehr zum Spielen hier und was würden dann Julika und Joris sagen, wenn sie wieder zu mir kommen? Die würden dann alle wegbleiben. Aber was hältst du davon, dass du jedes Mal was von zu Hause mitbringen darfst und ich denke mir jedes Mal eine Übung aus, die wir mit deinen Sachen machen können?"

Desensibilisierung bei älteren Kindern

Die Desensibilisierung gegen Kernsymptome dient der Vorbereitung der nachfolgenden Phasen, denn die Kinder zeigen bislang ungünstige Coping-Strategien oder sekundäre psychische Reaktionen auf das Stottern. Je gelassener sie mit Stotterereignissen umgehen können, desto leichter wird es ihnen in der Phase der Modifikation auch fallen, sie zu bearbeiten. In der Therapie mit den älteren Kindern erfolgt die Desensibilisierung auf verschiedene Weise:

- durch das kontinuierliche PS der Therapeutin und den sich daraus ergebenden Gesprächen,
- durch Vermittlung von Informationen zum Stottern,
- durch das Erlernen des PS in der Therapie,
- durch Vermittlung von Sachinformationen an die Eltern und das Erlernen des PS durch die Eltern.

Die Therapeutin setzt in ihrem Gespräch mit dem Kind vorher angekündigtes PS ein und beobachtet die Reaktionen. Parallel dazu bietet sie Spiele an, in denen das Kind PS lernt. Wenn das Spiel ansprechend genug ist, haben selbst Kinder, die im freien Spiel auf PS mit Abwehr reagieren, keine Vorbehalte.

Vorbereitung und Durchführung

Bei der auditiven Wahrnehmung und der Realisierung von PS durch das Kind muss die Therapeutin im Einzelfall mit einem erheblichen Übungsaufwand rechnen und entsprechend kleinschrittige Hilfen (S. 170) einplanen.

Das **hierarchische Vorgehen** gibt vor, dass das Kind immer zuerst in der Lage sein muss, ein PS auditiv zu identifizieren, bevor es unterschiedliches PS differenzieren kann. Die auditive Wahrnehmung wiederum ist die Voraussetzung für die eigene Realisation. Ähnlich wie in der phonetischen Therapie wird PS auf Wort- und Satzebene geübt, bevor gelenkte Spontansprache und freie Spontansprache folgen. Hier ist die Abbildung der beiden Achsen zur Therapieplanung (s. ▶ Abb. 3.6) hilfreich, um zu entscheiden, ob im Stundenverlauf die linguistische Komplexität oder der Schwierigkeitsgrad der Situation verändert werden soll.

Als Vorbereitung ist es wichtig, die **Begrifflichkeiten** zu klären (Was ist ein Wort?) und kindgerechte Begriffe für die Symptomarten einzuführen, z. B. nach der Geschichte, in der Pu der Bär in einem Hasenloch steckenbleibt [254]:

- „Froschwörter“ für Wiederholungen
- „Schlangenwörter“ für Dehnungen
- „Pu-Wörter“ für Blockierungen

Weitere Ideen zur Übung von suprasegmentalen Unterschieden finden sich z. B. im Metaphon-Konzept zur Behandlung von Kindern mit phonologischen Störungen [178]. Die begriffliche Etablierung der imitierten Symptome ist hier die Vorbereitung für die Identifizierung. Die Begrifflichkeit der Tierwörter hat nicht den Sinn, das Wort „Stottern“ zu vermeiden, sondern dient der Veranschaulichung.

Andere Beispiele sind „Känguru-“ oder „Ballwörter“ für Wiederholungen, „Rutschbahn-“ oder „Kaugummiwörter“ für Dehnungen und „Stopp-“ oder „Steinwörter“ für Blockierungen.

Pseudostottern und echte Symptome

Die Therapeutin kommentiert vereinzelt echte Symptome des Kindes. Sie kann dabei sowohl Begriffe wie „Froschwörter“ als auch den Begriff „Stottern“ verwenden.

Beispiel

„Ich glaube, das Froschwort bei „Ma-ma-maus“ eben war gar nicht absichtlich, sondern gestottert. Das hört sich ganz ähnlich an wie die absichtlichen Froschwörter.“

Auch in der Vermittlung von Sachinformationen gegenüber dem Kind verwendet sie neben den kindgerechten Begriffen das Wort „Stottern“, um den Eindruck zu vermeiden, das Thema zu tabuisieren.

Beispiel

„Heute Morgen war der Marco bei mir und wenn er stottert, dann bleiben die Wörter immer so stecken. Das hört sich an wie unsere Pu-Wörter, aber der Julian macht das gar nicht absichtlich. Das kommt von alleine, wenn er stottert.“

Merke

M!

Die Information der Mutter, die im Beisein des Kindes geschieht, hat hier gleichzeitig auch eine desensibilisierende Funktion gegenüber dem Kind, das mitbekommt, dass die Therapeutin von Stottern und Pseudostottern berichtet.

Spielideen

- Erkennen, ob ein Wort von der Therapeutin normal oder als Froschwort gesprochen wird. Die Begriffe auf Bildkarten werden zum Frosch gelegt, wenn es „gehüpft“ war. Variation: Das Kind nimmt eine Bildkarte und wählt den Frosch oder die Puppe, die Therapeutin sagt entsprechend das Wort mit oder ohne Wiederholung.
- Unterscheidung von Frosch- und Schlangenwörtern, je nachdem, ob der Gegenstand aus dem Froschteich (blaues Tuch) oder der Schlangenhöhle (Karton) genommen wird.
- Im Zimmer sind kleine Frösche (Schlangen, Bären) versteckt, die das Kind suchen muss. Es darf sie in den Teich werfen, wenn der Gegenstand, auf dem der Frosch (die Schlange, der Bär) saß, als Wiederholung (Dehnung, Blockierung) realisiert wurde.
- Memory mit PS *„Ich habe eine Blu-blu-blume.“*
- „Ich sehe was, was du nicht siehst“ oder „Ich packe in meinen Koffer…“ mit PS.

- Gemeinsames Puzzeln und abwechselnd darf man bestimmen, welches Teil der andere legen darf: *„Das Teil mit dem Hi-hi-himmel und dem Baum."*
- Bildergeschichte erzählen, und für jedes entdeckte PS der Therapeutin bekommt das Kind einen Muggelstein bzw. für jedes selbst realisierte PS bekommt das Kind einen Muggelstein.
- Zauberwald: Mit einem Zauberstab und einem Zauberspruch mit PS können die verzauberten Tiere befreit werden.
- Wettspiele: Kind und Therapeutin versuchen, auf einem Spielplan zuerst ins Ziel zu kommen. Dabei darf die Person, die am Zug ist, selbst bestimmen, wie viele PS sie macht und wie viele Felder sie dadurch vorankommt.

PS lässt sich mit allen Spielen üben, die in logopädischen Praxen eingesetzt werden. Die Therapeutin muss sich immer nur über den Schwierigkeitsgrad (linguistisches Niveau und ggf. modulierende Faktoren wie Zeitdruck) im Klaren sein. Sie kann die Spiele für die In-vivo-Arbeit abändern und an anderen Orten oder unter Zuhilfenahme von kommunikativen Stressoren (Zeitdruck, Unterbrechen etc.) einsetzen. Im Kapitel „Desensibilisierung gegen die Symptomatik" (S. 243) ist ausführlich beschrieben, nach welchen linguistischen Kriterien die Items hierarchisch ausgesucht werden.

Hilfestellungen

Merke

M!

Die Therapeutin muss bei der Auswahl der Begriffe darauf achten, dass die Laut- und Silbenstruktur der Wörter, mit denen geübt wird, sich zum Pseudostottern eignet.

Symbole und Metaphern

Sie sollen sinnvoll für den Einsatz von visuellen, auditiven oder grobmotorischen Hilfen sein. Beispielsweise eignen sich „Froschwörter" gut, um in der Verdeutlichung des „Hüpfens" selbst durch den Raum zu hüpfen oder einen Spielzeugfrosch auf ausgelegten Seerosenblättern in einen „Teich" springen zu lassen. „Schlangenwörter" können in ihrer Länge dadurch dargestellt werden, dass man während der Prolongation einen Finger auf einer Spielzeugschlange vom Kopf bis zur Schwanzspitze entlangführt. Und ein „Pu-Wort" kann z. B. dargestellt werden, indem es „nicht rauskommt", d. h. der Spielzeugbär während der Blockierung festgehalten wird.

Korrektur

Die Art der Korrektur (Corrective Feedback, verbale Anweisung, vormachen – nachmachen, 2 Alternativen anbieten und fragen, welche richtig ist usw.) richtet sich nach den Bedürfnissen des Kindes. Wie in der phonetischen Therapie kann es zu Übergeneralisierungen kommen: Wenn „Fro-fro-frosch-Wörter" geübt wurden, kommt es manchmal zu „Fro-fro-hasen". Hier reicht meistens ein Correctice Feedback mit einer Fokussierung auf das Gehörte.

Wiederholungen

Wenn Kinder zweisilbige Wörter ganz wiederholen („Hase-Hase-Hase"), wird es bei Kindern, die bisher noch gar nicht wiederholt haben, als Erfolg gewertet. Bei Kindern, die auf Silbenebene segmentieren können, kann die Therapeutin das mit der Information versehen, dass es unterschiedliche Möglichkeiten gibt, ein Wort zu hüpfen und im weiteren Verlauf des Spiels die Regel einführen, dass ein Wort dann zu Ende gehüpft ist, wenn man es ganz hört – der erste „Hase" wäre dann also das Ende und verständlicherweise noch kein Froschwort.

Wenn ein Kind mit eigenen Wörtern experimentiert und dabei Wiederholungen macht, die für das PS wenig geeignet scheinen („Aut-Aut-Auto"), sollte das Ausprobieren honoriert werden und die angemessene Form im Corrective Feedback angeboten werden.

Nachsprechen

Falls ein Kind keine Wiederholungen und Dehnungen absichtlich realisieren kann, weil es immer unabsichtlich in Blockierungen abgleitet, kann man zunächst das Spiel so gestalten, dass die Wörter nachgesprochen werden. Nachsprechen (ggf. mit grobmotorischen Bewegungen oder Atemschriftzeichen unterstützt) gelingt in der Regel symptomfrei. Eine andere Möglichkeit ist, das linguistische Niveau noch weiter zu reduzieren.

Die Logopädin muss sich aber bewusst sein, dass es sich um einen „Taschenspielertrick" handelt, der nur zur Überwindung der Anfangshürde dient und keinen Generalisierungseffekt hat.

Kommentieren

Wenn nur gelegentlich echte Symptome auftreten, kann die Therapeutin sie in großen Abständen sachlich kommentieren, ohne zu insistieren und die Reaktion des Kindes beobachten („*Das eben waren 2 Froschwörter: Blu-blu-blume, weil dein Frosch auf die Blume gehüpft ist, und dann noch eins bei i-i-ich, das hat sich angehört, als ob es gar nicht absichtlich war.*").

Einführung eines neuen Schwierigkeitsgrades

Wenn ein neuer Schwierigkeitsgrad im PS eingeführt wird, ist die Mutter nicht im Raum, um dem Kind eine ungestörte Auseinandersetzung mit dem Thema zu ermöglichen. Wenn das Kind eine neue Stufe des PS gelernt hat, wird diese Fähigkeit mit entsprechendem Lob der Mutter vorgeführt. Sie darf dann während der Festigungsphase zusehen und später das Spiel auch lernen. Wenn sie es sicher beherrscht, kann die Therapeutin die gleichen Spiele als Hausaufgabe geben.

Identifikation mit älteren Kindern

Zur Vorbereitung dient das in der Desensibilisierung eingeführte PS. Das Kind soll PS der Therapeutin erkennen und selbst realisieren. Als Übergang zur Identifizierung echter Symptome werden nun Spiele eingeführt, in denen man bei sich selbst PS mitzählen muss. Viele Kinder entwickeln einen unglaublichen Spaß an PS, wenn sie merken, dass sie selbst die Anzahl bestimmen können. Dadurch desensibilisieren sie sich als Nebeneffekt selbst.

Praxis

Auf dem Tisch stehen Gegenstände, die durch Benennen mit Pseudostottern „abgeräumt" werden dürfen. Das geschieht nun nicht abwechselnd, sondern ein Spieler darf weitermachen, solange er PS einsetzt.

Steigerung des Schwierigkeitsgrades

Wenn das Spiel die Wortebene verlässt, kommt eine neue Aufgabe hinzu: Das Kind lernt, nach dem Satz zu sagen, welches das Frosch-/Schlangen-/Pu-Wort war.

Schließlich lernen die Kinder, die Position des PS im Wort zu bestimmen. An dieser Stelle beginnt automatisch die Reflexion darüber, wie unterschiedlich ein Wort realisiert werden kann. Das ist eine gute Vorbereitung für die spätere Modifikation.

Vorschulkinder, die bereits einzelne Buchstaben lesen und schreiben können, dürfen hier schon ausprobieren, welche Laute sich für welche Varianten besonders eignen, z. B. indem sie die entsprechenden Buchstaben unter aufgeklebte Frösche, Schlangen und Bären schreiben. Dabei nutzt man spielerisch die Prinzipien der artikulatorischen Phonetik (S. 254) und lässt die Kinder auch sehen und fühlen, wie oder wo ein Laut gebildet wird. Ganz nebenbei kann die Therapeutin bei diesen Experimenten Informationen zum Sprechen und Stottern geben.

Beispiel

„Jetzt haben wir herausbekommen, dass beim Sprechen immer Luft zu spüren ist, die entweder aus dem Mund oder aus der Nase kommt. Wir können ja mal probieren, ob wir die Luft auch spüren, wenn wir ein Wort stecken lassen, wie bei einer Blockierung, wenn wir jetzt mal ein absichtliches Pu-Wort machen."

Identifikation echter Symptome

Das wird zuerst am PS geübt. Das Kind spricht und gibt ein vereinbartes Zeichen, wenn es ein PS realisiert hat; dadurch wird das Prinzip der geteilten Aufmerksamkeit geübt. Dann soll das Kind seine echten Symptome erkennen. Dies geschieht zunächst in gelenkten Spielsituationen. Die schwerste Stufe ist die Identifikation echter Symptome in der Spontansprache und unter ablenkenden Bedingungen.

> **Merke** M!
>
> Die schwersten Übungen zur Identifikation bestehen darin, nicht nur imitierte Stotterereignisse bei der Therapeutin in vorher angekündigten Spielen zu hören, sondern auch echte Stotterereignisse bei sich selbst.

Motivation über Wettspiele

Viele Kinder im Vorschulalter lassen sich durch Wettspiele motivieren, in denen jeder einen Knackfrosch bekommt und schnell „knacken" darf, wenn er ein PS (zuerst nur bei der Therapeutin, dann nur beim Kind und dann im Dialog bei beiden) gehört hat. Wenn die Therapeutin mit zunehmendem Schwierigkeitsgrad Spiele wählt, die weniger ruhig und strukturiert sind, um die geteilte Aufmerksamkeit zu trainieren, treten erwartungsgemäß beim Kind auch mehr echte Stotterereignisse auf. Diese können für das Wettspiel genutzt werden. Wenn das Kind – zuerst bei Bedarf mit kleinen Hilfen der Therapeutin – in der Lage ist, sie zu bemerken, sollte diese Fähigkeit weiter trainiert werden. Voraussetzung ist eine ausreichende Desensibilisierung des Kindes. Das Vorgehen bei erneut notwendiger Desensibilisierung ist in Kap. 3.8.7 beschrieben.

Vorübung

Für viele Vorschulkinder ist es noch ein Problem, eigene Symptome wahrzunehmen, während sie frei erzählen. In diesem Fall muss diese Fähigkeit weiter geübt werden:

- indem als Vorübung das Gesprochene in Audioaufnahmen angehört und Stotterereignisse identifiziert werden,
- durch visuelle Unterstützung, indem die Therapeutin immer dann einen Frosch auftauchen lässt, wenn das Kind eine Wiederholung hat,
- durch eine klarere Strukturierung der Aufgabe (sprachliche Anforderung in der Übungssituation senken, Zeitbegrenzung vorgeben etc.).

Erreichen des Ziels

Das Ziel ist erreicht, wenn ein Kind in vielen verschiedenen Situationen in der Lage ist, eigene Symptome zu erkennen. Wenn es zusätzlich noch die Angabe machen kann, in welchem Wort es gestottert hat und ob es „absichtlich" oder „unabsichtlich" war, kann die Therapeutin sicher sein, dass das Kind auch ausreichend desensibilisiert ist. Im günstigsten Fall bekommt das Kind das Gefühl, der „Experte" für sein Stottern zu sein und stolz darauf zu sein, dass es die Symptome schneller bemerkt als z. B. seine Mutter.

Sonderfälle

Sonderfälle sind Vorschulkinder, die die Identifikation prinzipiell beherrschen, aber entweder nicht in der Lage sind, eigene Symptome in der Spontansprache zu bemerken, oder die ihre Symptome zwar registrieren, sie aber nicht lokalisieren können. Das kann an einer fehlenden phonologischen Bewusstheit liegen. Die Therapeutin muss ausschließen, dass es sich um eine Vermeidungsstrategie aufgrund fehlender Desensibilisierung handelt. Das kann sie dann ausschließen, wenn das Kind eigene Stotterereignisse in einer Audioaufnahme von sich wahrnehmen kann. Für manche Kinder ist es hilfreich, die Übungszeit zu begrenzen und langsam auszuweiten, um sie nicht zu frustrieren.

> **Merke** M!
>
> Wenn alle Hilfestellungen (visuell, taktil) und beharrliches Üben nicht helfen, ist es angemessen, zur Phase der Modifikation weiterzugehen. Im Verlauf kann die Identifikation weiter geübt werden.

In-vivo-Übungen

Das Üben in unterschiedlichen Kontexten mit ansteigender linguistischer und situativer Anforderung spielt in allen Phasen der Therapie eine zentrale Rolle (s. ▶ Abb. 3.6). Wenn der Spielablauf klar ist und erste Lernerfolge erzielt wurden, wird daher die Mutter in die Spiele einbezogen. Wenn möglich, kann man auch Freund*innen und Geschwister einladen und die Übungen mit In-vivo-Situationen mit erhöhter Ablenkung spielen (z. B. „Ich sehe was, was du nicht siehst" vor dem Schaufenster eines Spielwarengeschäftes oder an einer Baustelle). Wie oben beschrieben, können In-vivo-Situationen auch im Therapieraum (telefonieren mit der Oma, Anwesenheit einer Praktikantin) oder in „simulierter Wirklichkeit" (Kolleg*innen der Logopädin, Anrufbeantworter) stattfinden. Der Begriff simulierte Wirklichkeit bedeutet, dass die begleitende Logopädin die Situation für die Gesprächspartner*innen klärt und damit sicherstellt, dass eine Unterbrechung oder Wiederholung der Übungssituation möglich ist, wenn das Kind zwar den kommunikativen Teil der Übung durchführt, dabei aber die vorher besprochene Aufgabe vergisst. Ein Beispiel für die Ankündigung wäre eine Situation, in der offengelegt wird, dass es sich um eine Mutprobe für das Kind handelt und es bei der nachfolgenden Frage die Aufgabe hat, z. B. PS einzusetzen. Oder ein Beispiel wäre die Rückmeldung nach der Frage an eine Kollegin: *„Du hast das gut gemacht und nach dem Spiel gefragt, das wir ausleihen möchten. Dabei hast du das PS vergessen. Ich mache es dir gerade noch mal vor, dann kannst du es noch einmal probieren."* Die Gesprächssituationen bleiben für das Kind echte kommunikative Herausforderungen, aber die Chance, ein Erfolgserlebnis zu haben, wird gesteigert. Das macht vor allem in einer Altersgruppe Sinn, die wenig Erfahrung und im Leben auch wenig Notwendigkeit hat, mit unbekannten Menschen zu sprechen. Alles Erprobte aus In-vivo-Übungen kann als Übung zu Hause mit der Mutter durchgeführt werden, wobei durch kleine Verträge gesichert sein muss, was in welchem Umfang geübt wird.

Einbeziehung des anderen Elternteils

Nach Möglichkeit sollte z. B. der Vater an dieser Stelle in die individuelle Therapie einbezogen werden. Er lernt in der Therapie PS. Dadurch kann die Therapeutin prüfen, inwieweit er desensibilisiert ist. Das Kind erfährt durch die Anstrengung, die der Vater unternimmt – und häufig auch die Schwierigkeiten beim Erlernen – dass es selbst in der Therapie etwas Neues gelernt hat, was auch Nichtstotternde nicht selbstverständlich können. Häufig werden die Mütter entlastet, weil der Vater die Möglichkeit hat, seine Fragen direkt an die Therapeutin zu richten. Viele Kinder sind enorm motiviert, die „Hausaufgaben" mit dem Vater zu machen, der in vielen Familien viel seltener an solchen Aufgaben beteiligt wird und eine große Vorbildfunktion für viele Kinder hat.

Modifikation bei älteren Kindern

Die Phase der Modifikation mit den älteren Kindern erfolgt wie die Identifikation sehr strukturiert. Hier wird zur Therapieplanung wieder auf das Modell der beiden beteiligten Achsen zur Steigerung des Schwierigkeitsgrades von Übungen (s. ▶ Abb. 3.6) verwiesen.

Die Therapeutin überlegt sich aufgrund der aktuellen Symptomatik des Kindes, welche SLT hilfreich sein können; einen Überblick über die verschiedenen Techniken liefert das Kapitel „Symptombearbeitung" (S. 179).

Voraussetzung ist, dass das Kind ausreichend desensibilisiert ist und dass es motorisch und auditiv in der Lage ist, sein Symptom zu erkennen und die nötigen sprechmotorischen Abläufe zu steuern. Gegebenenfalls müssen diese Fähigkeiten vorher noch in der Therapie verbessert werden.

Wahl der Symptomart

Es bietet sich an, mit der Symptomart zu beginnen, die häufig genug auftritt, damit sie auch bearbeitet werden kann. Wenn es unterschiedliche Symptomarten mit Begleitverhalten gibt, sollte die Therapeutin mit derjenigen beginnen, die das Kind gut identifizieren kann, aber nicht das Höchstmaß an Anstrengungsverhalten provoziert.

Vorbereitung

Als Vorübung werden auf der Ebene des Pseudostotterns die Begriffe eingeführt, die für die SLT gebraucht werden. Diese **qualitativen** Merkmale können sein:

- Anzahl der Wiederholungen,
- Dauer der Dehnungen,
- Dauer der Blockierungen,
- Symptom mit oder ohne muskuläre Anstrengung.

Wie in der Phase der Desensibilisierung und Identifizierung übt die Therapeutin nun mit dem Kind, die unterschiedlichen Qualitäten der Pseudoereignisse wahrzunehmen und selbst zu produzieren. Das nennt man imitiertes Stottern.

Spielideen

- Der Frosch darf das Wort so oft hüpfen (wiederholen), wie er gewürfelt hat.
- Bildkarten werden, je nach Dauer der Dehnung einer kurzen, mittleren oder langen Schlange zugeordnet.
- Bei Blockierungen mit Anstrengung wird gleichzeitig der Bär/ein Softball zusammengedrückt, bei Blockierungen ohne Anstrengung bleibt er liegen.

Prüfung des Desensibilisierungsgrades

Die Therapeutin kann den Grad der Desensibilisierung prüfen, indem sie ein echtes Symptom entsprechend kommentiert und die Reaktion des Kindes beobachtet: *„Eben als du gestottert hast, war das ein langes Schlangenwort, findest du auch?"* Im Spiel beschränkt sich alles, was geübt wird, auf imitiertes Stottern.

Pseudosymptome auf Aufforderung produzieren und modifizieren: imitiertes Stottern

Wenn die Begrifflichkeit klar ist und das Kind die gewünschten Qualitäten absichtlich produzieren kann, können Spiele zum abwechselnden Bestimmen als Übergang zur Einführung der SLT dienen. Dafür eignen sich alle Spielangebote, bei denen ein Spieler willkürlich das PS oder imitierte Symptome des anderen steuern darf. Er darf z. B.:

- festlegen, wie oft eine Silbe wiederholt werden muss,
- der andere kann mit einem Zauberstab den Bann eines imitierten Stotterns brechen,
- mit einem Knackfrosch Beginn und Ende einer Blockierung markieren oder
- während der Erzählung des anderen willkürlich durch Zusammendrücken eines Balls signalisieren, dass vor dem nächsten Wort eine angestrengte Blockierung kommen muss, die erst gelöst werden darf, wenn es den Ball loslässt.

Umgang mit Gefühlen

Selbst ängstliche Kinder haben oft viel Spaß daran, den Therapeuten mit langem PS zu „ärgern" und die Faszination darüber, kontrollieren zu dürfen, erleichtert den Rollenwechsel, die Anweisungen von außen zu befolgen.

> **M!**
>
> ### Merke
>
> Es empfiehlt sich, kleine Verträge mit den Kindern zu machen und abzusprechen, wie viel man ihnen zumuten kann.

Durch die Rückmeldungen zum eigenen PS kann die Therapeutin gleichzeitig Elemente aus dem Bereich „Umgang mit Gefühlen" einfließen lassen: *„Puh, war das anstrengend, ich habe gedacht, du befreist mich gar nicht mehr. Wenn mir das öfter so gehen würde, dass ich etwas einfach nicht sagen kann, würde ich mich manchmal ganz schön ärgern."*

Beteiligung der Mutter

Wie schon in den vorigen Phasen wird die Mutter nur aus dem Therapiezimmer geschickt, wenn eine neue Übung eingeführt wird. Sobald das Kind die Umsetzung ansatzweise verstanden hat, kommt sie als Beobachterin oder als Beteiligte dazu. Sie kann auf diese Weise ein größeres Verständnis entwickeln, wie schwer die neu zu erlernenden Dinge sind. Wenn sie die Techniken selbst lernt, können Umfang und Hilfestellungen für eventuelle Hausaufgaben klar abgesprochen werden.

Einführung der Symptomlösetechnik

Im nächsten Schritt führt die Therapeutin die geeignete SLT anhand einer Geschichte ein, macht sie mehrmals vor, beteiligt das Kind an der Entwicklung der Lösung des Symptoms und kommentiert ggf., was sie gemacht oder worauf sie geachtet hat.

Hier eignet sich die Geschichte von Pu der Bär, der seinen Freund Rabbit besuchen möchte [254]. Er bleibt im Hasenloch stecken, weil er zu viel Honig gegessen hat, und Rabbit versucht, ihn herauszuziehen. Das vorsichtige Ziehen hat keinen Effekt – Pu steckt zu fest; das kräftige Ziehen tut Pu weh. Also muss er kurz überlegen, und in dem Moment, in dem er Pu richtig gepackt hat (nicht zu vorsichtig und nicht zu fest), kann er ihn herausziehen. Die Therapeutin macht das mit Spielzeugtieren vor, indem sie den kleinen Bären kopfüber in ihrer Faust festhält. Dann darf das Kind die Rolle von Rabbit übernehmen und ziehen.

Üben des Ablaufs

Was für ältere Kinder selbstverständlich ist, muss hier oft lange geübt und vorbereitet werden, z. B. die Reihenfolge der einzelnen Schritte oder die Bedeutung der richtigen Kraftdosierung. Dafür kann es nötig sein, den Ablauf zuerst schematisch zu üben und diesen in den Vordergrund zu stellen – nicht das Symptom oder die SLT.

Stoppen

Wie in den vorangegangenen Therapieeinheiten lernt das Kind nun in hierarchisch angeordneten Schritten, sich im Sprechen auf ein Signal hin zu stoppen. Der erste Schritt ist das Stoppen der Therapeutin, dann folgt das Training zur Aufgabe des Sprechversuchs unter Beibehaltung der Artikulationsstellung. Das Vorgehen ist im Kap. 3.8.9 „Pull-out" (S. 264) ausführlich besprochen. Auch bei jungen Kindern ist zu erwarten, dass die Aufgabe zwei zu überwindende Hürden birgt: sich so schnell wie möglich zu stoppen und nicht direkt weiter zu sprechen, sondern abzuwarten und die Spannung zu lösen. Letzteres stellt neben der emotionalen Schwierigkeit auch die kognitive Herausforderung dar, sich zu merken, was man sagen wollte. Die Übungen bedürfen daher differenzierter Verträge, um das Kind zu motivieren, sich auf eine Übung mit Kontrollverlust einzulassen.

Wichtig ist es, darauf zu achten, dass bei jeder SLT das „Wiederaufnehmen" des Sprechversuchs erarbeitet werden muss und kein Abbruch mit Neustart. Wie von Van Riper mit Freezing eingeführt, wird der Sprechversuch **unter Beibehaltung der Artikulationsstellung** ausgesetzt, bis über das Lösen der Spannung die Überwindung des Stotterereignisses möglich ist.

Lösen der Anspannung

Es ist sehr wichtig, die einzelnen Schritte genau besprochen und geübt zu haben. Die richtige Kraftdosierung lässt sich verdeutlichen, indem die Therapeutin einen Zauberstab in ihrer Faust hält und das Kind versuchen soll, ihn herauszuziehen. Wenn sie bei heftiger Kraftaufwendung zu plötzlich loslässt, kann sie dem Kind zeigen, welche Gefahr das birgt (das Kind fällt mit dem befreiten Zauberstab fast vom Stuhl). Außerdem können hier schon Hilfestellungen ausprobiert und etabliert werden:

- Ist es für das Kind hilfreich, während der Aktion verbale Anweisungen zu bekommen? *„Warte mal, bis du gut merkst, dass du den Stab ganz in der Hand spüren kannst. Und jetzt ziehen. Mit der ganzen Hand, aber nicht zu fest!"*
- Helfen dem Kind visuelle Hilfen oder Elemente aus der lautunterstützenden Bewegung?

Für Kinder, deren Symptome mit starken Begleitsymptomen behaftet sind, können in dieser Therapiephase Elemente aus Entspannungstechniken einfließen. Diese haben nicht das Ziel, das Kind insgesamt zu entspannen, sondern ihm den Unterschied zwischen „Entspannung" und „Anspannung" zu verdeutlichen. Um eine SLT einsetzen zu können, muss das Kind spüren können, wann die Anspannung im Symptom nachlässt.

Einführung der Prolongation

Wenn Kinder artikulationsmotorisch ausreichend gut sind, werden Prolongationen z. B. unter den Namen „Zauberwörter" eingeführt. Dies kann z. B. unter Zuhilfenahme einer Schnecken-Handpuppe erfolgen (z. B. von Folkmanis), die diese Zauberwörter sprechen kann. Wie im Kap. 3.8.9 „Einführung der Prolongation" (S. 262) detailliert beschrieben ist, erarbeitet die Therapeutin die Technik mit steigender linguistischer Komplexität und in immer schwerer werdenden Situationen.

In dieser Übungsphase wird isoliert die Produktion der Prolongationen geübt und erst im 2. Schritt zur SLT mit Hinzunahme des Stoppens und Lösens der Spannung ausgebaut.

Es hat sich bewährt, die Prolongationen auf Silben- und Wortebene über das Vormachen – Nachmachen einzuführen. Dadurch erreicht man einen großen Übungsanteil. Kindern vor dem Schriftspracherwerb fällt die Umsetzung meist leichter als den Schulkindern, da sie die klassischen Fehler wie die Verwechslung von offenen und geschlossenen Vokalen oder die Unsicherheit in Diphtongen gar nicht kennen – sie orientieren sich an der auditiven Vorgabe.

Die beteiligte Mutter übt parallel immer mit, da im Gegensatz zum PS diese Technik nicht übers Zuschauen gelernt werden kann. Zum Training können die bereits bewährten Übungen und Spiele mit ansteigender linguistischer Komplexität und Anwachsen der Situationsschwierigkeit genutzt werden.

Übung der Symptomlösetechnik

Erst wenn der Ablauf von Stoppen und Lösen sicher beherrscht wird, wird das PS oder die Prolongation dazu genommen, wobei die Therapeutin sie so lange vormacht, bis das Kind den Ablauf verstanden hat. Das kann sie dadurch prüfen, dass sie bewusst Fehler macht und das Kind um Rückmeldung bittet, ob sie es richtig gemacht hat, und indem sie das Kind an einzelnen Stellen um Hilfe bittet. Wenn das Kind in der Lage ist, Hilfestellung zu geben, ist es nur noch ein kleiner Schritt, die Rollen zu tauschen. Geübt wird die SLT nun in der bekannten Hierarchie von der Wortebene bis zur Spontansprache, wobei in jeder Ebene geübt werden muss. In diesen Phasen des (sprech-)motorischen Lernens empfiehlt es sich, die Therapiefrequenz zu erhöhen, um einen ausreichenden Übungseffekt zu erreichen und dem Vergessen vorzubeugen. Um genug Übungsmöglichkeiten zu haben, kann imitiertes Stottern auf der bekannten Hierarchie des linguistischen Niveaus und der verschiedenen Situationen angeleitet werden. Hilfen zur Umsetzung der SLT im Alltag finden sich in Schul-KIDS (S. 266).

Einbindung der Mutter

Zu Hause wird nur geübt, was gemeinsam mit der Mutter schon in der Therapie geübt wurde und gut funktioniert hat. Umfang und Hilfestellungen werden detailliert besprochen. Hier ist es wichtig, schon vorbeugend zu unterbinden, dass das Kind außerhalb der vereinbarten Übungssituation oder von Dritten zum Einsatz der SLT aufgefordert wird. Vor allem bei Kindern, die die SLT in Übungen gut einsetzen, ist die Verführung groß, in einer Alltagssituation zu sagen: *„Probier doch mal, was du bei der Logopädin gelernt hast.“* Dann ist es nur noch ein kleiner Schritt, bis plötzlich auch der Bruder und der Opa gut gemeinte Aufforderungen machen und die Therapeutin sich in der kommenden Stunde wundert, warum das Kind die Zusammenarbeit völlig verweigert.

Probleme mit der SLT

Wenn ein Kind mit der angebotenen SLT nicht zurechtkommt und alle Hilfestellungen ausgereizt sind, muss die Therapeutin abwägen, ob die Technik so modifiziert werden kann, dass sie für das Kind umsetzbar ist. Dabei sollte erkannt werden:

- ob das Kind mit der Aufgabe motorisch überfordert ist,
- ob es ein kognitives Problem ist (Welcher Schritt kommt nach welchem?),
- ob das Kind aufgrund fehlender Desensibilisierung verweigert oder
- ob es ein übergeordnetes Problem ist (das Kind ist beispielsweise nicht in der Lage, 2 Aufgabenstellungen gleichzeitig zu bewältigen und beherrscht die SLT nur in Situationen, in denen eine geringe linguistische Anforderung besteht).

Lösungsstrategien

Der nächste Schritt ist dann, abzuschätzen oder auszuprobieren, ob ein systematisches Üben einer fehlenden Fähigkeit hilft oder ob ein Defizit vorliegt, das durch eine logopädische Therapie oder Förderung nicht auszugleichen ist. Wenn ein Kind z. B. in der Übungssituation nur für kurze Zeit in der Lage ist, die SLT einzusetzen und sehr schnell eine Ermüdung eintritt, kann die Therapeutin versuchen, die Aufgabenstellung zu erleichtern. Sie muss natürlich sicherstellen, dass das Kind nicht verweigert, weil es das Spiel zu langweilig findet. Weitere Maßnahmen, um die Umsetzung der SLT zu erleichtern sind:

- intensives Üben der SLT,
- visuelle Hilfen, wenn eine SLT realisiert werden soll,
- lautunterstützende Bewegungen,
- häufiges, aber kurzes Üben zu Hause.

Zur Erkenntnis, dass eine Technik noch zu anspruchsvoll für das Kind ist, gelangt die Therapeutin im Ausschlussverfahren. Wenn das Kind nicht in der Lage ist, echte Symptome in der Spontansprache zu bearbeiten, kann die vorbeugende Prolongation eine vorübergehende Technik sein. Die Eltern müssen darüber informiert sein, dass dann vom Konzept der Modifikation zum Fluency Shaping gewechselt wird.

Bearbeitung von Begleitsymptomen

Ungünstige Coping-Strategien, die in der Diagnostik als Begleitsymptome identifiziert wurden (Atemauffälligkeiten, Mitbewegungen etc.) werden nicht gesondert bearbeitet. Die Erwartung ist, dass sie aufgegeben werden, wenn dem Kind eine kognitiv gesteuerte Strategie im Symptom zur Verfügung steht. Falls ein Kind die Begleitsymptomatik beibehält, obwohl es die SLT beherrscht, kann die Therapeutin zweigleisig daran arbeiten: indirekt, indem sie – wenn nötig – noch einmal an der Enttabuisierung arbeitet, und direkt, indem sie in der Umsetzung der SLT die beiden Varianten – mit und ohne Begleitsymptomatik – vormacht. Auch das Kind macht absichtlich beide Varianten. Dabei kann man die Varianten mit Begleitsymptomatik so korrigieren, dass schließlich die gewünschte SLT als Ziel steht.

Merke

Das Hauptaugenmerk liegt immer auf dem Verhalten, das umgesetzt und gefestigt werden soll, und nicht auf dem, das abgebaut werden soll.

Neue Variante der Begleitsymptomatik

Durch die Dynamik des Stotterns ist es möglich, dass auch ein erfolgreich therapiertes Kind eine neue Variante von Begleitsymptomatik entwickelt. In diesen Fällen muss die Therapeutin eine neue Bestandsaufnahme machen und Hypothesen generieren, welche verstärkenden Faktoren noch vorliegen oder neu dazugekommen sind (z. B.: das Kind wird neuerdings wegen seiner Symptomatik gehänselt). Entsprechend der individuellen Situation muss dann entweder über eine Veränderung der Umgebungsbedingungen *und* eine Auffrischung der SLT oder ggf. über die erneute Übung der SLT versucht werden, die neu entstandene Begleitsymptomatik zu überlernen.

Üben der Symptomlösetechnik

Sehr wichtig ist das sorgfältige Üben der SLT. Die Pause, die nach dem Abbruch des Sprechversuchs entsteht, muss genutzt werden, um über den gesteuerten Abbau der Anspannung die Kontrolle über das Sprechen zu übernehmen. Sonst besteht die Gefahr, dass das Kind im vertrauten Therapieraum und in Anwesenheit der Therapeutin die Anspannung schnell, aber unbewusst löst. In In-vivo-Aufgaben versagt die SLT dann, weil die gesteuerte Lösung der Anspannung nicht umgesetzt werden kann. Bei Kindern, die sich unauffälliges Sprechen erhoffen, ist es oft noch einmal notwendig, gegen den Zeitverlust zu desensibilisieren.

Beispiel

Ein Kind setzt eine Blocklösetechnik ein und zeigt dabei eine deutliche muskuläre Anstrengung im Gesichtsbereich (das Kind nennt es „Pu-Wort mit rotem Kopf“, als es die Therapeutin vormacht). In der Therapie ist das Ziel nun, möglichst viele SLT „ohne roten Kopf“ zu machen und nicht, lange zu identifizieren, wann das Kind sich anstrengt und warum es das tut.

Generalisierung

Die Generalisierung dient der Umsetzung der gelernten Therapieinhalte in den Alltag mit dem Ziel, eine immer größer werdende Unabhängigkeit von der Therapeutin zu erreichen. Bei Kindern kann diese Phase manchmal fast „wie von alleine" geschehen, als ob sie aus sich heraus das einsetzen, was sie gelernt haben und was ihnen guttut. Im günstigsten Fall erlangt ein Kind Symptomfreiheit über eine Remission. Wenn das nicht der Fall ist, wird die Generalisierung im Rahmen der Therapie strukturiert durchgeführt.

Auch die Generalisierung geschieht mit starker Beteiligung der Mutter. Die Situationen, die durch die gemeinsamen In-vivo-Übungen bereits vertraut sind, werden – nach Absprache mit dem Kind – ausgeweitet. Es bietet sich an, hierarchisch vorzugehen, um dem Kind mit leichter zu bewältigenden Aufgaben Erfolgserlebnisse zu verschaffen. Wenn in ganz bestimmten Situationen starke Tabuisierung deutlich wird, kann die Logopädin noch einmal in diesem Bereich systematisch desensibilisieren (z. B. durch einen gemeinsamen Kindergartenbesuch oder Einladung von Freunden und Freundinnen in die Therapie, die Hemmschwelle senken, die SLT auch im Kindergarten einzusetzen). Mit Plänen zur Verstärkung, wie sie aus der Verhaltenstherapie bekannt sind, kann das Kind motiviert und ihm gleichzeitig gut vermittelt werden, welche Fortschritte es schon gemacht hat. Gruppentherapien haben in dieser Phase einen guten Effekt, da sich die Kinder gegenseitig unterstützen und vom Gemeinschaftsgefühl profitieren können.

Grenzen der Symptomlösetechnik im Alltag

In dieser Phase ist es wichtig, mit der Familie klar zu besprechen, dass nicht erwartet werden kann, dass ein Kind immer an die SLT denkt, und dass es auch ein Recht darauf hat, „drauflos zu stottern", ohne ermahnt zu werden. Es muss ggf. vor übertriebenem Ehrgeiz vonseiten der Eltern geschützt werden und braucht deutliche Signale, dass seine bisherigen Erfolge wertgeschätzt werden, dass sich zwar alle freuen, wenn das Stottern weniger wird, dass das jedoch nicht unbedingt in allen Situationen erwartet werden kann. Grenzen und Geschwindigkeit der Generalisierung sind individuell sehr unterschiedlich. Vielen Erwachsenen ist nicht bewusst, welche Anforderung es für ein Kind ist, auf Inhalte *und* Technik gleichzeitig zu achten. Die Erfahrung zeigt, dass die Elternteile, die die Therapie begleitet haben, eine große Wertschätzung gegenüber dem übenden Kind und eine realistischere Erwartung an die Umsetzung in den Alltag entwickeln, im Vergleich zu den „beobachtenden" Elternteilen, die vom Prinzip des generalisierenden Lernens ausgehen und wie bei den phonologischen Therapien erwarten, dass ein gelernter Therapieinhalt auch selbstverständlich im Alltag automatisiert und immer eingesetzt wird.

Rahmentherapie

Die oben beschriebenen Phasen der Therapie fokussieren auf die direkte Arbeit am Symptom. Diese ist nur dann erfolgversprechend, wenn auch die Faktoren, die den Verlauf beeinflussen, berücksichtigt und bei Bedarf bearbeitet werden.

Eltern als Co-Therapeuten

Eltern in dieser Rolle zu gewinnen, birgt nicht nur für die Therapeutin den Vorteil, Therapieinhalte in den Alltag übertragen zu lassen, sondern hat auch die Funktion, die Eltern zu entlasten und gemeinsam mit ihnen Risikofaktoren zu bearbeiten.

Ziele für die Eltern

Die Rahmentherapie umfasst in der Zusammenarbeit mit der Mutter/durch die Elterngruppe folgende Ziele für die Eltern:

- Elternkompetenz stärken und sie entlasten (z. B. über Sachinformationen Schuldgefühle abbauen),
- Eltern als Multiplikator*innen gewinnen und damit ungünstige Umgebungsfaktoren verändern.

In Bezug auf das Kind geben die Phasen der Symptomtherapie lediglich den „roten Faden" vor. Zusätzlich müssen die Risikofaktoren bearbeitet werden, wobei die individuelle Planung von den unter „Therapieplanung" genannten Kriterien abhängig ist. Beispielsweise kann mit einem Kind parallel eine SES-Therapie und eine Stottertherapie durchgeführt werden, während bei einem anderen Kind *ein* Schwerpunkt gesetzt und die andere Problematik nicht gleichzeitig bearbeitet wird. Hier bewährt es sich, die bekannten Aspekte des Clinical Reasonings zu berücksichtigen [328], [324].

Ziele in der Arbeit mit dem Kind

Mit dem Kind sollen im Rahmen der direkten Therapie die psychischen Reaktionen auf das Stottern und eventuell vorhandene Risikofaktoren bearbeitet werden.

Elterngespräch während des Termins mit dem Kind

In der Durchführung lässt sich die Therapeutin zu Beginn einer Stunde berichten, was seit der letzten Therapie geschehen ist (Stottern stabil, fluktuierend? Neue Symptome? Veränderung der Symptomatik? Hinweise auf neue psychische Reaktionen? Reaktionen aus der Umwelt? Veränderungen in der Umgebung des Kindes, die relevant für das Stottern sein könnten? Wie ging es der Mutter/den Eltern mit dem Stottern? Neue Probleme/Sorgen/Ereignisse bezüglich des Stotterns?). Das setzt voraus, dass der Stundenablauf mit allen Beteiligten abgesprochen ist. Je jünger das Kind ist, desto unproblematischer ist diese Informationsphase zu Beginn. Mit älteren Kindern, die ungeduldig werden und selbst „dran" kommen wollen, muss die Logopädin einen kleinen Vertrag über den zeitlichen Rahmen des Gesprächs mit der Mutter machen und ihnen eine attraktive Möglichkeit geben, sich selbst zu beschäftigen. Sie sollen nicht die Sorge haben müssen, „zu kurz" zu kommen. Bei manchen Kindern hat es sich bewährt, mehrmals in der Therapiestunde einen Küchenwecker zu stellen, damit im Sinne eines kleinen Vertrags geklärt ist, wie lange ein Gespräch oder eine Übungseinheit dauert.

Vorteile der ausführlichen Befragung

Trotz des zeitlichen und inhaltlichen Aufwands lohnt es sich, diese ausführliche Information zu Beginn der Stunde einzuholen (im Lauf der Therapie wissen die Mütter schon, was die Therapeutin wissen möchte und es geht schneller): Die schnelle Dynamik der Störung kann eine erhebliche Veränderung zwischen 2 Terminen bewirken und die Therapeutin sollte darauf vorbereitet sein, bevor sie mit dem Kind zu arbeiten beginnt. Das gibt ihr die Möglichkeit, die Stundenplanung ggf. noch zu verändern und zu berücksichtigen, wenn aufgrund aktueller Ereignisse eine veränderte Bedürfnislage beim Kind oder der Mutter entstanden ist. Wenn sie die Informationen erst am Ende der Stunde einholt, hat sie weder Zeit noch Gelegenheit, darauf zu reagieren oder sich im Stundenverlauf ein eigenes Bild zu machen. Wenn die Mutter z. B. berichtet, dass sie innerhalb der Familie immer mehr unter Druck gerät, das Stottern „abzustellen", kann die Therapeutin einen Besprechungstermin ohne Kind in naher Zukunft in Aussicht stellen. Oder wenn das Kind in den vergangenen Tagen massiv gehänselt wurde, kann es sinnvoll sein, dies zum Thema der Stunde zu machen.

Hypothesen zu beeinflussenden Faktoren

Die Informationen kann die Therapeutin nutzen, um Hypothesen zu generieren, welche Faktoren das Stottern beeinflussen. Die Unterscheidung zwischen Faktoren, die das Auftreten einzelner Stotterereignisse beeinflussen (vgl. 3-Faktoren-Modell) und den bisher bekannten Faktoren, die die Remissionschancen beeinflussen, ist dabei wichtig. Ziel ist es, dass die Eltern selbst diese Hypothesen bilden, ggf. prüfen (z. B. nimmt das Stottern zu, wenn er keinen Mittagschlaf gehalten hat?) und erkennen, welche Faktoren beeinflusst werden können oder sollen. So muss den Eltern vermittelt werden, dass es manchmal nicht wünschenswert oder möglich ist, Faktoren zu verändern, auch wenn sie das Stottern ungünstig beeinflussen (Geschwisterstreit, Perfektionismus des Kindes etc.). Die Logopädin gibt konkrete Verhaltensvorschläge, erarbeitet aber auch mit den Eltern, wie sie selbst abwägen können, ob bestimmte Maßnahmen sinnvoll sind. Natürlich muss ein stotterndes Kind lernen, sich an Vereinbarungen zu halten, auch wenn Konflikte bei Nichteinhaltung das Stottern verstärken. Oder wenn positive Aufregung, z. B. ein Kindergeburtstag, das Stottern verstärkt, würde das Verbot teilzunehmen bedeuten, das Kind zu bestrafen. Auf diese Weise werden

Eltern immer unabhängiger von Ratschlägen der Therapeutin, erkennen auch die Grenzen der eigenen Einflussnahme und werden gelassener beim Auftreten von vorhersehbaren Schwankungen: *„Nächste Woche kommt sein Cousin zu Besuch, da geht es wieder rund und wir wissen ja schon, dass er dann den Rest des Tages mehr stottert. Aber am nächsten Tag ist das erfahrungsgemäß auch wieder vorbei.“*

Therapieende und Nachsorge

Am Ende der Therapie muss gewährleistet sein, dass die Familie weiß, unter welchen Umständen sie sich wieder an die Therapeutin wenden sollte. Dafür müssen die Eltern über mögliche Verläufe Bescheid wissen. Wenn am Therapieende kein Stottern mehr vorliegt, müssen alle informiert sein, dass es sich um eine Remission oder eine stotterfreie Episode handeln kann. Für letzteren Fall wird abgesprochen, was die Familie eigenständig unternimmt, wenn Stottersymptome wieder auftreten oder zunehmen. Die Therapeutin muss ihrerseits mitteilen, ob sie bei erneutem Bedarf eine weitere Betreuung gewährleisten kann und versorgt die Eltern mit wichtigen Adressen (BVSS, Eltern-Netzwerk der BVSS etc., s. Kap. 4).

Fragen der Eltern

Zu Therapieende werden häufig vonseiten der Eltern die vertraglich vereinbarten Ziele infrage gestellt. Vor allem, wenn ein Kind gute Fortschritte gemacht hat und das Stottern reduziert wurde, wünschen sie häufig eine weitere Behandlung, um das Stottern ganz zu „heilen“. In diesen Fällen ist es notwendig, die Grenzen der logopädischen Therapie aufzuzeigen und gleichzeitig den Wunsch der Eltern ernst zu nehmen und mit ihnen zu besprechen. Die psychischen Reaktionen der Eltern auf das Stottern des Kindes können eine erhebliche Rolle in der Entwicklung des Stotterns spielen. Dabei sind diese Reaktionen – wie beim Kind auch – Veränderungen unterworfen. Im logopädischen Alltag ist häufig durch den Therapiebeginn eine Erleichterung bei den Eltern zu bemerken, die durch die Veränderungen in der Therapie und die Sachinformationen zum Stottern oft mit dem Abbau von Schuld- und Schamgefühlen einhergeht. Trotzdem ist es nicht selten, dass Eltern am Ende der Therapie noch einmal eine anstrengende Phase durchleben, in der sie sich damit beschäftigen, dass ihr Kind vielleicht immer stotternd bleiben und auch bei guten Therapieerfolgen immer eine Störung im Sprechablauf bestehen bleiben wird.

Fragen der Therapeutin an sich selbst

Auch die Therapeutin muss prüfen, wann sie ihren Teil des Vertrags eingelöst hat. Bei Kindern, die mit einer SLT gute Erfolge haben und ein lockeres, unangestrengtes Stottern zeigen, ist auch die Gefahr gegeben, dass die Therapeutin – entgegen der ursprünglichen Abmachung – versucht, ob nicht doch noch mehr Symptomfreiheit zu erreichen ist.

3.7.7 Elternbeteiligung in der Einzeltherapie mit Mini-KIDS und KIDS

Wenn im folgenden Kapitel von „Eltern“ die Rede ist, sind die Hauptbezugspersonen des Kindes gemeint. Bei Familien mit alleinerziehendem Elternteil oder überwiegender Betreuung durch andere Personen (Heimaufenthalt, Großeltern, neue*r Lebenspartner*in eines Elternteils mit oder ohne regelmäßigen Kontakt zum zweiten Elternteil etc.), muss die Logopädin abwägen, wessen Teilnahme inhaltlich sinnvoll ist. Der besseren Lesbarkeit wegen ist hier im Folgenden von „Eltern“ und „Müttern“ die Rede. Wenn die Therapie in einer Einrichtung (Kindergarten, Schule) durchgeführt wird, muss die Logopädin prüfen, ob es „vor Ort“ eine erwachsene Person gibt, die in die Technik des PS und der Prolongationen mit eingearbeitet wird.

Da die Teilnahme beider Eltern in der logopädischen Praxis nicht üblich ist, hat es sich in der Praxis bewährt, diese Arbeitsweise frühzeitig zu erläutern.

Informationsvermittlung und Austausch

Die Eltern erhalten während jeder Therapiestunde Informationen über das Stottern ihres Kindes und über das Stottern im Allgemeinen. Dadurch sollen sie entlastet werden, z. B. dadurch, dass Schuldge-

Tab. 3.11 Inhalte der Elternbeteiligung in der Einzeltherapie nach Mini-KIDS und KIDS.

Phase	Elternbeteiligung
Informations- und Vertragsphase	• Anamnese und Diagnostik • Beratung über Therapie • Therapievertrag in Einzelgesprächen
Therapiephase	• Eltern werden als Co-Therapeut*innen oder „Trainer*innen" in den verschiedenen Therapiephasen in Rahmen der Therapie angeleitet • bei Bedarf finden zusätzliche Einzelgespräche mit den Eltern statt • Elterngruppe als Ergänzung zur Einzeltherapie, wenn möglich
Nachsorge	• Beratung in Einzelgesprächen möglich

fühle abgebaut werden. Außerdem erhalten sie die Möglichkeit, ihre eigenen Gefühle und Sorgen anzusprechen und Unterstützung von der Therapeutin zu erhalten. Sie sollen das Gefühl vermittelt bekommen, souverän mit dem Stottern ihres Kindes umgehen zu können und dadurch auch erste Ansprechpartner für das Kind sein, wenn es wegen seines Stotterns getröstet werden will oder frustriert ist.

Alltagsnahe Kommunikationssituation

Für viele Kinder bedeutet die Teilnahme eines Elternteils an den Übungsspielen zudem die Bearbeitung einer hierarchisch schwierigeren kommunikativen Situation. Die Anwesenheit eines Elternteils kann also genutzt werden, um eine Situation zu schaffen, die eher dem Alltag des Kindes entspricht als die entspannte Situation alleine mit einem immer geduldigen, emphatischen Therapeuten.

Merke

M!

Die Einbeziehung der Eltern ermöglicht die Umsetzung der Therapieinhalte in den Alltag.

Elternbeteiligung

Je jünger Kinder sind, desto selbstverständlicher ist es, dass sie einen Großteil ihrer Zeit mit einem Elternteil oder einer anderen Bezugsperson verbringen. In den In-vivo-Aufgaben sind daher oft Übungen nicht möglich, die eine größere Selbstständigkeit des Kindes voraussetzen würden, z. B. fremde Menschen ansprechen oder alleine einkaufen gehen. In Begleitung eines Elternteils stellen solche Aufgaben dann oft einen vertrauten Teil des Alltags des Kindes dar.

Wenn die Eltern über die Inhalte der Therapie gut informiert sind und sie ihrem Kind Hilfen geben können, erweitert sich ihr **Kompetenzgefühl**. Das ist hilfreich bei einem Störungsbild, das in der Gesellschaft noch mit Vorurteilen beladen ist.

Die Therapeutin erhält durch den Austausch mit den Eltern verlässliche Informationen über die Zeit zwischen den Therapieeinheiten und kann die Therapieplanung besser auf die Bedürfnisse des Kindes abstimmen. Ausmaß und Inhalt der Elternbeteiligung unterscheiden sich je nach Zeitpunkt der Therapie, wie aus ▶ Tab. 3.11 hervorgeht.

Information und Vertrag zur Elternbeteiligung

Vor der Therapie werden die Eltern über das Therapieangebot (Ziele, Inhalte, mögliche Verläufe, Organisatorisches wie Umfang und Häufigkeit) informiert. Es hat sich bewährt, dieses Gespräch gesondert, nach der Diagnostik und Erstberatung, durchzuführen und beide Eltern dazu einzuladen. Für viele Eltern ist es hilfreich, wenn die Therapeutin offen anspricht, dass die Familie vermutlich die Erwartungshaltung hat, das Stottern heilen zu können. Dann gibt sie der verständlichen Enttäuschung Raum, dass dies nicht versprochen werden kann. Den Eltern sollte das parallele Vorgehen (Erleichterung einer Remission und Vorbereitung auf ein überdauerndes Stottern) deutlich werden. Sie müssen den zeitlichen Aufwand der eigenen Beteiligung und die Bedeutung ihrer Mitarbeit einschätzen können und schon zu diesem Zeitpunkt gefragt werden, ob sie beide bereit wären, an einer Elterngruppe teilzunehmen. In allen Formen des Clinical Reasonings lässt sich die Einbeziehung der Eltern ableiten, um den Nutzen für das Kind zu erhöhen [328], [324].

Entlastung der Eltern

Ein wichtiger Aspekt ist die Entlastung, die die Therapiesituation für die Eltern schaffen soll (Möglichkeit zum Austausch, Raum für ihre Sorgen und Gefühle) und die Stärkung der elterlichen Kompetenz.

Merke

M!

Im Gespräch muss deutlich werden, dass die Elternbeteiligung nicht deshalb so eine große Rolle spielt, weil sie bisher etwas falsch gemacht haben, sondern weil sie die wichtigsten Personen und die natürlichen Sprachförderer ihres Kindes sind [310].

Zustimmung beider Elternteile

Beide Eltern müssen über die Therapieziele und -inhalte informiert sein und ihnen zustimmen. Falls nur ein Elternteil die Therapie wünscht, muss die Logopädin abwägen, welche Einschränkungen das für ihre Arbeit bedeutet und inwieweit die Ziele der Therapie im Fall einer Durchführung geändert werden müssen. Beispielweise wäre die Rolle eines Vaters, der sich desinteressiert zeigt und eine Beteiligung ablehnt, weniger schwer zu gewichten, wenn in allen erzieherischen Bereichen die Mutter verantwortlich ist und selbstbewusst handelt und der Vater alle Maßnahmen akzeptiert, auch wenn er sie nicht unterstützt. Schwerwiegender wäre z. B. die Passivität eines Vaters, der trotz fehlender Eigenleistung die erzieherische Arbeit der Mutter abwertet und kritisiert.

Beteiligung jedes Elternteils

Sie wird individuell geregelt. In der Praxis nehmen häufig die Mütter an den regelmäßigen Therapiesitzungen teil, die Väter kommen bei Bedarf und zu den Elterngruppen. Die Minimalforderung der gemeinsamen Teilnahme bei prinzipiellem Einverständnis beider Eltern ist, dass beide im Rahmen der Therapie Pseudostottern akzeptieren und – falls es angeboten wird – beide an der Elterngruppe teilnehmen. Wenn das nicht realisierbar ist, muss die Logopädin sich darüber im Klaren sein, welche Abstriche sie hinsichtlich der Therapieplanung und -ziele machen muss, wenn sie die Therapie anbietet. Im Sinne der verantwortungsvollen Vertragsarbeit sind individuelle Absprachen notwendig.

3.8 Schul-KIDS

In diesem Kapitel wird das Vorgehen bei Kindern im Alter von 6–12 Jahren beschrieben. In einer prospektiven multizentrischen Studie PMS-KIDS konnten Kohmäscher und Heim zeigen, dass stotternde Schulkinder gegenüber der Wartekontrollgruppe nach 3 Monaten signifikant bessere Werte hinsichtlich Lebensqualität und nach 6 und 12 Monaten signifikante Verbesserungen hinsichtlich der Stotterhäufigkeit, motorischem Begleitverhalten und dem Gesamtschweregrad erzielten [205].

Die folgende Darstellung von Schul-KIDS greift wiederholt auf das Manual zu dieser Studie „Schul-KIDS. Manual zur Therapie stotternder Schulkinder" [346] sowie auf das Kapitel „KIDS: A modification approach in stuttering therapy for school children" im Buch „Dialogue without barriers: Comprehensive intervention in stuttering" zurück [343]. Beispiele bietet auch das Video „Direkte Therapie bei stotternden Kindern" [345]. Dort werden einige der nachfolgend beschriebenen Vorgehensweisen gezeigt. Zur besseren Lesbarkeit werden nur größere Zitate als solche markiert.

Schul-KIDS wendet sich an Kinder im Schulalter. Bei Grundschulkindern lässt man bei Bedarf Elemente aus Mini-KIDS einfließen, bei älteren Kindern Elemente aus der Stottermodifikation für Erwachsene. In Struktur und Inhalten stimmen Mini-KIDS und Schul-KIDS überein. Es gibt folgende Phasen:

- Informations- und Vertragsphase
- Desensibilisierung
- Identifikation
- Modifikation
- Generalisierung

Im Gegensatz zum klassischen Modifikationsansatz nach Van Riper [414], [410], [411] ist hier die Reihenfolge von Identifikation und Desensibilisierung vertauscht. Dies begründet sich darin, dass in Schul-KIDS vor der Konfrontation mit der eigenen Symptomatik gegen das Tabu „Stottern" und gegen Pseudostottern desensibilisiert wird.

Die Beteiligung der Eltern entspricht bei Grundschulkindern dem Vorgehen bei Mini-KIDS. Bei älteren Kindern sind häufig besondere Absprachen für die Elternbeteiligung erforderlich. Schulkinder sind unabhängiger von ihren Eltern. Sie haben ein größeres Umfeld, in dem sie selbst ohne unterstützende Eltern handeln müssen und wollen (Schule, Freundeskreis, Verein etc.). Mit der Pubertät beginnt häufig eine krisenhafte Auseinandersetzung mit sich und den Eltern. Daher muss eine Therapie für Schulkinder stärker auf Eigenverantwortung abzielen und prüfen, in welchem Ausmaß und in welcher Form eine Elternbeteiligung möglich ist und welche Alternativen bestehen. Entsprechend ist es sinnvoll, Freunde und die Schule einzubeziehen und In-vivo-Situationen zu bearbeiten.

3.8.1 Indikation

Schul-KIDS ist indiziert bei Kindern mit

- einer Stotterhäufigkeit von > 3 % der gesprochenen Silben und/oder
  einer Symptomdauer von mehr als ½ Sekunde
- und/oder motorischem Begleitverhalten
- und/oder emotionalen Reaktionen (Vermeideverhalten, Scham und Peinlichkeit, Bagatellisierung oder Tabuisierung, verdecktes Stottern)
- und/oder Risikofaktoren beim Kind/in der Umgebung
  (vgl. S 3-Leitlinie Redeflussstörungen [269])

3.8.2 Rahmenbedingungen

Stotternde Grundschulkinder sollten möglichst schnell einen Termin bekommen, da ihr Leidensdruck oft hoch ist und sich das Zeitfenster für eine Remission mit der Pubertät weitgehend schließt.

Frequenz und Setting

Schul-KIDS wird überwiegend als ambulante Einzeltherapie angeboten mit mindestens 1 Sitzung von 45 min pro Woche. Die Frequenz der Sitzungen kann je nach Phase variieren (z. B. häufigere Termine während der Desensibilisierung, seltenere während der Stabilisierung). Dabei sind die jeweils geltenden Vorgaben der Heilmittel-Richtlinie einzuhalten.

Schul-KIDS kann gut als ambulante Gruppentherapie durchgeführt werden. Dölle et al. konnten dies 2010 anhand der Hamburger Gruppentherapie für stotternde Kinder zeigen, einem sehr ähnlichen Modifikationsansatz [99]. Einzelsitzungen in Kombination mit Kleingruppen bieten sehr gute Bedingungen für Erarbeitung und Transfer.

Therapiepausen

Wenn Schulkinder einen bestimmten Stand in der Therapie erreicht haben, kann es sinnvoll sein, eine Therapiepause einzulegen (etwa bis zur nächsten Folgeverordnung), in der das Kind eigenverantwortlich Erfahrungen mit dem Gelernten machen kann. Bei manchen Kindern erhöht das die Motivation und unterstützt den Transfer in den Alltag.

Therapiedauer

Schul-KIDS ist eine Langzeittherapie. Die Therapiedauer ist nicht vorherzusagen. Die Therapie endet bei einer Remission oder wenn eine leichte, nicht mehr behandlungsbedürftige Restsymptomatik vorliegt. Auch bei einer etwas schwereren Symptomatik können Kind, Eltern und Therapeutin zur Entscheidung kommen, die Therapie zu beenden, wenn das Kind sich durch das Reststottern weder emotional belastet noch kommunikativ eingeschränkt fühlt und über funktionale Strategien verfügt, sich in Kommunikationssituationen selbst zu helfen. Die

Therapeutin trägt die Verantwortung, rechtzeitig das Vorgehen anzupassen, wenn sich keine Veränderungen in Richtung dieses Ziels einstellen.

Da viele Schulkinder keine Remission erfahren werden, ist es ein Ziel von Schul-KIDS, Kinder zur Selbsthilfe zu befähigen. Dennoch ist damit zu rechnen, dass einige von ihnen im Laufe ihres Lebens immer wieder eine Therapie in Anspruch nehmen werden. Besteht die Sorge, dass Kinder, Jugendliche bzw. deren Eltern sich bei einer Verschlechterung nach Therapieende nicht selbst zurückmelden werden, können Kontrolltermine vereinbart werden.

3.8.3 Zielgruppe

Im Vergleich zu Klein- und Kindergartenkindern sind Schulkinder kognitiv, sensorisch und feinmotorisch weiter entwickelt. In der Therapie kann daher verstärkt auf der Metaebene reflektiert werden und die Informationsvermittlung über Stottern ausführlicher stattfinden. Anspruchsvolle Techniken wie die Prolongation und der Pullout sind angemessen.

Sprachliche Vermeidungs- und Aufschubstrategien und Starter zur Verhinderung von Kernsymptomatik bestehen in der Regel erst kurz. Daher ist damit zu rechnen, dass sie mit zunehmender Desensibilisierung von selbst verschwinden. Bei älteren Schulkindern können sich aufgrund der längeren Störungsdauer diese dysfunktionellen Coping-Strategien automatisiert haben – manchen fällt es z. B. schwer, einen Starter wie „äh“ überhaupt zu registrieren, geschweige denn wegzulassen.

Vermeidungsverhalten, das nach der Desensibilisierung noch besteht, wird bewusst gemacht und abgebaut. Symptomlösestrategien werden intensiv geübt, damit sie unaufwendig eingesetzt werden können und die attraktivere Alternative zum Vermeidungsverhalten werden.

Mit einer längeren Störungsdauer können auch mehr negative Erfahrungen, daraus resultierende Erwartungsangst und enttäuschte Hoffnungen verbunden sein. Häufig ist die Tabuisierung oder Bagatellisierung ausgeprägter, denn die Kinder wollen sich vor unangenehmen Gefühlen und Situationen schützen. Verstärkend wirkt hier das unter Pubertierenden geltende Gebot der „Coolness“ (vgl. [443]). Daher ist es ein wesentliches Element von Schul-KIDS, den Kindern Mut zu machen, zu ihrem Stottern zu stehen. Enttabuisierung und Desensibilisierung durchziehen daher die gesamte Therapie.

3.8.4 Zielsetzungen von Schul-KIDS

Die Therapie mit Schulkindern hat mehrere Ziele, die – wie bei Mini-KIDS – der Tatsache Rechnung tragen, dass eine Remission zwar möglich, aber nicht in jedem Fall vorhersagbar ist (und mit zunehmender Störungsdauer auch mit abnehmender Wahrscheinlichkeit auftritt):

- Eigenverantwortung für die Therapie. Es soll ein „Vertrag“ zustandekommen, in dem dem Kind gezeigt wird, welche Unterstützung es von der Therapeutin erfährt (sie hat die Landkarte und zeigt den Weg), es gleichzeitig aber auch seine Eigenverantwortung in der Therapie anerkennt und übernimmt, ohne die es keine Veränderung erreichen wird (das stotternde Kind muss den Weg selbst gehen). Dies ist ein Prozess, der meist bis in die Generalisierungsphase andauert.
- Selbstsicherheit in der Kommunikation unabhängig vom Stottern und Selbstwertschätzung als Sprecher.
- Funktionelle Coping-Strategien im Umgang mit Stottern und der damit verbundenen Irritation der Gesprächspartner.
- Spontane Sprechflüssigkeit und bei Bedarf die Fähigkeit, durch den Einsatz von Sprechtechniken den Schweregrad und die Häufigkeit von Stottersymptomen zu reduzieren und im Symptom die Kontrolle zurückzugewinnen.
- Akzeptanz für die Grenzen der Anwendbarkeit dieser Techniken.
- Resilienz bezogen auf belastende Erfahrungen mit Stottern.

3.8.5 Phasen der Therapie

Schul-KIDS umfasst dieselben Phasen wie Mini-KIDS. Die Therapiephasen beginnen in einer chronologischen Reihenfolge und überlagern sich im weiteren Verlauf. ▶ Tab. 3.12 zeigt die Inhalte der Phasen. Beispiele für deren Überlagerung lassen sich in ▶ Abb. 3.2 und ▶ Abb. 3.3 ablesen. Konkret heißt dies, dass in einer Therapiesitzung Elemente verschiedener Phasen bearbeitet werden können.

Tab. 3.12 Phasen von Schul-KIDS.

Phase	Inhalte
Information und Vertrag	Eltern: • Information über Befund, Therapiekonzept, Ziele und Arbeitsweise von KIDS • Therapiemandat Kind: • Information über Stottern, Therapiekonzept, Ziele und Arbeitsweise von KIDS Eltern und Kind: • Dreiecksvertrag mit individualisierten, realistischen Zielen, konkreten Vorgehensweisen und Aufgabenverteilung • regelmäßige Bilanzgespräche im Laufe der Behandlung • ggf. Anpassung des Vertrages
Desensibilisierung	**Enttabuisierung** Kind: • Information über Symptomatik, Ursachen, Zuhörerreaktionen, Vorurteile • Analyse der Schulsituation • Analyse des Stotterns anderer, von imitiertem Stottern und bei Interesse des eigenen Stotterns • das eigene Stottern ankündigen **Desensibilisierung gegen die Symptomatik** Kind: • pseudo-, absichtliches und offenes Stottern • individuelle Desensibilisierungshierarchie von Satzebene bis zum In-vivo-Training, Steigerung der situativen und linguistischen Anforderungen • gegen Zuhörerreaktionen und Zeitverlust durch Stottern • gegen Sprechtechniken Eltern und Kind: • ggf. Vorbereitung auf mögliche Zunahme der Symptomatik Familie/Freunde/Schule: • Informationsveranstaltung
Identifikation	Symptomatik • artikulatorische Phonetik • Analyse und Variation von imitiertem Stottern • Analyse der echten Symptomatik • Symptome registrieren Kognitionen, Emotionen, Verhaltensweisen • Analyse von Überzeugungen über sich und das Umfeld, von Sprech- und Situationsängsten, Vermeideverhalten und Problemlösestrategien • Verhaltensexperimente
Modifikation	Techniken • Prolongation • Pullout/vereinfachter Pullout am imitierten Symptom • Training mit Steigerung der situativen und linguistischen Anforderungen und in vivo • Transfer auf echte Symptome • Akzeptanz für Grenzen der Techniken • unterstützende Selbstinstruktionen
Generalisierung	• Einübung der erworbenen Fähigkeiten in alltäglichen Kommunikationssituationen (außerhalb des Therapiesettings) • eigenverantwortliches Selbsttraining • Problemlösung bei Schwierigkeiten

Tab. 3.12 Fortsetzung

Phase	Inhalte
Therapieende und Nachsorge	• größere Abstände zwischen den Sitzungen • Erstellen eines Videos als Anleitung zur Selbsthilfe • Ritual zur Gestaltung des Therapieendes • Aufrechterhaltung der erworbenen Fähigkeiten • bei Bedarf Wiedervorstellung und Auffrischung
Rahmentherapie	• Strategien, die über die beschriebenen Kernelemente hinausgehen • wenn einem stotternden Kind relevante Fähigkeiten fehlen, können diese als Voraussetzung für eine andere Intervention trainiert werden (z. B. geteilte Aufmerksamkeit, um Modifikationstechniken effizient einsetzen zu können oder soziale Kompetenz, um im Gespräch mit anderen offen stottern zu können) • nicht an den Phasenverlauf gebunden, wird individuell bei Bedarf eingeplant

Die Standardtherapie nach KIDS (▶ Tab. 3.12) beginnt mit dem Abschluss eines Therapievertrags (Informations- und Vertragsphase). Daran anschließend wird die Elternbeteiligung für den gesamten weiteren Therapieverlauf fortgeführt. Als zweite Phase schließt sich die Desensibilisierung mit dem Schwerpunkt Enttabuisierung an, welche die Grundlagen für die weitere Therapie legt. Es folgt die Desensibilisierung gegen die eigene Symptomatik (anhand von PS) und parallel, deutlich weniger intensiv, die Identifikation (artikulatorische Phonetik und Symptomanalyse). Desensibilisierung und Identifikation werden auch im weiteren Verlauf parallel erarbeitet. Die Modifikation (Erarbeitung der Prolongation) kommt hinzu, sobald anhand der artikulatorischen Phonetik ausreichende Grundlagen geschaffen wurden. Bei der Einübung der Prolongation (Modifikation) intensiviert sich parallel die Identifikation (Symptomregistrierung). Wenn in der Modifikation der Pull-out erarbeitet wird, treten die anderen Phasen in den Hintergrund, bis die Desensibilisierung gegen die Sprechtechniken erfolgt. Die Generalisierung läuft fast von Anfang an parallel und wird erst im letzten Abschnitt zum Schwerpunkt. Nachsorge und Auffrischungen folgen nach dem Therapieende. Information und Vertrag sind die ganze Therapie begleitend eingezeichnet, da sie zu jeder Zeit des Therapieverlaufs möglich sind.

Von dieser Grundstruktur kann in begründeten Fällen abgewichen werden, beispielsweise wenn in der Desensibilisierung das PS schon bei niedrigster sprachlicher und emotional-situativer Anforderung systematisch Kontrollverlust und somit echte Symptome auslöst (▶ Abb. 3.3). Dann wird sehr schnell mit der Identifikation und Modifikation begonnen, denn die Arbeit am PS würde das Gefühl des Kontrollverlustes nur verstärken. Die Desensibilisierung wird dann erst später in Verbindung mit dem Transfer der Sprechtechniken zum Schwerpunkt [342].

In der Rahmentherapie (S. 226) werden je nach Bedarf individuelle Risikofaktoren aus dem Lebenskontext des Kindes mit dem Kind selbst, den Eltern oder dem weiteren Umfeld bearbeitet. Diese auf die Rahmenbedingungen von Schul-KIDS bezogenen Therapieinhalte sind fakultativ. Der Zeitpunkt ihres Einsatzes wird im Einzelfall entschieden.

3.8.6 Information, Vertrag und Elternbeteiligung

Zu Beginn der Therapie liegt der Schwerpunkt auf der Phase „Information, Vertrag und Elternbeteiligung", da hier die Basis für die Zusammenarbeit von Kind, Eltern und Therapeutin gelegt wird. Zur hier verwendeten Bedeutung von Vertrag siehe „Vertragskonzept" (S. 161).

Ziele

- Die Eltern sind über den Befund und darauf bezogene Therapiekonzepte sowie über KIDS und die Ziele der Therapie informiert.
- Das Kind ist über Stottern, das Therapiekonzept und die generellen Therapieziele aufgeklärt.

- Der Therapieauftrag (Mandat) für KIDS von Eltern und Kind (sofern es zu diesem Zeitpunkt schon dazu bereit ist) an die Therapeutin ist geklärt.
- Eventuelle geheime Anliegen werden festgestellt.
- Ein Dreiecksvertrag mit individuellen realistischen Zielen, konkretem Vorgehen und Verteilung von Verantwortlichkeiten ist abgeschlossen.

Information der Eltern

Nach Abschluss der Diagnostik wird mit den Eltern ein Termin vereinbart, in dem sie über die Ergebnisse der Diagnostik und den Behandlungsbedarf aufgeklärt werden (Kap. 3.5.1). Im Anschluss werden die Ziele der Eltern erfragt und mit den Zielen und Möglichkeiten von Schul-KIDS abgeglichen. Sind die Eltern offen für Schul-KIDS, erhalten sie hierzu ausführlichere Informationen.

Häufig fällt es den Eltern schwer, zu akzeptieren, dass das Stottern möglicherweise bleiben wird und dass es daher zunächst um einen möglichst guten Umgang mit dem Stottern geht, der sich in leichteren und selteneren Symptomen und einem Kontrollgefühl äußert.

„Es bewährt sich, offen über den verständlichen Wunsch nach Heilung zu sprechen und darüber, dass diese nicht vorhergesagt werden kann. In diesem Alter sind gute Coping-Strategien mit Stottern wahrscheinlicher als eine Heilung. Auch die Konfrontation in der Desensibilisierung und das Pseudostottern als ‚paradoxe Intervention' werden sorgfältig vermittelt und Bedenken und Vorbehalte ernst genommen, indem man gemeinsam nach Lösungen sucht (z. B. kleinschrittigeres Vorgehen, Hausaufgabengestaltung etc.). Können die Eltern sich nicht vorstellen, selbst Pseudostottern zu lernen, ist zumindest sicherzustellen, dass sie es ihrem Kind zutrauen und es inhaltlich gutheißen. Wenn sie sich nicht darauf einlassen können, dass ihr Kind Pseudostottern lernt, ist das ein Ausschlusskriterium für das Vorgehen nach KIDS. Sofern nicht schon durch die Anamnese bekannt, sind die Schulsituation (auf die Schule bezogene Therapieziele, Belastung durch Schule, Freunde, Informationsgrad der Lehrerinnen, mündliche Leistungen, akuter Handlungsbedarf) und die Relevanz weiterer Personen zu klären. Um zu prüfen, ob eine Therapie zum jetzigen Zeitpunkt realistisch ist, werden die Ressourcen festgestellt, die der Familie zur Verfügung stehen (Sitzungsfrequenz, Hausaufgaben, mögliche weitere Unterstützer)" ([342], S. 35).

Ziele der Einbeziehung von Bezugspersonen sind

- Fachwissen über Stottern und die Fähigkeit, sie anderen zu vermitteln;
- Entlastung;
- Akzeptanz gegenüber dem Therapieansatz;
- Ausdifferenzierung der Wahrnehmung von Stottern und Begleitverhalten und Vokabular, die Beobachtungen zu formulieren;
- ggf. Mitarbeit als „Sparringpartner*innen";
- größere Gelassenheit beim Erleben von Stottern, unabhängig von Schweregrad und Situation;
- akzeptierender und unterstützender Umgang mit dem Stottern des Kindes.

An diesem Termin wird den Eltern vermittelt, dass zwischen ihnen, dem Kind und der Therapeutin ein Dreiecksvertrag (S. 161) geschlossen wird, der in Bilanzgesprächen überprüft und bei Bedarf aktualisiert werden kann, um jeden nach seinen Möglichkeiten verantwortlich an der Therapie zu beteiligen. Erst wenn die Eltern der Therapeutin das Therapiemandat erteilt haben, wird der erste Termin mit einem Elternteil und dem Kind vereinbart.

Information des Kindes und Zielvereinbarung

Die ersten Termine mit dem Kind haben zum Ziel, seine Eigenmotivation zu wecken, denn bisher haben die Erwachsenen über seinen Kopf hinweg entschieden. Dies ist von großer Bedeutung, da es im Laufe der Therapie die meiste Arbeit leisten wird. Im Gespräch ohne Eltern wird mit dem Kind eine Ist- und Zielanalyse durchgeführt [342], [46]. Hierzu wird eine Skala aus Papierbögen auf dem Boden ausgelegt. Der 10. Bogen wird an der Wand aufgehängt. Die Skala hat folgende Endpunkte:

- 1 = schlimmstes Stottern und schlimmste Gefühle dabei
- 9 = leichtes und seltenes Stottern ohne Peinlichkeit, keine Angst davor und Wissen, wie man sich helfen kann
- 10 = das Stottern ist weg und man muss keine Angst mehr davor haben

Das Kind wird gebeten, sich auf das Blatt zu stellen, das am ehesten zu seiner aktuellen Situation passt. Dabei kann man mit ihm ein Gespräch führen, was genau der Grund für diese Einordnung ist. Dann wird es gebeten, auf das Blatt zu gehen, wo es am Ende der Therapie gerne sein möchte. Alle Kinder wollen auf Blatt 10. Dieser Bogen hängt an der Wand, womit erklärt werden kann, dass eine Heilung durch eine Therapie nicht versprochen werden kann, sie ist selten und ein großes Glück. Als realistisches Ziel wird Bogen 9 angeboten.

Mit der Frage *„Woran merken andere* (Eltern, Lehrer*innen, Freund*innen etc.), *dass du dein Ziel erreicht hast?"* kann das Ziel konkretisiert werden. Lautet die Antwort: *„Dass ich nicht mehr stottere"*, wird zunächst rückgemeldet, dass das nicht versprochen werden kann und weiter gefragt: *„Und was wird dir alles möglich, wenn du nicht mehr oder viel weniger stotterst?"* Es geht darum, eine positive und konkrete Zielformulierung zu finden. Wenn das zu diesem Zeitpunkt noch nicht gelingt, ist das kein Problem und kann im Verlauf der Enttabuisierung konkreter werden. Dann wird gezählt, wie viele Blätter zwischen dem Ausgangspunkt und dem Ziel liegen. Damit kann erklärt werden, dass das Stottern nicht auf die Schnelle beherrschbar wird, sondern dass ein Weg vor dem Kind liegt, auf dem es viel über Stottern lernt, mutiger und ein Spezialist für Sprechen und Stottern wird, der sich am Ende zu helfen weiß, wenn ein Stottern kommt (► Abb. 3.8).

Nun werden dem Kind in anschaulicher Weise die Phasen der Therapie dargestellt, indem man beispielsweise gemeinsam auf einem großformatigen Bogen eine Straße zeichnet, deren Windungen an verschiedenen Stationen vorbeiführen, die die verschiedenen Therapieschritte verdeutlichen. Dafür können Symbole verwendet werden, wie z. B. ein dickes Buch für das Wissen über Stottern, ein Ritter für die Mutproben während der Desensibilisierung, ein Mikroskop für die Analyse des Stotterns und eine Königskrone für die Macht, den Mund und die Stimme beim Stottern kontrollieren zu können.

Dreiecksvertrag

Im Austausch von Kind, Eltern und Therapeutin wird nun der Dreiecksvertrag geschlossen. Die Zeichnung vom Therapieverlauf wird den Eltern erklärt und das Kind stellt seine Ziele vor. Auch die Eltern formulieren ihre Ziele für die Therapie. Gemeinsam wird überlegt, in welcher Weise die Eltern über den Verlauf der Therapie informiert werden, denn viele Kinder erzählen von sich aus nichts darüber und sind eher ungehalten, wenn die Eltern immer wieder nachfragen. Hier vermittelt die Therapeutin, dass auch die Eltern ein Recht haben, informiert zu werden und dass eine gute Absprache das Kind vor „nervenden" Nachfragen schützt. Es folgt die Planung der Umsetzung. Es wird abgesprochen, wie und in welchem Umfang zu Hause geübt wird und wer dabei als Gesprächspartner oder Unterstützer infrage kommt. Da viele Kinder erst am späten Nachmittag zur Therapie kommen können, ist es oft sinnvoll, zusätzlich

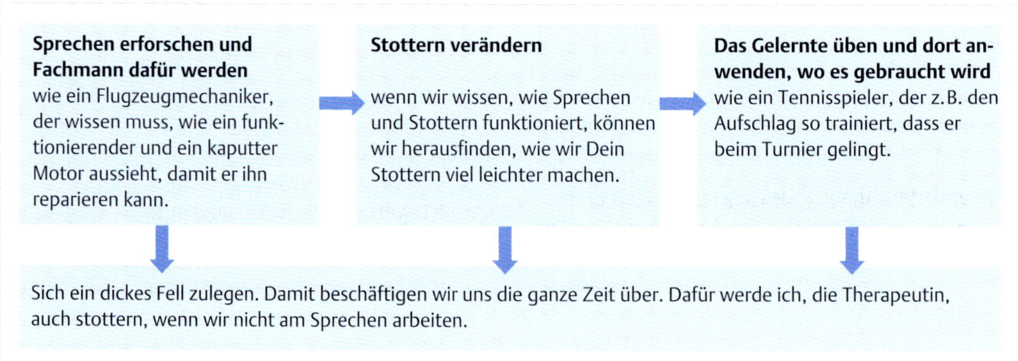

Abb. 3.8 Kindgerechte Information über den Aufbau von Schul-KIDS.

etwa 5-minütige Telefontermine z. B. mit einer Praktikantin zu vereinbaren, in denen vereinbarte Übungen abgefragt und neue Übungen gegeben werden. Zu klären ist auch, ob und in welchem Maße die Eltern ins Heimtraining einbezogen werden und dass sie im Alltag nur in Absprache mit Therapeutin und Kind an die Umsetzung von Sprechtechniken erinnern dürfen. Es werden Elterngespräche vereinbart. Hierfür sollen die Eltern Ziele formulieren, z. B.: *„Wir möchten von Ihnen erfahren, wie wir zu Hause mit dem Stottern umgehen sollen, wie wir Niko unterstützen und die Situation in der Schule verbessern können."*

Am Ende wird der Vertrag schriftlich festgehalten und jeweils eine Kopie dem Kind und den Eltern mitgegeben.

3.8.7 Desensibilisierung

Die Desensibilisierung bei Schul-KIDS erstreckt sich über den gesamten Therapieverlauf und besteht aus verschiedenen Schwerpunkten. Zu Beginn steht die Desensibilisierung gegen das Tabu Stottern, die Enttabuisierung. Es geht einerseits um Wissensvermittlung, andererseits darum, zunehmend offener über Stottern und damit verbundene Gedanken und Gefühle zu sprechen. Durch die Enttabuisierung werden gleichzeitig die Therapiemotivation gestärkt, Vorurteile abgebaut und ein tragfähiger Vertrag mit dem Kind ermöglicht. Weitere Bereiche sind die Desensibilisierung gegen die Symptomatik durch Pseudostottern und offenes Stottern, gegen Ängste vor Zuhörerreaktionen und spezifischen Sprechsituationen, gegen den Zeitverlust durch Stottern, gegen Sprechtechniken und dagegen, anders zu sein als die Gleichaltrigen.

Da sich die Desensibilisierung über die gesamte Therapie erstreckt, bezieht sie oft sehr eng die Inhalte anderer Phasen ein. Beispielsweise findet während der Analyse des eigenen Stotterverhaltens in der Identifikationsphase eine intensive Enttabuisierung und Desensibilisierung statt.

Ziele

- Kind und Eltern reagieren neutral auf Stotterereignisse.
- Das Kind kann sein Kernverhalten benennen, imitieren und beschreiben.
- Das Vermeideverhalten ist deutlich reduziert. An seine Stelle tritt offenes Stottern oder flüssiges Sprechen.
- Das Kind kann in den meisten Situationen gelassen pseudostottern.
- Das Kind ist in der Lage, sein Stottern anzusprechen und andere darüber zu informieren.
- Das Kind kann irritierte oder abwertende Zuhörerreaktionen angemessen reflektieren und meist adäquat reagieren.
- Das Kind bleibt in Kommunikationssituationen deutlich häufiger handlungsfähig, da es das Gefühl und die Erwartung hat, auch mit Angst eine Sprechsituation bewältigen zu können.
- Das Kind erlebt durch das Pseudostottern ein Kontrollgefühl über sein Stottern und Sprechen [342].

Enttabuisierung

Nach dem Motto „Wissen ist Macht" fühlen sich Eltern und Kinder gestärkt im Umgang mit Vorurteilen, wenn sie sich aufgrund ihres Wissens sicher fühlen. Um das Tabu rund um das Stottern aufzulösen, steht daher anfangs die Wissensvermittlung im Vordergrund. Dabei werden Kind und Eltern darin unterstützt, das Umfeld zu informieren und so dort Vorurteile abzubauen. Inhalte sind Symptomatik, Verursachung und Neurophysiologie des Stotterns, Vorurteile und Reflexion der Schulsituation und – in Form der artikulatorischen Phonetik – erste Schritte in der Identifikation.

Schon früh wird die Familie zu einer Informationsveranstaltung eingeladen, und nach Möglichkeit sollte später mit dem Kind die Schulklasse aufgeklärt werden. Die Therapeutin nutzt im gesamten Therapieverlauf jede Möglichkeit zur Enttabuisierung.

Anstoßexperiment

Eine gute Möglichkeit, mit der Enttabuisierung zu beginnen, ist das Anstoßexperiment, *„mit dem man Leuten, die nicht stottern, zeigen kann, wie das ist, wenn man plötzlich nicht das sagen kann, was man will“*. Hierfür wird das Kind gebeten, 10-mal seinen Namen zu schreiben oder 10 Kreise zu zeichnen. Die Therapeutin kündigt an, dass sie etwas Unerwartetes dabei tun wird und stößt dann mehrfach so gegen den schreibenden Arm, dass keine ordentliche Schrift mehr möglich ist.

Danach bespricht sie mit dem Kind, was sich ereignet hat und wie es auf das Anstupsen reagiert hat (Was hättest du am liebsten getan? Wie hast du dich gefühlt? Wie hast du versucht, damit zurechtzukommen? Ab wann hast du auf den nächsten Stupser gewartet? Wie findest du das Schriftbild? Was würdest du tun, wenn deine Schrift benotet werden würde? Ist es fair, jemanden wegen solch einer Schrift auszulachen oder schlecht zu benoten?) und steuert Rückmeldungen von Verhaltensbeobachtungen bei.

Die Therapeutin betont, dass es unfair ist, solch eine Aufgabe zu stellen und dann zu stupsen, dass das aber für das Experiment nötig ist. Deutlich wird, dass das Kind genau weiß, was es schreiben will, aber durch das Anstoßen die Kontrolle verliert. Die Reaktionen des Kindes werden in einer weiter unten beschriebenen „Anstoßzwiebel“ festgehalten. Die Rollen werden getauscht und die Therapeutin angestoßen. Scheue Kinder können das Experiment auch mit ihrer Mutter durchführen. Auch hier erfolgt die Reflexion der emotionalen und kognitiven Reaktionen und Verhaltensweisen in der „Anstoßzwiebel“.

Dieses kleine Experiment wirkt auf vielen unterschiedlichen Ebenen. Die meisten Kinder sind zunächst unsicher, denn sie wissen nicht, ob die Therapeutin sie schimpfen wird, wenn sie ehrlich sagen, dass sie das Anstoßen ärgert. Doch bald erfahren sie, dass sie keine Sorge haben müssen, etwas Unerwünschtes zu sagen. Das Experiment vermittelt, dass die Therapeutin versteht, was es bedeutet, sein Sprechen nicht kontrollieren zu können. Und der Rollenwechsel macht Spaß.

Auf diese Weise begreift das Kind: *„Wie im Anstoßexperiment weiß ich beim Stottern genau, was ich sagen will. Doch ohne zu wissen, wann oder warum kann ich plötzlich nicht mehr darüber bestimmen, was mein Mund macht und das führt dazu, dass sich mein Sprechen nicht mehr fehlerfrei anhört. Und es ist unfair, jemanden deshalb auszulachen oder schlecht zu bewerten.“*

Zwiebelschalenmodell

Dieses Modell eignet sich gut, den Kontrollverlust und die Reaktionen darauf darzustellen. Anhand des Anstoßexperiments lässt sich der grundsätzliche Aufbau der Zwiebel erklären (▶ Abb. 3.9).

- Kern (Kontrollverlust mit Wiederholungen, Dehnungen, Blocks)
- Zwiebelschalen, um sich aus einem Stotterereignis zu befreien
- Zwiebelschalen, um den Kern zu verstecken
- Zwiebelschalengefühle (z. B. Angst)

Deutlich wird, dass sich um einen kleinen Keim in der Mitte – die Kernsymptomatik – immer mehr Zwiebelschalen bilden können (dysfunktionelle Coping-Strategien), die die ganze Zwiebel immer größer werden lassen, ebenso wie die dysfunktionellen Coping-Strategien das Problem „Stottern“ vergrößern können.

Die Begriffe für die Kernsymptome werden altersentsprechend gewählt, entweder von der Therapeutin vorgegeben (Wiederholungen, Dehnungen, Blocks) oder vom Kind benannt (z. B. Springer, Langer, Stecker). Im Gegensatz zu Mini-KIDS werden immer alle Symptomarten eingeführt, da Schulkinder keine Mühe haben, sie zu verstehen.

Der Dünger für die Zwiebel sind Erwartungsangst, Scham und Vermeidung. Er lässt den Kern wachsen, aber auch manche Zwiebelschalen, sodass die Zwiebel insgesamt immer dicker wird. Auf diese Metapher wird später in der Desensibilisierung zurückgegriffen, denn der Abbau von Angst, Scham und Vermeidung ist vergleichbar damit, den Dünger wegzulassen, wodurch die Zwiebel wieder kleiner wird.

Was im Kern der Anstoßzwiebel der Stoß gegen den Arm ist, sind die Kernsymptome im Kern der Stotterzwiebel, die von der Therapeutin demonstriert werden. Im Gespräch benennt das Kind die eigenen Kernsymptome, die gleich in die eigene

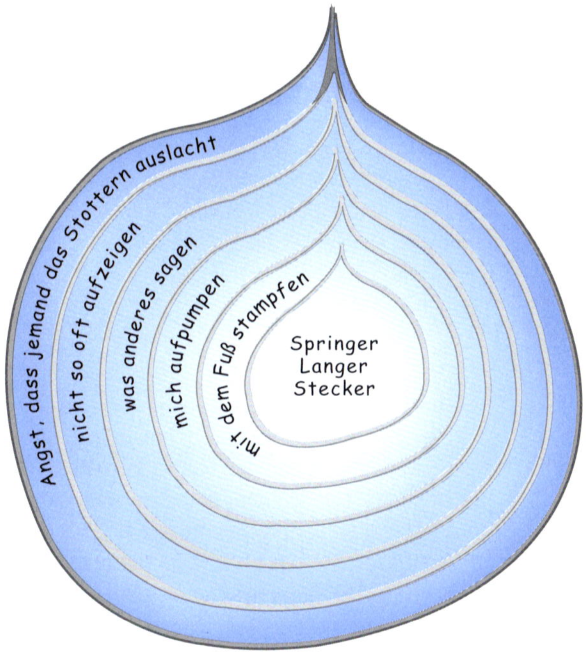

Abb. 3.9 Zwiebelschalenmodell.

Stotterzwiebel eingetragen werden. Auf Videos von anderen Stotternden (z. B. Videos der BVSS) werden die Kernsymptome herausgesucht und von normalen Unflüssigkeiten abgegrenzt. Diese Arbeit geschieht in einer Atmosphäre von „Jugend forscht", die das Tabu „Stottern" vergessen lässt und somit deutlich zur Desensibilisierung beiträgt.

Wenn Kinder in der Diagnostik bereits über eigene dysfunktionelle Coping-Strategien berichtet haben, kann dies bei der Erarbeitung der Zwiebelschalen aufgegriffen werden. Ansonsten wird hier wieder ein Video eines Stotternden mit leichten dysfunktionellen Coping-Strategien analysiert. Die Reihenfolge der Schalen ist entsprechend der Erarbeitung rein zufällig. In den folgenden Stunden und vor allem während der Identifikation wird diese Zwiebel aufgegriffen und zur persönlichen Stotterzwiebel ausdifferenziert. Sie bildet die Grundlage zur Beschreibung von Therapiezielen.

Bei der Erarbeitung der Zwiebel ist die Reihenfolge der Schalen vom Gesprächsverlauf beeinflusst und daher völlig zufällig. Entsprechend ist es nicht sinnvoll, die Schalen in der Therapie der Reihe nach von außen nach innen abtragen zu wollen. Vielmehr wird die Reihenfolge nach Gesichtspunkten des hierarchischen Aufbaus der Desensibilisierung und der Motivation des Kindes von der Therapeutin vorgegeben.

Auf die Stotterzwiebel kommt man im weiteren Verlauf der Therapie immer wieder zurück, um dort neue Erkenntnisse aus der Identifikation einzutragen oder auch, um abgebautes Vermeide- oder Anstrengungsverhalten auszustreichen.

Neurophysiologische Ursache des Stotterns

Die dritte wesentliche Information über Stottern betrifft die neurophysiologische Ursache des Stotterns. Hier eignet sich die Geschichte von den kleinen Boten [340].

Praxis

Die kleinen Boten

Du spielst gerade Fußball. Damit du ein Tor schießen kannst, muss dein Gehirn kleine Boten zu deinem Bein schicken. Diese laufen durch die Nervenbahnen und sagen deinem Fuß genau, was er tun muss, damit du das Tor auch triffst.

Auch wenn du sprichst, ist das so. Die Kommandozentrale für Sprechbewegungen schickt die Boten los. Und wohin schickt sie sie? Beobachte mal, was du alles bewegst, wenn du das Wort „Blatt" sagst. Lippen, Zunge, Bauch, Stimmbänder und die Kiefermuskulatur sind wie eine Mannschaft. Wenn alle Boten im richtigen Moment bei den einzelnen Spielern der Mannschaft ankommen, sprechen wir flüssig.

Doch manchmal kommen die Boten nicht im richtigen Moment oder an der richtigen Stelle an. Die einzelnen Spieler in der Mannschaft bekommen falsche Kommandos. Dann stottert man. Die kleinen Boten machen das nicht mit Absicht, im Gegenteil, sie bemühen sich sehr, alles richtig zu machen. Doch die Kommandozentrale hat sie in die falsche Richtung oder zu spät losgeschickt. Am Ende kommen sie nicht im richtigen Moment an der richtigen Stelle an und dein Mund, deine Stimmbänder oder die Zunge bekommen nicht die richtigen Aufträge. Dann wiederholst du Bewegungen, ziehst Laute lang oder dein Mund bleibt ganz stehen.

Es hilft nicht, die Kommandozentrale, die kleinen Boten oder die Mannschaft zu beschimpfen oder anzutreiben. Sie geben ja ihr Bestes. Und wenn man ihnen Druck und Stress macht, machen sie mehr Fehler.

Besonders schwer haben es die Kommandozentrale und die kleinen Boten, wenn du aufgeregt bist oder Angst vor dem Sprechen hast. Oder wenn du denkst: Bestimmt stottere ich gleich, was mach ich nur? Deshalb geht es in der logopädischen Therapie auch darum, sich ein dickes Fell zuzulegen. Das bedeutet, dass du mutiger wirst und dir das Stottern nicht mehr so viel ausmacht. Dann haben es die kleinen Boten leichter. In der logopädischen Therapie lernst du, wie du den kleinen Boten helfen kannst.

Es ist nicht deine Schuld, dass bei dir die Boten häufiger falsch losgeschickt werden oder ausbleiben. Deine „Kommandozentrale fürs Sprechen" arbeitet meistens fehlerfrei, eben wenn du ungestört sprechen kannst. Doch sie kommt leichter durcheinander, so wie es manche Kinder gibt, die gut Kopfrechnen können und andere, die dabei schnell mal einen Fehler machen. Dass sie störanfälliger sind als andere, haben die Kinder geerbt.

Um den Sachverhalt besser zu verankern, wird eine Zeichnung angefertigt mit dem Gehirn, den Nervenbahnen und den beim Sprechen benötigten Organen. Die kleinen Boten werden auf ihrem Weg zur Steuerung des flüssigen Sprechens und beim Stottern eingezeichnet. Diese Metapher ist auch bei der anschließenden Erklärung des Pseudostotterns und der Sprechtechniken hilfreich.

Vorurteile über Stottern

Viele Menschen sind falsch und unzureichend über Stottern informiert. Um dies dem Kind zu vermitteln, befragt die Therapeutin in Anwesenheit des Kindes verschiedene Personen zu ihrem Wissen über Stottern. Ist das Kind motiviert, kann es die Befragung in seinem Umfeld mit einem Fragebogen selbst fortführen. Inhaltliche Anregungen, ein Stotterquiz und weiteres Material, das sich auch zur Information des Umfeldes eignet, finden sich im Manual zu Schul-KIDS [342] und in „Stottern bei Kindern erfolgreich bewältigen" [341].

Analyse der Schulsituation

Durch die bisherige Enttabuisierung hat sich eine Vertrauensatmosphäre entwickelt, in der auch schwierige Themen angesprochen und die Ziele der Stottertherapie konkret formuliert werden können.

Kindern fällt es oft schwer, von bedrückenden Erfahrungen mit dem Stottern zu berichten, in denen sie vermeiden und vor denen sie Angst haben. Vor allem über die Schule wollen viele Kinder kaum etwas erzählen. Um im Sinne einer vertieften Vertragsarbeit herauszufinden, wie sich eine

Stottertherapie in der Schulsituation auswirken würde, kann das Stachelbild verwendet werden [336]. Um eine gute Gesprächsatmosphäre zu schaffen, ist es sinnvoll, sich hierfür Zeit zu nehmen.

Das Kind zeichnet sein Klassenzimmer mit der Sitzordnung. Während man in die Sitzordnung die Namen einträgt, ergibt sich ein Gespräch über die Mitschüler*innen und die Lehrer*innen. Folgende Themen können beispielsweise angesprochen werden:

- der eigene Sitzplatz, Verhältnis zum Banknachbar bzw. zur -nachbarin
- Schulfreund*innen, Kontakte außerhalb der Schule
- Tätigkeiten in den Pausen
- Lieblingsfächer, unbeliebte Fächer
- Lehrer*innen, ihre Beliebtheit, ihre Art abzufragen
- Wissen die Lehrer*innen, dass das Kind stottert? Gibt es Absprachen oder Nachteilsausgleich?
- Mündliche Beteiligung, mündliche Noten, Vor- oder Nachteile durch das Stottern?
- Unangenehme oder bedrohliche Mitschüler*innen? Warum sind sie unangenehm?

Für den letzten Punkt malt das Kind den betreffenden Mitschüler*innen eine bestimmte Menge an „Stacheln", um zu verdeutlichen, wie „bedrohlich" es den oder die Betreffende erlebt. Dabei darf nicht vergessen werden, das Kind zu fragen, ob es selbst „Stacheln" hat. Auch die Zuneigung zu Mitschüler*innen kann so eingezeichnet werden, z. B. anhand von „Blütenblättern" oder „Sonnenstrahlen". Anhand dieses Bildes kann man nun mit dem Kind überlegen, ob es zufrieden ist mit seiner Situation, wo es sich durch sein Stottern eingeschränkt fühlt und wie ein mögliches Zielverhalten aussehen könnte.

Es muss jedoch bewusst sein, dass dies keine objektive Darstellung ist, sondern ein Ausdruck davon, wie das Kind seine Schulsituation sieht oder wie es sie von der Therapeutin gesehen wissen will. Wenn es Hinweise gibt, dass sich das Kind ausgegrenzt oder unwohl in der Klasse fühlt, ist es sinnvoll – ohne die Inhalte des Stachelbildes preiszugeben (das wäre ein Vertrauensbruch) – die Eltern und ggf. die Lehrer*innen nach der Schulsituation zu fragen. Mit dem Stachelbild kann man gut Veränderungen der schulischen Situation im Laufe der Therapie verfolgen.

Neben der Schulsituation ist auch die Freizeitgestaltung (Kontakte, Einschränkungen durch das Stottern) und der Umgang mit dem Stottern in der Familie und im Freundeskreis zu ermitteln.

Artikulatorische Phonetik

Die artikulatorische Phonetik ist ein Teil der Identifikationsphase, der bereits während der Enttabuisierung beginnt. Sie wird im Kapitel Identifikation (S. 254) genauer beschrieben. Mit der Analyse von flüssigem und mit Absicht gestottertem Sprechen in einer Atmosphäre von „Jugend forscht" wird enttabuisiert, sich sachlich mit dem Stottern auseinanderzusetzen und darüber zu sprechen.

Familientermin

Nach einigen Wochen, am Ende des Schwerpunkts Enttabuisierung und Wissensvermittlung, findet ein Termin statt, an dem das Kind seine Familie und weitere wichtige Bezugspersonen, Freund*innen, Geschwister und Großeltern über Stottern und die Stottertherapie informiert. Dabei werden das Anstoßexperiment, das Zwiebelmodell und die Neurophysiologie des Stotterns vermittelt und Vorurteile über Stottern richtiggestellt. Außerdem informiert das Kind über die weiteren Phasen des Therapieansatzes, und die Therapeutin demonstriert die Sprechtechniken. Dieser Termin wird gut vorbereitet. Mit dem Kind wird besprochen, wie vorgegangen werden soll, wenn es in starke Symptome gerät oder generell ein längerer Vortrag noch unrealistisch ist.

Auf diese Weise wird das Umfeld des Kindes mit Informationen versorgt, was einen guten Boden für die Therapie bereitet.

Erfahrungsgemäß sind die Kinder nach diesem Termin sehr stolz auf sich. Sie haben erfolgreich im Mittelpunkt gestanden und viel Anerkennung in der Familie bekommen. Ihr Stottern war der Anlass für dieses positive Erlebnis. In dieser Stimmung können sich viele Kinder zumindest grundsätzlich vorstellen, auch ihre Klasse in dieser Weise über Stottern aufzuklären.

Fortführung der Vertragsarbeit

Auf der Grundlage der bisherigen Erfahrungen und erarbeiteten Inhalte werden die ursprünglichen Ziele der Therapie reflektiert und konkretisiert. Dabei achtet die Therapeutin darauf, dass sie konkret, positiv formuliert und realistisch sind. Eine Hilfestellung für die Formulierung ist, woran andere merken werden, dass das Kind sein Ziel erreicht hat, z. B.: *„Wenn ich in der Schule, vor allem in Englisch aufzeige, kann ich gut weitersprechen, auch wenn ich stottern muss, und ich traue mich jederzeit, aufzuzeigen, wenn ich etwas sagen will."* Dieser Satz wird schriftlich festgehalten. Falls das Kind als Ziel vorschlägt: *„Ich habe mein Ziel erreicht, wenn ich mündlich auf eins stehe und ich nicht mehr stottere"*, wäre eine Umformulierung nötig, denn die mündliche Note hängt ja nicht nur von der Sprechflüssigkeit ab, kann also von der Logopädin nicht zugesichert werden, ebenso wenig wie die völlige Sprechflüssigkeit.

Ambivalenzen

Auch wenn ein Vertrag möglicherweise stimmig scheint, ist damit zu rechnen, dass er in dieser Form nicht die ganze Therapie über gültig bleibt, sondern von Zeit zu Zeit aktualisiert werden muss. Dabei ist zu berücksichtigen, dass es häufig Ambivalenzen gibt. Es gibt Zeiten, in denen ein Kind darauf vertraut, dass es die Kontrolle über seine Symptome bekommen wird. Dann findet es die Vorstellung eines leichten, selbstbewussten Reststotterns akzeptabel und unterstützt den Vertrag mit ganzem Herzen. Ein anderes Mal tritt jedoch die Entmutigung und Selbstabwertung in den Vordergrund und der nachvollziehbare Wunsch nach völliger Stotterfreiheit stellt den Vertrag infrage.

Um die Zuversicht und das Vertrauen in die Therapie wieder zu wecken, kann es helfen, in der aktuellen Situation Erfolg zu vermitteln oder bisherige Erfolge und Fortschritte zu verdeutlichen, z. B. im Vergleich zum Therapiebeginn. Das bedeutet jedoch nicht, dass die negativen Gefühle des Kindes ignoriert oder bagatellisiert werden sollten. Wenn neben dem zuversichtlichen Anteil auch der entmutigte Anteil zu Wort kommt, z. B. in Form einer Pro-und-Kontra-Diskussion, können die Quellen des Unbehagens klarer formuliert und geeignete Absprachen gefunden werden. Wird die Entmutigung ernst genommen, kann das Kind seine Bedürfnisse und Wünsche leichter äußern und wieder besser aktiv und zielorientiert die eigene Therapie mitgestalten.

Fallbeispiel

B

Lennart wird von seiner Mutter zur Therapie gebracht mit den Worten: *„Er soll ihnen selbst sagen, was los ist"*. Lennart zeigt ein desinteressiertes, müdes Gesicht, während die Mutter erklärt, dass er heute nicht kommen wollte, weil er so müde sei. Die Therapeutin bittet Lennart allein in den Therapieraum. Dort bestätigt Lennart, dass er heute keine Lust habe. Es entwickelt sich ein Gespräch darüber, was ihn alles an der Therapie stört. Die häufige Wiederholung der Sprechtechniken und das manchmal so genaue Arbeiten langweilen ihn. Er äußert, dass er die Therapie zwar wichtig finde, aber deutlich weniger als seine Mutter. Es zeigt sich, dass er sein Ziel aus den Augen verloren hat, das Stottern besser in den Griff zu bekommen. Er geht nur noch aus Gewohnheit zur Therapie. Er stellt fast schon überrascht fest, dass er im Vergleich zum Therapiebeginn zu Hause und mit Freunden seinem Ziel deutlich näher gekommen ist. In der Schule trifft das jedoch kaum zu. Auf die Frage nach den Vorteilen, wenn er in der Schule sein Ziel erreicht habe, meint er: *„Dann bin ich stolz darauf und bekomme bessere mündliche Noten"*. Bezüglich der mühsamen Arbeit an den Sprechtechniken wird vereinbart, dass Lennart ein eigenes Spiel mitbringt, das ihm beim Üben mehr Spaß machen wird. Das Angebot, jetzt nach Hause gehen zu dürfen, wenn er noch so müde sei wie vorhin, schlägt Lennart aus. Er übt konzentriert und zielstrebig die Sprechtechniken bis zum Ende der Stunde.

In der Pubertät lässt sich häufig beobachten, dass Kinder ein großes Bedürfnis haben, ihre Unabhängigkeit von den Eltern zu betonen. Dies führt dazu, dass es ihnen schwerfällt, sich auf einen Vertrag mit ihren Eltern einzulassen bzw. solche Verträge einzuhalten. Hier ist es sinnvoll, mit dem Kind zu überlegen, wie die Therapie so unabhängig wie möglich von den Eltern gestaltet werden kann, bevor am runden Tisch mit allen Beteiligten über ihre Bedürfnisse und Rollen verhandelt wird.

Bilanzgespräche

Im weiteren Therapieverlauf wird in Abständen reflektiert, wie zufriedenstellend die Therapie bisher verlaufen ist und ob die bisherigen Ziele erreicht worden sind. Es wird geklärt, ob der Vertrag noch für jeden angemessen ist oder ob er angepasst werden muss. Dies trägt zur bewussten Übernahme von Eigenverantwortung bei und beugt Unzufriedenheit und Motivationsverlust vor.

Desensibilisierung gegen die Symptomatik

Um gegen die Symptomatik zu desensibilisieren, wird das Pseudostottern (S. 171) eingeführt und in zunehmend schwierigeren Sprechsituationen (S. 150) trainiert. Dabei sei noch einmal auf den Unterschied zum imitierten Stottern hingewiesen, das in der Regel erst zur Analyse der Symptomatik während der Identifikation eingesetzt wird. Nur wenn das PS keine desensibilisierende Wirkung zeigt, weil es sich aus Sicht des Kindes zu sehr von der echten Symptomatik unterscheidet, kann die Desensibilisierung mit imitiertem Stottern versucht werden.

Stundenaufbau

Aus dem Beispiel eines Stundenaufbaus wird deutlich, dass verschiedene Therapiebereiche parallel erarbeitet werden können:

- ein kurzes Ritual, wie z. B. sich gegenseitig vom schönsten und unangenehmsten Ereignis seit dem letzten Termin zu erzählen;
- Austausch über die vergangene Woche, zum Sprechen und Stottern;
- Besprechung der Hausaufgabe;
- artikulatorische Phonetik (ca. 10 min);
- Übung des PS (20 min oder mehr);
- gemeinsames Protokoll (hierbei lässt sich feststellen, ob das Kind seine Lernfortschritte anerkennt);
- Planung der Hausaufgabe.

Ideal wäre die Vereinbarung eines Telefontermins zur Desensibilisierung, zum Transfer in der Modifikation oder zur Begleitung von Veränderungsvorhaben in der Generalisierungsphase. Diese etwa 5-minütigen Telefonate können wöchentlich 1- bis 2-mal stattfinden. Auf diese Weise ist gewährleistet, dass sich das Kind kontinuierlicher und außerhalb des Therapieraums mit der Therapie beschäftigt. Telefontermine könnten dann auch geplant werden, wenn der Vertrag festhält, dass die Eltern die Hausaufgabe nicht unterstützen oder wenn nur 1 Behandlungstermin pro Woche möglich ist.

Rechtlich gesehen sind diese für die Stottertherapie so wichtigen Telefontermine nicht geklärt. Daher ist zu fordern, dass die Kostenträger solche Termine in ihren Leistungskatalog zumindest als Ausnahmeregelung aufnehmen, wobei sichergestellt sein muss, dass es sich nur um eine ergänzende Maßnahme handelt. Gegenwärtig besteht die Möglichkeit, dass solche Telefonate von einer Praktikantin übernommen werden.

Einführung des Pseudostotterns

Bis zu diesem Zeitpunkt sind Symptome zu analytischen Zwecken bereits mehrfach imitiert worden. Nun wird der systematische Einsatz von PS zur artikulationsmotorischen Übung und zur Desensibilisierung eingeführt. Anhand der bereits bekannten Geschichte von den „kleinen Boten“ (S. 240) wird erklärt, dass es nun darum geht, die Kommandozentrale für Sprechen neu zu trainieren. Statt hektisch und gestresst zu sein, wenn Stottern auftritt, lernt sie durch das PS, gelassener zu bleiben. In der Metapher der Stotterzwiebel (S. 238) wird den Zwiebelschalen „Angst und Vermeidung“ der Dünger entzogen.

Dabei kommt das Prinzip der Desensibilisierung zur Anwendung. Kindern kann man das am besten in Analogie zu einem wasserscheuen Nichtschwimmer erklären, der lernen will, vom Dreimeterbrett zu springen. Sofort wird die Notwendigkeit einer individuell angepassten Hierarchie deutlich, kombiniert mit vielen positiven Erfahrungen, Ermunterung und häufiger Übung. Bei manchen Kindern reduzieren sich durch das PS Stotterhäufigkeit und Schweregrad, möglicherweise, weil es wie eine vorbeugende Sprechtechnik wirkt. Wenn dies akzeptiert wird und auch längerfristig wirkt, bedeutet das, dass die Erarbeitung weiterer Sprechtechniken nicht mehr nötig ist.

> **Merke**
>
> Die Übungen in dieser Phase desensibilisieren und trainieren gleichzeitig den willkürlichen Einsatz einer Technik und den dafür erforderlichen Wechsel der Aufmerksamkeit zwischen thematischer Planung und Sprechsteuerung.

Auswahl der Pseudosymptome

Anfangs werden alle 3 Kernsymptomarten erarbeitet. So kann man mit dem Kind auch über Symptomarten sprechen, die es im Therapieraum nicht zeigt. Eine genaue Beschreibung der Pseudosymptome findet sich unter „Pseudostottern, absichtliches und imitiertes Stottern" (S. 171).

Alle Kinder werden weiter mit Pseudowiederholungen desensibilisiert und man beobachtet die Auswirkungen. Pseudodehnungen werden nur verwendet, wenn die Pseudowiederholungen nicht desensibilisierend wirken und auch vom Kind nicht akzeptiert werden, weil sie zu sehr von der eigenen Symptomatik (Dehnungen, ggf. Blockierungen) abweichen. Pseudoblockierungen werden nur genutzt, um Kinder mit häufigen Blockierungen gegen den Zeitverlust im Symptom zu desensibilisieren und ihnen ein Gefühl für lockere Blockierungen und Kontrolle zu vermitteln. So können sie später gelassener in echte Blockierungen eingreifen.

Pseudostottern auf niedriger Hierarchiestufe

Wie bereits beschrieben, werden zunächst die anstrengungsfreien Kernsymptome Teilwortwiederholung, Dehnung und Blockierung wiederholt – die Therapeutin macht sie vor, Begriffe für diese Symptomarten werden gesucht und das Kind darf bestimmen, welches Symptom die Therapeutin wie oft in einer Sprechaufgabe zeigen soll. Pseudogestotterte Teilwortwiederholungen sind bei Schul-KIDS locker ausschwingende Silbenwiederholungen wie „Mo-mo-mo-Mond" oder „I-i-i-Igel" (S. 171). Durch Übungen mit geringen linguistischen Anforderungen, die Spielzüge von sich abwechselnden Spieler*innen erforderlich machen (Ratespiel „Ich sehe was, was du nicht siehst", Tiere- oder Städteraten mit einer Teilwortwiederholung, die so lange andauert, bis der Begriff erraten wurde „Welche Stadt ist das? Mü-mü-mü...", „Wer ist es?", „Schiffe versenken"), ist es meist kein Problem, dass das Kind selbst Pseudostottern zeigt.

Leichte In-vivo-Übungen

All diese Übungen werden auch außerhalb des Therapieraums durchgeführt, ohne dass das Kind fremde Personen anspricht, beispielsweise „Ich sehe was, was du nicht siehst" mit PS vor der Praxis. Übungen werden also schon in dieser frühen Therapiephase in vivo durchgeführt, um die Angsthierarchie des Kindes kennenzulernen und festzustellen, wie weit die Fähigkeit entwickelt ist, sich bei situativer Ablenkung auf den Inhalt und zusätzlich auf den Sprechvorgang zu konzentrieren. Außerdem soll so im Sinne einer frühen Generalisierung erreicht werden, dass Therapieinhalte nicht nur an den Praxisraum gekoppelt sind.

Variation der Symptomdauer

Zur weiteren Desensibilisierung variiert man die Dauer der Symptome. Das Kind gibt der Therapeutin vor, wie viele Iterationen seine nächste Teilwortwiederholung beinhalten soll (ggf. ein oder mehrere Würfel oder variierende Anzahl der Würfelaugen) oder wie viele Sekunden die nächste Dehnung bzw. der nächste Block andauern soll (Stoppuhr). Anreiz zur Variation der Dauer bieten Wettspiele: „Wer lässt sein Wort öfter hüpfen". Bei Teilwortwiederholungen gilt, wenn das Zielwort realisiert wird, die letzte Silbe als nicht gestottert. „Baba-Ball" sind also 2 Wiederholungen, gefolgt von dem Wort. Eine weitere Möglichkeit ist es, während eines Monologs auf ein Signal des Spielpartners mit dem PS zu beginnen und erst damit aufzuhören, wenn das vereinbarte Signal gegeben wird. Viele Kinder haben hier viel Spaß, über das Sprechen der Therapeutin zu bestimmen.

Steigerung der linguistischen Komplexität

Das Training des PS bereitet neben der desensibilisierenden Wirkung auch darauf vor, beim Sprechen die Aufmerksamkeit darauf zu lenken, eine Technik einzusetzen. Zum Üben stellt man sich gegenseitig die Aufgabe, das PS beim Spielpartner in sprachlich immer komplexeren Aufgabenstellungen auditiv zu registrieren und zu diskriminieren (Ereigniszähler). Diesen Spieltyp nennt Dell „Erwischen" [92]. Mögliche Sprechanlässe gehen von der Wortebene (z. B. Memory) bis zur Text- und Spontansprachebene, z. B. „Wissensquiz für Kinder" (Noris Spiele), „Tabu" (MB Spiele/Hasbro) [167], „Junior-Activity" (Piatnik), Lesetext, Nacherzählen einer Geschichte, Pro-Kontra-Diskussionen, Adaptation von PACE [142], bei der die beiden Spieler*innen durch eine Sichtblende getrennt sind. Sie haben jeweils ein Set gleicher Gegenstände oder Legosteine. Spieler A baut etwas und versucht dabei, sein Bauwerk so zu erklären, dass Spieler B es richtig nachbauen kann. Am Schluss werden die beiden Bauwerke verglichen.

Günstig sind Aktivitäten, in denen das PS ein notwendiger Teil der Spielregel ist, z. B. in „Führen und geführt werden". Hier hat Spielpartner A die Augen verbunden, B gibt Anweisungen für die Richtungen an. Partner A reagiert jedoch nur, wenn in der Äußerung von B ein PS vorkommt. Im Spiel „Fehlersuche" braucht man eine Abbildung mit möglichst vielen Fehlern, wie sie z. B. im Buch von Butschkow zu finden ist [64]. Nun darf Spieler A so lange Fehler suchen, benennen und erklären, solange er PS anwendet. Vergisst er das PS, ist Spieler B an der Reihe. Sieger ist, wer mehr Fehler herausgefunden und beschrieben hat.

Steigerung der emotionalen Beteiligung

Es gibt mehrere Möglichkeiten, die emotionale Beteiligung zu steigern. Da kann es um aufregende Themen wie die Erklärung des liebsten Computerspiels gehen, um Zeitdruck (Sanduhr, das Spiel „Tick-Tack-Bumm" [401]), oder um Referate vor (unbekannten) Zuhörern (Praktikantin, anderer Patient). Das stotternde Kind kann solche Personen auch interviewen oder sich selbst interviewen lassen.

Umgang mit Pseudostottern, das zu echtem Stottern wird

Verliert das Kind die Kontrolle im PS bzw. imitierten Stottern, ist das eine willkommene Gelegenheit, das echte Stottern mit den Mitteln aus der artikulatorischen Phonetik zu analysieren. Hier zeigt sich, ob das Kind bereits ausreichend zur Konfrontation mit seiner echten Symptomatik desensibilisiert ist. Nach dieser Analyse kann es – unter Ausnutzung des Adaptionseffektes – dasselbe Wort noch einmal absichtlich locker stottern und erfährt so, dass Stottern kontrollierbar ist.

Geschieht der Kontrollverlust sehr häufig, kann die Reduktion der linguistischen Komplexität hilfreich sein.

Das PS gelingt am besten, wenn eine physiologische Körperhaltung eingenommen wird, da so wenig Spannung aufgebaut wird. Wenn nur vereinzelt PS in echte Symptome mündet, helfen lautunterstützende, ggf. ganzkörperliche Bewegungen. Wenn PS bei bestimmten Lautgruppen (z. B. bei Vokalen) systematisch zu unkontrollierbaren echten Symptomen wird, sollten die Items so gewählt werden, dass die problematischen Laute zu Beginn nicht vorkommen. Denn das Kind wird hier erst lockeres PS anwenden können, wenn es Symptomlösestrategien beherrscht.

Selten gibt es Kinder, bei denen regelmäßig die Versuche, absichtlich lockeres PS zu zeigen, in echte Stotterereignisse münden, die also statt der erhofften Kontrolle wiederholt einen Kontrollverlust erleben. In diesem Fall müssen schon jetzt Symptomlösetechniken erarbeitet werden.

Umgang mit Ablehnung

Manche Kinder zeigen wenig Motivation zum PS. Das zeigt, dass man wahrscheinlich genau am richtigen Punkt arbeitet. Hier muss die Therapeutin bei ihrem antithetischen Verhalten bleiben und darf auf keinen Fall nachgeben, denn sonst würde sie das Kind in seiner alten Überzeugung „Stottern ist etwas Schreckliches" bestätigen. Sie kann aber die Übung attraktiver gestalten, die Hierarchiestufe besser anpassen oder eine geeignete Verstärkung finden. Ein Beispiel: Ben: *„Manno, immer diese blöden Übungen, ich hab da keinen Bock drauf!"* Therapeutin: *„Ich kann verstehen, dass dir das*

Pseudostottern gerade keinen Spaß macht. Das geht vielen Kindern so. Man muss sich dabei anstrengen, man kommt nicht so schnell vorwärts beim Sprechen, manchmal wird echtes Stottern draus und es klingt ähnlich wie Stottern. Am liebsten würden sie es weglassen. Doch erinnerst du dich? Dein Ziel war, dass du dich traust, vor der Klasse zu sprechen, auch wenn mal ein Stottern kommen sollte. Und du wolltest Sprechtechniken lernen. Ich sollte dir zeigen, wie du das erreichen kannst. Jetzt wird es schwierig für uns beide, denn für beides braucht man das Pseudostottern. Ich schlage vor, wir handeln etwas aus. Du kannst entscheiden, ob du lieber nur 10-mal pseudostotterst oder ob du dir sogar 20-mal zutraust. Oder wir machen aus, was wir am Stundenende Schönes machen, wenn du in den nächsten 10 Minuten 30-mal pseudostotterst". Des Weiteren kann man mit den bereits erarbeiteten Metaphern (kleine Boten, Nichtschwimmeranalogie, Entzug des Düngers für die Zwiebelschalen) auf die Wirkweise der Desensibilisierung verweisen.

Desensibilisierung gegen Zuhörerreaktionen

Zur Reduktion der Angst vor Zuhörerreaktionen werden Desensibilisierung und Gegenkonditionierung im Therapieraum und in vivo durchgeführt. Auch wenn die Therapeutin im spontanen Kontakt den Eindruck hat, dass ein Kind bereits gut desensibilisiert ist, ist es wichtig, mit dem Kind geeignete Aufgaben zu bearbeiten. Das Kind profitiert von der Erfahrung, Desensibilisierungsaufgaben gemeistert zu haben, und die Logopädin kann überprüfen, ob es tatsächlich ausreichend desensibilisiert ist. Durch die Desensibilisierung anhand von PS reduziert sich bei vielen Kindern das situative und sprachliche Vermeidungsverhalten. Für manche Kinder ist jedoch das PS zu weit vom echten eigenen Stottern entfernt, weshalb die Schamreaktionen fortbestehen. Dann wird vereinbart, leichte echte Stotterereignisse zu imitieren.

Es ist nicht sinnvoll, zu versuchen, Kindern das Vermeidungsverhalten grundsätzlich auszureden, denn zu diesem Zeitpunkt haben sie als Alternative nur das offene Stottern. Somit bietet sich an, das Weglassen von Vermeidungsverhalten als unverbindliches Verhaltensexperiment und mögliche Option einzuführen. Das Vorgehen bezieht Elemente der kognitiven Therapie nach Clark und Wells mit ein [67] und legt den Schwerpunkt auf wiederholte korrigierende Erfahrungen.

Analyse von Sprechangst und Vermeidungsverhalten

Vielen Kindern ist es unangenehm, wenn ihnen andere beim Stottern zuhören. Daher vermeiden sie es. Das ist ihr Sicherheitsverhalten, mit dem sie sich geschützt fühlen. Deshalb ist es notwendig, mit ihnen herauszufinden, welche Vorteile ein offenes Stottern haben könnte und welche Nachteile das Vermeidungsverhalten hat.

Das „Wegemodell" ermöglicht es, Kognitionen, Emotionen und Verhaltensweisen in Verbindung mit Sprech- und Stotterangst auslösenden Situationen anschaulich zu machen. In diesem Modell wird am Beispiel des Berichts eines anderen Kindes der direkte Weg (etwas ohne Vermeidung sagen und Stottern riskieren) den Möglichkeiten, zu vermeiden, gegenübergestellt (▶ Abb. 3.10). Analog berichtet das Kind von seinen eigenen Vermeidungsstrategien.

In einem 2. Schritt können dann die Grundüberzeugungen über sich und die Zuhörerreaktionen, die erhöhte Selbstaufmerksamkeit und die Aufmerksamkeit auf die vermutete Außenwirkung, das Sicherheits- und Vermeidungsverhalten und die Körperreaktionen im Detail analysiert werden.

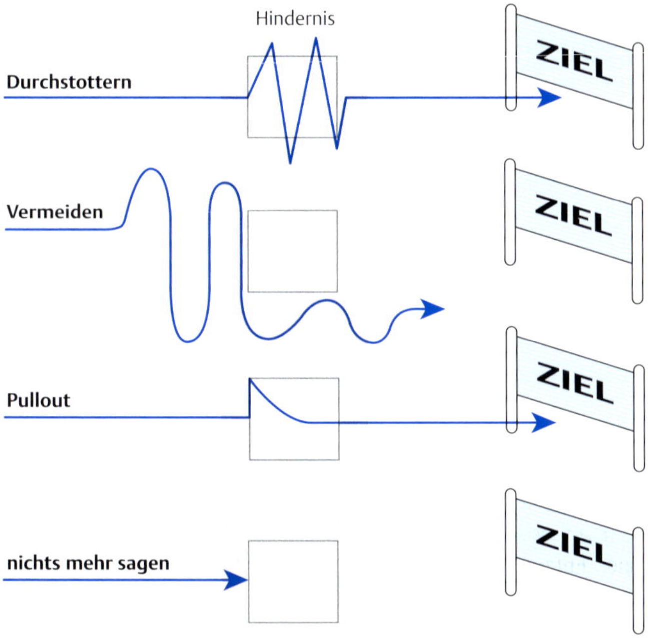

Abb. 3.10 Wegemodell.

Fallbeispiel

Mögliche Wege

Beispiel eines 11-jährigen Jungen.

Situation: Was passiert?

- In der Schule ein Gedicht vor der Klasse abgefragt werden

Sicherheitsverhalten: Was kann man als Stotternder machen?

- Das Gedicht aufsagen, auch wenn man vielleicht stottert (– die anderen hören es, + zeigen, dass man gelernt hat).
- Vorher schon rausgehen und sagen, dass man aufs Klo muss (+ kein Stottern, – erlaubt der Lehrer nicht immer).
- „Ähm“ oder einen Satz davor sagen (+ /– hilft manchmal).
- „Hab ich vergessen“ sagen, auch wenn man das Gedicht weiß (+ nicht stottern, – mündlich schlechte Note).

Die möglichen Wege werden visualisiert und bewertet.

Detailanalyse

Wie kommt es zu diesen Wegen?

- Grundüberzeugungen (Was ich denke):
  - Bestimmt stottere ich gleich. Dann gucken wieder alle und finden mich doof. Und dann werde ich auch noch rot.
- Selbstaufmerksamkeit (Worauf ich achte):
  - Auf mich, ob ich stottere und ob ich rot werde.
- Sicherheitsverhalten (Was ich mache, damit ich gut dastehe):
  - Ich sage „ähm“ oder „Ich würd mal sagen“ ... Und wenn das ähm nicht hilft, sag ich „vergessen“. Dabei weiß ich das Gedicht.
- Körperliche Symptome (Wie ich mich anfühle):
  - Mir wird ganz heiß, aufgeregt, Angst, Anspannung im Bauch und im Hals, Stottern.

Verhaltensexperiment

Um die eigenen Reaktionen zu untersuchen, wird ein zweiteiliges Verhaltensexperiment durchgeführt. Dies kann je nach Kind und Art der Situation ein Rollenspiel oder in eine Echtsituation (z. B. Telefonat, Ansprechen einer fremden Person) sein.

Verhaltensexperiment Teil 1

Bezogen auf das Fallbeispiel des 11-jährigen Jungen wird in einem Rollenspiel die Situation nachgespielt und auf Video aufgenommen. Das Kind spielt seine eigene Rolle, entsprechend übernimmt die Therapeutin die Rolle der Lehrerin.

Das Kind soll wie sonst auch darauf achten, ob es gleich stottern oder rot werden wird und sein gewohntes Sicherheitsverhalten einsetzen. Im Anschluss an das Rollenspiel schätzt das Kind zunächst subjektiv ein, wie groß die Angst war, ob es stotterte, errötete und wie aufgeregt bzw. ängstlich es war, aber auch wie gut sein Sicherheitsverhalten geholfen hat. Hierzu können Skalen herangezogen werden.

Verhaltensexperiment Teil 2

Im 2. Durchgang wird das Kind gebeten, das Vermeidungs- und Sicherheitsverhalten zu unterlassen und sich stattdessen ganz auf die Lehrerin, die Umgebung und das Gedicht zu konzentrieren. Danach schätzt es wieder seine Angst, sein Stottern, Erröten und die Aufregung ein, ggf. auch die Reste des Sicherheits- und Vermeidungsverhaltens.

Gemeinsam werden nun die beiden Videoausschnitte ausgewertet. Das Kind soll versuchen, sich anzusehen, als ob es ein fremdes Kind wäre und (ggf. anhand von Skalen) einschätzen, wie ausgeprägt und typisch das Sicherheits- und Vermeidungsverhalten war, ob Aufregung, Angst und Erröten sichtbar wurden und ob das Stottern den Erwartungen entsprach.

Bei ausgeprägtem Vermeidungs- und Sicherheitsverhalten wird dem Kind bewusst, dass es so genauso auffällig oder sogar auffälliger ist, als wenn es stottern würde. Außerdem stellen viele Kinder fest, dass das Vermeidungsverhalten und die genaue Selbstbeobachtung die Angst nicht verringern, aber anstrengend sind und die Kommunikation einschränken.

Manchen Kindern ist ihr automatisiertes Vermeidungsverhalten nicht bewusst. Sie nutzen Starter, Aufschub- und Vermeidungsstrategien in einem Ausmaß, dass weder Kernsymptomatik noch Fluchtverhalten erkennbar sind. Solche Äußerungen können z. B. wie folgt lauten: *„Ähm, ähm, ähm ich ähm bin nach ähm bin nach ähm bin nach ähm ge ähm ge ähm ge ähm ähm gekommen“*. Eine betroffene Reaktion auf das Videofeedback ist die Grundlage für die Planung, wie dieses Verhalten verringert und abgebaut werden kann.

Autobahnmetapher

Das „Wegemodell“ kann auch genutzt werden, um aufzuzeigen, dass sich erste Erfahrungen mit der Angst und dem Vermeidungsverhalten einprägen wie Trittspuren in eine Wiese, dass durch häufige Wiederholung desselben Verhaltens aus den Trittspuren ein Trampelpfad, ein Weg, eine Straße, ja sogar eine Autobahn entstehen kann, während die Alternative offenes Stottern zu einem kleinen unscheinbaren Weg geworden ist. Die Perspektive, dass auf dieselbe Weise unerwünschtes Verhalten reduziert und erwünschtes Verhalten wieder leicht verfügbar gemacht werden kann, macht Mut. Die Metapher verdeutlicht, dass eine hohe Anzahl von Wiederholungen nötig wird, bis die Veränderung bleibend sichtbar wird.

Die Erfahrungen aus dem Verhaltensexperiment werden in unterschiedlichen Gelegenheiten für das offene Stottern und das Vermeidungsverhalten überprüft, z. B. mit einer Praktikantin oder einem anderen Therapiekind bzw. dessen Mutter, die für die letzten 5 min dazu gebeten werden, Telefonaten mit Freund*innen etc. Die weitere Überprüfung wird gemeinsam mit dem Kind geplant und berücksichtigt eine Desensibilisierungshierarchie aus der systematischen Desensibilisierung.

Bei der Durchführung muss man – abhängig von der Lage der Praxis – aus organisatorischen Gründen Schwerpunkte setzen und z. B. Doppelstunden oder eine Abfolge von mehreren Terminen ausschließlich für In-vivo-Arbeit vorsehen.

Die Begründung für die Desensibilisierung wird aus den oben beschriebenen Verhaltensexperimenten, aus dem „Wegemodell“ (die vergessenen direkten Wege wieder ausweiten) und aus der

Neurophysiologie des Stotterns abgeleitet (die Boten machen weniger Fehler, wenn man nicht so aufgeregt ist).

Hier hilft wieder die „Nichtschwimmeranalogie" (S. 243). Die Angst unterzugehen führt zu ineffektivem Strampeln, der Nichtschwimmer schluckt vermehrt Wasser und bekommt noch mehr Angst. Entsprechend dient das Pseudostottern zur Gewöhnung an das Stottern.

Offenes Stottern – mögliche Zunahme des Stotterns

Wenn die Desensibilisierung Wirkung zeigt, nimmt bei manchen Kindern die Symptomatik zu, denn statt zu vermeiden zeigen sie jetzt offen ihr Stottern. Sie haben weniger Angst vor Stotterereignissen und sprechen häufiger in Situationen, die ihnen früher zu riskant erschienen wären. Auf die Zunahme der Symptomatik muss man Eltern und Kinder vorbereiten, vor allem wenn Kinder das Stottern bisher sprachlich oder situativ erfolgreich vermieden haben. Dies wird nur als Fortschritt akzeptiert, wenn auch vermittelt wird, dass das offene Stottern Ausdruck einer wachsenden Selbstsicherheit ist und dass die Bearbeitung von Stottersymptomen mit Sprechtechniken nur am offenen Stottern möglich ist. Daher ermuntert die Therapeutin auch zum offenen Stottern und gibt eine positive Rückmeldung, wenn mehr Symptomatik sichtbar wird, unabhängig davon, ob irgendein Anstrengungsverhalten auftritt. Hier muss die Therapeutin überprüfen, ob sie selbst ausreichend desensibilisiert ist, um die neuen Kernsymptome glaubwürdig mit Freude zur Kenntnis zu nehmen. In dieser Zeit ist ein engerer Kontakt zu den Eltern wichtig, da sie verständlicherweise durch eine einmalige Erklärung des Phänomens nicht beruhigt sind. Sie müssen wiederholt darin unterstützt werden, das Umfeld entsprechend aufzuklären, da sie, vor allem durch Reaktionen uninformierter Personen immer wieder neu verunsichert, an der Therapie zweifeln. Die Teilnahme der Eltern an Terminen zur Desensibilisierung des Kindes und die Reflektion der Desensibilisierung ggf. ohne das Kind sind hilfreich.

Verdecktes Stottern

Manche Kinder vermeiden sehr unauffällig, sodass sie nach außen eine Identität als Nichtstotternde zeigen. Sie leiden meist besonders unter der Angst davor, dass sie einmal ein Stottern nicht vermeiden könnten und ihre wahre Identität zum Vorschein kommt. Jedes erfolgreiche Vermeiden verstärkt die Angst vor der Aufdeckung. Viele sehr kleinschrittige Verhaltensexperimente, die sich zu Beginn nicht auf Sprechen und Stottern, sondern andere Veränderungen z. B. der Kleidung oder der Frisur beziehen und das Sicherheitsbedürfnis verdeckt Stotternder berücksichtigen, sind erforderlich, bevor verdeckt Stotternde es wagen, offenes Stottern zu zeigen.

Es ist damit zu rechnen, dass später auch die Sprechtechniken ausführlich desensibilisiert werden müssen.

Vereinbarung einer Desensibilisierungshierarchie

Gemeinsam wird eine „Mutleiter" erstellt (► Abb. 3.11). Mögliche alternative Metaphern sind z. B. Level im Computerspiel, unterschiedliche Ligen beim Fußball oder verschiedenfarbige Gürtel in asiatischen Kampfsportarten. In die oberste Sprosse der Mutleiter schreibt das Kind, wofür es am meisten Mut brauchen wird, wenn es stotternd etwas sagen will, z. B. in Biologie einen Vortrag über sein Lieblingstier vor der Klasse zu halten.

Die unterste Sprosse symbolisiert eine Sprechsituation, die keine Angst macht, in der das Kind ganz entspannt spricht und sich auch nicht an seinem Stottern stört. Danach folgt eine Sprechsituation, die nur so viel Sprech- und Stotterangst auslöst, dass das Kind sofort mit der Exposition beginnen kann und die auch am gleichen Termin noch umgesetzt werden kann.

Darüber werden noch 2 oder 3 Sprossen eingefügt, der Abstand zwischen den Sprossen darf verschieden groß bleiben, je nach der vermuteten Angst, die mit den Sprechaufgaben verbunden ist. Dies verdeutlicht, dass später Situationen gefunden werden müssen, die im Schwierigkeitsgrad dazwischen liegen und die dann zur Mutleiter hinzugefügt werden.

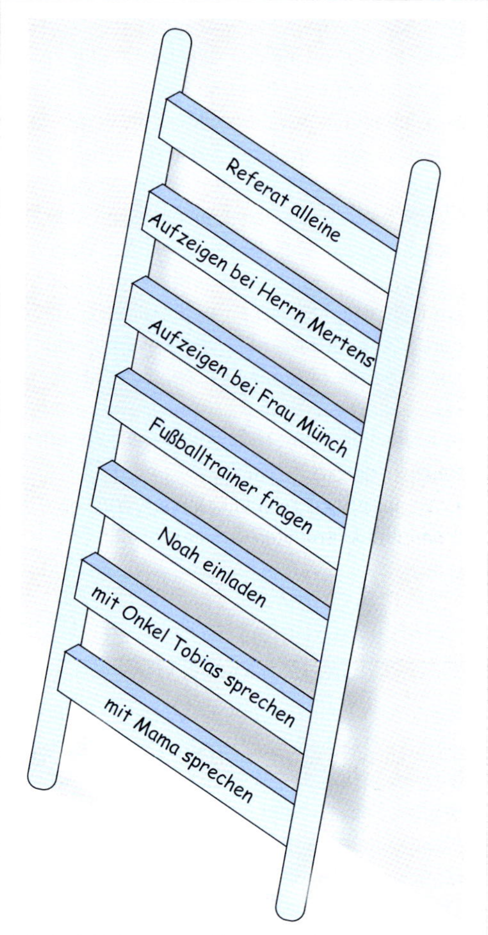

Abb. 3.11 Mutleiter.

In derselben Stunde wird überlegt, in welchen Situationen das Kind schon vor der Therapie mutig war und es trägt diese in die Mutleiter ein. Dann sollten nach Möglichkeit mehrere Situationen der untersten beiden Sprossen erfolgreich bewältigt werden, damit sich nicht bis zur nächsten Stunde Angst aufbauen kann. Dass mehrere Situationen im gleichen Schwierigkeitsgrad durchgeführt werden, kann dem Kind mit einer Analogie zu den Aufgaben innerhalb eines Levels in einem Computerspiel vermittelt werden.

Praxis

- Unterste Sprosse: mit der Therapeutin pseudostotternd über „Herr der Ringe" sprechen.
- Nächste Sprosse: dasselbe Gespräch mit der noch unbekannten Praktikantin.
- Variation auf derselben Hierarchiestufe: dasselbe mit dem nachfolgenden Therapiekind.

Arbeitsweise

Zunächst macht die Therapeutin die Aufgabenstellung selbst vor. Dabei darf das Kind über Art und Dauer des Pseudostotterns der Therapeutin bestimmen. Es soll dann beobachten, ob die Therapeutin Angst- oder Stresssymptome zeigt und dazu Feedback geben. Die Therapeutin berichtet dann über ihre Empfindungen während der Übung.

Bevor das Kind die Aufgabe durchführt, wird zur Skalierung ein „Stressometer" eingeführt, vergleichbar einem Fieberthermometer, an dem das Kind die Stärke der Angst anzeigt. Zunächst soll es den erwarteten, nach der Durchführung dann den tatsächlich erfahrenen Angstpegel angeben. Die Therapeutin gibt Feedback zu ihren Beobachtungen hinsichtlich sicht- und hörbaren Stress- und Angstsymptomen und Vermeidungs-/Sicherheitsverhalten.

Dabei wird deutlich, dass die vermutete Angst in der Regel höher ist als die bei der Durchführung erfahrene Angst. Das wird in mehreren vergleichbaren Situationen überprüft. Am Ende einer erfolgreichen Desensibilisierungssequenz ist die Erwartungsangst deutlich gesunken.

Merke

Da die Desensibilisierung nur wirkt, wenn das Kind ausreichend oft entsprechende Erfahrungen macht, sollten Gespräche über das Erwartete oder das Erlebte kurz sein, vor allem, wenn sie dazu genutzt werden, die Konfrontation mit der nächsten Aufgabe hinauszuzögern. Erste Priorität hat das Erfahrungslernen und das bedeutet „üben, üben, üben!"

Desensibilisierung in vivo

Man beginnt so früh wie möglich, den Therapieraum zu verlassen, um zu verhindern, dass das Gefühl entsteht, dass das Gelernte nur im Therapieraum gilt. Deshalb werden auch schon früh therapeutische Hausaufgaben vereinbart.

Vorbereitung

Unter Anwendung der Gegenkonditionierung (S. 167) plant die Therapeutin eine ausreichende Anzahl geeigneter Situationen. Hier kann man auch die Eltern bitten, unterschiedliche Situationen aus dem Alltag zu benennen. Außerdem ist Folgendes erforderlich:

- Eine schriftliche Erlaubnis der Eltern, mit dem Kind „in vivo" arbeiten zu dürfen, wenn die Eltern nicht anwesend sind.
- Für In-vivo- und Telefontraining eine ausreichende Liste von Situationen mit unterschiedlichem Schwierigkeitsgrad (z. B. in Form einer Rallye), die für die geplante Umgebung geeignet sind, und die abgehakt werden können.
- Gespräche oder Telefonate, die die Therapeutin ohnehin hätte führen müssen. Diese motivieren das Kind zusätzlich und sind realitätsnäher (telefonische Buchbestellung, Abholen von Kopien etc.).
- Umfragen zum Stottern und zu Themen, die für das Kind interessant sind.
- Telefonnummern für ein Telefontraining.
- Lesetexte oder Vortragsthemen.
- Ggf. Sondertermine.
- Verstärkungssystem planen – z. B. ein Punktesystem. Ggf. die Eltern einbeziehen, damit diese eine größere Anerkennung für das Erreichen einer bestimmten Punktzahl oder eines Ziels in Aussicht stellen.

Materialien zur Desensibilisierung finden sich im Manual Schul-KIDS [342]. Auch das Spiel „Stotterexperten" [114] bietet Übungsmöglichkeiten. Weitere Anregungen finden sich in Wendlandts Büchern „Therapeutische Hausaufgaben" und „Veränderungstraining im Alltag" [434], [435] sowie bei Kuckenberg [216].

Umfrage

Umfragen sollten kurz sein und können sich sowohl auf Stottern als auch auf vom Kind gewählte Themen beziehen, wie beispielsweise Haustiere oder die Fußballmannschaft. Eine Umfrage könnte folgendermaßen aussehen:

Beispiele

Guten Tag. Mein Name ist ... Ich mache eine Stottertherapie und ich mache eine Umfrage über Stottern. Darf ich Ihnen 3 Fragen stellen?

- Woher kommt Ihrer Meinung nach Stottern?
- Was sollten Ihrer Meinung nach Stotternde gegen ihr Stottern tun?
- Wie sollte man sich Ihrer Meinung nach gegenüber Stotternden verhalten?

Vielen Dank fürs Mitmachen!

Durchführung

Die Arbeit in vivo oder am Telefon beginnt für jede neue Hierarchiestufe damit, dass sich zuerst die Therapeutin der Situation stellt, die das Kind ausgesucht hat. Dabei kann das Kind bestimmen, wie häufig und in welcher Art die Therapeutin stottern soll. Das Kind soll Vermutungen über die Reaktion von Gesprächspartnern anstellen. Häufig werden ablehnende Reaktionen aufs Stottern erwartet, die jedoch selten vorkommen. Außerdem soll es beschreiben, welche Stressreaktionen die Therapeutin zeigen könnte. Zur Überprüfung seiner Erwartungen beobachtet das Kind mal den Gesprächspartner, mal die Therapeutin. So können Kinder, denen es schwerfällt, in der Nähe der stotternden Therapeutin zu bleiben, nicht ausweichen. Die räumliche Nähe zur Therapeutin ist noch mehr gewährleistet, wenn das Kind mit leichten Berührungen signalisiert, wann die Therapeutin ein Symptom zeigen soll.

Bei Bedarf folgt ein Rollenspiel, wobei das Kind die Rolle übernimmt, die zuvor die Therapeutin hatte. Hiermit wird einerseits eine sehr niedrige Schwierigkeit hergestellt, andererseits kann so sichergestellt werden, dass sich das Kind unabhängig von Stottern oder Vermeiden auch pragmatisch sicher fühlt, z. B. bei der Eröffnung oder Beendigung des Gesprächs. Gibt das Kind im „Stressometer" an, mutig genug zu sein, soll es die entsprechende Aufgabe in vivo durchführen.

In der nun folgenden Echtsituation wird mit dem Kind geklärt, ob es lieber zunächst überhaupt die Gesprächssituation wagen möchte, ohne PS oder Vermeidungsverhalten einzusetzen oder ob es gleich sein Sprechen verändern möchte. Wie in den bereits erwähnten Verhaltensexperimenten, werden die Auswirkung von Vermeidungsverhalten bzw. echtem Stottern verglichen. Ist das Gespräch erfolgreich verlaufen, wird nur kurz reflektiert, damit schnell weitere Gespräche geführt werden können, um die positive Stimmung zu nutzen. Hierzu sucht sich das Kind die entsprechenden Aufgaben aus seiner Liste heraus.

Umgang mit schwierigen Situationen

Natürlich gibt es Gesprächspartner, die sich in unerwarteter Weise verhalten, z. B. indem sie dem Gespräch ausweichen oder unhöflich auf die Gesprächsinitiative des Kindes reagieren. Kinder sind bei solchen „Abfuhren" oft sehr enttäuscht. Sie erkennen gar nicht, dass sie ihren Teil der Aufgabe erfüllt haben und verlieren die Motivation. Doch solche Abfuhren sind sehr wichtig und aus therapeutischer Sicht willkommen. Als ablehnend interpretiertes Verhalten von Gesprächspartnern hat ja zur Vermeidung und Sprech- bzw. Situationsangst geführt, weshalb Kinder versucht sind, dem Zuhörer den Locus of control zuzuschreiben. Daher ist es gerade nach einer Abfuhr wichtig, konsequent weiterzumachen, bis mindestens ein Erfolgserlebnis erreicht wird. Gibt die Therapeutin hier nach, bestätigt sie die Überzeugung des Kindes, dass es versagt hat und dass Rückzug und Vermeidung das bessere Verhalten ist. Daher ist eine Abfuhr die Gelegenheit, zu vermitteln, dass ein offensiver Umgang mit der Situation möglich ist (S. 88). Zunächst wird die Abfuhr reflektiert, indem man mögliche Gründe untersucht (z. B. Eile des Gesprächspartners, Kind nimmt keinen Blickkontakt beim Ansprechen auf etc.) und mögliche Reaktionen überdenkt (z. B.: Ist es gerecht, seinem Stottern oder sich selbst die Schuld zu geben? Ist nicht vielmehr der andere schuld? Wie kann ich mich in solchen Situationen besser verhalten?). Wenn erforderlich, wird mit dem Kind eine gangbare Alternative ausgehandelt. Dabei kann man ihm erklären, wie wichtig es für das Mutigwerden ist, sich zu beweisen, dass man es schaffen kann.

Nach einer Abfuhr kostet es oft ein Vielfaches an Mut, das nächste Gespräch zu beginnen. Es hat sich bewährt, eine besondere Anerkennung dafür in Aussicht zu stellen (z. B. doppelte Punktzahl).

Grundsätzlich ist bei der Arbeit in vivo immer mit unerwarteten Situationen zu rechnen. Die Selbstsicherheit eines Kindes wird gestärkt, wenn es zu jeder kreativen Verhaltensweise, möge sie auch noch so unbedeutend wirken, eine positive Rückmeldung bekommt.

Wenn ein Kind in einer In-vivo-Übung Erwachsene anspricht, wird häufig nicht dem Kind, sondern der Therapeutin geantwortet. Dies kann eine Reaktion auf das Stottern sein, ebenso gut aber auch eine typische, vom Stottern unabhängige Verhaltensweise, da viele Erwachsene unsicher im Kontakt mit Kindern sind und deshalb lieber mit den dazugehörenden Erwachsenen sprechen. Hierauf müssen Kinder vorbereitet werden. Zur Vorbeugung können Kinder die Gespräche in geringer Entfernung zur Therapeutin durchführen. Die Genehmigung hierfür sollte man sich von den Eltern schriftlich geben lassen.

Ankündigen

Manchmal ist es erforderlich, dem Kind pragmatische Kompetenzen zu vermitteln und ggf. im Rollenspiel zu üben, wie z. B. Kontaktaufnahme (Blickkontakt, Begrüßungsfloskeln, Lautstärke) oder Gesprächsbeendigung (Dank, Verabschiedungsfloskeln).

Auf pragmatischer Ebene hat sich gezeigt, dass es zumindest bei längeren Gesprächssituationen entlastend ist, Stottern anzukündigen, indem man z. B. sagt: *„G-g-guten Tag, Sie haben es schon gegegehört, ich stottere. Wawawas muss ich tun, wenn ich eine Schülermonatskarte möchte?"* Auch wenn das sehr ungewöhnlich klingt – viele Gesprächspartner reagieren entspannter, da sie sich nicht mehr damit beschäftigen müssen, ob sie auf das Stottern eingehen sollen. Manchen Kindern leuchtet dies sofort ein und sie haben dementsprechend eine niedrige Hemmschwelle, Stottern anzukündigen. Andere benötigen hier mehr Hilfestellung und kleinschrittiges Vorgehen.

Anerkennung

In der Desensibilisierung vollbringen die Kinder oft große emotionale Leistungen, die auch entsprechend gewürdigt werden müssen. Dies kann z. B. dadurch geschehen, dass es für jede Einzelaufgabe Punkte gibt, ggf. in unterschiedlicher Anzahl je nach Aufgabenstellung (z. B. doppelte Punktzahl für Weitermachen nach einer Abfuhr). Wurde für eine Schwierigkeitsstufe auf der Mutleiter ein vorher vereinbarter Punktwert erreicht, ist z. B. ein von den Eltern gestiftetes Eis fällig und es darf die nächste Schwierigkeitsstufe begonnen werden. Eltern können die Leistung ihrer Kinder vor allem dann wertschätzen, wenn sie der In-vivo-Arbeit beiwohnen und man sie bittet, eine Aufgabe auf der zu ihnen passenden Schwierigkeitsstufe durchzuführen. Kinder sind stolz auf sich, wenn sie Aufgaben bewältigen, die ihren Eltern schwerfallen. Letztere erkennen anhand der eigenen Erfahrung den Nutzen der Desensibilisierung für das Selbstwertgefühl und sind eher bereit, z. B. auch durch immaterielle Belohnungen die Therapie zu unterstützen.

Hausaufgaben

Da die Stottertherapie möglichst alltagsnah sein soll, spielen Hausaufgaben eine wichtige Rolle (siehe auch Wendlandt: „Therapeutische Hausaufgaben“ [434]). Hier ist eine Schwierigkeit, dass viele Hausaufgaben sehr schwer zu kontrollieren sind. Für Desensibilisierungshausaufgaben eignet sich gut das Smartphone – das Kind soll z. B. bei der Therapeutin anrufen und einen Witz auf den Anrufbeantworter der Praxis sprechen. Kinder können ihre Übungsgespräche mit einem Smartphone zu Hause aufnehmen und das Ergebnis beim nächsten Termin vorspielen. Aufgaben gibt man bei vielen Kindern am besten schriftlich mit. Hier gibt es die Möglichkeit, den Gesprächspartner unterzeichnen zu lassen, damit es doppelte Punktzahl gibt. Hierdurch ist es möglich, einen größeren Personenkreis in die Therapie einzubeziehen.

Schwierigkeiten und Hilfestellungen

Hilfestellungen werden vor allem dann nötig, wenn ein Kind eine Hemmschwelle nicht überwinden kann. Hemmschwellen entstehen unter anderem, wenn zu große Abstände zwischen den Behandlungen sind. Günstig sind mehrere Termine, die dicht aufeinander folgen. Hier können die korrigierenden Erfahrungen ausreichend oft wiederholt werden und besser aufeinander aufbauen. Sofern möglich, ist es hilfreich, andere stotternde Kinder einzubeziehen. Kinder motivieren sich gegenseitig oft besser als eine Therapeutin das kann. Andere Möglichkeiten sind:

- Modell der Therapeutin,
- Probehandeln im Rollenspiel,
- Veränderung der Aufgabenstellung (Ort, Art und Häufigkeit des PS, Gesprächspartner, Gesprächsinhalt),
- ankündigen, dass das Gespräch im Rahmen einer Stottertherapie stattfindet,
- Belohnung in Aussicht stellen,
- die Therapeutin eröffnet das Gespräch, das stotternde Kind spricht dann weiter (Umfrage: Kind liest dann eine Frage vor),
- Rollenspiel mit der befürchteten Zuhörerreaktion, Überprüfung der Wahrscheinlichkeit in Verhaltensexperimenten in vivo.

Im Manual „Schul-KIDS“ werden viele weitere Möglichkeiten beschrieben, wie man bei Schwierigkeiten in der Desensibilisierung vorgehen kann [342].

Manche Kinder führen die Aufgaben durch, ohne sich emotional darauf einzulassen. Sie wirken unbeteiligt, reflektieren kaum und freuen sich auch nicht besonders über die bewältigten Aufgaben. Hier ist es wahrscheinlich, dass die Hierarchiestufe zu hoch ist und die Kinder nur durch emotionales „Wegtreten“ in der Lage sind, sie zu bewältigen, auch wenn sie zusichern, dass die Hierarchiestufe kein Problem ist. Das kann daran liegen, dass sich die Kinder selbst überfordern, weil sie zu schnell erfolgreich sein wollen oder besonders „cool“ und sich keine Blöße geben wollen. Es könnte aber auch sein, dass das Kind nach einer traumatisierenden Erfahrung (S. 184) mit Stottern von Angst überflutet dissoziiert, also sich innerlich vom aktuellen Geschehen abkoppelt. In jedem Fall ist ein sehr behutsames und kleinschrittiges Vorgehen erforderlich, ggf. ist eine psychologische Abklärung indiziert.

3.8.8 Identifikation

Die Identifikation ist ein wesentliches Element der Stottermodifikation. Sie dient der emotionalen, kognitiven und sprechmotorischen Vorbereitung von Veränderung. Die Identifikation beginnt schon ganz am Anfang der Therapie mit der Einführung der Stotterzwiebel (S.238), die dazu dient, die Beobachtungen am eigenen Sprechen und Stottern festzuhalten und in die die eigene Kernsymptomatik eingetragen wurde. Im Folgenden wird die Analyse von flüssigem und gestottertem Sprechen sowie von Vermeidungsverhalten und zugrundeliegenden Gedanken und Gefühlen beschrieben. In der Praxis überschneiden sich Identifikation und Desensibilisierung. Mit der artikulatorischen Phonetik, also der Analyse der sprechmotorischen Prozesse im flüssigen Sprechen und imitierten Stottern wird schon während der Enttabuisierung begonnen. Gedanken und Gefühle sind Thema in den Verhaltensexperimenten während der Desensibilisierung gegen Zuhörerverhalten. Später, während der Modifikation und Generalisierung, ermöglicht die Identifikation, rechtzeitig in Symptome einzugreifen zu können und Fehler in der Durchführung der Sprechtechniken zu analysieren und zu beheben. Auf diese Weise ist die Identifikation oft nicht als eigenständige Phase im Therapieverlauf erkennbar.

Ziele

- Das Kind kann eigene Symptome hinsichtlich der Kriterien Symptomart, Dauer, betroffenes Wort/Laut, artikulatorische Eigenschaften, Begleitverhalten, Vermeideverhalten und emotionale Reaktionen wahrnehmen, imitieren, variieren und beschreiben.
- Das Kind registriert Symptome während des Sprechens zeitnah (Monitoring).
- Das Kind kann in Symptomen das Sprechen stoppen (optional).
- Das Kind setzt sich ohne negative Emotionen mit der eigenen Symptomatik auseinander.
- Das Kind thematisiert Emotionen, die mit dem Stottern, dem Sprechen und der Identifikation verbunden sind.
- Das Kind zeigt überwiegend offenes Stottern [342].

Artikulatorische Phonetik

Unter dem Motto „Jugend forscht“ werden schon während der Enttabuisierung zu Beginn der Therapie die sprechmotorischen Abläufe bei flüssigem Sprechen und Stottern untersucht.

Artikulationsorte und Merkmalpaare

Zunächst erkundet man die Organe, die zum Sprechen benötigt werden und ordnet ihnen Laute zu. So werden exemplarisch die Artikulationsorte (Lippen, Zungenspitze, Zähne, Zahndamm, Hinterzunge, Kehlkopf) und die Merkmalspaare kontinuant (alle dehnbaren Laute) versus plosiv, stimmhaft versus stimmlos, vokalisch versus konsonantisch erarbeitet.

Selbstwahrnehmung

Dabei geht es nicht um die detaillierte Erarbeitung aller Laute, sondern um die Schärfung der Selbstwahrnehmung von Artikulationsabläufen an exemplarischen Lauten. Diese äußert sich, wenn während der bewussten Produktion eines Lautes der Blick des Kindes gleichermaßen nach innen gerichtet ist. Falls bestimmte Laute oder Lautgruppen besonders häufig oder angestrengt gestottert werden, empfiehlt es sich, gerade diese Laute genauer zu untersuchen.

Fragestellungen

Das Erforschen kann mit Fragestellungen eingeleitet werden, wie z. B.:
- Was brauchst du für den Laut „m“?
- Was ist der Unterschied zwischen einem „f“ und einem „w“?
- Kann man ein „k“ langziehen?
- Wie machst du ein „o“?
- Was ist der Unterschied zwischen einem gestotterten „o“ und einem flüssigen? Wo spürst du diesen Unterschied? Im Bauch? Im Hals bei den Stimmbändern?

- Was fühlst du, wenn du das Stottern leichter/angestrengter machst?

Ob man dabei vom Kind gewählte Bezeichnungen oder die Fachausdrücke verwendet, kann man je nach kognitiven Fähigkeiten, Interessenlage des Kindes und Vorliebe der Therapeutin entscheiden. Bei der Erforschung von Lauten mit imitiertem Stottern berücksichtigt man den Grad der Desensibilisierung des jeweiligen Kindes. Dabei zeigt sich, dass die Haltung von „Jugend forscht" eine gute gegenkonditionierende Wirkung hat. Beobachtungen zum eigenen Stottern werden in der Stotterzwiebel festgehalten.

Hilfsmittel

Folgende Hilfsmittel sind für die Erarbeitung empfehlenswert:

- Spiegel
- Videokamera (desensibilisiert gleichzeitig gegen die Konfrontation mit Stimme und Aussehen)
- Abbildungen der Artikulationsorgane
- Kehlkopfmodell oder Abbildung

Die „Forschungsergebnisse" werden vom Kind in einer Skizze oder Tabelle festgehalten (▶ Abb. 3.12).

Wechselseitiges Lösen von Aufgaben

Therapeutin und Kind stellen sich dann abwechselnd Aufgaben wie *„Wie machst du ein ‚f'?"* Am Schluss der Stunde kann das Kind die Eltern in den Raum bitten und sie diese Aufgabe lösen lassen. Dies vermittelt den Eltern schon zu Beginn der Therapie, dass ernsthaft am Sprechen gearbeitet wird und dem Kind die Zufriedenheit, dass es einen Wissensvorsprung gegenüber seinen Eltern hat. Abschließend geben sich Therapeutin und Kind gegenseitig bestimmte Laute zur Analyse als Hausaufgabe und vereinbaren einen Telefontermin, bei dem man sich die Auflösung mitteilt und neue Aufgaben bis zum nächsten Treffen stellt. Dies ist gleichzeitig eine Desensibilisierung am Telefon, bei der viele Kinder noch die Unterstützung der Eltern brauchen.

Artikulatorische Phonetik zur Erarbeitung der Prolongation

Unabhängig davon, wie der Stand der Desensibilisierung oder Identifikation ist, beginnt man mit der Erarbeitung der Prolongation, sobald die artikulatorische Phonetik abgeschlossen ist. So kann das Gelernte gleich angewendet werden, um Sprechtechniken vorzubereiten und zu üben. Übungen zur Desensibilisierung können dann im Wechsel mit PS und mit Prolongationen durchgeführt werden.

Variation der Qualität der Kernsymptomatik – imitiertes Stottern

In Verbindung mit den Beobachtungen bei der artikulatorischen Phonetik führt man je nach Stottermuster die Kriterien für das individuelle Anstrengungsverhalten ein. Hier wird nicht am Pseu-

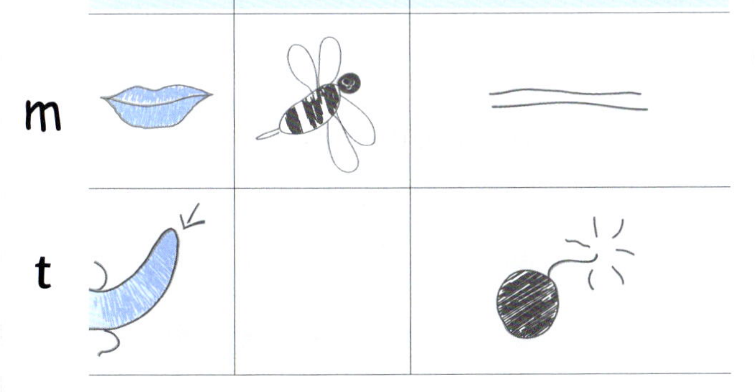

Abb. 3.12 Ergebnisse der Selbstwahrnehmung. Skizze zur artikulatorischen Phonetik – Analyse der Laute /m/ und /t/.

dostottern gearbeitet, sondern das echte Stottern bewusst imitiert. Wie immer macht die Therapeutin das Verhalten vor, das Kind beschreibt und benennt es, und dann darf das Kind darüber bestimmen, wie lang oder ausgeprägt die Therapeutin das Verhalten zeigen soll. Geht es um Anspannung, kann zur Vermittlung des Konzepts die Übung „Gashebel“ genutzt werden. Ziel ist eine verbesserte Selbstwahrnehmung und Steuerung der Anspannung im Symptom. Daher werden diese Übungen wiederholt bei verschiedenen Anlauten durchgeführt, vor allem auch bei solchen, die häufig gestottert werden.

Praxis

Übungsbeispiel zur Variation der Anspannung

Gashebel

- A hält einen Stock an seinem unteren Ende in der Hand.
- Es wird vereinbart, welche Stellung des Stockes Vollgas entspricht und welche Stillstand.
- B ergreift das obere Ende des Stocks und regelt die Anspannung und die Dauer des Pseudosymptoms von A.
- Zuerst bestimmt das Kind, was ihm meistens viel Spaß macht. Dann bestimmt die Therapeutin.
- Dies ist eine deutliche Konfrontation mit der Symptomatik und dem Kontrollverlust. Daher wird vorher vereinbart, wie stark die Anspannung sein darf, die die Therapeutin vom Kind fordert. Bei der Durchführung bleibt man am besten noch etwas unter der vereinbarten Anspannung.
- Nach den ersten Versuchen wird gemeinsam herausgefunden, wo die Anspannung überall spürbar und sichtbar wird.
- Solange diese Übung Spaß macht, kann man davon ausgehen, dass das Kind nicht emotional überfordert ist.

Anwendung von imitiertem Stottern

Bei den folgenden Übungen wird wechselseitig imitiertes Stottern eingesetzt, um Gelegenheiten zu schaffen, die Qualität zu analysieren. Es können die Symptomart aber auch die Anspannung variiert werden. Dabei entsteht immer wieder die Frage, ob das gezeigte Symptom echt oder absichtlich war. Diese Aufgabenstellung stellt somit eine schwierigere Stufe hinsichtlich der Enttabuisierung und der Konfrontation mit der echten Symptomatik dar. Auch hier wird wieder die linguistische Komplexität ausgehend von kurzen einzelnen Sätzen gesteigert.

Merke

Wenn Anstrengungsverhalten analysiert wird, kann es auch im spontanen Stottern im Alltag zu vermehrten Anstrengungsreaktionen kommen. Daher ist es sinnvoll, parallel immer wieder lockeres Pseudostottern einzuflechten und den Unterschied zum angespannten Stottern wahrnehmen zu lassen.

Registrieren von imitiertem Stottern

Erwischenspiel

Sobald das Kind über die benötigten Begriffe verfügt, wird wie beim Training des PS in „Erwischenspielen“ wechselseitig imitiertes Stottern gezeigt. Der Spielpartner hat zunächst die Aufgabe, das Symptom zu registrieren und dann die Symptomart festzustellen. In späteren Übungen soll er auch den Ausprägungsgrad einschätzen. Auch hier ist es manchmal schwierig, zwischen echten und absichtlichen Symptomen zu unterscheiden. Dies bringt die willkommene Gelegenheit mit sich, ungeplant echte Symptome zu analysieren und damit weiter gegen die Identifikation von eigenen Symptomen und gegen den Kontrollverlust zu desensibilisieren.

- A streut in einen Monolog oder in einen Text, der vorgelesen wird, vorher mit B vereinbarte Verhaltensweisen ein, beispielsweise unterschiedliche Symptomarten, Dehnungen von verschiedener Dauer, Blockierungen mit unterschiedlichem Grad an Anspannung.

- B hat die Aufgabe, so schnell wie möglich darauf zu reagieren, etwa indem er auf einen Hand-Ereigniszähler drückt.
- Dann wird das imitierte Stotterereignis entsprechend der vereinbarten Kriterien analysiert.
- Zur Kontrolle kann eine Videoaufnahme dienen oder A selbst unauffällig eine Strichliste führen.

Analyse der echten Symptomatik

Audio- und Videoaufnahmen

Zur Einführung in die Analyse echter Symptome eignen sich Audio- oder Videoaufnahmen von Stotternden unterschiedlichen Alters mit einer Symptomatik, die sich im Schweregrad langsam dem Schweregrad des analysierenden Kindes annähert. So wird einerseits der Blick auf die Begleitsymptomatik geschärft, andererseits erhält das Kind auf diese Weise noch einmal anschaulich die Information, dass Stottern sehr unterschiedlich ist und dass es mit seiner Störung nicht allein dasteht.

Auch diese Analyse wurde bereits bei der Einführung der Stotterzwiebel in der Enttabuisierung durchgeführt. Mit den bisher am imitierten Stottern erarbeiteten Kriterien werden nun die echten Symptome untersucht. Beginnend mit der Kernsymptomatik wird die individuelle „Zwiebel“ ermittelt. Hierfür eignet sich das Video- oder Audiofeedback der eigenen Spontansprache. Es werden Videoausschnitte des Kindes vorbereitet, in denen eine relativ lockere Kernsymptomatik zu beobachten ist. Wenn überwiegend angestrengte Symptomatik mit starken Mitbewegungen vorliegt, ist zu diesem Zeitpunkt ein Audiofeedback zu bevorzugen, um das Kind nicht zu beschämen und in seiner Alltagskommunikation nicht zu verunsichern. Bei leichterem Begleitverhalten eignet sich ein Spiegel. Bei der Analyse werden die Symptome imitiert und mithilfe der artikulatorischen Phonetik untersucht. In einem weiteren Schritt wird in Sprechsituationen, in denen ausreichend oft echte Symptomatik zu erwarten ist, bei jedem registrierten Stotterereignis gestoppt und das Symptom imitiert und analysiert.

Analyse von Anstrengungsverhalten

Anhand von Videoaufnahmen oder mit dem Spiegel kann ein Stotternder am besten sein echtes Fluchtverhalten erkennen. Dabei geht es vor allem darum, Grundtypen dieses Verhaltens und nicht die extremsten Formen zu erfassen. Die Beobachtungen werden als „Zwiebelschalen“ der Stotterzwiebel hinzugefügt. Dabei ist es wichtig, mit dem Kind auch die Rückwirkung von „Zwiebelschalen“ auf die Kernsymptomatik zu untersuchen.

Es ist verständlich, dass Kinder betroffen auf ihre Beobachtungen reagieren. Schließlich kennen nur wenige Kinder ihre dysfunktionellen Coping-Strategien genau. Die Therapeutin sollte diese Betroffenheit offen und verständnisvoll ansprechen. Das Kind ist genau deshalb gekommen, um dieses Verhalten loszuwerden. Zur Ermutigung sollte sie dem Kind an Beispielen aufzeigen, dass sie weiß, wie diese „Zwiebelschalen“ abgeschält werden können und dass dieses Ziel gut erreichbar und nicht mehr fern ist. Viele Kinder setzen sich in der Folge wesentlich konsequenter für die Veränderung ihres Stotterns ein und formulieren ganz genau, welche Verhaltensweisen sie abbauen – oder wie ein Kind sagte: „Zwiebelschalen abzwiebeln“ – wollen. Dies ist eine gute Motivationslage für die anschließende Modifikation.

Symptomregistrierung

Das Ziel der Symptomregistrierung ist einerseits die Desensibilisierung gegen Kernsymptomatik, andererseits ist sie eine Vorbereitung auf den Transfer von Sprechtechniken in die Spontansprache. Das frühe Bemerken von Symptomen ist Voraussetzung dafür, die Technik rechtzeitig einsetzen zu können.

In einer Sprechaufgabe, die anspruchsvoll genug ist, um echte Kernsymptome zu provozieren, soll das Kind signalisieren, wenn eigene Symptome auftreten. Hier eignen sich wieder Erwischenspiele, bei denen das Kind gewinnt, wenn es bei mehr Symptomen zuerst ein Signal gegeben hat als die Therapeutin. Wenn das Kind heimlich Stottern imitiert, um zu gewinnen, ist es immerhin gut desensibilisiert. Wenn keine Übung gefunden werden kann, in der echte Symptome auftreten, wird vereinbart, dass über die gesamte Stunde hinweg

Symptome registriert werden. Einigen Kindern fällt es schwer, sich mitzuteilen und gleichzeitig ihr Sprechen zu beobachten. Um sie nicht zu frustrieren, führt man wiederholt kurze Übungen durch, in denen die Aufmerksamkeitsspanne ausreicht, erfolgreich zu sein oder greift diese Übungen erst wieder auf, wenn der Transfer einer Symptomlösestrategie auf echte Symptome erarbeitet wird.

Praxis

A und B haben einen Signalgeber (z. B. Hupe, Klingel, Knackfrosch, Handereigniszähler).

Sprechaufgabe kann z. B. die Nacherzählung eines Witzes, einer Spielregel oder einer Geschichte sein. Mögliche Übungen auf Monologebene sind kleine Kurzberichte über ein vorher gelesenes Thema, über einen Film, die Regeln eines Spiels, ein Referat aus der Schule, Quatschnachrichten, Witze, skurrile Kurzberichte aus der Zeitung etc. A soll dabei versuchen, das eigene Stottern zu registrieren und ein Signal zu geben, bevor B es bemerken und ein Signal geben kann.

Das Symptom wird gemeinsam analysiert, die Beobachtungen werden in der Stotterzwiebel eingetragen. Die Zahl der von A schneller registrierten Stottereignisse wird festgehalten. Dabei kann es sein, dass das Kind schon vor Symptombeginn das Signal gibt. Entweder täuscht es dann echte Symptome vor (ist also gut desensibilisiert) oder es bemerkt bereits vor Beginn des hörbaren Symptoms Anzeichen, die das Symptom ankündigen. Gerade Letzteres ist für den späteren Einsatz von Sprechtechniken von Vorteil.

Beim Rollentausch muss die Therapeutin noch einmal betonen, dass sie in der Rolle von A mit Absicht Stotterereignisse zeigt, während das Kind im Vorteil ist, da es echte Symptome hat.

Um die Motivation zu erhalten, vereinbart man am besten vorher, nach wie vielen analysierten Stotterereignissen die Übung beendet ist. Wenn sich durch geplante Sprechsituationen kaum noch echte Symptome stimulieren lassen, wird die Vereinbarung getroffen, dass die Therapeutin zu jeder Zeit auf echte lockere Kernsymptome hinweisen darf. Falls der Schonraumeffekt dazu geführt hat, dass in Übungsgesprächen keine Symptome mehr auftreten, werden Telefongespräche oder In-vivo-Situationen genutzt.

Merke

Sobald die Therapeutin in Gesprächen das Kind direkt nach einem Stotterereignis unterbrechen will, um es mit ihm zu besprechen, muss sie mit ihm eine Vereinbarung darüber treffen. Sonst kann es geschehen, dass sich das Kind zurückgewiesen fühlt, denn die Therapeutin tut genau das, was ihm im Alltag Probleme bereitet: Der Gesprächspartner beschäftigt sich mit der Form und nicht dem Inhalt des Gesagten.

Abstreiten von echten Symptomen

Wenn die Therapeutin ein Kind auf ein echtes Symptom anspricht und das Kind dies abstreitet, hat das Kind das Symptom möglicherweise tatsächlich nicht registriert. Gerade sehr kurze und lockere Symptome werden beim Registrieren während des Sprechens leicht übersehen. Hier kann man zurückmelden *„Ich glaub‘ schon, dass da ein echtes Stottern war, aber es war so leicht und kurz und hat dich so wenig gestört, dass du es nicht bemerkt hast. Wir müssen überlegen, ob es überhaupt nötig ist, so leichtes Stottern zu entdecken.“* Es ist abzuwägen, inwiefern es notwendig ist, dass das Kind solche Symptome überhaupt registriert, da sie so kurz und leicht sind, dass später der Einsatz einer Sprechtechnik deutlich aufwändiger und nicht weniger auffällig ist. Ist das Stottern jedoch ausgeprägter und das Registrieren fällt dennoch schwer, kann dies an einer eingeschränkten Fähigkeit liegen, gleichzeitig zur Komplexität der sprachlichen Ebene auch noch das Sprechen zu beobachten. Hier benötigt das Kind Hilfestellungen zur Aufmerksamkeitslenkung, etwa indem bei erfolgreicher Registrierung untersucht wird, woran das Kind das Symptom erkannt hat. Es ist nicht sinnvoll, das Kind unter Druck zu setzen oder besonders lange Übungseinheiten vorzusehen, da das Kind dadurch überfordert ist und die Motivation verliert. Sinnvoller ist es, häufig kurz zu üben, mit der Einführung der Sprechtechniken zu beginnen und abzuwarten, ob sie intuitiv übernommen werden.

Umgang mit Peinlichkeitsreaktionen

Wenn es dem Kind peinlich ist, sein Stottern zuzugeben, und es sich vor Bloßstellung schützen möchte, darf man es nicht in die Enge treiben, indem man ihm zu beweisen versucht, dass es gestottert hat. Vielmehr kann man die Ambivalenz von „Am Stottern arbeiten wollen" und „Stottern nicht wahrhaben wollen" thematisieren: *„Ich habe den Eindruck, die Übung macht dir gerade gar keinen Spaß. Vor allem, dass wir so direkt über das Stottern sprechen. Es gibt Kinder, die hätten es am liebsten, wenn keiner ihr Stottern bemerken würde. Vermutlich haben andere sie schon einmal deshalb ausgelacht, und ich kann gut verstehen, dass sie das nicht noch einmal erleben wollen. Doch hier ist es anders. Dein Ziel ist ja, der Chef über deinen Mund und deine Stimme zu werden, vor allem, wenn du stotterst. Und als Chef musst du natürlich wissen, was gerade der Mund, die Zunge, der Bauch und die Stimme machen, damit du wieder Ordnung schaffen kannst. Du erinnerst dich sicher an die Geschichte mit den kleinen Boten. Wenn du ein echtes Stottern entdeckst, können wir ja mal untersuchen, was da passiert und wie es gehen kann, die Boten ganz bewusst und langsam loszuschicken."*

Auch wenn sie diese Zielsetzung gutheißen, fällt es manchen Kindern schwer, sich auf die Identifikation echter Symptome einzulassen. Dann kann man gemeinsam überlegen, wie das Ansprechen von echtem Stottern so gestaltet werden kann, dass es nicht zu unangenehm wird. Zur Erarbeitung von Kompromissen kann gefragt werden:

- Sollen wir noch mehr Videoaufnahmen anderer Stotternder untersuchen?
- Wie oft darf Stottern angesprochen werden?
- Wer darf es ansprechen?
- In welcher Form darf es angesprochen werden (Videofeedback, Audiofeedback, verbal oder mit einem nonverbalen Signal)?
- Welche Form der Anerkennung gibt es (kurzfristig oder langfristig)?

Registrieren und Reduzieren von Startern und Aufschubverhalten

Während der Desensibilisierung und Identifikation verlieren viele Kinder ihr Vermeidungsverhalten und sie beginnen, häufiger offenes Stottern zu zeigen. Manchmal sind Starter und Aufschubverhalten wie Zungenschnalzen, Interjektionen wie „ähm" oder Floskeln wie „ich würd mal sagen" so automatisiert, dass sie bewusst abgebaut werden müssen, damit offenes Stottern möglich wird und Kernsymptome mit Symptomlösetechniken bearbeitet werden können. Anhand einer Videoaufnahme erkennt das Kind, wie auffällig Aufschub und Starter sind. In der Regel fällt dann die Entscheidung, sie abzubauen. Dazu werden sie mit den bereits beschriebenen Erwischenspielen bewusst gemacht, dann gestoppt und das offene Stottern zugelassen.

Praxis

Stoppen von Aufschub und Startern

Es wird vereinbart, bei welchem Verhalten gestoppt werden soll, z. B. bei jedem „ähm". Nach dem Stoppen soll das erste Wort mit Absicht ohne Anstrengung gestottert werden. Sobald A bei B ein „ähm" bemerkt, berührt er B mit einem Zauberstab. B unterbricht seinen Sprechversuch einen Moment und setzt mit einem Pseudostottern oder offenen Stottern wieder ein.

Sobald diese Übung gut gelingt, soll das Kind Aufschub oder Starter mit dem Ereigniszähler registrieren, sich selbst stoppen und danach Stottern zulassen.

Sobald häufiger echte Kernsymptome auftreten, wird es dafür verstärkt. Dieses offene Stottern wird dann in zunehmend schwierigeren Situationen erarbeitet.

3.8.9 Modifikation

In der Modifikation werden Techniken vermittelt, mit denen sich Stottersymptome leichter machen lassen. Am Symptom wird der Pullout (S. 264), bei Bedarf auch der vereinfachte Pullout (S. 265) angewendet. Lokal vorbeugend, also auf nur eine Silbe im Redefluss bezogen, wirkt die Prolongation (S.262). Eine mögliche Alternative ist ein kurzes Pseudostottern. Nach Vermittlung dieser lokalen Techniken kann als sprechmotorische Grundeinstellung für manche Kinder das „Fühlsprechen" (S.268) geeignet sein.

Die Modifikation beginnt, sobald folgende Voraussetzungen erfüllt sind:

- Kenntnisse über Symptomart und Symptomqualität (Dauer, Anstrengung etc.) im eigenen Sprechen;
- Gelassenheit bei Symptomanalyse, Bereitschaft zum Pseudostottern;
- Symptomregistrierung muss noch nicht gelingen;
- das Stoppen von Symptomen muss noch nicht erarbeitet sein;
- sprachliches Vermeidungsverhalten deutlich reduziert;
- Anstrengungsverhalten/Mitbewegungen dürfen noch bestehen.

Eine Ausnahme hiervon besteht, wenn in begründeten Fällen (z.B. bleibend starker Kontrollverlust und wenig Angstreduktion bei der Desensibilisierung) die Modifikation zu einem früheren Zeitpunkt einsetzt. In diesem Fall sind die Schritte zur Desensibilisierung zunächst mit Sprechtechniken durchzuführen.

Ziele

- Das Kind führt die erlernten Sprechtechniken sicher aus, ohne erhöhte Aufmerksamkeit auf den Ablauf und die korrekte Realisierung richten zu müssen.
- Das Kind kann die Qualität eingesetzter Sprechtechniken sicher und unabhängig beurteilen und damit eigenständig und im Alltag Fehlerquellen bei der Umsetzung herausfinden und korrigieren.
- Das Kind wendet die Sprechtechniken auch in Situationen mit (leichtem) Stresserleben an.
- Das Kind akzeptiert, dass sich die Sprechtechniken bei zu hohem Stress nicht mehr einsetzen lassen.
- Das Kind steht zur Auffälligkeit der Sprechtechnik(en).

Vorbeugende lokale Technik: Prolongation

Definition

Prolongation

Die Prolongation (Dehnung) dient dazu, in einer sonst unverändert spontanen Sprechweise lokal Symptomen vorzubeugen [51], [468]. Darin unterscheidet sie sich vom klassischen Fluency-Shaping, das die Sprechweise global verändert [320]. Die Prolongation besteht aus einem bewusst gesteuerten, verlangsamten Artikulationsablauf bzw. weichen Stimmeinsatz zu Beginn einer Silbe und gewährleistet so einen sicheren Übergang vom Onset der Silbe in den Silbenkern. Der Rest der Äußerung kann in normaler Geschwindigkeit ganz natürlich weitergesprochen werden.

Diese Technik wird als Erstes erarbeitet. Als Teil des im Anschluss vermittelten Pullouts verhindert sie, dass beim Weitersprechen nach dem Stoppen des Symptoms gleich wieder ein Stottermoment auftritt. Sie wirkt außerdem bei manchen Stotternden reduzierend auf die Symptomhäufigkeit. Die Prolongation kommt in der Spontansprache zum Einsatz, wenn:

- Kinder nicht in der Lage sind, in Situationen außerhalb des Therapieraums gleichzeitig zu sprechen und echte Symptome zu bemerken;
- sich durch den Einsatz der Prolongation Symptomhäufigkeit und Anstrengungsverhalten so reduzieren, dass ein Pullout keine Verbesserung bringen würde;
- Kinder häufige, aber kurze Symptome zeigen;
- Kinder spüren, dass sich ein Stotterereignis ankündigt.

Zu Beginn einer Sprechsituation dient die Prolongation dazu, sich selbst und die Zuhörer auf den Einsatz von Sprechtechniken einzustimmen.

Technik im Symptom: Pullout

Definition

Pullout

Der Pullout (sich herausziehen) ist eine Strategie, mit der man während des Kontrollverlustes in einem Stotterereignis die Kontrolle über den Sprechablauf wiedergewinnen kann [410].

Die Technik beinhaltet 3 Elemente:

- Stoppen und Einfrieren (Freezing) der Sprechbewegung, damit das Muster, nach dem Stottersymptome ablaufen, unterbrochen und eine willkürliche Steuerung der Artikulations- und Phonationsbewegungen wieder möglich wird [410]. Die Artikulationsstellung wird beibehalten.
- Die eingefrorene Sprechbewegung wird einen Moment lang gehalten. So entsteht eine Pause, die dazu dient, die Kontrolle zurückzugewinnen. Eine bewusste Atemführung soll nicht stattfinden. Gegebenenfalls können sich Betroffene in dieser Pause unterstützende Selbstinstruktionen geben.
- Dann beugt man einem erneuten Kontrollverlust vor, indem man die vorher gestotterte Silbe mit einer Prolongation zu Ende führt. Danach spricht man ganz natürlich und spontan weiter.

Eine vereinfachte Alternative für die Prolongation ist ein lockeres Pseudostottern als Teilwortwiederholung (vereinfachter Pullout).

Der Pullout wird bei Symptomen verwendet, die einen längeren und unangenehmen Kontrollverlust aufweisen. Er kann sowohl aus einem angestrengten Block als auch z. B. aus einer sehr langen Dehnung oder Teilwortwiederholung heraushelfen. Häufig ist es bei geübten Anwendern von Pullout und Prolongation für Zuhörer schwierig, die beiden Techniken voneinander zu unterscheiden.

Praxis

Kindgerechte Erläuterung der Wirkungsweise

Die Wirkungsweise kann man einem Kind beispielsweise folgendermaßen veranschaulichen: *„Stottern passiert dann, wenn dein Mund vollautomatisch drauflos spricht. Das Stottern kannst du nur austricksen, indem du lernst, in Momenten, in denen du merkst, dass du stottern musst, deinen Mund ganz bewusst durch das Sprechen zu steuern. Das ist ganz ähnlich wie bei einem Flugzeug – bei langen, ungefährlichen Strecken stellt der Pilot auf Automatik (Autopilot; [379]) um und braucht nicht mehr selbst zu steuern. Aber bei der Landung oder wenn es gefährlich wird, kann er sich nicht auf die Automatik verlassen und steuert das Flugzeug von Hand. Genauso steuerst du im Notfall deinen Mund durch dein Stottern."*

Alternativ kann man die Metapher von den kleinen Boten (S. 240) fortführen.

Anwendungsmöglichkeiten der Sprechtechniken in der Spontansprache

Sowohl Prolongationen als auch der Pullout können in der Spontansprache je nach Bedarf eingesetzt werden. Hier zeigen sich im weiteren Verlauf persönliche Vorlieben. Grundsätzlich können im Alltag verschiedene Techniken mit verschiedenen Zielsetzungen eingesetzt werden:

- Pseudostottern, um das Stottern thematisieren zu können bzw. um die Anspannung zu überwinden, die entsteht, wenn man fürchtet, von einem Stottern überrascht zu werden.
- Eine Prolongation oder Pseudostottern, wenn ein Stotterereignis erwartet wird.
- Ein Pullout, sobald ein Stotterereignis eintritt.
- Eine Prolongation zu Beginn einer Sprechsituation, um sich und den anderen das Signal zu geben, dass Sprechtechniken verwendet werden.
- Prolongationen oder Pseudostottern, wenn allgemein befürchtet wird, die Kontrolle über das Sprechen zu verlieren.

Schritte der Erarbeitung

Die Schritte der Erarbeitung von Prolongation und Pullout werden ausführlich von Schneider und Kohmäscher in „Schul-KIDS. Manual zur Therapie stotternder Schulkinder" [342] sowie von Kuckenberg und Zückner in „IMS für Kinder" [216] dargestellt. Hier findet sich auch gut aufbereitetes umfangreiches Übungsmaterial inklusive Übungs-CDs. Die Vermittlung der beiden Techniken gelingt am besten anhand des Modells der Therapeutin und unter Zuhilfenahme von lautunterstützenden Bewegungen.

Desensibilisierung gegen die Sprechtechnik

Oft wird die Sprechtechnik trotz ihrer Wirksamkeit nicht eingesetzt. Grund dafür ist die Befürchtung, wieder aufzufallen, wenn statt des allen vertrauten Stotterns eine Sprechtechnik verwendet wird. Daher sollte spätestens während der Modifikationsphase ein Schulbesuch (S. 187) stattfinden. Wenn alle Mitschüler über die Stottertherapie und die Techniken Bescheid wissen, ist diese Befürchtung hinfällig. Zudem sollte auch von Beginn der Modifikation an nicht nur im Therapieraum geübt werden. Die genannten Techniken (d. h. der damit verbundene Zeitverlust und das „Anderssein") müssen ggf. in denselben Schritten desensibilisiert werden, die in den Phasen Desensibilisierung [(S. 166) und (S. 246)] gegen Zuhörerreaktionen und Identifikation (S. 254) beschrieben sind. Sehr hilfreich ist es, wenn die Therapeutin mit dem Kind vereinbart, dass sie kontinuierlich das Modell von Sprechtechniken in ihrer Spontansprache zeigen darf.

Einführung der Prolongation

Für jüngere Kinder ist es sinnvoll, statt des Begriffs „Prolongation" das Wort „Zeitlupe" zu verwenden. Um die Prolongation zu erarbeiten, werden Übungen aus der artikulatorischen Phonetik zum verlangsamten Übergang von einem Konsonanten zu einem Vokal weiterentwickelt. Entsprechend beginnt dieser Teil der Modifikation meist schon während der Desensibilisierung (s. ▸ Abb. 3.2).

Reihenfolge der Erarbeitung

Das Prinzip des verlangsamten Übergangs vom Onset einer Silbe (erster Konsonant bzw. Konsonantencluster) in den Nukleus einer Silbe (Vokal) wird mit sinnfreien Silben erarbeitet. Die Coda einer Silbe (finaler Konsonant) wird nicht berücksichtigt. Man wählt zunächst Silben, die mit dehnbaren Konsonanten (Kontinuanten) in der vorderen Artikulationszone (z. B. /f/, /m/) beginnen, damit die verlangsamte Bewegung im Spiegel kontrolliert werden kann. In der Silbe „fo" soll kurz das /f/ gedehnt werden, es folgt der zeitlupenartig gesteuerte Übergang vom /f/ zum /o/ und der darauffolgende Vokal /o/ wird kaum noch gedehnt (s. IMS; [468]). Manchen Kindern fällt es schwer, mit sinnfreien Silben zu üben. Dann kann mit geeignetem Wortmaterial geübt werden.

Kontinuanten und Plosive

Es folgen die Kontinuanten in den anderen Artikulationszonen. Danach werden Plosive erarbeitet. Hier beginnt man wieder mit der vorderen Artikulationszone, um sich mit dem Spiegel kontrollieren zu können. Bei den Plosiven wird im verlangsamten Übergang ein frikativiertes Geräusch hörbar. Dies ist ein Zeichen für die verlangsamte Öffnung des Plosivs und somit für die richtige Realisierung der Zeitlupe.

Silben, die mit Vokalen beginnen

Hier wendet man weiche Stimmeinsätze an. Zur Erarbeitung sei auf die Methodik der Stimmtherapie verwiesen. Auch hier kann die Selbstbeobachtung der verlangsamten Mundöffnung oder eine lautunterstützende Bewegung (z. B. Blütenzupfen) eine Hilfe sein. Jungen im Stimmbruch haben manchmal Schwierigkeiten, die Stimmlippen bei weichen Stimmeinsätzen überhaupt in Schwingung zu versetzen. Hier kann versucht werden, ob ein physiologisch fester Stimmeinsatz eine geeignete Alternative ist.

Laut /r/

Er wird je nach Sprechweise unterschiedlich gebildet. Viele Sprecher irritiert es, dass die Schwingung der Zungenspitze oder des Gaumensegels bei einem rollenden /r/ während der Zeitlupe naturgemäß abreißt. Ein lenisiertes /r/ stellt kein Problem dar.

Laut /h/

Er wird nicht gedehnt, sondern unverändert gesprochen. Entscheidend ist der nachfolgende, weiche Stimmeinsatz.

Konsonantencluster

Bei Konsonantenclustern wird jeder Übergang gedehnt. Hier findet parallel zum sprechmotorischen Training eine deutliche Desensibilisierung gegen den Zeitverlust beim Sprechen statt.

Modell der Therapeutin

Viele Kinder lernen die verlangsamte Artikulationsbewegung bzw. Phonation am leichtesten durch das Modell der Therapeutin. Beide beobachten ihre Artikulationsbewegungen im Spiegel, die Therapeutin gibt Rückmeldungen. Häufig ist es günstig, wenn das Kind das Modell synchron imitiert.

Lautunterstützende Bewegung

Eine weiche, streichende Bewegung oder ein langsames Öffnen der Hand als Versinnbildlichung der behutsamen Mundöffnung unterstützen den sprechmotorischen Ablauf. Solange solche unterstützenden Bewegungen bewusst erfolgen, ist das Entstehen neuer Mitbewegungen unwahrscheinlich, da das Kind sie auch bewusst weglassen kann. Manche Kinder machen jedoch unbewusst eine Mitbewegung des Kopfes. Diese sollte früh rückgemeldet und einer Automatisierung vorgebeugt werden.

Selbstwahrnehmung

Die Selbstbeobachtung der verlangsamten Kieferöffnung erfolgt mit den auf die Wange gelegten Handflächen, die verlangsamte Lippenöffnung kann mit dem an die Lippen gelegten Zeigefinger erspürt werden. Auch ein Rückgriff auf die artikulatorische Phonetik kann hilfreich sein. Wenn Kinder hier sehr leise werden, weil sie sich so auf den Artikulationsablauf konzentrieren, ist dies nichts Ungewöhnliches. Sobald sie den Bewegungsablauf beherrschen, bittet man sie, deutlich lauter zu sprechen.

Übungen in steigendem Schwierigkeitsgrad

Die Übungen beginnen auf Wortebene mit Einsilbern und steigern sich bis auf Spontansprachebene. Es muss nicht immer das erste Wort in einem Satz oder die erste Silbe in einem mehrsilbigen Wort prolongiert werden.

Die Prolongationen werden in immer schwierigeren Situationen trainiert, bis sie das Kind automatisiert hat. Dabei ist kontinuierlich auf die Qualität zu achten, damit keine Fehler eingeübt werden, die später nur mühsam wieder zu korrigieren sind. Aus diesem Grund ist es sinnvoll, wie Fingerübungen beim Erlernen eines Instruments, zu Beginn jeder Stunde und auch als Hausaufgabe eine Anzahl (z. B. 30) Prolongationen auf Wortebene zu üben, selbst wenn man eigentlich schon auf einer viel schwierigeren Ebene ist. Diese „Fingerübungen" mit Prolongationen werden auch noch fortgeführt, während man den Pullout erarbeitet.

Fehleranalyse

Beim Üben wird individuell erarbeitet, welche Kriterien eine gute Ausführung kennzeichnen (z. B. langsame Mundbewegung, laut sprechen, den anderen anschauen), und das Kind bewertet und korrigiert in einer Fehleranalyse die Ausführung der Therapeutin, die bewusst Fehler macht, bevor die Rollen getauscht werden. Die Beurteilung sollte anfangs immer sofort nach dem prolongierten Wort erfolgen. Zusätzlich können wie vorher der Spiegel oder Videofeedback eingesetzt werden, bis das Kind zu einer verlässlichen Selbstbeurteilung fähig ist. Dann erst ist es möglich, auch größere Gesprächsabschnitte pauschal beurteilen zu lassen. In dieser Phase ist es sinnvoll, dass die Therapeutin kontinuierlich Prolongationen in ihrer Spontansprache modelliert.

Merke

Das Kind sollte in der Lage sein, seine eigenen Prolongationen zu beurteilen und zu verbessern. Nur korrekte Prolongationen dürfen zuhause geübt werden, damit sich keine Fehler einschleichen, die dann nur mühsam und mit Motivationsverlust korrigiert werden können.

Pullout

Liegen noch längere angespannte Symptome vor, wird der Pullout erarbeitet. Dabei müssen die Symptome nicht unbedingt von der Therapeutin beobachtet worden sein, die Aussage des Kindes genügt.

Kindgerechte Einführung

Mit Schulkindern lässt sich der Pullout erarbeiten, indem man das Problem eines angestrengt gestotterten Wortes sehr anschaulich mit einem Stock darstellt, der in einer Hand (vgl. [92]) gehalten wird (▶ Abb. 3.13).

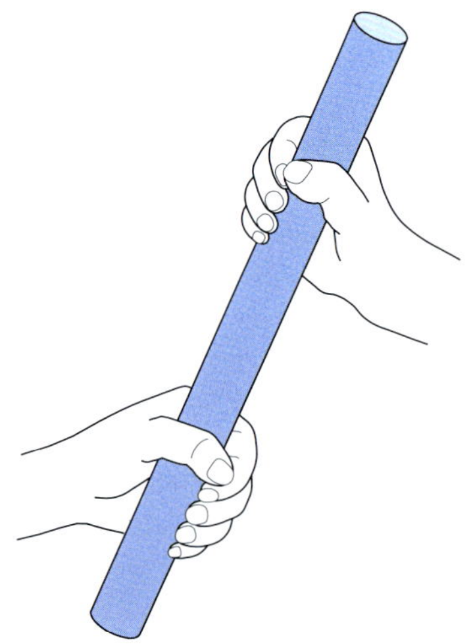

Abb. 3.13 Pullout. Handmotorische Unterstützung bei der Erarbeitung des Pullouts.

Praxis

Pullout

Die Therapeutin hält den Stock fest. Das Kind versucht, den Stock herauszuziehen, wobei die Therapeutin mit demselben Kraftaufwand festhält, mit dem das Kind zieht, sodass der Stock sich nicht aus der Hand herausziehen lässt. Nun soll das Kind Anweisungen geben, damit es den Stock (das Wort) herausziehen kann. In den folgenden Versuchen wird deutlich: Als erstes muss der Versuch aufgegeben werden, den Stab (das Wort) herauszuziehen. Dann kann die Therapeutin langsam den Griff um den Stab so weit lösen, dass der Stab hindurch gleiten kann, ohne jedoch aus der Hand zu fallen. Erst jetzt kann das Kind den Stab behutsam aus der Hand der Therapeutin ziehen.

Diese modellhafte motorische Übung wird nun wiederholt. Während der Pattsituation von Herausziehen und Festhalten imitiert die Therapeutin eine Blockierung mit deutlich sichtbarer Anstrengung. Kurz nachdem das Kind zu ziehen aufgehört hat, löst die Therapeutin langsam die Sprechanstrengung parallel zur Lösung der Hand. Während das Kind den Stab aus ihrer Hand herauszieht, führt die Therapeutin eine Prolongation aus.

Alternativ kann die „Chinesische Fingerfalle“ verwendet werden, ein Scherzartikel bestehend aus einer geflochtenen Baströhre. Schiebt man von beiden Seiten einen Finger hinein, sind diese gefangen und können mit Gewalt oder schnellen Bewegungen nicht mehr befreit werden. Die Falle zieht sich vielmehr immer fester zu. Erst wenn man den Versuch aufgibt, loszukommen und die Finger in der Röhre aufeinander zubewegt, lassen sie sich langsam und behutsam befreien. Bezogen auf das Ankämpfverhalten wird so deutlich, dass es darum geht, das Gegenteil zu tun von dem, was man intuitiv getan hätte.

Zur weiteren Veranschaulichung eignet sich das Symbol einer Ampel mit folgenden Entsprechungen:

- Rot = Stoppen und Einfrieren
- Gelb = Spannung reduzieren
- Grün = Prolongation

Erarbeitung in Einzelschritten

Bei manchen Kindern ist es erforderlich, die einzelnen Elemente des Pullout getrennt zu üben. Wenn das Stoppen nicht schon bei der Symptomregistrierung während der Identifikation erarbeitet wurde, wird es jetzt eingeführt. Das Kind muss dazu ein Symptom bemerken und sofort den Sprechversuch stoppen, ohne dabei die Artikulationsstellung zu verlassen. Als Vorübung eignet sich das Kindergeburtstagsspiel „Hexenstopp", bei dem alle Geburtstagsgäste erstarren müssen, sobald „stopp" gerufen wird. Sie dürfen sich erst wieder bewegen, sobald das Kommando „weiter" ertönt.

Praxis

Stoppzauber

A spricht und flicht von Zeit zu Zeit absichtlich längere angestrengte Pseudosymptome ein.

B hat einen Zauberstab in der Hand, den er, noch bevor das Stotterereignis zu Ende ist, A auf den Arm legt (hohe Anforderung an die Reaktionsgeschwindigkeit von B!).

Sofort ist A verzaubert und muss die Sprechbewegung einfrieren.

Manche Kinder haben großen Spaß, die Therapeutin lange warten zu lassen (Desensibilisierung gegen Zeitverlust). Nun wird diese Übung um das Lösen der Anspannung erweitert. Vorbereitend wird an die Variation der Spannung während der artikulatorischen Phonetik erinnert und untersucht, ob bzw. woran man von außen erkennen kann, dass die Anspannung reduziert wurde. Bei Bedarf können Übungen zur Spannungsregulierung eingeführt werden. Individuell entwickelte Vorstellungshilfen wie „entspanntes Liegen am Strand" können unterstützen. Dann kommt wieder der Zauberstab ins Spiel.

Nach dem Einfrieren beobachtet B die Anspannung von A. Sobald A die Spannung reduziert hat, wird mit einer zweiten Berührung mit dem Zauberstab signalisiert, dass jetzt die Prolongation folgen kann.

Deren Qualität wird zu diesem Zeitpunkt nicht beurteilt. So bald wie möglich soll sich das Kind in imitierten Symptomen, später in echten Symptomen selbst stoppen und sich ausreichend Zeit nehmen, die Spannung zu reduzieren. Viele Kinder tendieren dazu, die Pause zu verkürzen oder wegzulassen. Daher muss das Einhalten einer Pause von mindestens 1 s geübt werden. Weitergesprochen wird nach Möglichkeit mit einem Pseudostottern oder einer Prolongation, wobei zu diesem Zeitpunkt die Qualität der Durchführung nebensächlich ist.

Im Folgenden wird der Ablauf am imitierten Symptom in Übungen mit steigender linguistischer und situativer Anforderung geübt, wobei das Kind anfangs darauf achtet, ob die Therapeutin die Schritte einhält, bevor es selbst übt.

Vereinfachter Pullout

Wenn Kinder sprechmotorisch durch die Prolongation überfordert sind, sie nicht gut wirkt oder nicht akzeptiert ist, kann ein kurzes Pseudostottern (Teilwortwiederholung) die Alternative sein. Übungsabfolge, Fehleranalyse und Transfer auf echte Symptome und in den Alltag unterscheiden sich nicht vom klassischen Pullout. Dieser vereinfachte Pullout wird auch „lockeres Herausstottern" genannt.

Fehleranalyse

Beobachtet die Therapeutin, dass das Kind wiederholt in den Pullouts dieselben Fehler macht (z. B. zu kurze Pause, aus der Artikulationsstellung gegangen, Spannung nicht reduziert, keine oder zu schnelle Prolongation), beginnt sie mit ihm die Fehleranalyse. In einer Reihe von Pullouts auf Wortebene zeigt sie teilweise den zu bearbeitenden Fehler. Das Kind hat die Aufgabe, herauszufinden, ob ein Fehler vorlag und ihn zu benennen und richtigzustellen. Beim Rollentausch ergibt sich die Möglichkeit, das Kind zu korrigieren, ohne ihm einen Gesichtsverlust zuzufügen. Ziel ist, dass sich das Kind am Ende selbst richtig beurteilen und korrigieren kann.

Hierarchischer Aufbau der Übungen

Die linguistische und situative Komplexität des Einsatzes von Pseudopullouts wird bis auf die Spontansprachebene in In-vivo-Situationen gesteigert. Die Beurteilung erfolgt anfangs immer sofort nach dem bearbeiteten Wort, später nach größeren Einheiten. Eine entsprechende Vereinbarung mit dem Kind ist nötig.

Hausaufgaben

Erst wenn der Pullout korrekt ausgeführt wird, darf er zuhause am imitierten Symptom geübt werden, damit sich keine Fehler einschleichen, die dann nur mühsam und mit Motivationsverlust korrigiert werden können.

Transfer auf echte Symptome

Manche Kinder versuchen von sich aus schon während der Erarbeitung der Prolongation oder des Pullouts am imitierten Symptom, ihre Erkenntnisse auf unwillkürliches Stottern zu übertragen. Das ist sehr positiv zu bewerten, denn es zeigt die Eigeninitiative und die Akzeptanz des Kindes für Sprechtechniken. Daher kann man das Kind motivieren, weiter auszuprobieren. Um Frustration vorzubeugen, sollte man das Kind allerdings darauf hinweisen, dass es gerade etwas ausprobiert, was noch gar nicht auf dem Plan steht.

Der Transfer aufs echte Symptom geschieht in folgenden Arbeitsschritten:

1. Die Therapeutin stoppt das Kind im echten Symptom (vorherige Vereinbarung erforderlich, dass sie das zu jeder Zeit während der Behandlung darf) und leitet die Schritte an, (vgl. „Stoppzauber" (S. 265)). Die Therapeutin muss möglicherweise sehr suggestiv das Einhalten der Pause und das Senken der Spannung anleiten. Schließlich sind das Stoppen und Pause die Grundlage dafür, die Kontrolle wiederzuerlangen.
2. Das Kind wendet den Pullout auf die Symptome an, die es selbst registriert hat. Jedes spontan bearbeitete Symptom verdient Anerkennung! Wenn das Stoppen bzw. die Pause bei einem echten Stotterereignis nicht gelungen ist, lässt man das Stotterereignis imitieren und daran den Pullout durchführen. Begründet wird dies damit, dass „das Gehirn keine Fehler einüben darf!"
3. Übungen zur Symptomregistrierung. Hierbei wird diskutiert, welche Symptome modifiziert werden sollen und bei welchen der Aufwand, den Pullout einzusetzen, den Gewinn an Sprechflüssigkeit und Kontrollgefühl übersteigt.

Ausbleiben von Symptomen zum Üben

Bei einigen Kindern treten zu diesem Zeitpunkt kaum noch Symptome in der Therapie auf. Zunächst versucht man die Symptomhäufigkeit durch anspruchsvolle Sprechsituationen zu steigern. Wenn aber die Symptomatik erst zunimmt, wenn das Stressniveau in diesen Übungen so hoch ist, dass der Pullout nicht mehr gelingt, muss für das Üben am echten Symptom vereinbart werden, dass unabhängig von Übungen jederzeit ein Symptom bearbeitet werden darf, also auch beispielsweise bei der Begrüßung im Wartezimmer.

Fehlerquellen

Zunächst ist jeder Versuch, echtes Stottern zu kontrollieren, anzuerkennen. Erst wenn eine gewisse Sicherheit erworben wurde, können Fehler bei der Anwendung des Pullout in der Spontansprache angesprochen werden. Hierbei muss bei mehreren Fehlern, die gleichzeitig auftreten, darauf geachtet werden, Schwerpunkte zu setzen und nicht alle gleichzeitig korrigieren zu wollen, um das Kind nicht zu frustrieren und zu überfordern.

Manche Kinder brauchen viele Versuche, den internen Locus of control im Symptom zu finden. Dabei muss die Therapeutin Hilfestellungen anbieten und die Zuversicht vermitteln, dass diese Versuche zum Erfolg führen werden. Wenn sie selbst zu zweifeln beginnt, sollte sie im kollegialen Austausch oder in der logopädischen Supervision nach konstruktiven Möglichkeiten suchen. Mögliche Schwierigkeiten sind:

- Das Kind registriert Stotterereignisse nicht.
  - Wenn die Symptome nur sehr kurz und anstrengungsarm sind, sodass ihre Modifikation auffälliger und aufwendiger wäre als das Stotterereignis selbst, muss mit dem Kind geklärt werden, ob es bereit ist, sich für den Zugewinn

an Kontrolle so sehr anzustrengen. Gerade wenn Kinder nicht in der Lage sind, Symptome vorweg zu spüren, können sie derart kurze Symptome nicht bearbeiten.
  - Wenn es dem Kind schwerfällt, zu sprechen und gleichzeitig auf Stottern zu achten, werden die Übungen zur Symptomregistrierung aus der Identifikation aufgegriffen. Alternativ kann beobachtet werden, ob sich auch mit Prolongationen die Reduktion der Stotterhäufigkeit und des Anstrengungsverhaltens erreichen lässt.
  - Wenn das Kind in Übungssituationen nicht ins Stotterereignis eingreift, lässt man das Stotterereignis imitieren und daran den Pullout durchführen (Nachbesserung). Begründet wird dies damit, dass „das Gehirn keine Fehler einüben darf!"
- Das Kind kann das Stoppen im echten Stotterereignis nicht umsetzen.
  - Die Therapeutin gibt ein Signal zum Stoppen (vereinbaren, ob auditiv, taktil oder visuell). Die Hilfe wird schrittweise zurückgenommen.
- Das Kind gibt nicht nur den Sprechversuch auf, sondern verlässt auch die Artikulationsstellung.
  - Dies macht die Umsetzung des Pullouts langfristig aufwendiger und kann dazu führen, dass wegen der fehlenden Artikulationsstellung in der Pause ungünstige Versuche unternommen werden, die Kontrolle zu erlangen, z. B. bewusste Einatmung. Hieraus können sich ungewollt Starter entwickeln. Daher ist hier die oben beschriebene Fehleranalyse unerlässlich.
- Der Pullout versagt, da die Pause zu kurz ist, um die Spannung abzusenken.
  - Hier hilft die Desensibilisierung gegen Zeitverlust, beispielsweise die Variation der Pausenlänge, Vorgabe der Pausenlänge durch die Therapeutin.
- Die Prolongation ist zu schnell oder zu leise, es gibt keinen verlangsamten Übergang.
  - Wiederholung der Prolongation, ggf. Desensibilisierung gegen die langsame/laute Ausführung. Überprüfen, ob möglicherweise ein Pseudostottern (lockere Teilwortwiederholung) besser akzeptiert wird.

Selbstständiger Pullout

In Trainingshierarchien wird zunehmend mehr Eigenverantwortlichkeit beim Einsatz der Symptomlösestrategien gefordert. Hier vereinbart man mit dem Kind Erinnerungshilfen, die immer unabhängiger von der Therapeutin sind, z. B. führt die Therapeutin anfangs demonstrativ eine Strichliste oder drückt auf den Ereigniszähler für jeden Pullout. Diese Hilfen werden reduziert, bis nur noch z. B. ein Smiley auf dem Handrücken des Kindes an die Pullouts erinnert.

Wenn Kinder während der Therapie gar keine bearbeitbaren Symptome mehr zeigen, jedoch von angestrengten Stotterereignissen, z. B. in der Schule, berichten, bleibt nur, den Pseudopullout zu üben, auch in Rollenspielen zur kritischen Schulsituation, und das Kind beim Transfer zu unterstützen.

Emotionale Schwierigkeiten

Auch wenn Kinder die Prolongation und den Pullout sprechmotorisch gut realisieren können, kann es sein, dass sie nicht bereit sind, sie im Alltag auf echte Symptome zu übertragen. Dann können folgende Maßnahmen erforderlich sein:

- **Negative Gefühle im Symptom verringern:** Wenn Kinder nicht ausreichend gegen ihre Kernsymptomatik desensibilisiert sind, können ihre unangenehmen Gefühle während des Symptoms sie daran hindern, den Pullout einzusetzen. Dann muss mit hierarchisch aufgebauten Übungen aus der Identifikation gegen echte Stotterereignisse desensibilisiert werden.
- **Akzeptanz für Symptomlösetechniken verbessern:** Manche Kinder haben Angst davor, eine Technik zu zeigen, weil sie nicht anders wahrgenommen werden wollen als bisher oder weil sie befürchten, dass die negativen Zuhörerreaktionen jetzt auch beim Pullout eintreten werden. Hier soll dem Kind vermittelt werden, dass der Pullout so gut wie nie negative Zuhörerreaktionen provoziert. Daher wird ein In-vivo-Training durchgeführt, bei dem das Kind die Zuhörerreaktionen auf Pseudopullouts der Therapeutin (noch besser: von anderen stotternden Kindern) beobachten soll, um seine Befürchtungen zu überprüfen. Außerdem wird den Zuhörer*innen am Ende des Gesprächs für ihre Mitarbeit an

dieser therapeutischen Übung gedankt und man fragt, ob ihnen beim Sprechen etwas aufgefallen sei und wenn ja, wie sie die Auffälligkeit empfunden hätten. Zum Vergleich setzt die Therapeutin in solchen Gesprächen auch unbearbeitete längere Symptome ein. Das Kind selbst führt die Übung anfangs mit Pseudopullouts durch, da es die Zuhörer*innen dann besser beobachten kann. Es entscheidet selbst, ob die Zuhörer*innen danach befragt werden sollen.

- **Teilerfolge verdeutlichen:** Aufgrund der wiederholten Erfahrung von Hilflosigkeit angesichts des Kontrollverlusts im Symptom können sich manche Kinder gar nicht mehr vorstellen, dass sie in der Lage sind, selbst in ihre Symptome einzugreifen. Manchmal hängt das auch mit dem Wunsch zusammen, stotterfrei zu sprechen – ein verständliches, aber bei ausbleibender Remission unrealistisches Ziel, durch das sich das Kind von vornherein überfordert fühlen muss. Durch die Haltung „Alles oder nichts“ wird die Eigeninitiative gehemmt. In der Therapie ist es wichtig, den Wunsch des Kindes immer wieder verständnisvoll anzuerkennen und der Trauer und dem Ärger Raum zu geben, dass er in seiner Ausschließlichkeit unrealisierbar bleibt. Außerdem zeigt man dem Kind, dass es viele kleine Abstufungen gibt zwischen „stotterfrei“ und „dem Stottern hilflos ausgeliefert“, indem man ihm kontinuierlich seine Teilerfolge verdeutlicht. Auf diese Weise wird die Überzeugung des Kindes gestärkt, selbst etwas bewirken zu können.

Sprechmotorische Grundeinstellung „Fühlsprechen“

Eine Reduktion der Symptomhäufigkeit ist vorübergehend möglich durch das propriozeptiv überwachte Sprechen von van Riper [411]. Dies liegt in einer für Kinder modifizierten Form des „Fühlsprechens“ [342] und für Erwachsene als das „Kinästhetisch Kontrollierte Sprechen“ vor [469]. Fühlsprechen gehört nicht zu den Stottermodifikationstechniken, kann aber sinnvoll damit kombiniert werden.

Auf der Basis der artikulatorischen Phonetik erarbeitet, handelt es sich um eine artikulatorische Grundeinstellung, die dem Stottern vorbeugt und – ähnlich dem Fluency Shaping – nicht lokal, sondern global auf das Sprechen angewendet wird. Ihr Einsatz wird von Zuhörern nicht herausgehört. Sie fordert ein hohes Maß an Aufmerksamkeit und kann daher nicht für unbegrenzte Dauer verwendet werden.

Indiziert ist es vor allem bei Kindern mit einer Polterkomponente. Nur bei diesen kann die Erarbeitung schon vor den Symptomlösetechniken erwogen werden.

Kinder mit häufigen leichten Symptomen, die zu kurz für die Anwendung einer Modifikationstechnik sind, können davon profitieren, wenn sie ausreichend gegen Kernsymptomatik und Zuhörerverhalten desensibilisiert sind. Ansonsten kann Fühlsprechen im Anschluss an die lokalen Sprechtechniken Prolongation und Pullout als zusätzliche Strategie vermittelt werden.

Das Prinzip ist, während des Sprechens bewusst die Berührung der Artikulatoren mit den Kontaktpunkten wahrzunehmen. Die kindgerechte Erarbeitung ist im Material zum Manual Schul-KIDS beschrieben [342].

3.8.10 Generalisierung

Von Anfang an werden alle bereits erarbeiteten Inhalte der Therapie in kleinen überschaubaren Stücken generalisiert. So steht das Kind nicht am Ende der Therapie vor einer überfordernd großen Aufgabe. In der Generalisierungsphase am Ende der Therapie werden keine neuen Inhalte mehr vermittelt, sondern das bisher Erarbeitete in möglichst viele Lebensbereiche übertragen. Zudem geht es um die Gestaltung des Therapieendes und die Nachsorge.

Ziele

Die Generalisierung hat zum Ziel, dass ein Kind in möglichst vielen Lebenssituationen leichter und selbstbewusster stottert und dass es in die Lage versetzt wird, sich nach Ende der Therapie selbst zu helfen [342].

- Das Kind zeigt Eigenengagement zur Übernahme des Gelernten in den Alltag.
- Das Kind wendet Sprechtechniken im Alltag an, wenn es ihm wichtig ist.

- Das Kind traut sich, im Alltag offenes Stottern ohne Vermeideverhalten und motorisches Ankämpfen zu zeigen.
- Das Kind akzeptiert die Sprechtechniken als ein Werkzeug, um flüssiger zu sprechen.
- Das Kind ist über mögliche Verlaufsformen des Stotterns nach Therapieende informiert.
- Das Kind verfügt über die Kompetenz zur selbständigen Aufrechterhaltung des Gelernten nach Therapieende.
- Das Kind fühlt sich im Umgang mit Symptomatik und Ängsten nach Therapieende sicher.
- Zwischen Eltern und Kind ist geklärt, wer nach Therapieende für das kontinuierliche Üben, Selbsthilfe bzw. bei Bedarf für eine Wiedervorstellung zu einer Auffrischung verantwortlich ist.
- Das Kind erkennt seine Leistung und Erfolge wertschätzend an.

Generalisierung im Therapieverlauf

In-vivo-Training und Hausaufgaben sowie die Information des Umfeldes sind von Anfang an diejenigen Elemente in der Therapie, die der Generalisierung dienen. Wesentlich dabei sind Vereinbarungen im Sinne der Vertragsarbeit (S. 161), um Zielsetzungen zu klären und zur Eigenverantwortlichkeit zu motivieren. Hier wird auch geklärt, inwieweit und auf welche Weise die Eltern das Kind unterstützen.

Generalisierung am Ende der Therapie

Sobald die Sprechtechniken im Therapieraum beherrscht werden, beginnt als letzte Therapiephase die Generalisierung. Die zentrale Methode ist, wie schon im Therapieverlauf, auch am Therapieende die Vertragsarbeit. Hierfür wird noch einmal gemeinsam definiert, was als erfolgreicher Endzustand der Therapie gelten soll. Dabei wird deutlich, dass diese Phase besonders wichtig ist, in der die Sprechtechniken und der Mut, nicht zu vermeiden, in den Alltag übertragen werden. Mit der Metapher eines Trainervertrags aus dem Sport können die Rechte und Aufgaben von Kind und Therapeutin und die Unterstützung durch die Eltern geklärt werden. Solange es um den Transfer der Sprechtechniken geht, ist eine höhere Sitzungsfrequenz (ggf. Online-Termine) indiziert, um ein intensives Training von mit Sicherheit erfolgreich zu bewältigenden Teilzielen zu gewährleisten. Später werden die Termine in größeren Abständen geplant.

Inhalte der Sitzungen

Die Inhalte der Stunden beziehen sich auf den aktuellen Stand der Generalisierung und können beispielsweise Elemente aus der Enttabuisierung, Desensibilisierung, der Identifikation oder Modifikation beinhalten. Es geht um Sprechtechniken, aber auch um Selbstwertgefühl und Selbstbehauptung in Problemsituationen (S. 188), Ängste vor bestimmten Sprechsituationen oder die Einbeziehung der Eltern. Die Therapeutin berät mit dem Kind die Probleme, die sich beim Transfer zeigen, motiviert und ermutigt. Manche geheimen Anliegen werden möglicherweise jetzt erst sichtbar, wie der Wunsch, in der Schule und bei Gleichaltrigen unauffällig zu bleiben und cool zu wirken. Nicht alle Kinder können sich darauf einlassen, ihr Umfeld offen aufklären und sich so aus der Angst, aufzufallen, zu befreien. Wie schon in der Desensibilisierung entscheidet das Kind, wie weit es sich aus seiner bisher gewählten Schutzzone hervorwagen will. Druck oder Manipulation tragen das Risiko offener oder verdeckter Abwehr. Eine klare Verhandlung ist erfolgversprechender.

Gegen Ende der Therapie findet in immer größeren Abständen ein Austausch über den aktuellen Stand zu folgenden Themen statt:

- Häufigkeit und Qualität der Symptomatik
- Qualität und Wirksamkeit des Pullout (vormachen lassen!)
- Fähigkeit, den Pullout im Gespräch und im Alltag einzusetzen
- Schulsituation, mündliche Beteiligung, Noten
- soziale Integration/Freunde und Freundinnen
- neue Selbsttrainingsvorhaben

In allen Sitzungen werden neben den aktuell relevanten Inhalten kurze „Aufwärmübungen" der Sprechtechniken durchgeführt, die auch täglich zuhause geübt werden sollen.

Rolle der Eltern

In der Generalisierung besteht die Gefahr, dass Eltern ihr Kind zu früh und zu oft ermahnen, die Sprechtechnik einzusetzen und auf diese Weise in bester Absicht kontraproduktiv wirken. Daher ist ein Dreiecksvertrag für die Generalisierungsphase erforderlich, in dem die Ziele, Verantwortlichkeiten, aber auch Grenzen der Verantwortung für Eltern, Kind und Therapeutin festgelegt werden. Wenn ein Kind glaubwürdig zustimmt, dass die Eltern es unterstützen dürfen, hat man sehr gute Bedingungen, vor allem wenn die Eltern auch in früheren Therapiephasen aktiv mitgearbeitet haben und wissen, was sie von ihrem Kind erwarten können. Ist dies nicht der Fall, müssen anfangs immer wieder Dreiecksgespräche und bei Bedarf Elterngespräche eingeplant werden.

Selbsttraining

In der Vertragsarbeit mit der Therapeutin entwickeln Kinder ein Selbsttraining, z. B. *„Ich will am Projekttag meine Leichtmacher einsetzen, wenn wir von Haus zu Haus gehen und Sachen für unseren Flohmarkt sammeln.“* Solch ein Vorhaben wird vorher genau besprochen und ggf. im Rollenspiel trainiert, damit die Erfolgsaussichten möglichst groß sind. Außerdem soll das Kind flexibel reagieren können, wenn das Vorhaben nicht auf Anhieb gelingt. Im genannten Beispiel hatte das Kind 5 Pullouts geplant, aber nur einen realisieren können. Dennoch war es stolz, als einziges Kind überhaupt Leute auf Flohmarktware angesprochen zu haben. Mit einem Mobiltelefon mit Aufnahmefunktion lässt sich der Einsatz von Pullouts in solchen Situationen aufzeichnen. Wird es in der Schule eingesetzt, muss der Lehrer über die Zielsetzung informiert sein und seine Erlaubnis geben. Besonders effektiv ist eine Vereinbarung des stotternden Schülers mit seinem Lehrer darüber, in welcher Weise er unterstützt werden möchte.

Die Themen für das Selbsttraining werden mit dem Kind zusammen geplant. Hier wird auch besprochen, ob und in welcher Weise die Eltern das Kind unterstützen sollen, z.B. indem sie es daran erinnern. Beispiele für Gelegenheiten zum Selbsttraining von Pseudopullouts/echten Pullouts sind:

- In der Schule: mündliche Beteiligung mit/ohne Aufzeigen, einen vorbereiteten/unvorbereiteten Lesetext laut vortragen, Vortrag eines Referats, mit Mitschülern in der Gruppenarbeit/Pause etc.
- Zu Hause: Gespräche mit den Eltern, Geschwistern und weiteren Verwandten.
- Mit Gleichaltrigen: Gespräche mit Freund*innen, im Verein.

Einsatz in der Schule

Meist ist für Kinder der Einsatz in der Schule am wichtigsten, aber auch besonders angstbesetzt. Hier eignen sich Vorgehensweisen, wie sie unter „Bearbeitung der emotionalen Reaktionen auf Stottern“ (S. 182) beschrieben sind. Häufig müssen Selbsttrainingsvorhaben zu Hause vorgeschaltet werden. Sehr unterstützend wirkt die weiter oben beschriebene Informationsveranstaltung an der Schule bzw. das Einbeziehen von befreundeten Mitschüler*innen in die vorbereitende Therapiesitzung.

Bearbeitung schwieriger Situationen – Rollenspiel

Rollenspiele bieten eine gute Möglichkeit, schwierige Situationen zu analysieren und alternative Verhaltensweisen zu erproben. Dabei muss man entscheiden, ob es für die jeweilige Situation wichtiger ist, dass das Kind lernt, seine Technik zu realisieren oder sich selbstbehauptend durchzusetzen.

Wird ein Kind etwa beim Lesen von einem Mitschüler gehänselt und geärgert, erarbeitet man mit dem Kind zuerst den Umgang mit der Situation, bevor man es auffordert, im Rollenspiel Pseudopullouts, später auch den Pullout am echten Symptom einzusetzen. Die Hilfen bezüglich Häufigkeit und Selbstständigkeit des Einsatzes und einer qualitativ guten Realisation entsprechen den Hilfen aus der Modifikation. Häufig ist ein Videofeedback günstig. Beispiele für die Durchführung von Rollenspielen finden sich unter „Rollenspieltechniken“ (S. 189) und „Förderung von pragmatischer Kompetenz, Selbstbehauptung, Problemlösefähigkeit“ (S. 188).

3.8.11 Vorbereitung der Nachsorge und Ende der Therapie

Gegen Ende einer Stottertherapie müssen grundsätzlich Selbsthilfe und Nachsorge vorbereitet werden. Das Ende einer Stottertherapie unterscheidet sich von der Behandlung einer Artikulationsstörung, die abgeschlossen wird, wenn ein Laut korrekt erworben ist. Die für Stottern typischen Schwankungen von Symptomhäufigkeit und -stärke können auch nach Therapieende dazu führen, dass wieder Interventionen nötig werden. Der Begriff „Rückfall" ist ungünstig, da er impliziert, wieder derselben Problematik ausgeliefert zu sein wie vor der Therapie, und da er häufig mit der Zuschreibung von persönlichem Versagen einhergeht.

Merke M!

Eine Stottertherapie wird bei einer vollständigen Remission beendet. Sie wird aber auch dann abgeschlossen, wenn das Stottern noch besteht und die Techniken generalisiert sind oder nur noch eine kurze, leichte Symptomatik ohne besondere Begleitsymptome und ein selbstsicherer Umgang mit dem Reststottern vorliegen. Leichtes, selbstsicheres Reststottern kann nicht weiter vereinfacht werden.

Ziele

- Das Kind und die Eltern wissen, dass die Symptomatik wieder auftreten kann.
- Sie verfügen über Strategien und Material zur Selbsthilfe.
- Sie wissen, wo Hilfe in Anspruch genommen werden kann.
- Termine zur Wiedervorstellung sind vereinbart (wenn indiziert).

Information

Ein Informationsgespräch mit Eltern und Kind leitet das Therapieende ein. Darin bereitet man darauf vor, dass es zur Natur des Stotterns gehört, dass die Symptome auch wieder häufiger oder stärker werden könnten. Ganz wichtig ist der Hinweis, dass dies nichts mit dem Versagen von Eltern oder Kind zu tun hat. Das Kind erstellt eine Videoaufnahme, in der es sich selbst die Sprechtechniken erklärt und wie es sie üben kann, das Troubleshooting, wenn sie nicht mehr wirken und wann eine Auffrischung sinnvoll ist.

Wenn es Eltern schwerfällt, das Therapieende zu akzeptieren, können Beratungstermine nach dem Therapieende für das Kind folgen.

Therapieende

In einem Dreiecksvertrag wird festgelegt, ob das Kind allein für das kontinuierliche Üben, Selbsthilfe bei Schwierigkeiten und Anmeldung zur Wiedervorstellung verantwortlich ist oder ob und in welcher Weise die Eltern unterstützen dürfen. Wenn keine Remission eingetreten ist, sollte außerdem angesprochen werden, dass das Ende der Therapie mit ambivalenten Gefühlen einhergeht: Stolz darauf, dass das Stottern viel leichter geworden ist und die Verbesserung der Lebensqualität durch den Wegfall des Vermeideverhaltens stehen Ärger oder Trauer gegenüber, dass es nicht ganz verschwunden ist. Das Therapieende wird mit einem Ritual gefeiert, zu dem ggf. weitere Familienmitglieder eingeladen werden können. Wenn das Kind zustimmt, können Videoaufnahmen aus der Anfangszeit der Therapie noch einmal die Fortschritte vor Augen führen.

Nachsorge

Auch wenn aus Sicht des Kindes mit diesem Ritual die Therapie beendet ist, trägt der letzte Abschnitt der Generalisierung, die Nachsorge, der Tatsache Rechnung, dass sich erst nach einem längeren Zeitraum zeigt, welche Therapieeffekte stabil bleiben. In Wiedervorstellungsterminen nach 6 und 12 Monaten wird der aktuelle Stand ermittelt. Bei Bedarf werden Auffrischungssitzungen vereinbart. Besteht dann kein Handlungsbedarf mehr, wird die Therapie endgültig beendet.

Auffrischungssitzungen beginnen mit einer zielgerichteten Diagnostik (Fragebögen, thematisch eingegrenzte Anamnese, Verhaltensbeobachtung in vivo mit und ohne Einsatz von Techniken), um ein passgenaues Vorgehen planen zu können. Dies bildet die Grundlage für einen Vertrag zu Zielen, Dauer und Vorgehensweise der Auffrischung.

3.9 Elterngruppen

Das vorgestellte Konzept der Elterngruppen ist aus dem Antwerpener Konzept entstanden und in Deutschland erprobt und angepasst worden. Bürkle konnte 2013 in der Evaluation einer Elterngruppe nach dem unten vorgestellten Konzept die positiven Effekte auf die Einstellungen der Eltern zeigen [62]. Elterngruppen können als Ergänzung zur Einzeltherapie angeboten werden oder können von Familien wahrgenommen werden, die aktuell keinen Bedarf sehen, ihr Kind einer Therapie zuzuführen.

Die übergeordneten Ziele sind die Befähigung der Eltern, wenn nötig einen gelasseneren Umgang mit dem Stottern ihres Kindes zu entwickeln, durch den Kontakt zu anderen betroffenen Eltern entlastet zu werden, zu kompetenten Ansprechpartnerinnen für die weitere Umgebung zu werden und dadurch ihr Kind vor Vorurteilen oder unseriösen Therapien zu schützen sowie Raum zu haben, Fragen, aber auch eigene Sorgen und Ängste zu formulieren. Das entspricht der Einbeziehung von Betroffenen und ihren Angehörigen, wie es entsprechend der Clinical-Reasoning-Erkenntnisse gefordert wird [328].

3.9.1 Ziele

Direkt erreichbare Ziele sind:

- Wissensvermittlung zum Thema Stottern, zu möglichen Verläufen, Möglichkeiten und Grenzen einer Therapie etc.;
- Enttabuisierung des Themas;
- Austausch mit anderen Eltern stotternder Kinder;
- Entlastung der Eltern durch die anderen Eltern;
- Reflexion über unterschiedliche Problemlösestrategien und Ressourcen in den Familien;
- Raum für Reflexion der Eltern über ihre emotionalen Reaktionen auf das Stottern ihres Kindes.

Längerfristig erwünschte Auswirkungen sind:

- Stärkung der elterlichen Kompetenz und der Sicherheit im Umgang mit dem Kind;
- Verständnis für emotionale Reaktionen auf das Stottern (eigene oder die des Kindes);
- gelassener Umgang mit dem Thema Stottern und mit eigenen emotionalen Reaktionen auf das Stottern (Ungeduld, Angst etc.);
- Einsicht, dass abhängig von der Familienkonstellation, dem Erziehungsstil etc. unterschiedliche Verhaltensweisen in Bezug auf Stottern möglich und sinnvoll sind;
- Unabhängigkeit von der Therapeutin;
- Fähigkeit der Eltern, sich für ihr Kind einzusetzen und als Multiplikatoren in der Umgebung des Kindes zu fungieren;
- Entlastung und gegenseitige Unterstützung eines Elternteils durch den Partner, da beide teilnehmen.

3.9.2 Planung und Vorbereitung

Die bisherige Erfahrung zeigt, dass die Hemmschwelle zur Durchführung einer ersten Elterngruppe niedriger ist, wenn 2 Kolleg*innen sie gemeinsam planen und – wenn möglich – auch durchführen.

Fünf Abende à 90 min haben sich als Kompromiss zwischen der Fülle von möglichen Inhalten und dem zeitlichen Aufwand für Eltern und Therapeutin bewährt (▸ Tab. 3.13). Termine im Wochenrhythmus geben einerseits die Gelegenheit zu Beobachtungsaufgaben zwischen den Terminen und stellen andererseits die Veranstaltung in einen zu überblickenden zeitlichen Rahmen.

Sofern eine Elterngruppe geplant ist, ist es wichtig, in der organisatorischen Vorbereitung mit den Eltern bereits im Therapievertrag zu klären, dass

Tab. 3.13 Elterngruppe – Verteilung der Inhalte auf die 5 Termine.

Termin	Inhalte
1. Termin	Vorstellungsrunde mit Informationen zur Symptomatik und Epidemiologie
2. Termin	3-Faktoren-Modell mögliche Verläufe des Stotterns situationsabhängige Veränderungen
3. Termin	Ziele und Methoden von KIDS und anderen Konzepten
4. Termin	Stottern und Gesellschaft
5. Termin	Stottern und Schule Hänseln Abschlussrunde

die Teilnahme an der Gruppe Bestandteil des individuellen Therapiekonzepts ist und dass die Teilnahme beider Elternteile vorgesehen ist. Abgerechnet werden die Elterngruppen als 90-minütige Gruppentherapien auf der Verordnung für das Kind. Es ist möglich, auf einer Verordnung sowohl Einzel- als auch Gruppentherapie zu verordnen [139]. Für die Elterngruppe sollen die Eltern selbstverständlich keine Verordnung mitbringen, die auf ihren Namen ausgestellt ist, da sonst bei verordnenden Ärzten und Ärztinnen, Kostenträgern und Eltern der Eindruck entsteht, sie seien therapiebedürftig.

Gruppengröße

Mindestens 3 Elternpaare sind notwendig. Vier oder mehr Paare sind für die Therapeut*innen angenehmer (Gespräche und Diskussionen entstehen leichter und ein einzelner Abend muss nicht abgesagt werden, wenn eine Familie kurzfristig verhindert ist). Die Obergrenze richtet sich nach den Räumlichkeiten und den Möglichkeiten der Organisation.

Zusammensetzung der Gruppe

Die Gruppe kann für alle Eltern geplant werden, deren Kind sich in Einzeltherapie befindet. Dabei muss die moderierende Therapeutin nicht auch die Therapeutin des Kindes sein.

Zusätzlich kann die Elterngruppe auch Eltern angeboten werden, die sich für ihr stotterndes Kind zum gegenwärtigen Zeitpunkt gegen eine Therapie entschieden haben, die aber sehr verunsichert oder noch wenig informiert sind.

Unerheblich bei der Zusammensetzung der Gruppen ist das Alter der Kinder; es können sich Eltern von 2-Jährigen mit Eltern von 12-jährigen Schulkindern treffen.

Zeitpunkt der Elterngruppe

Eine Gruppe kann nicht immer zu Beginn der Einzeltherapie angeboten werden. Die Erfahrung hat gezeigt, dass der Stand der Einzeltherapie unerheblich ist. Die Befürchtung, dass Eltern, deren Kind sich schon längere Zeit in Therapie befindet und die daher die meisten Inhalte schon einmal in der Einzelberatung gehört haben, sich langweilen oder nicht profitieren, hat sich nicht bestätigt.

Information des Kindes über die Elterngruppe

Die Eltern bekommen den Hinweis, ihren Kindern offen zu sagen, wohin sie an den Abenden gehen. Man sollte ihnen ggf. auch erklären, dass dort über Stottern allgemein, aber nicht über Dinge gesprochen wird, die sie selbst betreffen und die sie lieber innerhalb der Einzeltherapie lassen.

Ablauf der Termine

Nach einer Aufwärmphase und der Besprechung der Hausaufgaben oder Fragen zur letzten Stunde folgt eine Phase der Wissensvermittlung, dann der Austausch über diese Inhalte in der Gruppe und schließlich die Besprechung einer neuen Beobachtungsaufgabe bis zur kommenden Woche.

> **Merke**
>
> In der Phase des Austauschs ist ein wichtiges Ziel, neben Raum für Verständnisfragen, auch die Ebene der persönlichen Betroffenheit anzusprechen.

3.9.3 Rolle und Aufgabe der Therapeutin

Der Therapeutin kommen in ihrer Funktion als Gruppenleiterin verschiedene Aufgaben zu:

- Sie muss für die Wissensvermittlung den Stoff leicht verständlich aufbereiten.
- Außerdem bereitet sie sich darauf vor, den Austausch zu einem Thema zu stimulieren, falls dieser von alleine nicht in Gang kommt.
- Sie spricht offen an, dass es normal ist, wenn Eltern im Alltag mit einem stotternden Kind ambivalente Gefühle und Verhaltensweisen zeigen. In Gegenwart anderer Eltern fällt es häufig leichter, über ungeduldige oder „genervte“ Reaktionen auf das Stottern des Kindes zu sprechen. Die Akzeptanz dieser Gefühle wird einerseits vonseiten der Therapeutin vermittelt – s. „Enttabuisie-

rung: antithetisches Verhalten und Erlaubnisarbeit" (S. 165). Es hat aber eine weitaus größere Entlastungsfunktion, wenn andere Eltern über ähnliche Situationen berichten. Schließlich hat es die Therapeutin mit ihrem umschriebenen Auftrag viel leichter, selbst als Modell ein konsequent günstiges Verhalten zu zeigen, als Eltern, die das stotternde Kind den ganzen Tag um sich haben.

- Ebenso plant die Therapeutin, bei welchen Gelegenheiten auf die Stärken der Eltern bzw. der stotternden Kinder fokussiert wird, um einem einseitigen Blick auf Defizite vorzubeugen.
- Die Therapeutin hat darüber hinaus die Funktion einer **Moderatorin**. Sie sorgt dafür, dass die Zeit eingehalten wird, dass alle Teilnehmenden sich angesprochen fühlen und zu Wort kommen können, dass ein respektvoller Umgang untereinander herrscht und dass Eltern die Abende nicht zur ausführlichen Einzelberatung nutzen. Sie achtet darauf, dass die Arbeitsaufträge an die Eltern von allen verstanden und akzeptiert werden. Die Erfahrung hat gezeigt, dass es am ersten Abend sinnvoll ist, anzukündigen, dass die Beobachtungsaufgabe in der kommenden Woche von allen Anwesenden abgefragt wird.
- In der Planung von Übungen, die die aktive Mitarbeit der Eltern voraussetzen, muss die Therapeutin überlegen, welche Haltung sie einnimmt, wenn sich jemand weigert, mitzumachen. Sie kann hier die Zielsetzung deutlicher machen, die Verweigerung akzeptieren (eventuell mit einem erklärenden Hinweis für die anderen) oder in der Gruppe oder einem späteren Einzelgespräch versuchen, die Gründe herauszufinden und dann zu reagieren. Beispielsweise sind viele Eltern erstaunt, wenn sie am ersten Abend gebeten werden, selbst absichtliche Kernsymptome zu produzieren. Meist genügt bei Vorbehalten der Hinweis, dass es wichtig ist, das Stottern selbst einmal ausprobiert und bei anderen gehört zu haben, um im Folgenden sicher zu sein, dass alle das Gleiche meinen. Die Therapeutin sollte vermeiden, auf der Durchführung einer Aufgabe zu insistieren, wenn sich ein Teilnehmer dadurch bloßgestellt fühlen könnte. Wenn jemand ablehnt, unter verzögerter auditiver Rückmeldung (DAF, s. u.) zu sprechen, sollte das akzeptiert werden. Hier kann kurz der verständnisvolle Kommentar erfolgen, dass es nicht selbstverständlich ist, sich diesem Kontrollverlust auszusetzen. Wenn ein Elternteil wenig offen ist, aber kontinuierlich alle Angebote unterläuft und z. B. die Beobachtungsaufgaben nicht macht, ist es sinnvoller, das Einzelgespräch zu suchen, um die Beweggründe zu erfahren.
- Die Therapeutin darf sich nicht in die Rolle einer „Richterin" drängen lassen, die die unterschiedlichen Vorgehensweisen von Eltern in der Gruppe bewertet. Die elterliche Kompetenz und die Unabhängigkeit von der Therapeutin werden gerade dadurch gestärkt, dass die Eltern unterschiedliche Verhaltensweisen kennen lernen und die eigenen Handlungsmöglichkeiten und Ressourcen reflektieren. Den Eltern darf keinesfalls vermittelt werden, dass sie sich bestmöglich und unreflektiert an die Vorschläge oder den Erziehungsstil der Therapeutin annähern sollten.
- **Vertraulicher Umgang mit Daten:** Beispiele zur Veranschaulichung sollten nicht aus den Sitzungen mit den Kindern der anwesenden Eltern stammen, um keine ungewollte Konkurrenzsituation aufkommen zu lassen oder Eltern das Gefühl zu geben, vorgeführt zu werden. Wenn Videobeispiele aus anderen Therapien gezeigt werden, muss die Therapeutin offenlegen, dass die Eltern und ggf. natürlich auch die Kinder damit einverstanden sind. Anwesende Eltern sollen nicht befürchten müssen, dass Beispiele aus der Therapie ihres Kindes ungefragt in der nächsten Gruppe vorgeführt werden.

3.9.4 Inhalte der Elterngruppe

Vorstellung

Die Eltern wurden bei der Einladung zur Elterngruppe gebeten, Fotos der Familienmitglieder mitzubringen, um die Familie vorzustellen. Wenn sie ihr stotterndes Kind vorstellen, sollen sie nicht nur über sein Stottern berichten, sondern auch über seine Vorlieben und Interessen. Die Sichtweise, das Kind nicht defizitorientiert zu betrachten, haben die Eltern, deren Kind sich in Therapie befindet, bereits kennengelernt. In der Gruppe besteht aber die Notwendigkeit, immer wieder darauf zu achten.

Symptomatik und Epidemiologie

Wissensvermittlung

Inhalte sind Kern- und Begleitsymptome (Blockierungen, Dehnungen und Wiederholungen in Qualität und Quantität), Beispiele möglicher Begleitsymptome und der aktuelle Wissensstand zur Entstehung. Die Therapeutin zeigt Videobeispiele, macht die Kernsymptome vor und bittet die Eltern reihum, selbst einen Satz (z. B. die Adresse) zu sagen und absichtliche Kernsymptome einzubauen. Das Phänomen des Kontrollverlusts wird durch das Anstoßexperiment (S. 238) erfahrbar und anschaulich.

Weiterhin werden Inzidenz und Prävalenz, Remissionsraten, periodische Schwankungen sowie situationsabhängige Veränderungen der Symptomatik mit individuellen Triggerfaktoren dargestellt. Auch hier bietet es sich an, Videobeispiele zu zeigen (z. B. aus der Sendung mit der Maus [271], den Film „Stottern – Was hilft, wenn Wörter hängenbleiben?" aus der Reihe „neun1/2" in der ARD Mediathek [430] oder das Video „Stottern und Schule – Wo ist das Problem?" aus dem YouTube-Kanal der BVSS [141]), ggf. Schaubilder zur Visualisierung einzusetzen und den Eltern schriftliche Informationen mitzugeben (z. B. BAGH-Broschüre „Stottern" [56], „FAQ zum Stottern für Schulkinder" zum kostenlosen Download unter natke-shop.de [215], FAQ zum Stottern [263]).

Austausch

Nach der Gelegenheit, Verständnisfragen zu stellen, werden die Eltern reihum gebeten, zu berichten, ob die situationsabhängigen Schwankungen auch bei ihrem Kind zu beobachten sind.

Beobachtungsaufgabe

Die Beobachtungsaufgabe bis zur nächsten Woche besteht darin, Kern- und ggf. Begleitsymptome in 3 verschiedenen Situationen zu beobachten und aufzuschreiben (z. B. nach dem Kindergarten, beim Einschlafritual, während eines Streits mit dem Geschwisterkind) und darüber zu berichten.

Entstehung und mögliche Verläufe des Stotterns

Wissensvermittlung

Vermittelt werden folgende Inhalte:

- Schwankungen der Symptomatik bis hin zur Symptomfreiheit,
- Remissionen,
- 3-Faktoren-Modell (S. 39) von Packman und Atanasio [282].

Die Logopädin stellt die 3 Faktoren (neurologisches Defizit, Trigger, Modulatoren) vor und verdeutlicht sie mit anschaulichen Beispielen. Wichtig ist, zu zeigen, dass modulierende Faktoren von außen, aber auch vonseiten des Kindes kommen (z. B. Perfektionsanspruch).

Praxis

Die Möglichkeiten und Grenzen der Einflussnahme durch die Eltern und der Therapeutin werden erläutert und die Notwendigkeit hervorgehoben, dass Kinder sich immer wieder selbst an den Rand der Überforderung bringen, um sich weiterentwickeln zu können. Den Eltern wird der Zusammenhang zwischen direkter Symptomarbeit und indirekten Veränderungen durch Beeinflussung der Situation erläutert.

Dadurch begründet man das therapeutische Vorgehen, Veränderungen zu beobachten und Hypothesen zu entwickeln, welche Faktoren Einfluss haben könnten, um dann zu besprechen, ob eine Veränderung dieser Faktoren wünschenswert und möglich ist.

Austausch

Anschließend sollen die Eltern jeweils ein Beispiel nennen, auf welchem Gebiet ihr Kind eine besondere Stärke hat.

Situationsabhängige Veränderungen

Wissensvermittlung

Um zu demonstrieren, warum ein System, das unter optimalen Bedingungen unauffällig „funktioniert", durch die Zuschaltung von bestimmten Einflüssen mit Störungen reagieren kann, kann die Logopädin die Wirkungsweise der verzögerten auditiven Rückmeldung vorführen (DAF; Delayed Auditory Feedback, als App erhältlich. Notwendig ist darüber hinaus ein Kopfhörer mit Mikrofonfunktion). Durch diese Applikation werden auch die meisten Nichtstotternden so irritiert, dass ihr flüssiges Sprechen gestört wird. Am besten erklärt die Therapeutin die Wirkungsweise, indem sie ihr Sprechen unter DAF-Bedingungen vorführt. Anschließend kann sie den Eltern anbieten, es selbst auszuprobieren, wobei es nicht als verpflichtende „Selbsterfahrung" angeleitet werden darf. Das Erlebnis des Kontrollverlusts ist für die meisten Eltern so beeindruckend, dass sie nicht mehr Gefahr laufen, ein stotterndes Kind zu ermahnen, sich mehr anzustrengen. Eine Alternative zur Anwendung des DAF-Gerätes ist das Anstoßexperiment (S. 238).

Austausch

Nach den Versuchen, unter DAF zu sprechen, erfolgt ein Austausch über die hör- und sichtbaren Reaktionen und die Emotionen von Sprecher*innen und Zuhörer*innen. Man zieht den Vergleich zum Kontrollverlust, den die Kinder während eines Stotterereignisses erfahren, und betont die Notwendigkeit, auf diese Irritation einzugehen (Trösten etc.). Abschließend werden sinnvolle Reaktionen auf das Stottern gesammelt. Es ist notwendig, den Eltern zu verdeutlichen, dass ihre eigenen Emotionen während des Experiments nicht deckungsgleich mit denen des Kindes sein müssen.

Beobachtungsaufgabe

Bis zur nächsten Woche sollen die Eltern 2 Situationen, in denen ihr Kind unterschiedliche Symptomatik zeigt, anhand des vorgestellten Modells interpretieren. Es ist hilfreich, den Eltern das Modell schriftlich mitzugeben.

Ziele und Methoden von Schul-KIDS und/oder Mini-KIDS

Wissensvermittlung

Ziele

Die Logopädin erläutert die Ziele der Therapie (z. B. mit Videoausschnitten [345]) und setzt sie mit den Inhalten der vorigen Stunden unter folgenden Aspekten in Beziehung:

- zweigleisiges Vorgehen
- Unmöglichkeit einer Prognose von Remissionen im Einzelfall
- mehrdimensionale Betrachtungsweise

Therapieformen

Anschließend berichtet sie von anderen Therapieformen und erläutert kurz die zugrunde liegenden Annahmen; z. B. indirekte Verfahren wie das PCI (S. 131), direkte Verfahren wie Lidcombe-Programm (S. 135), Fluency Shaping (S. 134) und methodenkombinierte Verfahren (S. 136), z. B. „Stärker-als-Stottern" [400]). Es geht dabei nicht darum, alle Verfahren vorzustellen und gegeneinander abzuwägen, sondern die Eltern über solche Methoden zu informieren, mit denen sie auch durch die Medien konfrontiert werden. Die Eltern sollten die Möglichkeit bekommen, über eigene Erfahrungen zu berichten, die sie mit – oft gut gemeinten – Ratschlägen bezüglich der Behandlung ihres Kindes gemacht haben. So wird ihnen deutlich, unter welchen Druck sie dadurch geraten können und warum es so wichtig ist, über genügend Informationen zu verfügen.

Unseriöse Therapiemethoden

Es ist legitim, konkrete Beispiele für fragwürdige Therapiemethoden zu geben (z. B. Konzepte, in denen nur indirekt mit den Eltern gearbeitet wird und die diesen das Gefühl vermitteln, dass es an ihrem Engagement liegt, ob das Kind sein Stottern überwindet; Konzepte, die Heilungsversprechungen geben oder falsche Informationen liefern, z. B. dass Stottern durch Atemprobleme verursacht wird). Zur Anschauung bieten sich kurze Videoausschnitte und Zeitungsartikel über Wundertherapien an.

Austausch

Die Therapeutin sollte den Zwiespalt der Eltern ansprechen, alles für ihr Kind tun zu wollen/auf Heilung zu hoffen und akzeptieren zu müssen, dass es keine Therapie gibt, die Heilung versprechen kann. Gemeinsam werden die Kriterien für eine seriöse Therapie zusammengetragen. Als Informationsmaterial eignet sich der Therapieratgeber von Anke Kohmäscher und Annika Primaßin [204].

Beobachtungsaufgabe

Der Arbeitsauftrag besteht darin, jeweils 3 Erwachsene in der Umgebung (Familie, Freundeskreis) darüber zu befragen, was sie über Stottern wissen, was sie als Ursache vermuten und ob sie Therapiemöglichkeiten kennen.

Stottern und Gesellschaft

Zu diesem Abend dürfen Eltern Personen einladen, die sich für das Thema interessieren oder die an der Betreuung des Kindes beteiligt sind und noch Informationsbedarf haben (Erzieher*innen, Lehrer*innen, aber auch Großeltern). Wenn Fremde dazukommen, muss die Therapeutin mehr Zeit für Rückfragen einplanen. Für die Eltern ist es eine schöne Gelegenheit, sich direkt in der Rolle desjenigen zu erleben, der einen Wissensvorsprung hat und „Expertenauskunft" geben kann.

Falls Gäste anwesend sein werden, sollte die Beobachtungsaufgabe der vorigen Woche zu Beginn besprochen werden, solange die Gäste noch draußen warten.

Wissensvermittlung

Ziel ist es nicht, Eltern zu erschrecken, sondern ihnen zu verdeutlichen, dass die Vorurteile über Stottern durch Unwissenheit entstehen und dass sie in der Umgebung ihres Kindes eine Menge verändern – und zugunsten ihres Kindes beeinflussen – können, wenn sie Sachinformationen weitergeben.

Die Logopädin vermittelt die vorherrschende Meinung (oder Unwissenheit) und häufig anzutreffende Vorurteile über Stottern. Hier eignen sich Ausschnitte aus Spielfilmen und Büchern, in denen Stotternde diskriminierend dargestellt werden (z. B. „Ein Fisch namens Wanda" [111], „Fräulein Smillas Gespür für Schnee" [169]) oder Zeitungsberichte, in denen Stottern oft in Verbindung mit psychischen Störungen und Problemen im sozialen Bereich in Verbindung gebracht wird. Positive Beispiele sind im Internet in TED-Talks zum Thema Stottern und in Berichten zum Welttag des Stotterns zu finden. Weiterhin bekommen die Eltern neben Infomaterial auch Adressen (BVSS, Selbsthilfegruppen, s. Kap. 4), über die sie sich weiter informieren können.

Austausch

Ein wichtiges Thema ist hier, dass Vorurteile häufig mit Fehlinformation zu tun haben und weniger mit „Bösartigkeit". Viele Eltern berichten über die eigene anfängliche Unsicherheit im Umgang mit dem Stottern. Es darf keine Stimmung aufkommen, in der in „Gute" und „Schlechte" unterschieden wird und einzelne Eltern oder Gäste sich in der Rolle der „Schlechten" wiederfinden. Das gilt vor allem, wenn Eltern beteiligt sind, deren Kind keine Einzeltherapie bekommt und die häufig noch über wenige Vorinformationen verfügen.

Ein weiterer Schwerpunkt ist der Erfahrungsaustausch zum Thema Vorurteile. Anschließend werden Ideen gesammelt, wie Eltern und Betroffene in die Offensive gehen und sich für ihr Kind einsetzen können.

Beobachtungsaufgabe

Die Aufgabe bis zur nächsten Woche besteht darin, 3 Personen der persönlichen Umgebung auszuwählen und mit ihnen darüber zu sprechen, dass das eigene Kind stottert (Eltern von Kindergartenfreund*innen oder Klassenkamerad*innen, Nachbar*innen, Arbeitskolleg*innen etc.). Die Eltern sollten sich mit den 3 ausgewählten Personen bisher noch nicht über das Thema unterhalten haben. Erfahrungsgemäß schätzen die Eltern diese Aufgabe als völlig banal ein („*Das wissen doch eh schon alle.*") und berichten in der darauffolgenden Woche oft, dass ihr aktives Ansprechen des Themas zu interessierten Nachfragen geführt hat, die zeigten, dass die Umgebung, gerade wenn sie um das Stottern weiß, eigene Theorien über Ursachen und Gründe hatte.

Stottern und Schule

Dieser Termin ist für die Eltern von Kindern jeden Alters interessant, weil die Einschulung oft auch schon über Eltern sehr junger Kinder wie ein Damokles-Schwert hängt und sie von den Erfahrungen der Eltern profitieren können, deren Kind bereits die Schule besucht.

Wissensvermittlung

Die Logopädin stellt die kontroverse Diskussion für oder gegen die Regel-/Förderschule dar und zeigt auf, welche verschiedenen Möglichkeiten es gibt, die richtige Schulform für das Kind zu finden, und welche Faktoren dabei berücksichtigt werden müssen (Kap. 1.12.3). Zur Vorbereitung ist es wichtig, die für das Bundesland geltenden Bestimmungen und die örtlichen Gegebenheiten zu kennen, z. B. zur Integration an Regelschulen und die Meinung der örtlichen Förderschulen. Wenn ein Austausch mit der Förderschule vor Ort besteht, kann ein Lehrer eingeladen werden, der das Therapieangebot für stotternde Kinder an seiner Schule vorstellt. Wenn Eltern jugendlicher Kinder in der Gruppe anwesend sind, kann man sie vorab schon bitten, ihre Erfahrungen mitzuteilen. Wenn sich ein Jugendlicher, der sich in Therapie befindet, bereit erklärt, der Gruppe an diesem Abend von seinen Erfahrungen zu berichten, hat das für besorgte Eltern einen entlastenden Effekt, da viele keine Stotternden dieses Alters kennen. Falls der Jugendliche sich noch in Therapie befindet, kann der Besuch mit ihm therapeutisch genutzt und hinsichtlich der Desensibilisierung und z. B. im Hinblick auf den Einsatz einer Technik vorbereitet werden.

Austausch

Den Eltern soll vermittelt werden, dass es keine Pauschallösung gibt und dass es für eventuelle Probleme während der Schulzeit Unterstützung und Hilfsangebote gibt (Nachteilsausgleich, Einflussnahme durch Information an die Lehrer etc.). Sie werden einerseits mit der Verantwortung konfrontiert, die sie gegenüber ihrem Kind haben, aber auch mit den Unterstützungsmöglichkeiten und dem Zutrauen, dass die Therapeutin diesbezüglich in sie setzt. Interessantes Material für die Eltern sind die Broschüren der BVSS, das Faltblatt „FAQ zum Stottern für Schulkinder" zum kostenlosen Download unter natke-shop.de [215], und die Ratgeber von Thum „Stottern, Schule und Inklusion. Ein Ratgeber zur Unterstützung stotternder Schülerinnen und Schüler" [399], „Stottern in der Schule: ein Ratgeber für Lehrerinnen und Lehrer" [398], die Materialien zum Manual Schul-KIDS [342] „6.13 Mobbing in der Schule" und „6.14 Information Lehrerin" sowie von Schindler „Stottern und Schule" [333] mit Material für Lehrer*innen zur Gestaltung einer Unterrichtseinheit.

Hänseln

Wissensvermittlung

Auch wenn das Thema im Zusammenhang mit der Einschulung besprochen wird, erläutert die Therapeutin, dass es natürlich schon früher zu Hänseleien kommen kann. Sie befragt die Eltern zu ihren Ängsten bei dem Gedanken, dass ihr Kind wegen seines Stotterns gehänselt werden könnte. Sie greift auf die Inhalte der vorherigen Abende zurück, wenn sie auf die Notwendigkeit hinweist, Kind und Eltern durch die Therapie zu einem selbstbewussten und gelassenen Umgang mit dem Stottern zu verhelfen, um dann adäquat handeln zu können. Es ist sinnvoll, direkt darauf hinzuweisen, dass die Sorge vieler Eltern, dass das erste Hänseln einen nicht wiedergutzumachenden Schaden anrichtet, aus der Vorstellung resultiert, Stottern müsse tabuisiert werden und sei den Kindern bis dahin nicht bewusst. Wenn sich stotternde Eltern in der Gruppe befinden, ist es sinnvoll, direkt auf die verständliche Sorge einzugehen, die aus eigenen schlechten Erfahrungen resultieren kann.

Austausch

Gespräch über Handlungsmöglichkeiten, wenn das Kind gehänselt wird, bzw. Austausch über bisherige Erfahrungen. Sammlung von konkreten Lösungsvorschlägen (z. B. Thematisieren in der Einzeltherapie und Erarbeitung altersangemessener Strategien, Thematisieren von „Anderssein" und Verhaltensregeln in Kindergarten und Schule).

Abschluss

Am Ende des letzten Abends sollte die Möglichkeit einer **Rückmelderunde** gegeben und ggf. ein Abschlussritual angeboten werden (z. B. jeder nennt ein Detail, das er in den Stunden neu gelernt hat oder bezüglich dessen sich seine Haltung verändert hat, und nennt ein konkretes Verhalten, das er diesbezüglich künftig verändern wird, z. B.: *„Ich werde dafür sorgen, dass ich mich künftig selbst ‚in Sicherheit' bringe und für 10 Minuten den Raum/die Situation verlasse, wenn ich merke, dass mich das Stottern meines Kindes anstrengt"* oder: *„Ich werde der Erzieherin noch diese Woche die Info-Broschüren mitbringen."*

Zur Überprüfung von Effekten durch die Gruppenabende bieten sich Fragebögen an, die die Eltern anonym ausfüllen und zurückgeben können, und in denen zum einen erfragt wird, welches Fachwissen die Eltern erworben haben, aber auch, ob sie ihre eigene Handlungskompetenz erweitert haben und ob es von ihrer Seite Verbesserungsvorschläge für weitere Gruppen gibt.

Kapitel 4

Bezugsquellen und Adressen

4

4 Bezugsquellen und Adressen

Bezugsquellen für Fragebögen, Protokollbögen und andere Materialien

- **Stuttering Severity Instrument-4 (SSI-4; Riley, 2009)**
  - nur in der amerikanischen Originalfassung: www.proedinc.com
- **Overall Assessment of the Speaker's Experience of Stuttering: Ages 7–12 (OASES-S; Yaruss, Quesal)**
  - deutsche Protokollbögen, Handbuch nur in der amerikanischen Originalfassung: https://stutteringtherapyresources.com/collections/oases-non-usa
- **Fragebogen zum Sprechen (FzS, Cook, 2013):**
  - www.prolog-shop.de
- **Online Silbenzähler:**
  - www.natke-verlag.de/silbenzaehler
- **Demosthenes-Verlag, Köln:**
  - www.bvss-shop.de
- **Natke Verlag, Wegberg:**
  - www.natke-verlag.de

Vereinigungen für Stottertherapie

- **European Stuttering Specialization (ESS)**
  - Vereinigung spezialisierter Stottertherapeut*innen, Spezialisierungskurse, Veranstalter des European Symposium on Fluency Disorders: www.stutteringspecialization.eu
- **World Stuttering and Cluttering Organization (WSCO)**
  - Früher: International Fluency Association (IFA), Veranstalter des Weltkongresses für Redeflussstörungen: www.thewsco.org; „Journal of Fluency Disorders“; www.sciencedirect.com/journal/journal-of-fluency-disorders
- **Interdisziplinäre Vereinigung für Stottertherapie e. V. (ivs)**
  - Veranstalter von Werkstattgesprächen und Stotterkonferenzen
  - Weiterbildung zum „Fachtherapeuten Stottern – ivs“: www.ivs-online.de

Fortbildungen zum Konzept KIDS

Patricia Sandrieser (E-Mail: Patricia@Sandrieser.de, www.kids-stottern.de)

Selbsthilfeorganisationen

- **Deutschland: Bundesvereinigung Stottern & Selbsthilfe e. V. (BVSS)**
  Herausgeber von Fachbüchern, Therapiematerial, Videos und Ratgebern (Demosthenes-Verlag). Veranstaltungen für stotternde Kinder, Jugendliche, für Eltern, Lehrer*innen, Erzieher*innen, Therapeut*innen sowie für stotternde Erwachsene, Beratung, Unterstützung bei der Therapeutensuche, Organisator des jährlichen Bundeskongresses (BuKo).
  Tel.: + 49 221 139 1106
  E-Mail: info@bvss.de
  www.bvss.de
- **Flow – die junge Sprechgruppe der BVSS**
  für Jugendliche ab 16 Jahren
  www.flow-sprechgruppe.de
- **Österreich: Österreichische Selbsthilfe Initiative Stottern (ÖSIS)**
  E-Mail: oesis@stotternetz.at
  www.oesis.at
- **Schweiz: Vereinigung für Stotternde und Angehörige (VERSTA)**
  E-Mail: info@versta.ch
  www.stottern-schweiz.ch
- **International Stuttering Association (ISA)**
  Internationale Dachorganisation der Selbsthilfe, Informationen zum Stottern in vielen Sprachen, Vermittlung von Kontakten zu nationalen Selbsthilfegruppen in aller Welt
  www.isastutter.org

Beratung, Unterstützung bei der Therapeutensuche

- **DBL Deutscher Bundesverband für Logopädie e. V.**
  www.dbl-ev.de
- **DBS Deutscher Bundesverband der akademischen Sprachtherapeuten e. V.**
  www.dbs-ev.de

- **Broschüre (kostenlos): „Tipps zur Therapeutensuche“ von dbl und BVSS**
  www.dbl-ev.de/der-dbl/qualitaetsmanagement/qualitaetssicherung-in-diagnostik-und-therapie/patienteninformationen.html (Download)
  www.bvss.de/index.php?option=com_content&view=article&id=255&Itemid=118 (Bestellung der Papierversion)
- **Broschüre „Leitfaden Stottern“ des dbl und des Deutschen Bundesverbands der Kinder- und Jugendärztinnen**
  www.bvkj-shop.de/broschuere-leitfaden-stottern-download.html (Download)
- **S 3-Leitlinie Redeflussstörungen, Pathogenese, Diagnostik und Behandlung der AWMF**
  Langversion und Patientenversion;
  register.awmf.org/de/leitlinien/detail/049–013

Weitere Informationen

- **Website für stotternde Schülerinnen und Schüler**
  www.stottern-und-schule.de
- **Website für stotternde Jugendliche**
  www.jugend-infoseite-stottern.de
- **Welttag des Stotterns am 22. Oktober**
  International Stuttering Awareness Day, ISAD mit einer Internet-Konferenz: isad.live

Kapitel 5

Onlinematerial

5

5 Onlinematerial

5.1 Mit einem Klick

Zusatzmaterial

Alle Materialien finden Sie online in der Thieme eRef zum Download unter eref.thieme.de/ 9783132454866.

1. SLS – Screening Liste Stottern
2. Elternfragebogen zum Stottern
3. Anamnese- und Befundbogen Stottern
4. SSI-4 – Stuttering Severity Instrument (nach Riley [307])
5. SSI-4 – Auszählbogen
6. QBS – Qualitative Beschreibung der Stottersymptomatik
7. Lesetext
8. Protokollbogen zum Lesetext
9. FF-SS – Funktioneller Fragebogen für Schülerinnen und Schüler
10. FF-SS – Funktioneller Fragebogen für Schülerinnen und Schüler: Bewertungsraster
11. FF-E – Funktioneller Fragebogen für Eltern
12. FF-E – Funktioneller Fragebogen für Eltern: Bewertungsraster
13. RSU – Reaktionen auf das Stottern der Untersucherin/des Untersuchers
14. PROFES, Praxisorientierter Fragebogen für Eltern stotternder Kinder (Quelle: Horst N, Heim S, Kohmäscher A. Entwicklung und Konstruktion des praxisorientierten Fragebogens für Eltern von stotternden Kindern (PROFES). logopädieschweiz 2021; 2: 4–15)

Literatur

[1] Adams MR. The demand and Capacities Model I: Theoretical Elaborations. J Fluency Disord 1990; 15: 135–41

[2] Akademie für Lerncoaching. Im Internet: www.youtube.com/user/mitkindernlernen. Stand: 19.08.2023

[3] Alexander J. „Das ist gemein!“ Wenn Kinder Kinder mobben. So schützen und stärken Sie Ihr Kind. Freiburg: Herder; 1999

[4] Allan GD, Hawkins S. Phonological Rhythm: Definition and Development. In: Child Phonology. Production. Vol. 1. Academic Press; 1980

[5] Alpermann A. Modified Time-Interval Analysis. Investigation of a measuring instrument for the evaluation of speech fluency before and after stuttering treatments. Aachen: Shaker 2011

[6] Ambrose NG, Yairi E. Normative Disfluency Data for Early Childhood Stuttering. J Speech Lang Hearing Res 1999; 42: 895–909

[7] Ambrose N, Yairi E, Cox NJ. Genetic aspects of early childhood stuttering. J Speech Hearing Res 1993; 40: 567–80

[8] Anderson J, Pellowski M, Conture E et al. Temperamental characteristics of young children who stutter. J Speech Lang Hear Res 2003; 46(05): 1221–33

[9] Anderson J, Pellowski M, Conture E. Childhood stuttering and dissociations across linguistic domains. J Fluency Disord 2005; 30: 219–53

[10] Anderson-Wood L, Smith BR. Working with Pragmatics. A practical guide to promoting communication confidence. Bicester: Winslow; 1997

[11] Andrews G, Harris M. The syndrome of stuttering. London: The Spastics Society Medical Education and Information Unit in Association with William Heinemann Medical Books Ltd.; 1964

[12] Au-Yeung J, Howell P, Davis S et al. UCL survey of bilingualism and stuttering. Paper presented at the 3rd World congress on Fluency Disorders. Nyborg, Denmark: 7.–11. August 2000

[13] AWMF Arbeitsgemeinschaft der Wissenschaftlichen Medizinischen Fachgesellschaften online: Leitlinien der Deutschen Gesellschaft für Kinder- und Jugendpsychiatrie und -psychotherapie; 2006. Im Internet: www.awmf.org/fachgesellschaften/deutsche-gesellschaft-fuer-kinder-und-jugendpsychiatrie-psychosomatik-und-psychotherapie-e-v-dgkjp. Stand: 08.09.2024

[14] Badegruber B. Spiele zum Problemlösen. Bd. 1. Für Kinder im Alter von 6–12 Jahren. 4. Aufl. Linz: Veritas; 1996

[15] Badegruber B. Spiele zum Problemlösen. Bd. 2. Für Kinder im Alter von 9–15 Jahren. 1. Aufl. Linz: Veritas; 1994

[16] Bandura A. Principles of Behavior Modification. New York: Holt, Rinehart and Winston; 1986

[17] Barinaga M. Keeping PERfect time. Science 1995; 267: 1092

[18] Barton L. Sociology and disability: Emerging issues and insights. London: Routledge; 1996

[19] Bates E, Bretherton I, Snyder L. From first words to grammar: Individual differences and dissociable mechanism. Cambridge: Cambridge University Press; 1988

[20] Bauer J, Boie K. Juli, der Finder. 2. Aufl. Weinheim: Beltz & Gelberg; 1993

[21] Bauer J. Die Königin der Farben. Weinheim: Beltz & Gelberg; 2001

[22] Baumgartner J, Duffy JR. Psychogenic Stuttering in adults with and without neurologic desease. J Med Speech-Lang Pathol 1997; 5: 75–95

[23] Beck J. Cognitive Therapy: Basics and Beyond. New York: Guilford Press; 1995

[24] Becker I, Dörhöfer-Plock V. Modifikationstherapie im Intervall. Vortrag auf dem 43. dbl-Kongress. Berlin; 21.07.2014

[25] Benecken J. Wenn die Grazie misslingt. Zur psychosozialen Situation stotternder Menschen. Regensburg: S. Roderer; 1993

[26] Benecken J. Wenn die Grazie mißlingt – Stottern und stotternde Menschen im Spiegel der Medien. Köln: Demosthenes; 1996

[27] Benecken J, Spindler L. Mobbing und Stottern: Zur schulischen Situation stotternder Kinder. Forum Logopädie. 2002; 6: 6–11

[28] Bennett E. Shame in children who stutter. Proceedings of the 1st World congress on fluency disorders. München; 1994

[29] Berne E. Die Transaktions-Analyse in der Psychotherapie. Die Grundlagen der Transaktionsanalyse. Paderborn: Junfermann; 2000

[30] Berne E. Transaktionsanalyse der Intuition: ein Beitrag zur Ich-Psychologie. Vol. 45. Paderborn: Junfermann; 1991

[31] Bernstein Ratner N. Stuttering: A psycholinguistic perspective. In: Curlee R, Siegel G, Hrsg. Nature and Treatment of Stuttering: New directions. Boston: Allyn & Bacon; 1997: 97–127

[32] Bezemer M, Bouwen J, Winkelman C et al. Stotteren. Van theorie naar therapie. Bussum: Uitgeverij Coutinho; 2006

[33] Bishop D. Development of the Children's Communication Checklist (CCC): a method for assessing qualitative aspects of communicative impairment in children. J Child Psychol Psychiatry 1998; 39(6): 879–91

[34] Blood GW, Blood IM. Preliminary study of self-reported experience of physical aggression and bullying of boys who stutter: relation to increased anxiety. Percept Mot Skills 2007; 104(3 Pt 2): 1060–6

[35] Bloodstein O, Bernstein Ratner N. A handbook on stuttering. 6th ed.. Clifton Park, NY: Thomson Delmar; 2008

[36] Bloodstein O. A Handbook on Stuttering. 5th ed. San Diego: Singular Publishing Group; 1995

[37] Bloodstein O. Stuttering. Boston: Allyn & Bacon; 1993

[38] Bodenmann G, Schaer M. Klassische Konditionierung. Sprache Stimme Gehör 2006a; 30: 2–7

[39] Bodenmann G, Schaer M. Operante Konditionierung. Sprache Stimme Gehör 2006b; 30: 8–13

[40] Boey R, Van de Heyning P, Wuyts F et al. Awareness and reactions of young stuttering children aged 2–7 years old towards their speech disfluency. J Comm Disord 2009; 42: 334–46

[41] Boey R. Therapie bij jonge stotternde kinderen. Logopedie en Foniatrie 1994; 7/8: 217–26

[42] Böhme G, Hrsg. Sprach-, Sprech-, Stimm- und Schluckstörungen. Bd. 1. Klinik. Stuttgart: G. Fischer; 1997

[43] Böhme G, Hrsg. Sprach-, Sprech-, Stimm- und Schluckstörungen. Bd. 2. Therapie. 3. Aufl. Stuttgart: G. Fischer; 2001

[44] Bonelli P, Dixon M, Bernstein Ratner N et al. Child and parent speech and language following the Lidcombe Programme of early stuttering intervention. Clinical linguistics & phonetics 2000; 14/6: 427–46

[45] Boone DR. Human Communication and Its Disorders. Englewood Cliffs, NJ: Prentice Hall; 1987

[46] Born M, Büttikofer M, Sobol R et al. „Stokokö“ – Stottern kontrollieren können. Ein Gruppentherapieprojekt für stot-

ternde Schulkinder. Vortrag auf der 1. Märztagung des Sprachtherapeutischen Ambulatoriums der Universität Dortmund am 23.03.2001

[47] Born M, Büttikofer M, Sobol R et al. (Stottern kontrollieren können). Ein Projekt zur Gruppentherapie mit Intensivphasen für stotternde Schulkinder – das Basler Konzept. In: Katz-Bernstein N, Subellok K, Hrsg. Gruppentherapie mit stotternden Kindern und Jugendlichen. München: Ernst Reinhardt; 2002

[48] Botterill W, Kelman E. Palin parent-child interaction. In: Guitar B, McCauley R, eds. Treatment of Stuttering: Conventional and Unconventional Interventions. Baltimore: Lippincott Willliams & Wilkins Inc. 2010; 63–90

[49] Bradshaw J. Wenn Scham krank macht. Ein Ratgeber zur Überwindung von Schamgefühlen. Lebenshilfe Psychologie. München: Knaur; 1993

[50] Braun W, Kohler J. Erste Annäherung an das Phänomen Stottern – Symptomatologie, Ätiologie, Diagnostik und Therapie eines vielschichtigen Störungsbildes. forum logopädie; 2023; 37(4): 8–14

[51] Breitenfeld HD, Lorenz DR. Stotterer-Selbst-Management-Programm. Köln: Prolog; 2002

[52] Brinker K, Sager SF. Linguistische Gesprächsanalyse. Eine Einführung. 2. Aufl. Berlin: Erich Schmidt; 1996

[53] Brooks R, Goldstein S. Das Resilienz-Buch: wie Eltern ihre Kinder fürs Leben stärken – das Geheimnis der inneren Widerstandskraft. Stuttgart: Klett-Cotta; 2007

[54] Bryngelson B. A Study of Laterality of Stutterers and Normal Speakers. J Speech Disord 1939; 4. In: Luchsinger R, Arnold GE, Hrsg. Lehrbuch der Stimm und Sprachheilkunde. Wien: Springer; 1949: 385

[55] Buck S, Lees R, Cook F. The influence of family history of stuttering on the onset of stuttering in young children. Fol Phon et Log 2002; 54: 117–24

[56] Bundesarbeitsgemeinschaft Hilfe für Behinderte (BAGH). Kommunikation zwischen Partnern. Bd. 205. Stottern. 3. Aufl. Düsseldorf; 2001

[57] Bundesvereinigung Stotterer-Selbsthilfe e.V. (BVSS), Deutscher Bundesverband für Logopädie e.V. Wenn Kinder stottern – Tipps zur Therapeutensuche. Köln: Demosthenes 2008

[58] Bundesvereinigung Stotterer-Selbsthilfe e.V. (BVSS), Hrsg. Stottertherapie für Kinder. Ein Aufklärungsfilm für Eltern. DVD Video. Köln: Demosthenes; 2012

[59] Bundesvereinigung Stotterer-Selbsthilfe e.V. (BVSS). Stottern und Schule. Eine Unterrichtsstunde zum Thema Anderssein – Behindertsein am Beispiel Stottern. Köln: Demosthenes; 2007

[60] Bundesvereinigung Stottern&Selbsthilfe e.V (BVSS). Nachteilsausgleich für: stotternde Schüler, stotternde Schülerinnen. Im Internet: www.stottern-und-schule.de/fileadmin/user_upload/schul-seite/pdf/Nachteilsausgleich_Stottern_2018.pdf. Stand: 28.04.2024

[61] Bundeszentrale für politische Bildung. Mobbing – bei uns nicht?! 2010. www.bpb.de/lernen/angebote/grafstat/mobbing; Stand: 28.08.2023

[62] Bürkle D, Willmes K, Sandrieser P. Kindliches Stottern: Intensivtherapie nach Schul-KIDS. Sprache·Stimme·Gehör. 2014; 38: e17–e18

[63] Busan P, Neef N, Vidakovic R et al. Editorial: The Neurophysiology of Developmental Stuttering: Unraveling the Mysteries of Fluency. Front Hum Neurosciences 2022; 15: 833 870. DOI: 10.3 389/fnhum.2 021 833 870

[64] Butschkow R. Hier stimmt ja fast gar nichts! Das große Suchspaß-Wimmelbuch. 17. Aufl. Köln: Baumhaus; 2010

[65] Campbell P, Constantino C, Simpson S. Stammering Pride and Prejudice: Difference Not Defect. Havant: J & R Press Limited; 2019

[66] Cave K. Irgendwie anders. Hamburg: Oetinger; 1994

[67] Clark DM, Wells A. A cognitive model of social phobia. In: Heimberg R, Liebowitz M, Hope DA, Schneier FR. Social phobia: Diagnosis, assessment and treatment. New York: Guilford Press; 1995: 69–93

[68] Cohn R. Von der Psychoanalyse zur Themenzentrierten Interaktion. Von der Behandlung einzelner zu einer Pädagogik für alle. Stuttgart: Klett-Cotta; 1975

[69] Coie J, Dodge K, Kupersmidt. Peer group behavior and social status. In: Asher S, Coie J, eds. Peer rejection in childhood. Cambridge: Cambridge University Press; 1990: 17–59

[70] Colthorp I, Herdter F. Stoppilino. Wie ich mein Stottern zähmte. 2. Aufl. Köln: Demosthenes; 2022

[71] Constantino C, Campbell P, Simpson S. Stuttering and the social model. J Communication Disord 2022; 96: 106 200. DOI: 10.1016/j.jcomdis.2 022 106 200

[72] Conture EG. Treatment Efficacy: Stuttering. J Speech Hearing Res 1996; 39: 18–26

[73] Conture EG. Stuttering: Its nature, diagnosis and treatment. Boston: Allyn & Bakon; 2001

[74] Conture EG, Louko LJ, Edwards ML. Simultaneously treating stuttering and disordered phonology in children: Experimental therapy, preliminary findings. Am J Speech Lang Path 1993; 2: 72–81

[75] Conture E, Wolk L. Efficacy of intervention by speech-language pathologists: Stuttering. Sem Speech Lang 1990; 11: 200–11

[76] Cook S. Fragebogen zur psychosozialen Belastung durch das Stottern für Kinder und Jugendliche. Logos Interdisziplinär 2013; 21: 79–105

[77] Cordes AK, Ingham RJ. Treatment Efficacy for Stuttering – A Search for Empirical Bases. San Diego: Singular Publishing Group; 1998

[78] Craig A, Blumgart E, Tran Y. Resilience and stuttering: Factors that protect people from the adversity of chronic stuttering. J Speech Lang Hear Research 2011; 54.6; 1485–1496. DOI: 10.1044/1092–4 388(2011/10–0304

[79] Craig A, Hancock K, Tran Y et al. Epidemiology of stuttering across the entire lifespan. Paper presented at the 6th Oxford Dysfluency Conference. Oxford: St. Catherine's College; 26.–29. June, 2002

[80] Curlee RF. Early Intervention With Childhood Stuttering Revisited. Paper of the ISAD-1. Online Conference (1999). Im Internet: https://ahn.mnsu.edu/services-and-centers/center-for-communication-sciences-and-disorders/services/stuttering/professional-education/the-comdis-field/remembering-the-contributions-of-those-who-have-passed-on/richard-curlee/early-intervention-with-childhood-stuttering-revisited/. Stand: 04.11.2024

[81] Cykowski M, Fox P, Ingham R et al. A study of the reproducibility and etiology of diffusion anisotropy differences in developmental stuttering: A potential role for impaired myelination. NeuroImage 2010; 52: 1495–504

[82] Daly DA, Burnett ML. Cluttering: Assessment, treatment planning, and case study illustration. J Fluency Disord 1996; 21: 239–48

[83] Dannenbauer FM. Vom Unsinn der Satzmusterübungen in der Dysgrammatismustherapie. Die Sprachheilarbeit. 1991; 36/5: 202–9

[84] Davis S, Howell P. Sociodynamic relationships between children who stutter and their classmates. Paper presented at

the 6th Oxford Dysfluency Conference. Oxford: St. Catherine's College; 26.–29. June, 2002

[85] De Langen-Müller U, Kauschke C, Kiese-Himmel C et al, Hrsg. AWMF-Leitlinie: Diagnostik von Sprachentwicklungsstörungen (SES) unter Berücksichtigung umschriebener Sprachentwicklungsstörungen (USES). 2013. Im Internet: register.awmf.org/de/leitlinien/detail/049-006. Stand: 08.09.2024

[86] De Shazer S. Clues: Investigating solutions in brief therapy. New York: Norton; 1988

[87] De Sonneville-Koedoot C, Stolk E, Rietveld T et al. Direct versus indirect treatment for preschool children who stutter: The RESTART randomized trial. PLoS One 2015; 10(7): e0 133 758. DOI: 10.1371/journal.pone.0 133 758

[88] Dean E, Howell J, Hill A et al. Metaphon Ressource Pack. Windsor, Berks: NFER Nelson; 1990

[89] DeJoy DA, Gregory HH. The relationship between age and frequency of disfluency in preschool children. J Fluency Disord 1985; 10: 123–35

[90] Dell C Jr. Treating the School Age Stutterer. A Guide for Clinicians. Memphis, Tennessee: Stuttering Foundation of America; 1979

[91] Dell C Jr. Treating school-age stutterers. In: Curlee RF, ed. Stuttering and related disorders of disfluency. New York: Georg Thieme; 1993

[92] Dell C Jr. Therapie für das stotternde Schulkind. 3. Aufl. Köln: Demosthenes; 2001

[93] Demosthenes Institut der Bundesvereinigung Stottern und Selbsthilfe. Programm zur Evaluation von Stottertherapien PEVOS. Köln 2004

[94] Den Os E. Development of temporal proprieties in the speech of one child between one and three years of age. In: Proceedings of the institute of phonetic sciences. Amsterdam: University of Amsterdam; 1990: 39–52

[95] Deter HC. Angewandte Psychosomatik. Stuttgart: Thieme; 1997

[96] Deutsches Institut für Medizinische Dokumentation und Information, DIMDI, WHO Kooperationszentrum, Hrsg. ICF. Internationale Klassifikation der Funktionsfähigkeit, Behinderung und Gesundheit. Köln; 2005

[97] Diamond A. Executive functions. Annual review of psychology 2013; 64: 135–68

[98] Dohmen A, Dewart H, Summers S. Das Pragmatische Profil. München: Elsevier, Urban & Fischer; 2011

[99] Dölle B, Ezeh R, Heinemann A et al. Die Hamburger Gruppentherapie für stotternde Kinder. Forum Logopädie 2010; 24: 12–19

[100] Donabedian A. Evaluating the quality of medical care. Milbank Mem Quart 1966; 44: 166–203

[101] Dorfman E. Spieltherapie. In: Rogers C. Die klientenzentrierte Gesprächspsychotherapie. Frankfurt/M.: Fischer; 1992

[102] Dorscheid S. Persönliche Mitteilung 2024. Supervision 10.10.2023 in Luxemburg

[103] Dutzmann F, Michael Kofort M. Mein Schüler stottert. Ein Ratgeber für Lehrer. Video-DVD. Köln: Demosthenes; 1994b

[104] Dutzmann F, Michael Kofort M. Was tun, wenn mein Kind stottert? Elternratgeber zum Stottern von Kindern. Video-DVD. Köln: Demosthenes; 1994a

[105] Eggers K. Inhibition and attention in stuttering. 4th European Symposium on Fluency Disorders. Antwerpen: Presentation; 28.03.2014

[106] Eggers K. Becoming an Effective Clinician Specialized in Fluency Disorders. In: Sønsterud H, Węsierska K, Hrsg. Dialogue without barriers. A comprehensive approach to dealing with stuttering. Chorzów: Agere Aude; 2023: 57–76. Im Internet: www.logolab.edu.pl/dialogue-without-barriers-a-comprehensive-approach-to-dealing-with-stuttering-english-version. Stand: 09.02.2024

[107] Eggers K, De Nil LF, Van den Bergh B. Temperament dimensions in stuttering and typically developing children. J Fluency Disord 2010; 35: 355–72.

[108] Eggers K, Luc F, Van den Bergh B. Inhibitory control in childhood stuttering. J Fluency Disord 2013; 38(1): 1–13

[109] Ehrenberg D, Lohaus A, Konrad K et al. How anxious are German preschool children? Child Psychiatry & Human Development 2022; 53(5): 992–1003. DOI: 10.1007/s10 578-021-01 185-8

[110] Eichorn N, Marton K, Pirutinsky S. Cognitive flexibility in preschool children with and without stuttering disorders. J Fluency Disord 2017; 57: 37–50. DOI: 10.1016/j.jfludis.2017.11.001

[111] Ein Fisch namens Wanda. Film. Charles Crichton. Los Angeles: Metro Goldwyn Mayer; 1988

[112] Elia J. Übersicht zu Angststörungen im Kindes- und Jugendalter. MSD Manual. Im Internet: www.msdmanuals.com/de/profi/p%C 3 %A4diatrie/psychiatrische-st%C 3 %B6rungen-im-kindes-und-jugendalter/%C 3 %BCbersicht-zu-angstst%C 3 %B6rungen-im-kindes-und-jugendalter. Stand: 25.12.2023

[113] Ellis A, Dryden W, eds. The practice of rationalemotive behavior therapy. New York: Springer; 1997

[114] Engelken M. Die Stotterexperten. Mit Toni durch die Stottertherapie. Ein therapeutisches Spiel für Kinder und Jugendliche. Neuss: Natke [o. J.]

[115] Ennuschat J Rux J. Die Rechte stotternder Menschen in Schule, Ausbildung und Studium: eine Analyse. Köln: Demosthenes; 2010

[116] Epstein N, Bishop D. Problem-Centered Systems Therapy of the Family. In: Gurman A, Kniskern D, eds. Handbook of Family. New York: Brunner/Mazel; 1981

[117] Erikson EH. Kindheit und Gesellschaft. Stuttgart: Klett-Cotta; 1965

[118] Erskine R, Zalcman M. The racket system: a model for racket analysis. Transactional Analysis Journal 1979; 9/1: 51–9

[119] Euler H, Kohmäscher A, Cook S et al. OASES-S. Erfassung der Erfahrungen von stotternden Kindern. Deutsche Übersetzung des OASES-S. McKinney, TX: Stuttering Therapy Resources; 2016. Im Internet: stutteringtherapyresources.com/products/oases- german?variant = 331 492 024 6 4908. Stand 23.02.2024

[120] Euler H, Lange B, Schroeder S et al. The effectiveness of stuttering treatments in Germany. J Fluency Disord 2014; 39: 1–11

[121] Euler H, Merkel A, Hente K et al. Speech restructuring group treatment for 6-to-9-year-old children who stutter: A therapeutic trial. J Comm Disord 2021; 89: 106 073

[122] European Clinical Specialization in Fluency Disorders (ECSF). Im Internet: ecsf.eu. Stand 20.08.2023

[123] European Stuttering Specialization (ESS). Im Internet: www.stutteringspecialization.eu. Stand: 12.02.2024

[124] Everard R, Cheasman C. Acceptance and Stuttering. In: Sønsterud H, Węsierska K, Hrsg. Dialogue without barriers. A comprehensive approach to dealing with stuttering. Chorzów: Agere Aude; 2023: 117–36. Im Internet: www.logolab.edu.pl/dialogue-without-barriers-a-comprehensive-approach-to-dealing-with-stuttering-english-version.Stand: 09.02.2024

[125] Fagnani C, Fibiger S, Skytthe A et al. Heritability and environmental effects for self-reported periods with stuttering: a twin study from Denmark. Logoped Phoniat Vocol 2011; 36: 114–20

[126] Fiedler P, Standop R. Stottern. Ätiologie, Diagnose, Behandlung. 4. Aufl. Weinheim: PVU; 1994

[127] Fillmore CJ. On Fluency. Individual Differences in Language Ability and Language Behavior. New York: Academic Press; 1979

[128] Fisch S. Logopädische Therapiegruppen. Vortrag „Forum Kindersprache" am 27.01.2024 in Tamm

[129] Fiske. Prejudice, discrimination, and stereotyping. In: Biswas-Diener R, Diener E. Hrsg. Noba textbook series: Psychology. Champaign: DEF publishers. Im Internet: noba.to/jfkx7nrd; 2024. Stand: 12.02.2024

[130] Fosnot S. Research design for examining treatment efficacy in fluency disorders. J Fluency Disord 1993; 18: 221–51

[131] Fowlie, G, Cooper E. Traits attributed to stuttering and nonstuttering children by their mothers. J Fluency Disord 1978; 3: 233–46. DOI: 10.1016/0094- 730x(78)90 023- 2

[132] Fox AV, Dodd BJ. Der Erwerb des phonologischen Systems in der deutschen Sprache. Sprache Stimme Gehör 1999; 23: 183–9

[133] Fransella F. Personal change and reconstruction. London: Academic Press; 1972

[134] Frigerio-Domingues C, Drayna D. Genetic contributions to stuttering: the current evidence. Molecular Genetics and Genomic Medicine 2017; 5(2): 95–102. DOI: 10.1002/mgg3.276

[135] Fröschels E. Lehrbuch der Sprachheilkunde (Logopädie) für Ärzte, Pädagogen und Studierende. Leipzig/Wien: Franz Deuticke; 1931

[136] Fuchshuber A. Lotte ist lieb (– aber Hamfrie…!). Wien: Annette Betz; 2002

[137] Furman B, Hegemann T. Ich schaffs! Heidelberg: Carl Auer; 2006

[138] Gahleitner S, Katz-Bernstein N, Pröll-List U. Das Konzept des „Safe Place" in Theorie und Praxis der Kinder- und Jugendlichenpsychotherapie. Resonanzen. E-Journal für biopsychosoziale Dialoge in Psychotherapie, Supervision und Beratung. 2013; 1/2: 165–185. Im Internet: www.resonanzen-journal.org/index.php/resonanzen/article/view/237/0. Stand: 08.09.2024

[139] Gemeinsamer Bundesausschuss. Heilmittel-Richtlinie (11.04.2023). Im Internet: www.g-ba.de/downloads/62-492-3 109/HeilM-RL_2023-01-19_iK-2023-04-12.pdf. Stand: 28.03.2024

[140] Giel B. Qualitätsmanagement und Sprachtherapie. Die Sprachheilarbeit 1999; 44: 29–38

[141] Gier R, Kofort M. Stottern und Schule – Wo ist das Problem? Im Internet: www.youtube.com/watch?v = HId2LXN-bsI. 2020

[142] Glindemann R, Springer L. PACE-Therapie und sprachsystematische Übungen – ein integrativer Vorschlag zur Aphasietherapie. Sprache Stimme Gehör 1989; 13: 188–92

[143] Glofke-Schulz EM. Zur unbewussten Seite von Coping-Prozessen. Zeitschrift für Transaktionsanalyse 2002; 2: 117–37

[144] Glofke-Schulz EM. Coping – und dann? Fragen zur Identität behinderter Menschen. Zeitschrift für Transaktionsanalyse 2003; 2: 138–45

[145] Glück ChW. Das FluencyMeter als Instrument der quantitativen Stotterdiagnostik. Logos Interdisziplinär 2002; 10/3: 200–9

[146] Goertz A, Hennig H, Leifer R et al. Schatzsuche – Auf der Suche nach den inneren Schätzen. Selbstwertarbeit mit stotternden Grundschulkindern. Projektarbeit an der Schule für Logopädie am Universitätsklinikum Aachen. 2010

[147] Goetze H, Jaede W. Die nicht-direktive Spieltherapie. Frankfurt/M.: Fischer; 1988

[148] Goffman E. Stigma. Englewood Cliffs. NJ: Spectrum; 1963

[149] Goldman-Eisler F. The continuity of speech utterance: its determinants and its significance. Lang Speech 1961; 4: 220–31

[150] Green JG, Moore CA, Higashikawa M et al. The Physiologic Development of Speech Motor Control: Lip and Jaw Coordination. J Speech Lang Hear Res 2000; 43: 239–55

[151] Grice HP. Logic and Conversation. In: Cole P. Morgan J, eds. Vol. 3. Syntax and Semantics. New York: Academic Press; 1975: 41–58

[152] Grohnfeld M, Hrsg. Handbuch der Sprachtherapie. Bd. 5: Störungen der Redefähigkeit. Berlin: Edition Marhold; 1992

[153] Guitar B. Stuttering: An Integrated Approach to Its Nature and Treatment. Baltimore: Williams & Wilkins; 1998

[154] Guitar B. Stuttering: An Integrated Approach to Its Nature and Treatment. Philadelphia: Lippincott Williams & Wilkins; 2014

[155] Gutzmann H. Sprachheilkunde-Vorlesungen über die Störungen der Sprache mit besonderer Berücksichtigung der Therapie. Zumsteg H, Hrsg. Berlin: Fischers medizinische Buchhandlung; 1924

[156] Häge A, Rommel D, Johannsen HS et al. Cognitive and linguistic abilities of stuttering children. In: Hulstijn W, Peters HFM, Van Lieshout PHHM, eds. Speech Production: Motor Control, Brain Research and Fluency Disorders. Amsterdam: Elsevier; 1997: 595–601

[157] Häge A, Rommel D, Schulze H et al. Kindliches Stottern: Ätiologie und Verlaufsbedingungen. Folia Phoniatr Logop 1994; 46: 298–304

[158] Hall N, Burgess S. Exploring developmental changes in fluency as related to language acquisition: A case study. J Fluency Disord 2000; 25/2: 119–41

[159] Hall NE. Language and fluency in child language disorders: changes over time. J Fluency Disord 1996; 21: 1–32

[160] Ham R. Techniken der Stottertherapie. Köln: Demosthenes; 2000

[161] Han T, Park J, Domingues CF et al. A study of the role of the FOXP2 and CNTNAP2 genes in persistent developmental stuttering. Neurobiol Dis 2014 69: 23–31

[162] Hartmann S, Schlicksupp A, Jehle P. Der Zusammenhang zwischen dem Alter und der Sprechflüssigkeit von flüssig sprechenden Vorschulkindern. Sprache Stimme Gehör 1989; 13: 26–31

[163] Haynes WO, Hood SB. Language and disfluency variables in normal speaking children from descrete chronological age groups. J Fluency Disord 1978; 11: 57–74

[164] Heap R, Hrsg. Wenn mein Kind stottert. 3. Aufl. Köln: Demosthenes; 2000

[165] Heap R, Hrsg. Meine Worte hüpfen wie ein Vogel. Kinder malen ihr Stottern. Ein Bilderbuch für Erwachsene. Köln: Demosthenes; 2005

[166] Helm-Estabrooks N. Stuttering associated with acquired neurological disorders. In: Curlee RF, Hrsg. Stuttering and related disorders of fluency. New York: Thieme; 1999

[167] Hersch B. Tabu. MB Spiele/Hasbro; 1990

[168] Hiltemann J, Neumann S. Wohlbefinden mit dem eigenen Sprechen und Verständlichkeit im Kontext bei Kindern mit einer Stottersymptomatik (3; 4-5; 10 Jahre) [Posterpräsentation]. Oberhausen: dbl-Kongress; 2024 (14.-15. Juni)

[169] Hoeg P. Fräulein Smillas Gespür für Schnee. Reinbek bei Hamburg: Rowohlt; 1996

[170] Hooper T. The King's Speech. 2010

[171] Horst N, Heim St, Kohmäscher A. Entwicklung und Konstruktion des praxisorientierten Fragebogens für Eltern von stotternden Kindern (PROFES). logopädieschweiz 2021; 2: 4–15

[172] Horst N, Heim S, Kohmäscher A. Entwicklung und Konstruktion des praxisorientierten Fragebogens für Eltern von stotternden Kindern (PROFES). logopädieschweiz 2021; 2: 4–15

[173] Howell J, Dean E. Treating Phonological Disorders in Children: Metaphon – Theory to Practice. London: Whurr; 1994

[174] Innerhofer P. Das Münchner Trainingsmodell. Beobachtung, Interaktionsanalyse, Verhaltensänderung. Berlin: Springer; 1977

[175] Interkantonale Hochschule für Heilpädagogik Zürich. Redeflusskompass. Im Internet: www.stotternerkennen.hfh.ch/redeflusskompass.html. Stand: 23.02.2024

[176] Iverach L, Jones M, McLellan L et al. Prevalence of anxiety disorders among children who stutter. J Fluency Disord 2016; 49: 13–28

[177] IVS. Interaktiver Stottertest. Im Internet: www.ivs-online.de/inhalt/service/stottertest. Stand: 02.02.2024

[178] Jahn T. Phonologische Störungen bei Kindern. Stuttgart: Thieme; 2000

[179] Johannsen HS, Schulze H. Therapie von Redeflußstörungen bei Kindern und Erwachsenen. In: Böhme G, Hrsg. Sprach-, Sprech-, Stimm- und Schluckstörungen. Bd. 2: Therapie. Stuttgart: G. Fischer; 1998: 97–112

[180] Johnson K, Walden T, Conture E et al. Spontaneous regulation of emotions in preschool children who stutter: preliminary findings. J Speech Lang Hear Res 2010; 53: 1478–1495. DOI: 10.1044/1092-4388(2010/08-0150

[181] Johnson W. A study of the onset and development of stuttering. In: Johnson W, ed. Stuttering in Children and Adults. Minneapolis: University Minnesota Press; 1955

[182] Johnson W et al. A Study of the Onset and Development of Stuttering. J Speech Disord 1942; 7: 251–7

[183] Johnson W et al. The Onset of Stuttering. Research Findings and Implications. Minneapolis: University of Minnesota Press; 1959: S. 35

[184] Jüntgen M. L-l-lissi will d-d-dazugehören. Ein Bilderlesebuch für Mädchen von 7 bis 10 Jahren. Köln: Demosthenes; 2009

[185] Kannengieser S. Sprachentwicklungsstörungen: Grundlagen, Diagnostik und Therapie. München: Elsevier; 2009

[186] Kasseler Stottertherapie: Teletherapie Stottern (vom 02.11.2014). Im Internet: kasseler-stottertherapie.de/stottertherapie/online-ab-13-jahren. Stand: 08.09.2024

[187] Katz-Bernstein N. Aufbau der Sprach- und Kommunikationsfähigkeit bei redeflussgestörten Kindern. Ein sprachtherapeutisches Übungskonzept. Luzern: Verlag der Schweizerischen Zentralstelle für Heilpädagogik; 1986

[188] Katz-Bernstein N. Das Konzept des „Safe Place" – ein Beitrag zur Praxeologie Integrativer Kinderpsychotherapie. Integrative Kindertherapie in Theorie und Praxis 1996; 2: 111–41

[189] Katz-Bernstein N, Subellok K, Hrsg. Gruppentherapie mit stotternden Kindern und Jugendlichen. München: Ernst Reinhardt; 2002

[190] Kauschke, C. Kindlicher Spracherwerb im Deutschen. Berlin: de Gruyter; 2012

[191] Kelly G. The Psychology of Personal Constructs: Clinical Diagnosis and Psychotherapy. New York: Norton; 1955

[192] Kelman E, Alison N. Der Palin PCI-Ansatz: Eine Konzeption zur Therapie frühkindlichen Stotterns. Idstein: Schulz-Kirchner; 2014

[193] Kelman E., Nicholas A. Palin PCI approach. Practical Intervention for Early Childhood Stammering. Milton Keynes, UK: Speechmark Publishing Ltd; 2008

[194] Kessler R, Price R, Wortman C. Social factors in psychopathology: Stress, social support, and coping processes. Ann Rev Psychol 1985; 36: 531–72

[195] Kidd K. Stuttering as a genetic disorder. In: Curlee R, Perkins W, eds. Nature and treatment of stuttering. San Diego: College Hill; 1984 :149–69

[196] Kloth S, Janssen P, Kraaimaat F et al. Speech-motor and linguistic skills of young stutterers prior to onset. J Fluency Disord 1995; 20: 157–70

[197] Kloth S, Janssen P, Kraaimaat F et al. Child and mother variables in the development of stuttering among high-risk children: a longitudinal study. J Fluency Disord 1998; 23: 217–30

[198] Kloth S, Kraimaat F, Janssen P et al. Persistence and remission of incipient stuttering among high-risk children. J Fluency Disord 1999; 24: 253–65

[199] Kochan B, Hrsg. Rollenspiel als Methode sprachlichen und sozialen Lernens. Kronberg: Skriptor; 1977

[200] Koglin U, Petermann F. Verhaltenstraining im Kindergarten. Göttingen: Hofgrefe; 2013

[201] Kohler J, Braun W. Borderline-Stottern – was ist das? Sinnhaftigkeit und Grenzen dieses Begriffs. logopädieschweiz 2023: 1/3: 23–34

[202] Kohler J, Braun WG. Instrumente zur Früherkennung und Früherfassung des beginnenden Stotterns Redeflusskompass 3.0 und Stotterkompass – zwei komplementäre Hilfsmittel für Laien und Fachleute. Forum Logopädie 2015; 29(2): 6–12

[203] Kohler J, Braun W. Einsatz von RedeflussKompass 3.0 zur Früherkennung und StotterKompass zur Ersterfassung/Erstberatung. Forschung Sprache 2019; 3: 3–24

[204] Kohmäscher A, Primaßin A. Stottern therapieren. Ein Ratgeber von der Kindheit bis ins Erwachsenenalter. Köln: Demosthenes; 2023

[205] Kohmäscher A, Primaßin A, Heiler S et al. Effectiveness of Stuttering Modification Treatment in School-Age Children Who Stutter: A Randomized Clinical Trial. J Speech Lang Hear Res 2023; 66(11): 4191–205

[206] Konczak J, Borutta M, Dichgans J. The development of goal-directed reaching in infants. Exp Brain Res 1997; 113: 465–74

[207] Kowal S, O'Conell DC, Sabin EF. Development of temporal patterns and vocal hesitations in spontaneous narratives. J Psycholing Res 1975; 4: 195–207

[208] Kraft S, Yairi E. Genetic bases of stuttering: The state of the art, 2011. Folia Phoniatrica et Logopaedica; 2011; 64: 34–47

[209] Kraft S. Genome-wide association study of persistent developmental stuttering [Dissertation]. University of Illinois at Urbana-Champaign; 2010

[210] Kraft S. The genetic proclivity of stuttering. Vortrag am 4. ECSF Symposium in Antwerpen am 29.3.2014

[211] Kraft S, Yairi E. Genetic Bases of Stuttering: The State of the Art, 2011. Fol Phon 2012; 64: 34–47

[212] Krawczyk A, Saad Merouwe S. Stuttering and Bilingualism in Children and Adults: Current Research and Future Developments. In: Sønsterud H, Węsierska K, Hrsg. Dialogue without barriers. A comprehensive approach to dealing with stuttering. Chorzów: Agere Aude; 2023: 359–88. Im Internet: www.logolab.edu.pl/dialogue-without-barriers-a-comprehensive-approach-to-dealing-with-stuttering-english-version. Stand: 09.02.2024

[213] Kuchler M, Beckmann S, Habig C et al. Well-Being during the Pandemic – Insights from a Rapid Review on the Mental Health of Disadvantaged Youth and Young Adults. Sustainability 2022; 14(19): 12730. DOI: 10.3390/su141912730

[214] Kuckenberg S. Intensiv-Modifikation Stottern für Kinder. Soziales Kompetenztraining. Neuss: Natke; 2015

[215] Kuckenberg S, Colthorp I. FAQ für Schulkinder. Neuss: Natke; 2023

[216] Kuckenberg S, Zückner H. Intensiv-Modifikation Stottern für Kinder. Neuss: Natke; 2006

[217] Ladd GW. Having friends, keeping friends, making friends and being liked by peers in the classroom: Predictors of children's early school adjustment? Child Develop 1990 ;61: 1081–100

[218] Langevin M, Packman, A, Onslow M. Peer responses to stuttering in the preschool setting. Am J Speech Lang Pathol 2009; 18: 264–76

[219] Langevin M, Prasad N. A stuttering education and bullying awareness and prevention resource: a feasibility study. Lang Speech Hear Serv Sch. 2012; 43: 344–58

[220] Larsson L. Die Therapie stotternder Kinder. Direkte und indirekte Therapie für stotternde Vorschul- und Grundschulkinder. Unv Materialien zum Fortbildungsseminar. Hamburg-Aumühle; 1996

[221] Lasalle LR, Conture EG. Eye contact between young stutterers and their mothers. J Fluency Disord 1991; 16: 173–99

[222] Lattermann Ch. Das Lidcombe-Programm zur Behandlung frühkindlichen Stotterns. Neuss: Natke; 2010

[223] Lattermann Ch. Frühkindliches Stottern: Abwarten oder therapieren? Forum Logopädie 2011; 2/25: 2–11

[224] Lattermann C, Shenker R. Bilingualität und kindliche Redeflussstörungen. Müssen wir wirklich auf eine Sprache verzichten? Forum Logopädie 2005; 3: 12–6

[225] Lebrun Y, Leleux C, Rousseau J et al. Acquired Stuttering. J Fluency Disord 1983; 8: 323–30

[226] Leclercq A-L, Waelkens V, Roelant E, Allegaert M, Verhaegen I, Claes K, et al. Treatment for preschool age children who stutter: Protocol of a randomised, non-inferiority parallel group pragmatic trial with Mini-KIDS, social cognitive behaviour treatment and the Lidcombe Program—TreatPaCS. PLoS ONE 2024; 19(7): e0 304 212. https://doi.org/10.1371/journal.pone.0 304 212

[227] Lewis M. Scham. Hamburg: Ernst Kabel; 1993

[228] Lindenmeyer T, Siebel D, Oberlies N et al. Inhaltliche Vorbereitung, Organisation und Durchführung einer Fortbildungsveranstaltung für Lehrer zum Thema Stottern bei Schulkindern. Unveröffentlichte Projektarbeit an der Staatl. anerk. Logopädenlehranstalt an den medizinischen Einrichtungen der RWTH Aachen. Aachen; 1994

[229] Lindgren A. Die Kinder aus Bullerbü. Hamburg: Oetinger; 1988

[230] Logan KJ, Conture EG. Length, grammatical complexity, and rate differences in stuttered and fluent conversational utterances of children who stutter. J Fluency Disord 1995; 20: 35–61

[231] Logan KJ, Conture EG. Temporal, grammatical, and phonological characteristics of conversational utterances produced by children who stutter. J Speech Hear Res 1997; 40 :107–20

[232] Logan KJ, O'Connor E. Factors affecting occupational advice for speakers who do and do not stutter. J Fluency Disord 2012; 37: 25–41

[233] Luchsinger R, Arnold GE. Lehrbuch der Stimm- und Sprachheilkunde. Wien: Springer; 1949

[234] Maciejewski P, Prigerson H, Mazure C. Self-efficacy as a mediator between stressful life events and depressive symptoms Differences based on history of prior depression. British J Psychiatry 2000; 176; 373–8

[235] Mallard D. Long-term follow up of two stuttering therapy programs. Vortrag auf dem 3 rd World Congress on Fluency Disorders. Nyborg; 2000

[236] Mannhard A. Till und Fips reisen nach Lingua. Neuss: Natke; 2014

[237] Manning W. Special Section „The Demands and Capacities Model". J Fluency Disord 2000; 25: 321–83

[238] Manning W, Beck J. The role of psychological processes in estimates of stuttering severity. J Fluency Disord 2013; 38: 356–367. DOI: 10.1016/j.jfludis.2013.08.002

[239] Mansson H. Childhood Stuttering: Incidence and Development. J Fluency Disord 2000; 25: 47–57

[240] Meersman M, Stinders K. Ouders Als Co-Therapeuten Bij De Behandling Van Hun Stotternd Kind. Een programma vanuit cognitief gedragstherapeutische invalshoek. Logopedie 2000; 13: 26–33

[241] Metten C, Bosshardt HG, Jones M et al. Dual tasking and stuttering: from the laboratory to the clinic. Disability & Rehabilitation 2011; 33/11: 933–44

[242] Metten C, Zückner H, Rosenberger S. Evaluation einer Stotterintensivtherapie mit Kindern und Jugendlichen. Sprache Stimme Gehör 2007; 31: 72–8

[243] Meyers SC. Qualitative and quantitative differences and patterns of variability in disfluencies emitted by preschool stutterers and nonstutterers during dyadic conversations. J Fluency Disord 1986; 11: 293–306

[244] Meyers SC. Nonfluencies of preschool stutterers and conversational partners: observing reciprocal relationships. J Speech Hear Disord 1989; 54: 106–12

[245] Meyers SC. Verbal behaviors of preschool stutterers and conversational partners: observing reciprocal relationships. J Speech Hear Disord 1990; 55: 706–12

[246] Meyers SC. Interactions with pre-operational preschool stutterers: How will this influence therapy. In: Rustin L, ed. Parents, families and the stuttering child. San Diego: Singular Publishing; 1991

[247] Meyers SC, Freeman FL. Are mothers of stutterers different? An investigation of social-communicative interaction. J Fluency Disord 1985a; 10: 193–209

[248] Meyers SC, Freeman FL. Interruptions as a variable in stuttering and disfluency. J Speech Hear Res 1985b; 28: 428–35

[249] Meyers SC, Freeman FL. Mother and child speech rates as a variable in stuttering and disfluency. J Speech Hear Res 1985c; 28: 436–44

[250] Michel K, Zeug K. Gruppentherapie mit stotternden Kindern. Ein Fallbericht [Unveröffentlichte Projektarbeit]. Aachen; 1998

[251] Miles S, Bernstein Ratner N. Parental language input to children at stuttering onset. J Speech Lang Hear Res 2001; 44: 1116–30

[252] Millard S, Edwards S, Cook F. Parent-child interaction therapy: Adding to the evidence. Int J Speech-Lang Pathol 2009; 11: 61–76

[253] Millard S, Nicholas A, Cook F. Is parent–child interaction therapy effective in reducing stuttering? J Speech Lang Heari Res 2008; 51: 636–50

[254] Milne AA. Pu der Bär. Gesamtausgabe. München: dtv junior; 1997

[255] Miyake A, Friedman NP, Emerson MJ et al. The unity and diversity of executive functions and their contributions to complex "Frontal Lobe" tasks: a latent variable analysis. Cogn Psychol 2000; 41(1): 49–100. DOI:10.1006/cogp.1 999 0734

[256] Moore CA, Ruark JL. Does speech emerge from earlier appearing oral motor behaviors? J Speech Hear Res 1996; 39: 1034–47

[257] Motsch M. Beratung von Eltern stotternder Vorschulkinder. Vortrag am 27. Kongress des dbl. Augsburg; 1998

[258] Mowrer DE. Analysis of the sudden onset and disappearance of disfluencies of a 2 1/2-year-old boy. J Fluency Disord 1998; 23: 103–18

[259] Mulcahy K, Hennessey N, Beilby J et al. Social anxiety and the severity and typography of stuttering in adolescents. J Fluency Disord 2008; 33: 306–19

[260] Murphy B. A preliminary look at shame, guilt, and stuttering. In: Bernstein-Ratner N, Healey EC, eds. Stuttering research and practice: Bridging the gap. Mahwah, NJ: Lawrence Erlbaum Associates; 1999: 131–44

[261] National Library of Medicine. ClinicalTrials.gov. TreatPaCS = Treatment for Preschool Age Children Who Stutter (TreatPaCS). Im Internet: clinicaltrials.gov/study/NCT05 185 726. Stand: 21.08.2023

[262] Natke U. Stottern: Erkenntnisse, Theorien, Behandlungsmethoden. Bern: Hans Huber; 2000

[263] Natke U. FAQ zum Stottern. Neuss: Natke; 2011

[264] Natke B, Natke U, Pollmann R et al. Benni: U- und? Wwwo ist das P-problem? Köln: Demosthenes; 1998

[265] Natke B, Natke U, Pollmann R et al. Benni: B-b-besser geht's nicht! Weitere Comic-Geschichten von Benni. Köln: Demosthenes; 2001

[266] Natke B, Natke U, Pollmann R et al. Benni – ... auf K-k-klassenfahrt! Köln: Demosthenes; 2003

[267] Natke U, Alpermann A. Stottern: Erkenntnisse, Theorien, Behandlungsmethoden. Bern: Hans Huber; 2010

[268] Natke U, Kohmäscher A. Stottern: wissenschaftliche Erkenntnisse und evidenzbasierte Therapie. Heidelberg: Springer; 2020

[269] Neumann K, Euler HA, Bosshardt HG et al. (Hrsg.: Deutsche Gesellschaft für Phoniatrie und Pädaudiologie). Pathogenese, Diagnostik und Behandlung von Redeflussstörungen. Evidenz- und konsensbasierte S3-Leitlinie, AWMF-Registernummer 049–013, Version 1. 2016; Im Internet: www.awmf.org/leitlinien/detail/ll/049-013.html. Stand: 01.09.2016

[270] Neumann K, Euler HA, Schneider P. Identifikation von Stottern im Vorschulalter – Bochum-Aachener Stotterscreening (BASS). Auszug aus der Version v. 11. 03. 2017. Köln: Bundesvereinigung Stottern & Selbsthilfe e.V.

[271] Nils Martin: Die Sendung mit der Maus. Stottern – 16.05.2016. Im Internet: www.youtube.com/watch?v=c4HDMCBErNM

[272] Nippold MA. Concomitant speech and language disorders in stuttering children: a critique of the literature. J Speech Hear Disord 1990; 55: 51–60

[273] Nippold MA, Rudzinski M. Parent's speech and children's stuttering: a critique of the literature. J Speech Hear Res 1995; 38: 978–89

[274] Noeker M. Petermann F. Resilienz: Funktionale Adaptation an widrige Umgebungsbedingungen. Zeitschrift für Psychiatrie, Psychologie und Psychotherapie 2008; 56: 255–63

[275] Ntourou K, Conture E, Walden T. Emotional reactivity and regulation in preschool-age children who stutter. J Fluency Disord 2013; 38: 260–274. DOI: 10.1016/j.jfludis.2013.06.002

[276] Oaklander V. Gestalttherapie mit Kindern und Jugendlichen. Stuttgart: Klett-Cotta; 1987

[277] Oerter R, Montada L, Hrsg. Entwicklungspsychologie. München: Urban & Schwarzenberg; 1998

[278] Oertle HM. Funktionaler Fragebogen für Schüler und Schülerinnen (ab 11 Jahren). FF-SS, 1999a. In: Informationsmappe PEVOS. Köln: Demosthenes; 2001

[279] Oertle HM. Funktionaler Fragebogen für Eltern. FF-E, 1999b. In: Informationsmappe PEVOS. Köln: Demosthenes; 2001

[280] Ofoe L, Anderson J, Ntourou K. Short-term memory, inhibition, and attention in developmental stuttering: a meta-analysis. J Speech Lang Hear Res 2018; 61: 1626–48. DOI: 10.1044/2018_JSLHR-S-17-0372

[281] Onslow M. Behavioral management of stuttering. San Diego: Singular Publishing; 1996

[282] Packman A. Theory and therapy in stuttering: A complex relationship. J Fluency Disord 2012; 37: 225–33

[283] Packman A, Attanasio J. A model of the mechanisms underpinning early interventions for stuttering. Philadelphia, USA: Seminar presentation at the annual convention of the American Speech-Language and Hearing Association; 2010

[284] Packman A, Onslow M. Issues in early stuttering intervention. In: Onslow M, Packman A, eds. A handbook on early stuttering intervention. San Diego: Singular Publishing; 1999

[285] Packman A. Exploring the relationship between treatment and casual theory in stuttering. European Symposium on Fluency Disorders. Antwerpen: Vortrag; 28.3.2014

[286] Packman A. Exploring the relationship between treatment and casual theory in stuttering. European Symposium on Fluency Disorders. Antwerpen: Vortrag vom 28.3.2014

[287] Paden EP, Yairi E, Ambrose NG. Early Childhood Stuttering II: Initial Status of Phonological Abilities. J Speech Lang Hear Res 1999; 42: 1113–24

[288] Pape-Neumann J, Bosshardt HG, Natke U et al. The German program for the evaluation of stuttering therapies (PEVOS). Results of the Test-phase. 6th ISAD-Online Conference, October 2003. Im Internet: www.mnsu.edu/comdis/isad6/papers/pevos6.html. Stand: 29.11.2014

[289] Papousek M. Vom ersten Schrei zum ersten Wort: Anfänge der Sprachentwicklung in der vorsprachlichen Kommunikation. Bern: Hans Huber; 1994

[290] Petermann F, Koglin U, Natzke H et al. Verhaltenstraining in der Grundschule. Göttingen: Hofgrefe; 2013

[291] Petermann U. Training mit sozial unsicheren Kindern. München: Urban & Schwarzenberg; 1983

[292] Peters TJ, Guitar B. Stuttering: An Integrated Approach to Its Nature and Treatment. Baltimore: Williams & Wilkins; 1991

[293] Plummer D. Helping children to build self-esteem: a photocopiable activities book. London: Jessica Kingsley Publishers; 2007

[294] Polikowsky H, Shaw D, Petty L et al. Population-based genetic effects for developmental stuttering. In: Human Genetics and Genomics advances: HGG Adv 2022; 3(1): 100073. DOI: 10.1016/j.xhgg.2021100073

[295] Pollock KE, Brammer DM, Hageman CF. An acoustic analysis of young children's word stress. J Phonetics. 1993; 21: 183–203

[296] Prüß H. Integrative Therapie nach Prüß. Ein Überblick. Unveröffentlichtes Manuskript. Rheinische Landesklinik Bonn: Abteilung für Sprachstörungen; 2002

[297] Ramann A, Schartmann G. Kai ist (k)ein blöder Name. Neuss: Natke; 2014

[298] Rapp M. Stottern im Spiegel der ICF: ein neuer Rahmen für Diagnostik, Therapie und Evaluation. Forum Logopädie 2007; 2: 14–9

[299] Reardon N, Yaruss JS. What Do We Do With Preschool Children Who Stutter? Paper at the ASHA Convention. Chicago, November 2003

[300] Reilly S, Onslow M, Packman A et al. Predicting stuttering onset by the age of 3 years: a prospective, community cohort study. Pediatrics 2009; 123: 270–7

[301] Reiß F, Napp A, Erhart M et al. Perspektive Prävention: Psychische Gesundheit von Schülerinnen und Schülern in

Deutschland. Bundesgesundheitsblatt-Gesundheitsforschung-Gesundheitsschutz 2023; 66(4). 391–401
[302] Renner J. Erfolg in der Stottertherapie. Berlin: Edition Marhold; 1995
[303] Richter R, Hearne A, Freerk B. Das Lidcombe Therapiekonzept für die Behandlung des frühkindlichen Stotterns. Sprachförderung und Sprachtherapie in Schule und Praxis. Dortmung: Verlag modernes Leben; 2019
[304] Richter R. Klinische Beobachtungen an Schulkindern mit schwerem Stottern. Persönlicher Bericht; 2014
[305] Richter R. Schweres Stottern als trauma-relevantes Ereignis. Vortrag. 42. dbl-Kongress. Erfurt; 31.5.2013
[306] Riley G. Stuttering Prediction Instrument for Young Children. Austin: Pro-Ed; 1981
[307] Riley G. A stuttering severity instrument for adults and children (SSI-4). 4th ed. Austin, TX: PRO-ED; 2009
[308] Riley G, Riley J. A Component Model for Diagnosing and Treating Children Who Stutter. J Fluency Disord 1979; 4: 279–93
[309] Riley G, Riley J. Physicans screening procedure for children who may stutter. J Fluency Disord 1989; 14: 57–66
[310] Ritterfeld U. Pragmatische Elternpartizipation in der Behandlung dysphasischer Kinder. Sprache Stimme Gehör 1999; 23: 192–7
[311] Ritterfeld U, Lüke C. Mehrsprachen-Kontexte-Erfassung der Inputbedingungen von mehrsprachig aufwachsenden Kindern. LOGOS Interdisziplinär 2012; 20: 24–9
[312] Robert Bosch Stiftung. Deutsches Schulbarometer: Befragung Lehrkräfte. Ergebnisse zur aktuellen Lage an allgemein- und berufsbildenden Schulen. Robert Bosch Stiftung. Stuttgart, 2024. Im Internet: www.bosch-stiftung.de/de/publikation/deutsches-schulbarometer-befragung-lehrkraefte-2024. Stand: 18.08.2024
[313] Rocha M, Yaruss J, Rato J. Temperament, executive functioning, and anxiety in school-age children who stutter. Front Psychol 2019; 10: 2244
[314] Rode D. Dual tasking and Stuttering: Effects of Prioritization. Aachen: Unveröffentlichte Masterarbeit im Studiengang Lehr- und Forschungslogopädie an der RWTH Aachen; 2013
[315] Rogers C. Die nicht-direktive Beratung. Counseling and psychotherapy. Frankfurt/M.: S. Fischer; 1991
[316] Rommel D, Häge A, Johannsen HS et al. Linguistic aspects of stuttering in childhood. In: Hulstijn W, Peters HFM, Van Lieshout PHHM, eds. Speech Production: Motor Control, Brain Research and Fluency Disorders. Amsterdam: Elsevier; 1997: 603–10
[317] Rothbart M, Ahadi S, Hershey K et al. Investigations of temperament at three to seven years: The Children's Behavior Questionnaire. Child Dev 2001; 72: 1394–408
[318] Rotter JB. Generalized expectancies for internal versus external control of reinforcement. Psychological Monographs 1966; 33: 300–3
[319] Rustin L, Botterill W, Kelman E. Assessment and therapy for young dysfluent children: Family interaction. London: Whurr; 1996
[320] Ryan BP. Programmed therapy for stuttering in children and adults. Springfield: Charles C. Thomas; 1974
[321] Sandrieser P. Mini-KIDS: Direkte Therapie mit Klein- und Vorschulkindern. In: Schneider P, Sandrieser P. Direkte Therapie bei stotternden Kindern. Symptomorientierte Verfahren für Kinder zwischen 2 und 12 Jahren. Video und Begleitbuch. Köln: Demosthenes; 2002
[322] Sandrieser P. Mini-KIDS – ein Konzept zur direkten Behandlung von Stottern im Kindergartenalter. Forum Logopädie 2003; 2: 14–9
[323] Sandrieser P. Eine zeitliche Analyse der Unflüssigkeiten im Sprechen von stotternden und nichtstotternden Kindern. Aachen: unveröffentlichte Dissertation an der RWTH Aachen; 2005. Im Internet: publications.rwth-aachen.de/record/62 133/files/Sandrieser_Patricia.pdf. Stand: 16.02.2015
[324] Sandrieser P. Therapeutische Entscheidungsfindung bei Stottern im Kindesalter. In: Beushausen U, Hrsg.Therapeutische Entscheidungsfindung in der Sprachtherapie. München: Ernst Reinhardt; 2020: 141–9
[325] Sandrieser P. Stottern. In: Mayer A, UlrichT, Hrsg. Sprachtherapie mit Kindern. 2. Aufl. München: Ernst Reinhardt; 2023: 371–438
[326] Sandrieser P, Natke U, Pietrowsky R et al. Stottern im Kindesalter – Bedeutung einer frühzeitigen Diagnostik und Beratung. Poster auf der Jahrestagung der Deutschen Gesellschaft für Kinder- und Jugendmedizin. Leipzig; September 2002
[327] Santayana G, Carey B, Shenker R. No other choice: Speech-Language Pathologists' attitudes toward using telepractice to administer the Lidcombe Program during a pandemic. J fluency disord 2021; 70: 105 879. DOI:10.1016/j.jfludis.2 021 105 879
[328] Schade V. Clinical Reasoning: Schlüsselfunktion erfolgreicher Therapieplanung. Dissertation an der Philosophischen Fakultät der RWTH Aachen; 2023. DOI: 10.18 154/RWTH-2023-02 652
[329] Schade V, Sandrieser P. Fallbeispiele für Clinical Reasoning in der Stottertherapie. Reflexions- und Entscheidungsprozesse einer Anfängerin und einer Expertin. Forum Logopädie 2011; 28–33. DOI: 10.2443/skv-s-2011-530 201 10 504
[330] Schegloff E, Jefferson G. Sacks H. The preference for self-correction in the organisation of repair in conversation. Language 1977; 53: 361–82
[331] Scherer A. Elternkurs: Mein Kind stottert. München: Ernst Reinhardt; 1995
[332] Scherer A. Partnerschaftlicher Dialog als Chance für Schüler mit Redestörungen. Forum Logopädie 1997; 6: 15–9
[333] Schindler A. Stottern und Schule – Ein Ratgeber für Lehrerinnen und Lehrer. 2. Aufl. Köln: Demosthenes; 2001
[334] Schlegel L. Die Transaktionale Analyse. Eine Psychotherapie, die kognitive und tiefenpsychologische Gesichtspunkte kreativ miteinander verbindet. 4. Aufl. Tübingen: Francke; 1995
[335] Schneider P. QBS 1997. Aachen: Unveröffentlichtes Unterrichtsskript; 1997
[336] Schneider P. Stachelbild. Aachen: Unveröffentlichtes Unterrichtsskript; 1998
[337] Schneider P. RSU 1999, Lesen 1999. Unveröffentlichtes Unterrichtsskript. Aachen; 1999
[338] Schneider P. Stottertherapie bei Kindern in Orientierung an Carl Dell. Forum Logopädie 1999; 1: 5–12
[339] Schneider P. Schul-KIDS. In: Sandrieser P, Schneider P. Stottern im Kindesalter. 4. Aufl. Stuttgart: Thieme; 2008
[340] Schneider P. Die kleinen Boten – Geschichte zur Verdeutlichung der neurophysiologischen Ursache des Stotterns. Aachen: Unveröffentlichtes Unterrichtsskript; 2011
[341] Schneider P. Stottern bei Kindern erfolgreich bewältigen. Ratgeber für Eltern und alle, die mit stotternden Kindern zu tun haben. 2. Aufl. Wegberg: Natke; 2024
[342] Schneider P, Kohmäscher A. Schul-KIDS: Manual zur Therapie stotternder Schulkinder. Neuss: Natke; 2022

[343] Schneider P, Kohmäscher A, Sandrieser P. KIDS: A Modification Approach in Stuttering Therapy for School Children. In: Sønsterud H, Węsierska K, Hrsg. Dialogue without barriers. A comprehensive approach to dealing with stuttering. Chorzów: Agere Aude; 2023: 195–229. Im Internet: www.logolab.edu.pl/dialogue-without-barriers-a-comprehensive-approach-to-dealing-with-stuttering-english-version. Stand: 25.04.2024

[344] Schneider P, Lüdemann D. Elternberatung bei Kommunikationsstörungen. In: Böhme G, Hrsg. Sprach-, Sprech-, Stimm- und Schluckstörungen. Bd. 2: Therapie. 3. Aufl. Stuttgart: G. Fischer; 2001

[345] Schneider P, Sandrieser P. Direkte Therapie bei stotternden Kindern. Symptomorientierte Verfahren für Kinder zwischen 2 und 12 Jahren. Video und Begleitbuch. Köln: Demosthenes; 2002

[346] Schneider P, Sandrieser, P. Therapiemanual Schul-KIDS. Münster: Fachhochschule Münster; 2018

[347] Schneider P, Schartmann G. Fröschlein fährt Dreirad. Neuss: Natke; 2011

[348] Schneider P, Schartmann G. Murmeli schlau sucht einen Ba-Bau. Neuss: Natke; 2018

[349] Schneider P, Schartmann G. Was ist ein U-u-uhu. Ein Mutmachbuch für stotternde Kinder. 8. Aufl. Wegberg: Natke; 2024

[350] Schneider P, Zückner H. Aachener Analyse unflüssigen Sprechens – AAUS. 3. Aufl. Neuss: Natke; 2018

[351] Schrey-Dern D. Sprachentwicklungsstörungen. Logopädische Diagnostik und Therapieplanung. Stuttgart: Thieme; 2006

[352] Schubert I, Schubert D. Irma hat so große Füße. Aarau: Sauerländer; 1986

[353] Schuchardt E. Weiterbildung als Krisenverarbeitung. Soziale Integration Behinderter. Bd. 2. Bad Heilbrunn: Klinkhardt; 1990

[354] Schulze C. Fragebogen für Kinder zur Einstellungsveränderung beim Stottern. Aachen: Diplomarbeit an der RWTH Aachen; 2008

[355] Schulze H. Stottern und Interaktion. Ulm: Phoniatrische Ambulanz Universität Ulm; 1989

[356] Schulze H, Johannsen HS. Stottern bei Kindern im Vorschulalter: Theorie-Diagnostik-Theorie. Ulm: Phoniatrische Ambulanz der Universität Ulm; 1986

[357] Schulze H, Sieron J, Rommel D et al. Ätiologie kindlichen Stotterns, Forschungsmethodische Implikationen. Die Sprachheilarbeit 1991; 36: 99–107

[358] Schumann B. Inklusion statt Integration – eine Verpflichtung zum Systemwechsel. Pädagogik 2009; 2: 51–3

[359] Schuster S. Sprachtherapie: zu früh, zu oft und zu lange. dpa-Meldung der Sprecherin des Nordrheinischen Berufsverbandes der Kinderärzte vom 22.08.2000

[360] Schwartz RC. Systemische Therapie mit der inneren Familie. 2. Aufl. Stuttgart: Pfeiffer/Klett-Cotta; 2000

[361] Seemann M. Sprachstörungen bei Kindern. Berlin: VEB; 1969

[362] Seidler D. The King's Speech. Senator Film; 2010

[363] Seligman M. Erlernte Hilflosigkeit. Weinheim: Beltz; 2011

[364] Seligman M, Petermann F. Erlernte Hilflosigkeit. Vol. 16. Weinheim: Beltz; 1999

[365] Sheehan JG. Stuttering: Research and Therapy. New York: Harper & Row; 1970

[366] Shenker RC. Treating Early Stuttering in Bilingual Children: Exploring the Issues. Paper presented at the 6th Oxford Dysfluency Conference. Oxford: St. Catherine's College; 26.–29. June, 2002

[367] Sick U. Poltern. Theoretische Grundlagen, Diagnostik, Therapie. 1. Aufl. Stuttgart: Thieme; 2004

[368] Sick U. Poltern. Theoretische Grundlagen, Diagnostik, Therapie. 2. Aufl. Stuttgart: Thieme; 2014

[369] Siegmüller J, Kauschke C. Patholinguistische Therapie bei Sprachentwicklungsstörungen (PLAN). München: Elsevier; 2013

[370] Silverman FH. Stuttering and other fluency disorders. Englewood Cliffs, NJ: Prentice Hall; 1992

[371] Silverman FH. Stuttering and other fluency disorders: an overview for beginning clinicans. Boston: Allyn & Bacon; 1996

[372] Simpson S, Campbell P, Constantino C. Stammering: Difference not defect. Redefining Stammering. Im Internet: www.redefiningstammering.co.uk/stammering-difference-not-defect. 2021

[373] speecheasy. Im Internet: www.speecheasy.com. Stand: 12.02.2024

[374] Spence SH. A measure of anxiety symptoms among children. Behav Res Therapy 1998; 36: 545–66

[375] Spence SH, Rapee R, McDonald C et al. The structure of anxiety symptoms among preschoolers. Behav Res Therapy 2001; 39(11): 1293–316

[376] Spitzer M, Bertram W, Hrsg. Hirnforschung für Neu(ro)gierige. Braintainment 2.0. Stuttgart: Schattauer; 2012

[377] Spreen-Rauscher M. Die „Childrens Communication Checklist" (Bishop 1998) – ein orientierendes Verfahren zur Erfassung kommunikativer Fähigkeiten von Kindern. Die Sprachheilarbeit 2003; 48: 91–104

[378] St. Louis K. Epidemiology of public attitudes toward stuttering. In: St. Louis K., ed. Stuttering meets stereotype, stigma, and discrimination: An overview of attitude research. West Virginia University Press; 2015: 7–42

[379] Starke A. Autopilot. persönliche Mitteilung. Hamburg: o. J.

[380] Starke A. Theorie und Therapie des Stotterns. Seminar, Hamburg-Aumühle; 2000

[381] Starkweather CW. Fluency and Stuttering. Englewood Cliffs, NJ: Prentice Hall; 1987

[382] Starkweather CW, Givens-Ackerman J. Stuttering. Austin: ProEd; 1997

[383] Starkweather CW, Gottwald RS. The Demands and Capacities Model II: Clinical Applications. J Fluency Disord 1990; 15:143–57

[384] Stern C, Stern W. Die Kindersprache. Eine psychologische und sprachtheoretische Untersuchung. Darmstadt: Wissenschaftliche Buchgesellschaft; 1965

[385] Stern E. A preliminary study of bilingualism and stuttering in four Johannesburg schools. J Logopaed 1948; 1: 15–25

[386] Stes R. Stotteren bij jonge kinderen. Logopedie en Foniatrie 1994; 7: 200–5

[387] Stes R. Evaluatie conditionering bij ouders van jonge stotterende kinderen. Vortrag gehalten beim Symposium „Stotteren: een klienische en wetenschappelijke benadering" an der Katholieke Universiteit Leuven, 14.11.1998

[388] Stes R, Boey R. D.I.S. Detectie Instrument voor Stotteren. Antwerpen: CIOOS; 1998

[389] Stewart J. Die Transaktionsanalyse in der Beratung. Grundlagen und Praxis transaktionsanalytischer Beratungsarbeit. 2. Aufl. Paderborn: Junfermann; 1993

[390] Stewart T, Turnbull J. Redeflußstörungen bei Kindern und Jugendlichen – Stottertherapie in der Praxis. Ulm: Fischer; 1998

[391] Stiller U. Phonetisch-phonologische Analyse. In: Dickmann D, Flossmann I, Klasen R et al. Logopädische Diagnostik von Sprachentwicklungsstörungen. Logopädie. Stuttgart: Thieme; 1994: 20–35

[392] Stromsta C. A spectrographic study of disfluencies labeled as stuttering by parents. De Therapie Vocis et Loqaelae 1965; 1: 317–20

[393] Subellok K, Kamp S. Stottern und Mehrsprachigkeit bei Kindern und Jugendlichen: Aktueller Kenntnisstand und Einblick in die Sprachtherapeutische Praxis. Logos 2013; 2: 15–27

[394] Sünnemann H. Stottertherapie mit kinesiologischen Methoden. Die Sprachheilarbeit 1994; 6: 376–83

[395] Suska M, Healey ECh. Listener perceptions along a fluency-disfluency continuum. A phenomenological analysis. J Fluency Disord 2002; 27: 135–61

[396] Szagun G. Sprachentwicklung beim Kind. Weinheim: Beltz; 1996

[397] Techniker Krankenkasse. Für ein Leben ohne Stottern – Teletherapie Stottern. 02.11.2014. Im Internet: www.tk.de/tk/behandlungsangebote/telemedizinischeangebote/teletherapiestottern/646 542. Stand: 16.02.2015

[398] Thum G. Stottern in der Schule: ein Ratgeber für Lehrerinnen und Lehrer. Köln: Demosthenes; 2011

[399] Thum G. Stottern, Schule und Inklusion. Ein Ratgeber zur Unterstützung stotternder Schülerinnen und Schüler. Köln: Demosthenes; 2024

[400] Thum G, Mayer I. Stottertherapie bei Kindern und Jugendlichen. München: Ernst Reinhard; 2014

[401] Tick-Tack-Bumm. Spiel. Mönchengladbach: Piatnik Deutschland; 2010

[402] Tigges-Zuzok C, Kohns U. Sprachdiagnostik und Therapieindikation in der pädiatrischen Praxis. Kinderarzt 1995; 26: 358–66

[403] Travis LE, Johnson W, Shover J. The relation of bilingualism to stuttering. J Speech Dis 1937; 2: 185–9

[404] Van Bijsterveldt C, Felsenfeld S, Boomsma D. Bivariate genetic analysis of stuttering and nonfluency in a large sample of 5-years-old twins. J Speech Lang Hear Res 2010; 53: 609–19

[405] Van Borsel J. Review of research on the relationship between bilingualism and stuttering. In: Howell P, van Borsel J, eds. Multilingual aspects of fluency disorders. Vol. 5. Bristol: Multilingual Matters; 2011: 247–70

[406] Van den Bergh B, Ackx M. Een Nederlandse versie van Rothbarts 'Children's Behavior Questionnaire'. Kind en adolescent 2003; 24: 53–7

[407] Van der Meulen S, Janssen P, Den Os E. Prosodic abilities in children with specific language impairment. J Commun Disord 1997; 30: 155–70

[408] Van Eerdenbrugh S. TreatPaCS = Treatment for Preschool Age Children Who Stutter (TreatPaCS). 2022. Im Internet: clinicaltrials.gov/ct2/show/NCT05 185 726. Stand: 10.02.2024

[409] Van Eerdenbrugh S, Packman A, O'Brian S et al. The Internet Lidcombe Program. Vortrag am 4. ECSF Symposium in Antwerpen am 28.03.2014

[410] Van Riper Ch. Die Behandlung des Stotterns. 1. Aufl. Köln: Demosthenes; 1986

[411] Van Riper Ch. Die Behandlung des Stotterns. 4. Aufl. Köln: Demosthenes; 2002

[412] Van Riper Ch. The nature of stuttering. Englewood Cliffs, NJ: Prentice Hall; 1971

[413] Van Riper Ch. Speech Corrections: Principles and Methods. 5th ed. New York: Prentice Hall; 1972

[414] Van Riper Ch. The treatment of stuttering. Englewood Cliffs, N.J.: Prentice Hall; 1973

[415] Van Riper Ch. The nature of stuttering. 2nd ed. Englewood Cliffs, NJ: Prentice Hall; 1982

[416] Van Riper Ch. Stuttering? J Fluency Disord 1992; 17: 81–4

[417] Vanryckeghem M, Brutten G, Hernandez L. A comparative investigation of the speech-associated attitude of preschool and kindergarten children who do and do not stutter. J Fluency Disord 2005; 30: 307–18

[418] Vanryckeghem M, Brutten G. KiddyCAT: Communication Attitude Test for Preschool and Kindergarten Children Who Stutter. San Diego: Plural; 2007

[419] Völker K. Lotte hat Geburtstag. Münster: Coppenrath; 2002

[420] Waelkens V. Mini-KIDS: Direct therapy for children who stutter. Leuven (BE): Acco; 2018

[421] Waheed-Khan N. Current issues in treating bilingual stutterers. J Fluency Disord 1997; 22: 124

[422] Walden T, Frankel C, Buhr A et al. Contributions to developmental stuttering. J Abnorm Child Psychol 2012; 40: 633–44. DOI: 10.1007/s10 802-011-9 581-8.Dual

[423] Walden T, Frankel C, Buhr P et al. Dual diathesis-stressor model of emotional and linguistic contributions to developmental stuttering. J abnormal child psychol 2012; 40: 633–44

[424] Wall JM, Meyers FL. Clinical management of childhood stuttering. Austin: ProEd; 1995

[425] Walter H, Bukstein O, Abright A et al. Clinical practice guideline for the assessment and treatment of children and adolescents with anxiety disorders. J Am Acad Child Adolesc Psychiatry 2020; 59(10): 1107–24

[426] Walther C. Wie erleben stotternde Kinder ihr Sprechen? Forum Logopädie 2009; 2: 24–8

[427] Watkins R, Johnson B. Language Abilities in Children Who Stutter Toward Improved Research and Clinical Applications. Lang Speech Hear Serv Sch 2004; 35/1: 82–9

[428] Watkins RV, Yairi E, Ambrose NG. Early childhood stuttering III: initial status of expressive language abilities. J Speech Lang Hear Res 1999; 42: 1125–35

[429] Watzlawick P, Beavin JH, Jackson DD. Menschliche Kommunikation. Formen, Störungen, Paradoxien. Bern: Hans Huber; 1969

[430] WDR1. neun1/2. Stottern – Was hilft, wenn Wörter hängenbleiben? ARD Mediathek. Im Internet: www.ardmediathek.de/video/neuneinhalb/stottern-was-hilft-wenn-woerter-haengen-bleiben/das-erste/Y3JpZDovL3dkci5kZS9CZWl0cmFnLWU0Yjk5NjdkLTg1MzEtNDAzMy04ZWM4LTczZTIwM2MxODdiZA?isChildContent=. 2021

[431] Weidner M, St. Louis K, Burgess M et al. Attitudes toward stuttering of nonstuttering preschool and kindergarten children: A comparison using a standard instrument prototype. J Fluency Disord 2015; 44: 74–87

[432] Weidner M, St. Louis K. Changing Public Attitudes toward Stuttering. In: Sønsterud H, Węsierska K, Hrsg. Dialogue without barriers A comprehensive approach to dealing with stuttering. Chorzów: Agere Aude; 2023: 77--16. Im Internet: www.logolab.edu.pl/dialogue-without-barriers-a-comprehensive-approach-to-dealing-with-stuttering-english-version. Stand: 09.02.2024

[433] Weidner M, Węsierska K, Lacikova H et al. Personal Appraisals of Support from the Perspective of American, Norwegian, Polish, & Slovak Children who Stutter and their Parents. Poster presentation at the International Fluency Association Dysfluency Conference. Oxford; 2021

[434] Wendlandt W. Therapeutische Hausaufgaben. Stuttgart: Thieme; 2002

[435] Wendlandt W. Veränderungstraining im Alltag. Stuttgart: Thieme; 2003

[436] Wendlandt W. Sprachstörungen im Kindesalter. Materialien zur Früherkennung und Beratung. 8. Aufl. Stuttgart: Thieme; 2017

[437] WHO (World Health Organization). Manual of the International Statistical Classification of Diseases, Injuries and Causes of Death. Genf: WHO; 1977

[438] WHO (World Health Organization). International classification of impairments, disabilities, and handicaps. Genf: WHO; 1980

[439] WHO (World Health Organization). International Classification of Functioning, Disability and Health. Genf: WHO; 2001

[440] Wieser E. „Ich bin wegen dem genauso wertvoll wie andere!“ Zur Bedeutung von Scham bei stotternden Menschen. Dissertation. Innsbruck: Leopold-Franzens-Universität; 2002

[441] Wirth G. Sprachstörungen, Sprechstörungen, kindliche Hörstörungen. Lehrbuch für Ärzte, Logopäden und Sprachheilpädagogen. Köln: Deutscher Ärzte Verlag; 1990

[442] Witte J, Zeitler A, Diekmannshemke J et al. DAK-Kinder- und Jugendreport 2023. Gesundheit und Gesundheitsversorgung während und nach der Pandemie Datenzeitraum: 2017–2022. Im Internet: www.dak.de/dak/unternehmen/reporte-forschung/dak-kinder-und-jugendreport-2023_45 524. Stand: 25.12.2023

[443] Wolf A. Get out of my life, but first could you drive me and Cheryl to the mall? A parent's guide to the new teenager. New York: Farrar Straus Giroux; 2002

[444] Wurmser L. Die Maske der Scham. Die Psychoanalyse von Schamaffekten und Schamkonflikten. Berlin/Heidelberg/New York: Springer; 1993

[445] Yairi E. The onset of stuttering in two-and three year-old Children: a preliminary report. J Speech Hear Disord 1983; 48: 171–7

[446] Yairi E. Epidemiologie and other considerations in treatment efficacy research with preschool age children who stutter. J Fluency Disord 1993; 18: 197–219

[447] Yairi E. Subtyping Stuttering. Paper presented at the 6th Oxford Dysfluency Conference. Oxford: St. Catherine's College; 26.–29. June, 2002

[448] Yairi E, Ambrose N. Early Childhood Stuttering. Austin: Pro-Ed; 2005

[449] Yairi E, Ambrose NG, Niermann R. The early months of stuttering: a developmental study. J Speech Hear Res 1993; 36: 521–38

[450] Yairi E, Ambrose NG. Early childhood stuttering I: persistency and recovery rates. J Speech Lang Hear Res 1999; 42: 1097–112

[451] Yairi E, Lewis B. Disfluencies at the onset of stuttering. J Speech Hear Res 1984; 27: 154–9

[452] Yaruss JS. Clinical implications of situational variability in preschool children who stutter. J Fluency Disord 1997; 22: 187–203

[453] Yaruss JS. Real-Time Analysis of Speech Fluency: Procedures and Reliability Training. Am J Speech Lang Path 1998; 7: 25–37

[454] Yaruss JS, Coleman C, Hammer D. Treating Preschool Children Who Stutter: Description and Preliminary Evaluation of a Family-Focussed Treatment Approach. L Lang Speech Hear Serv Sch 2006; 37: 118–36

[455] Yaruss JS, Coleman C, Quesal R. Overall Assessment of the Speaker's Experience of Stuttering: Ages 7–12 (OASES-S). School-age stuttering therapy: A practical guide. McKinney, TX: Stuttering Therapy Resources; 2010

[456] Yaruss JS, Max MS, Newman R et al. Comparing real-time and transcript-based techniques for measuring stuttering. J Fluency Disord 1998; 23: 137–51

[457] Yaruss JS, Quesal R. Overall Assessment of the Speaker's Experience of Stuttering (OASES): Documenting multiple outcomes in stuttering treatment. J Fluency Disord 2006; 31: 90–115

[458] Yaruss JS, Quesal R. OASES: Overall Assessment of the Speaker's Experience of Stuttering: McKinney, TX: Stuttering Therapy Resources; 2016

[459] Zang J. Stotterdiagnostik im Wandel? Vortrag auf dem dbl-Kongress in Berlin, 21.6.2014

[460] Zang J, Stemmer E. Stottern und Schule: Individueller Nachteilsausgleich und inklusive Unterrichtsgestaltung. Forum Logopädie 2014; 2: 24–7

[461] Zebrowski PM. The topography of beginning stuttering. J Commun Disord 1995; 28: 75–91

[462] Zebrowski PM. Subtypes in childhood stuttering: clinical applications. Vortrag auf dem ECSF-Symposium in Antwerpen 2010. Im Internet: cdn.prod.website-files.com/63b573cad3a55 250dfdc33de/643 955b263d70d1a5be5e6e6_Zebrowski%20Tricia%20Subtypes%20in%20childhood%20stuttering.pdf; Stand: 29.11.2014

[463] Zebrowski PM, Conture EG. Judgements of disfluency by mothers of stuttering and normally disfluent children. J Speech Hear Res 1989; 32: 625–34

[464] Zebrowski PM, Conture EG. Influence of Nontreatment Variables on Treatment Effectiveness for School-Age-Children Who Stutter. In: Cordes AK, Ingham RJ, Hrsg. Treatment Efficacy for Stuttering – A Search for Empirical Bases. San Diego: Singular Publishing Group; 1998: 293–310

[465] Zell E. An investigation into trainee teachers' and experienced teachers' attitudes towards stuttering. Sheffield: Unpublished master thesis, University of Sheffield; 2006

[466] Zentner M, Bates E. Child temperament: An integrative review of concepts, research programs, and measures. Int J Develop Sci 2008; 2: 7–37

[467] Ziegler W. Zentrale Kontrolle der Sprechmotorik. Forum Logopädie 1998; 12: 5–9

[468] Zückner H. Intensiv-Modifikation Stottern (IMS) – Die Modifikation. Neuss: Natke; 2004

[469] Zückner H. Kinästhetisch-kontrolliertes Sprechen (KKS) bei Poltern und Stottern. Neuss: Natke; 2014

[470] Zückner H, Ebel H. Erworbenes psychogenes Stottern bei Erwachsenen: Diagnostische und differentialdiagnostische Aspekte. Sprache Stimme Gehör 2001; 25: 110–7

Sachverzeichnis

T

U

V

W

Z